AF458153

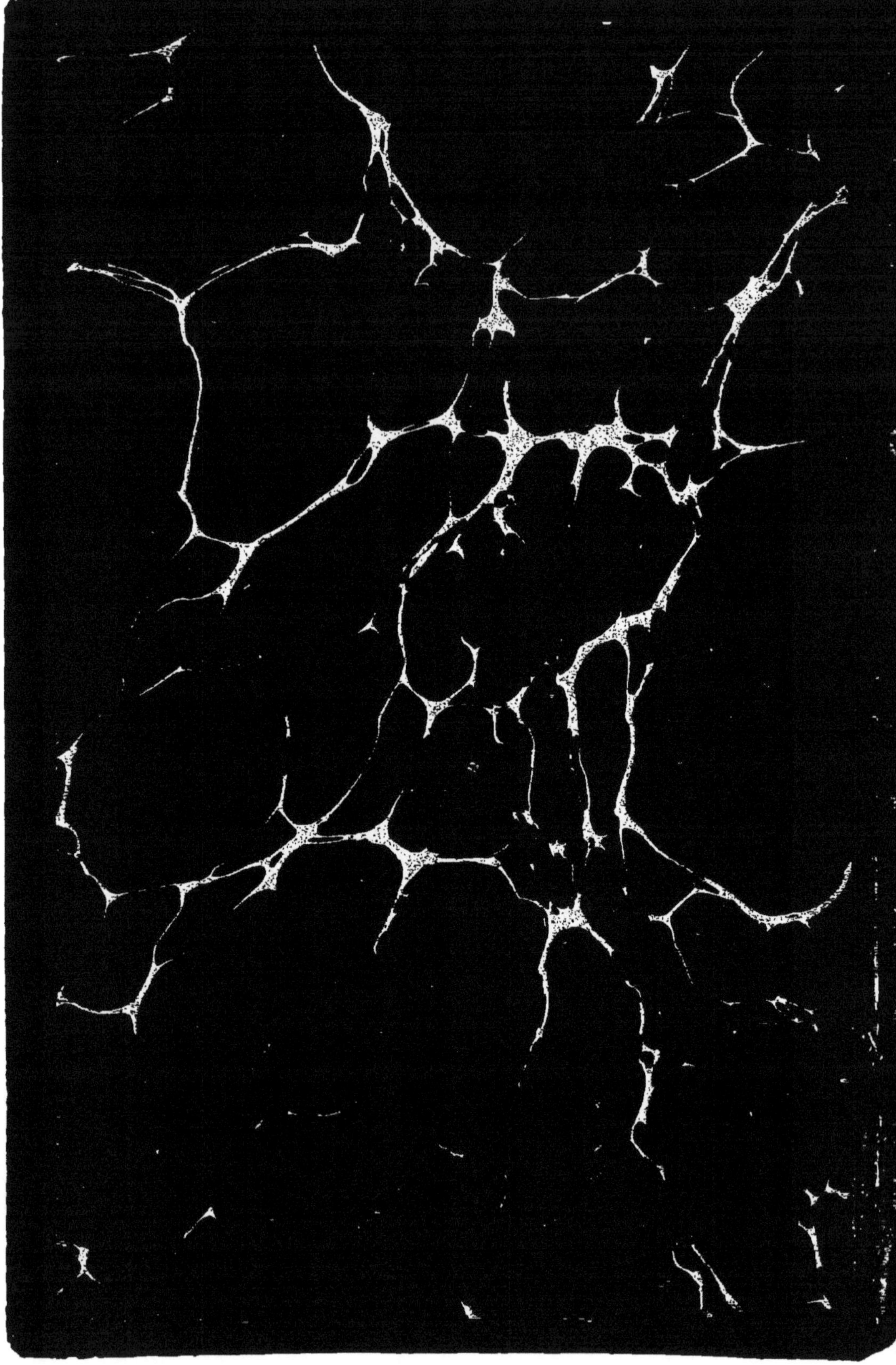

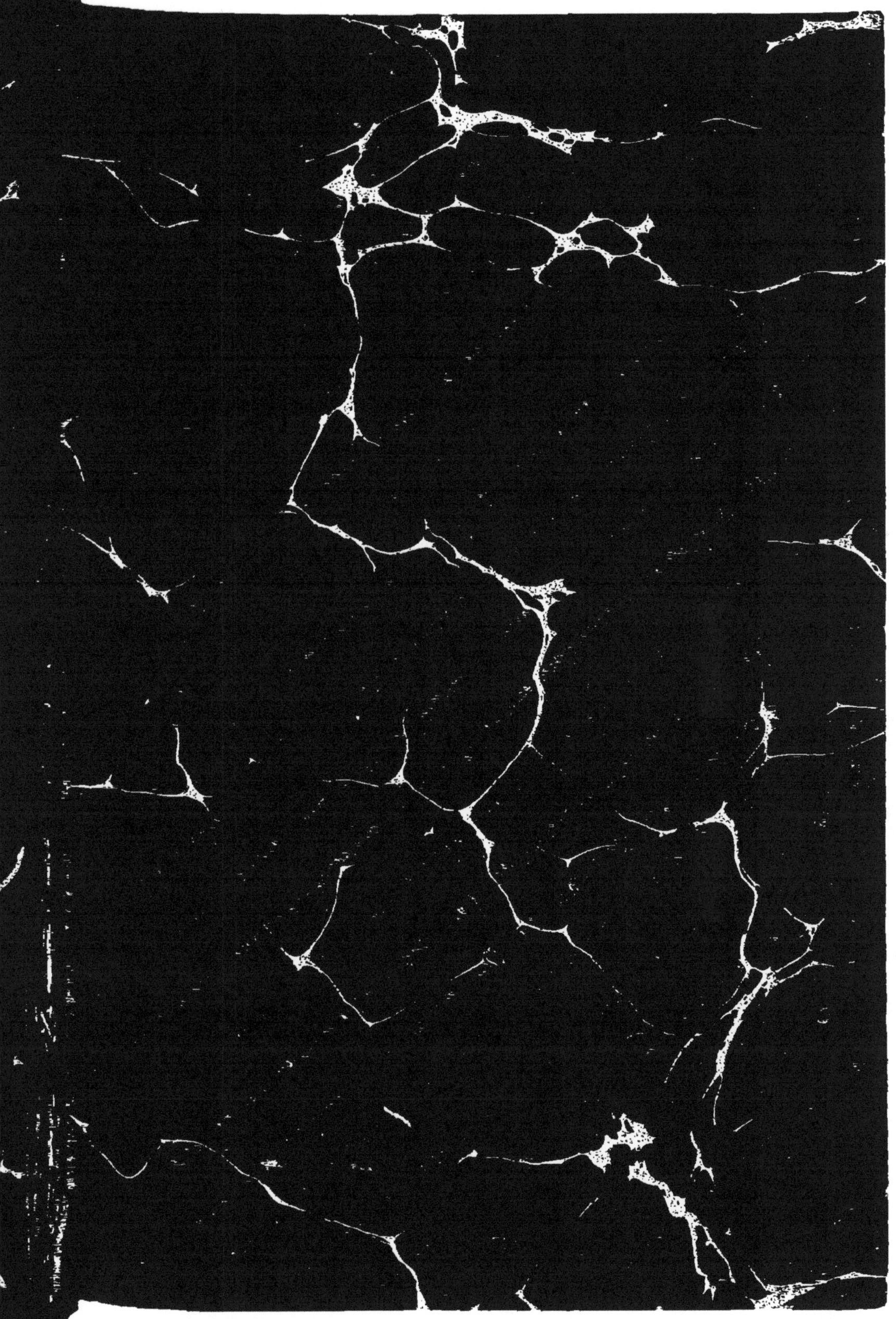

TRAITÉ

D'ANATOMIE

DESCRIPTIVE

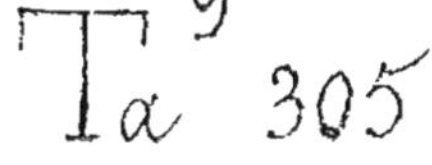

Ouvrages du même Auteur.

Recherches anatomiques, physiologiques et historiques sur l'appareil respiratoire des oiseaux, gr. in-4 avec 4 pl. 1847. 9 fr.

Injection, préparation et conservation des vaisseaux lymphatiques (thèse de doctorat), 1843, in-4. 1 fr.

De l'influence de la lumière sur les êtres vivants (thèse de concours pour l'agrégation). 1844, in-4. 2 fr.

De l'ulcération et des ulcères (thèse de concours d'agrégation). 1847, in-4. 2 fr. 50

Paris. — Imprimerie de L. Martinet, rue Mignon, 2.

TRAITÉ
D'ANATOMIE
DESCRIPTIVE

AVEC FIGURES INTERCALÉES DANS LE TEXTE

PAR

Ph. C. SAPPEY,
Professeur agrégé à la Faculté de médecine de Paris

TOME PREMIER.

Première Partie.

Ostéologie, Arthrologie, Myologie et Aponévrologie.

PARIS,
VICTOR MASSON, LIBRAIRE-ÉDITEUR,
PLACE DE L'ÉCOLE-DE-MÉDECINE.
1853

A

MONSIEUR DENONVILLIERS,

PROFESSEUR D'ANATOMIE A LA FACULTÉ DE MÉDECINE
DE PARIS.

MONSIEUR,

Le perfectionnement de la science est le but commun des hommes qui la cultivent; mais pour arriver à ce but, tous ne suivent pas la même route. Les uns se soumettent à de patientes investigations, constatent les faits, les recueillent, les superposent et élèvent ainsi lentement et pièce à pièce un édifice qui sera l'œuvre des siècles; les autres, suppléant à l'observation par le raisonnement, s'élancent avec plus de hardiesse ou de témérité à la recherche de l'inconnu; ils négligent les détails et se plaisent sur les hauteurs qui étalent à leurs regards de larges horizons; d'heureuses hypothèses, des aperçus nouveaux, de grandes découvertes leur ont permis quelquefois de renouer sur plusieurs points la chaîne interrompue des faits, et de les subordonner à des lois générales. Les premiers, en s'enfermant dans le cercle étroit de la certitude, se condamnent trop souvent à l'aridité; les seconds, en se procurant les avantages d'une vaste perspective, s'exposent à de fatales illusions.

Entre ces deux écoles, celle-ci trop positive, et celle-là trop spéculative, il en est une troisième qui participe de l'une et de l'autre en alliant dans toutes ses recherches l'esprit d'observation à l'esprit d'induction. Cette école est la vôtre; parmi les anatomistes de notre époque vous en êtes le représentant le plus éminent; c'est à ce titre que je vous prie de vouloir bien accueillir cet ouvrage dans lequel j'ai cherché à résumer d'une manière claire, complète et succincte, une science qui a été l'objet spécial de mes études pendant plusieurs années. Je ne puis l'offrir à un juge plus éclairé et dont le suffrage me paraisse plus honorable et plus digne d'envie.

Daignez agréer l'expression de mon entier dévouement.

C. SAPPEY.

MANUEL

D'ANATOMIE DESCRIPTIVE.

L'anatomie est une science qui a pour objet la structure des êtres organisés.

Les recherches faites sur cette structure ayant eu constamment pour but la connaissance de l'homme matériel, l'organisation a été successivement envisagée sous tous les aspects qu'on a jugés capables de contribuer aux progrès de l'anatomie humaine ; et la science décrite de ces divers points de vue a pris autant de formes distinctes qui chacune ont reçu un nom différent ; c'est ainsi qu'on a appelé :

Anatomie comparée ou zootomie, celle qui traite de l'organisation dans toute la série animale, afin d'arriver par voie d'analogie à une connaissance plus exacte et plus complète de la composition du corps de l'homme ;

Anatomie générale, celle qui s'occupe des parties élémentaires ou constituantes de nos organes, et emprunte à l'analyse toutes les données nécessaires pour résoudre le problème de leur structure ;

Anatomie philosophique, celle qui s'élève de la connaissance isolée de tous ces organes aux lois générales de l'organisation ;

Anatomie du fœtus ou de développement, celle qui les suit dans toutes les périodes de leur évolution, depuis le moment de leur apparition jusqu'à l'époque de leur complet développement ;

Anatomie topographique, chirurgicale, ou des régions, celle qui détermine leurs rapports et cherche dans cette détermination un guide sûr pour la main du chirurgien ;

Anatomie pathologique, celle qui étudie les altérations dont ils peuvent devenir accidentellement le siége, pour établir la corrélation existante entre ces altérations et les phénomènes par lesquels elles se traduisent au dehors ;

Anatomie physiologique, normale, descriptive, ou simplement anatomie, celle qui trace dans un cadre méthodique l'histoire successive et complète de chacun d'eux.

Ce dernier point de vue est celui sous lequel nous envisagerons l'organisation de l'homme. Considérée sous cet aspect, la structure du corps humain forme sans contredit l'une des branches les plus vastes de l'anatomie ; car, pour exposer dans son intégrité la description d'un organe, il importe non seulement d'en faire connaître la conformation extérieure et toutes les propriétés apparentes, mais encore de déterminer ses rapports avec les organes voisins, ce qui est du ressort de l'anatomie topographique ; de rechercher les éléments qui le composent et leur mode d'association, ce qu'on ne peut faire le plus souvent sans envahir le domaine de l'anatomie générale ; de le suivre dans son développement, ce qui appartient à l'anatomie d'évolution ; de telle sorte qu'un ouvrage dans lequel on tracerait l'histoire complète de chaque organe serait à la fois un traité d'anatomie descriptive, générale, chirurgicale, etc. Mais les inconvénients que présente l'étude d'une science trop complexe ont fait restreindre le champ de l'anatomie descriptive, qui, ainsi resserré, embrasse dans ses limites tout ce qui est essentiellement relatif à la situation, à la configuration, à la couleur, au poids, aux connexions, en un mot aux propriétés extérieures de nos organes. Toutefois, les détails que l'œil peut saisir à la surface de ces organes ne sauraient être le but unique de cette science ; elle doit encore, lorsqu'ils sont d'une nature spéciale, pénétrer dans leur intérieur, étudier l'arrangement des divers tissus qui les composent, et rattacher ainsi à l'histoire de leur conformation apparente celle de leur structure. Lorsqu'ils sont répandus dans toutes les parties de l'économie et forment une classe ou un système, les considérations qui ont pour objet la conformation et la structure de ce système ne rentrent dans l'anatomie descriptive qu'accessoirement.

L'organisation de l'homme, comme celle de tous les animaux qui se font remarquer par les grandes proportions de leur corps, est essentiellement composée de parties molles et de parties dures. La réunion de ces deux éléments, l'un à forme mobile et l'autre à forme fixe, a paru un fait tellement important aux naturalistes les plus célèbres, qu'ils l'ont pris pour base de leur classification zoologique. Afin de rendre plus manifestes les conséquences nombreuses qui découlent de l'association de ces deux éléments, qu'il nous soit permis, pour un instant, de réduire l'organisation des vertébrés, celle surtout des vertébrés volumineux, à un ensemble de parties molles : toutes ces parties, soumises d'une part à l'influence attractive du globe, de l'autre à leur réaction mutuelle, constitueront une masse qui tendra à prendre la forme d'un sphéroïde plus ou moins aplati à ses pôles. Mais qu'au sein de ces organes affaissés sur eux-mêmes apparaissent des organes durs et résistants ; que ces organes se dressent et se disposent en colonnes, qu'ils se creusent et se réunissent pour former des cavités, qu'ils s'épanouissent ou s'effilent en jetant autour d'eux des saillies variées, et aussitôt, les parties molles venant se grouper autour des colonnes, se loger dans les cavités, se suspendre aux saillies, l'animal prendra une forme fixe, déterminée, identique dans tous les animaux de la même espèce, variable seulement dans les animaux d'espèces différentes. Les parties molles qui se fixent aux saillies et se pressent autour des colonnes étant pour la plupart douées de la propriété de se contracter, c'est-à-dire de diminuer spontanément de longueur pour reprendre ensuite leurs dimensions premières, les différentes pièces qui composent ces colonnes seront mises en mouvement ; chacune d'elles se transformera en levier, et du jeu de tous ces leviers résultera pour l'animal la faculté de se déplacer facilement dans le milieu qu'il habite, et de pourvoir en tout temps à son alimentation. Les cavités osseuses offrant un refuge protecteur aux organes les plus essentiels, ceux-ci réuniront à une liberté plus grande dans l'exercice de leurs fonctions une plus grande perfectibilité ; le système nerveux surtout, dont la nature délicate réclamait en quelque sorte d'une manière plus impérieuse les avantages de cette protection, se perfectionnera rapidement, arrivera à de grandes dimensions, et la vie, concentrée jusqu'alors dans le cercle étroit des phénomènes nutritifs, s'agrandira peu à peu par les rapports nouveaux qui s'établiront entre l'animal et le monde extérieur. Une forme fixe, une locomotion facile, une alimentation assurée, une grande liberté dans l'exercice de toutes les fonctions, une vie extérieure couronnant la vie nutritive, l'intelligence ajoutée à l'instinct et appelée à le dominer, tels sont donc les heureux résultats qui naissent pour l'organisation animale de l'apparition des parties dures au sein des parties molles ; en présence de résultats aussi importants, nous ne saurions nous étonner que ces parties dures et résistantes, ou les os, aient constamment servi de base à l'étude de l'anatomie, depuis les temps les plus reculés, mais surtout depuis l'école d'Alexandrie, jusqu'à nos jours.

A ces raisons physiologiques qui ont fait placer la description des os en tête de la plupart des traités publiés sur la science anatomique, viennent s'en joindre d'autres toutes pratiques, et plus importantes peut-être. Ces os, avons-nous dit, se transforment en leviers par l'action des organes contractiles qui les entourent ; dans ce but, ces organes contractiles ou les *muscles* s'attachent solidement par une de leurs extrémités sur l'os à mouvoir, et par l'autre sur un os immobile : or, comment décrire le lieu et le mode d'insertion de ces muscles sur leurs leviers respectifs, si l'on ignore entièrement la configuration de ceux-ci ?

Entre les muscles cheminent des vaisseaux et des nerfs ; quelques uns s'y épuisent, les premiers pour présider à leur nutrition, les seconds pour leur transmettre l'influence de la volonté ; mais le plus grand nombre ne font que les traverser pour aller se distribuer plus loin à d'autres muscles ou à d'autres organes. On voit donc que si la connaissance des os est indispensable pour la détermination précise de l'attache des muscles, celle des muscles n'est pas moins nécessaire pour définir d'une manière exacte la situation des vaisseaux et des nerfs.

Des considérations qui précèdent, il résulte que nous aurons à décrire successivement : 1° les os ; 2° les muscles ; 3° les vaisseaux ; 4° les nerfs ; 5° enfin les divers organes situés dans les cavités du tronc et de la tête. Cet ordre est si impérieusement tracé, que les auteurs qui n'ont vu dans l'étude de nos organes qu'un moyen d'arriver à la connaissance de leurs fonctions, et qui ont cherché en conséquence à lui imprimer un cachet physiologique, ont été en quelque sorte contraints de l'adopter, bien qu'il soit, ou plutôt parce qu'il est en effet essentiellement anatomique.

La description des os, ou l'*ostéologie*, comprendra aussi celle de leurs annexes : *cartilages*, *fibro-cartilages*, *synoviales*, *ligaments*, ou l'*arthrologie*.

L'histoire des muscles, ou la *myologie*, contiendra de même celle de *aponévroses* ou *membranes fibreuses* qui les entourent de toutes parts.

A l'étude des vaisseaux, ou *angéiologie*, qui forment la troisième classe, se rattachent : 1° le cœur, comme point de départ ou de terminaison de tous les vaisseaux ; 2° les *artères*, ou vaisseaux à sang rouge ; 3° les *veines*, ou vaisseaux à sang noir ; 4° les *lymphatiques*, ou vaisseaux à sang blanc.

La quatrième classe, ou la *névrologie*, se subdivisera en deux sections relatives, l'une à la portion centrale du système nerveux, l'autre à sa portion périphérique.

Dans la cinquième classe seront décrits : 1° les organes des sens ; 2° ceux de la digestion ; 3° ceux de la respiration et de la phonation ; 4° enfin ceux de la génération et de la sécrétion urinaire. L'étude des organes hétérogènes compris dans cette classe a pris le nom de *splanchnologie*.

Le tableau suivant montre sous une forme plus simple l'ordre que nous nous proposons d'adopter.

Classe	Parties	Science
1re Classe.	Os	Ostéologie.
	Articulations	Arthrologie.
2e Classe.	Muscles	Myologie.
	Aponévroses	Aponévrologie.
3e Classe.	Cœur	Angéiologie.
	Artères	
	Veines	
	Lymphatiques	
4e Classe.	Partie centrale du système nerveux.	Névrologie.
	Partie périphérique	
5e Classe.	Organes des sens	Splanchnologie.
	Organes de la digestion	
	Organes de la phonation	
	Organes de la respiration	
	Organes génito-urinaires	

A ces cinq classes nous ajouterons comme complément une description succincte de l'évolution du fœtus et de ses annexes.

OSTÉOLOGIE.

Les os sont des leviers qui forment par leur union la charpente du corps, reçoivent l'attache des muscles, et servent de soutien à toutes les parties molles.

Ces organes doivent être étudiés : 1° dans leur ensemble et leurs rapports ; 2° dans leur ensemble et indépendamment de leurs rapports ; 3° dans les détails qu'ils nous présentent ; envisagés dans leurs rapports, ils forment le squelette ; considérés d'une manière générale et absolue, ils constituent le système osseux ; examinés dans leurs détails, ils offrent des différences qui nécessitent pour chacun d'eux une description particulière.

DU SQUELETTE.

Le squelette est naturel ou artificiel ; naturel lorsque toutes les parties qui entrent dans sa composition sont liées entre elles par les liens qui assurent leur contact dans l'état normal ; artificiel lorsque ces mêmes pièces sont réunies par des liens étrangers à l'organisation.

L'édifice que représente le squelette offre pour partie essentielle une colonne centrale, composée de pièces superposées et mobiles appelées vertèbres. Cette colonne, conformée sur le même type dans toute la série des animaux vertébrés, s'effile par une de ses extrémités, pour se terminer en cône, et supporte par l'autre un renflement considérable, le *crâne*, auquel est annexée en avant une petite pyramide qui forme la *face*. De ses parties latérales naissent les *côtes*, arcs parallèles au nombre de vingt-quatre, qui s'articulent en avant avec le *sternum*, espèce de colonne vertébrale antérieure, et contribuent à la production d'une cage conoïde ; cette cage, connue sous le nom de *thorax*, loge le cœur, organe central de la circulation, et les poumons, organes de la respiration. Des hauteurs du sternum s'échappent horizontalement deux petits leviers flexueux, auxquels se suspendent d'autres leviers descendants, qu'on voit successivement diminuer de longueur et augmenter en nombre ; de l'union de tous ces leviers résultent les *membres supérieurs* ou *thoraciques*. A l'extrémité inférieure de la colonne vertébrale se fixent deux pièces considérables, qui se contournent sur elles-mêmes et s'articulent en avant pour former le bassin, cavité infundibuliforme principalement affectée aux organes génitaux urinaires. Du bassin descendent deux nouvelles séries de leviers d'une configuration analogue à ceux qui occupent les côtés du thorax ; ils constituent les *membres inférieurs* ou *abdominaux*.

Le dénombrement des pièces qui concourent à la formation du squelette se présente sous les apparences d'un calcul très simple ; il n'en est pas ainsi cependant ; à l'appui de cette opinion il suffit de citer les résultats très différents auxquels sont arrivés les anatomistes qui l'ont entrepris. Ces différences ont pour cause commune les modifications très grandes que les os subissent par le progrès de l'âge ; la plupart, en effet, se développent par plusieurs points à la fois ; ces os, qui, parvenus à leur développement complet, formeront une seule pièce, seront donc formés primitivement de plusieurs pièces différentes ; si on procède alors à leur énumération, on arrivera évidemment à un chiffre trop élevé. D'une autre part, lorsque les os sont entièrement formés, ils s'altèrent par l'accumulation des années et se soudent entre eux ; à un âge avancé, cette énumération donnera par conséquent un chiffre trop faible. Il y a pour ce dénombrement un âge déterminé ; cet âge est celui où chacune des pièces du squelette a atteint son entier développement, et ne porte l'empreinte d'aucune altération sénile ; il varie de vingt-cinq à trente ans. A cette époque, le nombre des os s'élève à 198, ainsi répartis :

Colonne vertébrale.		26
Crâne		8
Face		14
Os hyoïde.		1
Thorax (côtes et sternum)		25
Chaque extrémité supérieure	32 =	64
Chaque extrémité inférieure.	30 =	60
		198

Dans ce nombre n'entrent point certains os surnuméraires, qui se développent quelquefois dans les parois du crâne, et quelques autres qui apparaissent tantôt d'une manière constante, tantôt d'une manière variable dans certains tendons, et qu'on a désignés sous le nom d'os *sésamoïdes* ; la *rotule* appartient à cette classe, dont elle constitue le type par sa forme et son volume.

Les os sont situés au milieu des parties molles, qui les entourent de tous côtés. Pour déterminer leur situation, on a supposé le corps de l'homme placé dans une attitude verticale, et circonscrit par six plans : un plan horizontal inférieur qui en forme la base de sustentation, un plan horizontal supérieur qui repose sur le sommet de la tête, et quatre plans verticaux : deux latéraux, le troisième antérieur, le quatrième postérieur ; à ces six plans périphériques on en a ajouté un septième qui se dirige d'avant en arrière et coupe le corps en deux moitiés symétriques ; la ligne d'intersection de ce plan avec les faces antérieure et postérieure du corps a pris le nom de ligne médiane. A l'aide de ces surfaces fictives il est toujours facile d'indiquer, d'une manière approximative au moins, la position absolue d'un os ou de tout autre organe.

SYSTÈME OSSEUX.

Les os, envisagés d'une manière générale, nous présentent à considérer leur conformation extérieure, leur conformation intérieure, leur texture, et leur développement.

1o Conformation extérieure des os.

Un examen rapide du squelette suffit pour constater les grandes différences que nous offrent les os sous le rapport de leur configuration : quelques uns s'étendent en longueur ; d'autres s'étalent en surface ; mais dans le plus grand nombre les trois dimensions se balancent de telle sorte que leur forme se rapproche de celle d'un cube, qu'ils ne revêtent jamais cependant d'une manière régulière. Ces différences dans les proportions de leurs diamètres les ont fait diviser depuis longtemps en trois classes : les os longs, les os larges, et les os courts.

Tous les os ne se prêtent pas avec la même facilité à cette classification : il en est qui sont en même temps longs et larges ; d'autres appartiennent en partie aux os longs et en partie aux os courts ; malgré ces légères imperfections, elle mérite d'être conservée ; car elle est à la fois anatomique, physiologique et chirurgicale.

Os longs. Ils occupent l'axe des membres, dans lesquels ils constituent une colonne brisée, simple au bras et à la cuisse ; double à l'avant-bras et à la jambe, multiple à la main et au pied ; les colonnes partielles qui forment cette colonne brisée offrent une longueur qui est toujours en raison inverse de leur nombre ; et comme l'étendue des mouvements est proportionnelle à la longueur des leviers, il en résulte que la partie supérieure des membres est remarquable par la grande dimension des arcs qu'elle décrit, et la partie inférieure, par la multiplicité et la brièveté de ces mêmes arcs.

Tous les os longs présentent une partie moyenne appelée corps ou *diaphyse*, et deux extrémités qui s'articulent avec les os correspondants.

Le corps est la partie la plus étroite de l'os ; sa forme rappelle celle d'un prisme à base triangulaire dont les bords ou arêtes sont souvent si mousses, qu'il semble se transformer en cylindre. Il est creusé à l'intérieur d'une cavité fusiforme qui loge la *moelle* et porte le nom de *canal médullaire*. Ce canal, en augmentant l'épaisseur de la diaphyse, produit deux avantages : 1° il favorise la puissance des muscles par l'étendue qu'il ajoute à leur surface d'implantation ; 2° il accroît la résistance de l'os ; car de deux colonnes composées en même quantité, de la même substance, et de hauteur égale, celle qui offre le diamètre le plus considérable présente la plus grande solidité.

Les extrémités sont renflées et massives ; ces renflements ont pour but : 1° de multiplier les points de contact entre les surfaces articulaires, et par conséquent d'en assurer la solidité ; 2° de dévier les tendons voisins, et de leur former ainsi une sorte de poulie de renvoi, éminemment favorable à l'action des muscles ; 3° enfin de régulariser la forme des membres en opposant leur volume à la gracilité des cordes tendineuses.

Os larges ou plats. Ils se réunissent en général pour former des cavités : aussi leurs surfaces sont-elles le plus souvent concaves d'un côté et convexes de l'autre. Ces surfaces sont remarquables par la tendance qu'elles présentent à se rapprocher à leur centre. Constamment leur partie périphérique, destinée, tantôt à des articulations, et tantôt à des insertions musculaires, offre plus d'épaisseur que leur partie centrale, assez amincie quelquefois pour devenir translucide ; dans certains cas on la voit même manquer entièrement ; l'os est alors le siége d'une perforation circulaire.

Os courts. On les trouve dans toutes les régions où la variété des mouvements devait se concilier avec leur solidité ; c'est pourquoi ils sont accumulés dans les articulations du poignet et du pied; c'est dans ce but aussi qu'ils se réunissent en si grand nombre pour former la colonne vertébrale, le plus puissant et le plus long de tous les leviers.

Quelle que soit la forme d'un os, sa surface est rarement régulière dans toute son étendue; tantôt cette surface s'abaisse au-dessous de son niveau, et tantôt elle s'élève au-dessus; dans le premier cas, l'os tend à se creuser d'une cavité dont la configuration, la situation, les dimensions et les usages varient à l'infini, et ne sauraient être énoncés d'une manière générale; dans le second, la surface de l'os est surmontée d'une saillie non moins variable dans sa forme, son volume et sa destination. Toutes les saillies osseuses connues sous la dénomination générique d'éminences ou d'apophyses se divisent en articulaires et non articulaires. Les apophyses non articulaires sont le plus souvent destinées à des insertions musculaires: aussi leur volume est-il en général proportionnel à la force des muscles qui s'y implantent; de là une différence remarquable entre le squelette de l'homme et celui de la femme. Ces éminences cependant n'ont point pour cause la traction que les os subissent de la part des tendons, car on les observe chez des individus frappés de paralysie dès leur enfance; de plus, M. Serres, par ses belles recherches sur l'ostéogénie, a démontré que chacune d'elles se développe par un point particulier d'ossification; leur existence se rattache donc aux lois générales de l'organisation.

On a réservé le nom d'épiphyses aux éminences qui sont unies au corps de l'os par une couche cartilagineuse; mais cette couche cartilagineuse disparaissant par les progrès de l'ossification, les épiphyses se transforment successivement en apophyses; cette expression par conséquent désigne seulement l'une des périodes que les os parcourent dans leur développement.

2o Conformation intérieure des os.

Si l'on pratique une coupe sur la continuité d'un os, on remarque que cet os est composé à sa surface par un tissu serré, d'une couleur et d'une dureté analogues à celles de l'ivoire, et au centre par des lamelles et des filaments qui s'entrecroisent pour former des cellules. Ces deux substances, l'une compacte, l'autre celluleuse ou spongieuse, sont identiques dans leur nature; le tissu osseux qui les constitue est essentiellement le même: seulement, ce tissu revêt dans chacune d'elles une forme différente: dans la substance compacte il se présente sous la forme d'une couche épaisse et unique; dans la substance spongieuse, sous la forme de couches minces, multiples et entrecroisées. Toutes ces couches diffèrent par leurs dimensions, mais sont semblables par leurs propriétés; les dénominations de substance et de tissu compacte, de substance et de tissu spongieux, doivent donc être considérées comme l'expression des deux aspects principaux sous lesquels le tissu osseux peut s'offrir à nous.

La substance compacte et la substance spongieuse présentent la même couleur lorsqu'on les examine sur un os sec qui a été privé par une longue macération de toutes les parties molles qu'il renferme; elles diffèrent au contraire dans leur coloration lorsqu'on les étudie comparativement sur la coupe d'un os frais. Le tissu compacte est d'un blanc mat dans tous les os et à tous les âges de la vie. La substance spongieuse tire sa couleur moins des lamelles qui la produisent que des parties molles qui remplissent ses cellules. Or ces parties molles varient : chez les enfants, elles sont composées de tissu cellulaire et de vaisseaux très multipliés ; chez les adultes et les vieillards, à ce tissu cellulo-vasculaire vient s'ajouter du tissu adipeux. La prédominance des vaisseaux, chez les premiers, donne à la substance spongieuse une couleur d'un brun rougeâtre ; la prédominance du tissu adipeux, dans les derniers, produit une coloration jaune d'autant plus remarquable que la vieillesse est plus avancée ; cette transformation de la couleur rouge en une couleur jaune ne s'accomplit point cependant dans toutes les parties du système osseux ; M. Nélaton, qui le premier a fixé l'attention des anatomistes sur ces deux nuances de la couleur des os, a très bien constaté que la coloration jaune a pour siége exclusif les extrémités des os longs et tous les os courts des membres, tandis que les os du tronc conservent pendant toute la durée de la vie la nuance rougeâtre propre à l'enfance.

Les tissus compacte et celluleux ne sont pas répartis d'une manière égale dans les os longs, les os larges et les os courts.

Dans les os longs, la substance compacte forme les parois du canal médullaire: la spongieuse, au contraire, prédomine dans les extrémités, qu'elle compose presque exclusivement ; aux limites du canal médullaire, les lamelles de ce tissu deviennent plus ténues ; elles s'effilent, se prolongent sur les parois de la cavité qui loge la moelle, en formant un réseau délicat dans lequel celle-ci est comme suspendue. Ces filaments entrecroisés au centre de la diaphyse des os longs ont été considérés par quelques anatomistes comme une troisième forme du tissu osseux, qu'ils ont appelée tissu réticulaire. Cette forme pourrait être admise : cependant nous pensons avec la plupart des auteurs qu'il est plus simple d'admettre seulement les deux formes que nous avons précédemment mentionnées ; elles représentent, en effet, le tissu osseux, l'une dans son état de condensation, l'autre dans son état de raréfaction ; le tissu réticulaire rentre évidemment dans la forme spongieuse ou raréfiante.

Dans les os larges, la substance compacte constitue deux plans ou tables entre lesquels la substance spongieuse s'étale pour produire une troisième couche qui a pris le nom de diploé ; celui-ci manque sur quelques points, particulièrement dans la partie centrale de ces os, où les deux tables se rapprochent et se confondent.

Dans les os courts, le tissu compacte se présente sous l'aspect d'une lame mince enroulée sur le tissu spongieux.

3° Texture des os.

Les éléments qui entrent dans la composition des os sont : 1° un tissu propre, *tissu osseux* ; 2° deux membranes, l'une qui entoure l'os, *périoste* ; l'autre qui entoure la *moelle*, membrane *médullaire* ; 3° des *artères* ; 4° des *veines* ; 5° vraisemblablement des *vaisseaux lymphatiques* et des *nerfs* ; 6° du *tissu cellulaire*.

Tissu osseux. Il est d'un blanc opaque, d'une dureté pierreuse, d'une pesanteur spécifique plus considérable que celle de tous les autres tissus de l'économie, et se compose essentiellement de deux principes, l'un organique, formé par la gélatine, l'autre inorganique, formé par des sels calcaires. Pour obtenir le premier, il suffit de plonger un os pendant quelques jours dans un acide concentré, et de le soumettre ensuite à l'action de l'eau bouillante; le second est facilement mis à nu par la calcination. Une analyse faite par Berzélius nous montre encore dans ce tissu quelques autres principes peu importants, et établit entre tous ces éléments les proportions suivantes :

1° Élément organique.	1° Matière animale réductible par la décoction.	32,17
	2° Matière animale insoluble. .	1,13
2° Élément inorganique.	Phosphate de chaux.	51,04
	Carbonate de chaux.	11,30
	Fluate de chaux	2,00
	Phosphate de magnésie. . . .	1,16
	Soude et chlorhydrate de soude. .	1,20
		100,00

Ces proportions sont-elles constantes? La plupart des auteurs admettent que la gélatine, accumulée en grande quantité dans les os de l'enfant, devient moins abondante dans ceux de l'adulte, et rare dans ceux du vieillard; que le principe organique, en d'autres termes, prédomine dans le tissu osseux au début de la vie, et l'élément inorganique à son déclin. On explique ainsi l'accroissement continu de la densité de ce tissu, sa vitalité énergique et sa grande élasticité dans le jeune âge, et enfin la fragilité des os à un âge avancé. Cette opinion a été récemment combattue par M. Nélaton, qui formule ainsi dans ses *Éléments de pathologie chirurgicale* le résultat de ses observations : « J'ai pu me convaincre par une série d'expériences que les proportions de parties terreuses et organiques sont les mêmes à tous les âges de la vie. Le tissu osseux n'est pas simplement un mélange de gélatine et de sels calcaires; il y a combinaison entre ces deux éléments, et cette combinaison s'opère constamment dans les mêmes proportions. En un mot, le tissu osseux est un composé défini. »

L'auteur de ces nouvelles recherches a été conduit à la conclusion précédente en faisant calciner des fragments de tissu compacte parfaitement égaux en poids, et provenant de sujets de divers âges; lorsque la calcination est complète, quel que soit l'âge du sujet, le poids du fragment calciné est toujours réduit d'une quantité égale. M. Nélaton ayant bien voulu m'offrir de répéter avec moi ces expériences, nous avons pris quatre lamelles de tissu compacte : 1° une sur la diaphyse du tibia d'un enfant de cinq ans; 2° une sur le corps du tibia d'une femme de vingt-cinq ans; 3° une sur le corps du fémur d'un homme du même âge; 4° une sur la partie moyenne du tibia d'un sujet de soixante-dix ans; toutes ces lamelles pesaient 1 gramme. Après la calcination, leur poids a été réduit, pour les deux premières à 68 centigrammes, plus une fraction, et pour les dernières à 69 centigrammes moins une très minime fraction. Ces quatre résultats peuvent être considérés comme identiques; par conséquent, depuis le moment de la naissance jusqu'à la vieillesse la plus avancée, l'élément organisé des os est à l'élément inorganique comme 32 : 68. Ces deux éléments sont donc invariables dans leur proportion; ajoutons que cette proportion si facilement obtenue par la calcination offre une coïncidence remarquable avec celle que donne l'analyse chimique.

Ce fait étant établi, comment expliquer la densité croissante du tissu osseux, la vitalité décroissante de ce même tissu, la fragilité des os chez les vieillards?

Pour concevoir la densité croissante du tissu osseux, il suffit d'admettre que ce tissu renferme sous le même volume un plus grand nombre de molécules osseuses; il deviendra alors facile de comprendre pourquoi la vitalité des os est en raison inverse de l'âge, car les molécules ne peuvent augmenter en nombre sans envahir en partie la place occupée par le parenchyme primitif de l'os. Ce parenchyme, composé de tissu cellulaire et de vaisseaux, perdra d'autant plus de son importance que les molécules osseuses s'accumuleront en plus grande quantité dans ses mailles. C'est ainsi que les vaisseaux, très développés dans le tissu osseux de l'enfant, diminuent dans celui de l'adulte et plus encore dans les os du vieillard; et comme la vitalité d'un organe repose surtout sur sa vascularité, il en résulte que la diminution progressive de la seconde de ces deux propriétés entraîne une décroissance correspondante de la première.

Quant à la fragilité des os dans la vieillesse, pour la rappporter à sa véritable cause, il importe, ainsi que l'a fait observer M. Nélaton, de ne pas confondre le tissu osseux avec les os. Le tissu osseux, très abondant dans toutes les parties du squelette aux époques moyennes de l'existence, diminue ensuite graduellement dans sa quantité, de telle sorte que les différentes couches, lames et lamelles, que ce tissu forme, offrent beaucoup d'épaisseur dans les os de l'adulte et deviennent très minces dans les os du vieillard. Cette diminution du tissu osseux, ou, en d'autres termes, la raréfaction progressive dont les os deviennent le siége dans les dernières années de la vie, nous explique à la fois et la fragilité qui les caractérise à cet âge, et la diminution de leur poids, que la densité croissante de leur tissu ne saurait contrebalancer.

Le tissu osseux est creusé d'un très grand nombre de petits canaux qu'on observe, non seulement dans la substance compacte, mais aussi dans les lamelles qui circonscrivent les cellules de la substance spongieuse; leur direction et leurs dimensions varient. — Dans les os longs, ils se dirigent un peu obliquement du canal médullaire à la surface extérieure. Pendant ce trajet plus ou moins étendu, on les voit s'entrecroiser de manière à former des mailles dont le grand axe est parallèle à celui de la diaphyse; de ce parallélisme, il résulte que l'os paraît strié dans le sens de sa longueur, et composé par une agglomération de fibres longitudinales juxtaposées. — Dans les os larges, les mailles produites par l'entrecroisement de tous ces canaux s'allongent en se dirigeant vers la circonférence, et chaque surface prend l'aspect d'un plan fibreux et rayonné. — Dans les os courts, les canalicules s'entrecroisent d'une manière si irrégulière que les différentes faces qui en limitent le volume perdent complétement toute apparence fibreuse. — Les petits canaux creusés dans les lames, lamelles et filaments du tissu spongieux, offrent une disposition analogue aux précédents: seulement, au lieu de s'ouvrir dans le canal médullaire, ils s'ouvrent dans une cellule. Tantôt ils correspondent par une de leurs extrémités à une cellule, et par l'autre à une seconde cellule voisine de la première; tantôt l'un de leurs deux orifices communique avec une cellule, l'autre se jette dans un canalicule de la substance compacte; ceux qui occupent les cloisons situées au voisinage d'une surface articulaire se terminent en cul-de-sac.

Les canalicules des os avaient été entrevus par Leeuwenhoeck ; mais il appartient à M. Gerdy de les avoir de nouveau signalés à l'attention des observateurs dans un travail important présenté à l'Académie des sciences. Miescher, en Allemagne, et un peu plus tard Muller, ont publié une minutieuse description de ces petits tubes. Pour les apercevoir distinctement, il suffit d'écailler légèrement la surface d'un os long avec un instrument tranchant. Cette étude sera surtout facile et promptement concluante lorsqu'elle sera faite sur un os affecté d'inflammation. Sous l'influence de cet état pathologique, on voit, en effet, ces canaux acquérir avec rapidité des dimensions plus considérables ; ils s'accroissent alors par la résorption de la gélatine et des sels calcaires qui constituent leurs parois ; cette résorption peut avoir pour effet de détruire en partie d'abord, puis en totalité les cloisons qui les séparent ; dans ce cas on les voit successivement communiquer entre eux, se réunir, se confondre et enfin disparaître entièrement, en laissant à nu le parenchyme primitif de l'os, c'est-à-dire le tissu cellulaire et les vaisseaux ; ce sont ces phénomènes attentivement observés qui ont conduit l'un de nos jeunes chirurgiens les plus distingués, M. Nélaton, à fonder la véritable théorie de la suppuration du tissu osseux et de la séparation des séquestres. Les recherches de M. Gerdy, en établissant comme un fait définitivement acquis à la science, la structure canaliculaire des os, ont donc répandu une lumière toute nouvelle sur les maladies de ce système. Ces applications importantes à la pathologie sont ainsi devenues la confirmation la plus heureuse de la réalité de cette structure.

La connaissance des canalicules permet de concevoir la divergence des opinions qui ont été émises sur la texture du tissu osseux. Ces opinions peuvent être réduites aux suivantes : 1° le tissu osseux est fibreux ; 2° il est aréolaire ; 3° il est lamellaire ; 4° il est fibreux et aréolaire ; 5° il est fibreux et lamellaire ; 6° enfin Béclard pensait qu'il était à la fois fibreux, aréolaire et lamellaire. Toutes ces opinions dérivent de la même erreur : les anatomistes, ayant méconnu les tubes osseux et observé seulement les cloisons qui les séparent, ont décrit ces cloisons sous le nom de fibres ; les cavités tubulaires qu'on apercevait sur le profil des coupes sont devenues alors des vides formés par l'entrecroisement des fibres, et les auteurs qui ont attaché plus d'importance à ces vides ou aréoles qu'aux fibres qui les forment en s'entrecroisant, ont admis une structure aréolaire ; d'autres, ayant égard à la fois à ces deux aspects, l'ont dite aréolaire et fibreuse. On conçoit également comment on a pu faire naître les lames de la superposition des fibres ; et cette dernière théorie ayant été acceptée, on a cru en trouver une double démonstration dans le phénomène de l'exfoliation des os et dans celui de leur éclatement. Mais le premier de ces phénomènes est dû à la résorption qui s'accomplit autour et au-dessous de la portion frappée de mort, aux dépens de l'os vivant, résorption qui interrompt la continuité du séquestre et amène ainsi son expulsion ; le second se produit mécaniquement par l'exposition d'un os à une chaleur vive ou à l'action prolongée de l'air extérieur. En résumé, le tissu osseux n'est ni fibreux, ni aréolaire, ni lamellaire : il est canaliculaire.

Périoste. Il s'enroule autour des différentes pièces du squelette, pour former à chacune d'elles une enveloppe spéciale de nature fibreuse. Cette membrane, qui affecte avec les os les connexions les plus intimes, présente une surface externe et une surface interne ; la première est en rapport, dans la plus grande partie de son étendue, avec les muscles, dont la sépare un tissu cellulaire lâche et filamenteux, et avec les tendons qui s'unissent à elle par un entrecroisement réciproque de fibres ; la seconde s'applique sur le tissu osseux, avec lequel elle contracte une adhérence solide, surtout dans les points qui correspondent à l'insertion des tendons. Au niveau de toutes les articulations mobiles, le périoste d'un os est lié à celui des os voisins par les ligaments ; sur les articulations immobiles, il passe immédiatement d'une surface osseuse sur la surface adjacente. De la double continuité établie par les liens articulaires entre les différentes parties du périoste, et par le périoste entre tous les tendons ou aponévroses, résulte un ensemble d'organes identiques dans leur nature, ayant pour élément essentiel une fibre blanche, flexible et résistante ; cet ensemble d'organes constitue le *système fibreux.*

Membrane médullaire. On a désigné sous ce nom un tissu cellulaire fin et lamelleux qui tapisse les parois anfractueuses du canal des os longs. En s'appliquant sur les inégalités de ces parois, la membrane médullaire, d'une complète transparence, se replie au dedans d'elle-même et cloisonne dans tous les sens sa propre cavité, qui se trouve ainsi transformée en loges et en cellules ; à celles-ci correspondent les lobes et les lobules d'un tissu adipeux extrêmement délicat qui forme la *moelle.*

Artères. De nombreuses artères se distribuent dans le tissu osseux ; mais cette distribution ne se fait pas de la même manière dans tous les os. Dans les os longs on observe trois ordres de branches artérielles, destinés, le premier à l'organe médullaire, le second au tissu compacte, le troisième au tissu spongieux. Le vaisseau artériel qui se distribue dans la cavité médullaire, appelé artère nourricière, est transmis jusqu'à la moelle par un canal oblique qui porte le même nom ; mais ce nom rappelle une erreur, car le volume de l'artère nourricière, comparé au volume réuni de toutes les autres branches qui s'introduisent dans le tissu de l'os, devient extrêmement grêle, et véritablement insignifiant ; loin de jouer dans la nutrition de l'os le rôle principal, elle ne concourt à cette nutrition que d'une manière très secondaire. Pour le démontrer, il suffit de citer ce fait incontestable, qu'à la suite des amputations qui éliminent plus de la moitié d'un os long et détruisent l'artère nourricière, le fragment restant dans le moignon n'a jamais été frappé de mort. En arrivant sur la surface de la membrane médullaire, cette artère se divise en deux branches, l'une ascendante, l'autre descendante ; toutes deux ne tardent pas à se subdiviser pour entourer de leurs ramifications soit l'organe producteur de la moelle, soit la moelle elle-même. Aux extrémités de la diaphyse, leurs dernières divisions communiquent avec celles des vaisseaux qui se distribuent dans les substances compacte et spongieuse. — Les artères du tissu compacte se ramifient d'abord dans le périoste, qu'elles couvrent de réseaux faciles à injecter ; du périoste elles passent dans les tubes osseux, dont elles suivent exactement la direction, communiquent entre elles au niveau de tous les points où ces tubes s'entrecroisent, et prennent par conséquent la disposition réticulaire qui appartient à ces derniers. — Les artères destinées au tissu spongieux pénètrent par les extrémités de l'os ;

des orifices nombreux et de dimensions très inégales leur livrent passage; lorsqu'elles arrivent dans les lamelles de ce tissu, elles forment des rameaux très fins, qui se plongent dans leurs canalicules, les parcourent, et s'anastomosent, soit entre elles, soit avec celles des deux ordres précédents. De ces communications multipliées résulte une communauté de circulation qui a pour effet d'établir entre toutes les parties élémentaires de l'os une sorte de solidarité.—Dans les os plats, on observe seulement deux ordres d'artères, celles du tissu compacte et celles du tissu spongieux; ces dernières pénètrent le plus souvent par la circonférence. Il en est de même dans les os courts.

Veines. Elles suivent, en général, la direction des artères; mais à ces vaisseaux on voit se réunir des canaux d'une nature spéciale, dont les parois sont formées par une couche mince de tissu compacte et par une membrane transparente; la cavité de ces canaux veineux est coupée à des distances très rapprochées par des étranglements circulaires, des cloisons partielles, des irrégularités multipliées, qui semblent constituer pour elles autant de valvules rudimentaires. Ils ont pour origine une sorte d'ampoule de même diamètre que les autres parties du canal; leur trajet est sinueux; fréquemment ils communiquent entre eux. On les observe facilement dans le diploé des os du crâne, où ils furent signalés, pour la première fois, par Dupuytren; ils sont aussi très apparents dans le corps des vertèbres; dans les os plats du bassin, les os courts, et les extrémités des os longs ils sont beaucoup moins développés.

Lymphatiques. On ignore si ces vaisseaux existent dans le tissu osseux. Les phénomènes de résorption dont ce tissu est le siége permettent cependant de considérer leur existence comme vraisemblable.

Nerfs. Aucun cordon nerveux n'a pu être suivi jusqu'à présent dans l'intérieur des os; on voit, il est vrai, sur le périoste de quelques uns, des nerfs qui, après avoir rampé sur cette membrane, plongent dans son épaisseur; il est surtout facile d'observer ces filaments nerveux sur le périoste qui recouvre la partie inférieure et antérieure du fémur. Mais que deviennent-ils au moment où ils disparaissent dans cette enveloppe fibreuse? S'y épuisent-ils? ou bien, se conduisant comme les artères, passent-ils du périoste dans le tissu osseux? L'observation n'a pas encore résolu cette question; mais la sensibilité vive que possèdent les os, dans un grand nombre de circonstances pathologiques, semble donner plus de valeur à la seconde hypothèse.

4o Développement des os.

Les os n'atteignent le terme complet de leur évolution qu'à l'âge de vingt-cinq à trente ans. Pendant la longue durée de ce développement, leur solidité augmente en raison directe des efforts de plus en plus énergiques qu'ils sont appelés à supporter. Lorsque ce développement est terminé, les modifications qu'ils subissent amènent une diminution progressive de cette même propriété. Il importe donc de les considérer pendant et après leur accroissement.

Période d'accroissement.

Les phénomènes observés pendant l'accroissement ont été rattachés à trois états successifs, qu'on observe constamment dans l'évolution du tissu osseux : l'état muqueux, l'état cartilagineux, l'état osseux proprement dit.

État muqueux. Ce premier état est celui sous lequel les os se présentent à nous lorsqu'ils sont composés uniquement par les parties molles qui entrent dans leur texture, particulièrement par le tissu cellulaire et les vaisseaux : alors ils ne possèdent encore aucune des propriétés qu'ils offriront plus tard, et diffèrent à peine des organes qui les environnent. Ce état dure un mois ou six semaines.

État cartilagineux. Les os subissent cette transformation lorsque le tissu cellulaire, les artères, les veines, etc., qui les forment primitivement, sont envahis par la gélatine ; l'aspect d'un blanc nacré sous lequel ils apparaissent à cette époque les fait facilement distinguer de tout ce qui les entoure. Ce dépôt de gélatine dans le parenchyme primitif de l'os offre ce phénomène remarquable, qu'il s'accomplit en même temps : 1° dans toutes les parties d'un même os ; 2° dans toutes les pièces du squelette.

État osseux. L'envahissement du tissu cartilagineux par les sels calcaires produit ce nouvel état, bien différent du précédent par la manière dont il se manifeste. Nous avons vu, en effet, que la cartilaginification est simultanée ; l'ossification, au contraire, est éminemment graduelle ; elle débute par des points isolés, et se propage dans chacun d'eux, du centre à la circonférence. Les points d'irradiation osseuse, ou d'*ossification*, affectent, en général, un siége déterminé et constant ; dans les os longs il en existe un pour la partie moyenne, et un pour chaque extrémité ; dans les os plats et les courts, ce point est central lorsqu'il est unique.

Les points d'ossification sont, les uns, primitifs, les autres complémentaires ou épiphysaires ; les premiers, pour la plupart des pièces du squelette, suffisent au développement total de l'os ; mais lorsque ceux-ci se montrent insuffisants, c'est-à-dire ne se propagent pas à toutes les parties du cartilage, chacune des parties de ce cartilage qui n'a pas été envahie, devient le siége d'un nouveau point d'ossification ; et ce point, qui apparaît toujours beaucoup plus tard, complète la transformation osseuse.

Les cartilages dans lesquels cette transformation est sur le point de se produire éprouvent plusieurs modifications qui l'annoncent ; ils prennent une couleur jaunâtre, puis une couleur rouge ; si on les examine alors avec attention, on voit qu'ils sont parcourus par des vaisseaux ; au centre de la partie colorée on ne tarde pas à constater l'existence d'un point osseux ; ce point s'étend graduellement aux parties voisines ; et constamment l'extension du tissu osseux est précédée de cette auréole colorée et vasculaire.

L'apparition des points d'ossification commence au second mois de la conception ; à la fin de la quatrième semaine, ou au commencement de la cinquième, se montre celui de la clavicule, puis celui de la mâchoire inférieure ; du trente-cinquième au quarante-cinquième jour apparaissent ceux du fémur, de l'humérus, du tibia, du maxillaire supérieur, des vertèbres, des côtes; dans la dernière moitié du second mois, on voit naître les points d'ossification des os du crâne, du péroné, de l'omoplate, de l'iliaque, etc.

On a cherché à rattacher l'ordre d'apparition des points osseux à une cause générale, qu'on a cru trouver tour à tour dans le volume des os, dans leur degré de proximité du cœur, dans la précocité des fonctions auxquelles ils doivent concourir. Mais contre chacune de ces théories on peut élever des objections: l'ossification n'est pas en rapport avec le volume des os, puisque le premier point osseux se montre dans la clavicule; elle n'est pas davantage assujettie dans sa marche à la distance plus ou moins grande qui existe entre le cœur et les diverses pièces du squelette, car le sternum, qui devrait s'ossifier le premier, subit au contraire cette transformation à une époque tardive; enfin on est porté à la considérer comme indépendante de la précocité des fonctions, lorsqu'on remarque qu'elle débute par la clavicule, dont les fonctions offrent une si faible importance dans les premiers mois de la vie. Cependant le maxillaire inférieur s'ossifie promptement; il en est de même des côtes; et comme la succion et la respiration sont de toutes les fonctions celles qui entrent les premières en exercice, il en résulte que si l'ordre qui préside à la manifestation des points osseux n'est pas rigoureusement en harmonie avec l'importance du rôle que les différents os sont appelés à remplir au moment de la naissance, il lui est cependant en partie subordonné.

Le nombre des points d'ossification primitifs que présentent les os pairs a été déterminé depuis longtemps; mais cette détermination a présenté beaucoup plus de difficulté lorsqu'on a voulu l'appliquer aux os situés sur la ligne médiane. Un grand nombre d'auteurs ont avancé que la plupart de ces os se développent par un seul point osseux médian qui s'étend de là à droite et à gauche. M. Serres, après de longues recherches sur ce sujet délicat, est arrivé à une conclusion qui renverse cette doctrine. Appuyé sur de nombreuses observations, cet auteur a posé en principe que tous les os impairs sont primitivement doubles; qu'il existe deux points d'ossification pour la partie médiane de l'os, l'un pour la moitié droite, l'autre pour la moitié gauche; mais ces deux points osseux sont très rapprochés, et ne tardent pas à se confondre. Pour constater leur isolement primitif, il importe donc de les surprendre en quelque sorte au moment de leur manifestation. M. Serres ayant constamment observé ces deux points osseux toutes les fois que ses recherches ont porté sur des os dont l'ossification était à son début, a été conduit à considérer la duplicité primitive des os impairs ou médians comme un phénomène général, qu'il a désigné sous le nom de *loi de symétrie*.

Les saillies et les dépressions que présentent les os sont assujéties dans leur développement à des lois dont la découverte appartient au même observateur: la plupart des éminences se développent par un point d'ossification; les cavités sont le résultat de la réunion de deux ou de plusieurs pièces osseuses; ainsi la cavité cotyloïde se forme au point de convergence des trois pièces primitives qui composent l'os coxal. La première de ces lois, ou la *loi des éminences*, est fondée sur des faits d'une valeur incontestable; la seconde, ou la *loi de conjugaison*, souffre de nombreuses exceptions.

La marche de l'ossification varie dans les os longs, les os plats et les os courts.

Dans les os longs, le point osseux de la diaphyse prend bientôt la forme d'un petit cylindre creux à l'intérieur et perforé pour le passage des vaisseaux nourriciers; ce cylindre acquiert un diamètre plus considérable, en même temps il s'allonge et se rapproche des extrémités de l'os, qu'il atteint dans le dernier mois de la grossesse. C'est après la naissance seulement, et à une époque variable, qu'on voit naître sur chacune de ces extrémités un point osseux qui s'étend vers la diaphyse, dont il est séparé par une couche cartilagineuse; celle-ci diminue peu à peu d'épaisseur, mais ne disparaît entièrement qu'à l'âge de vingt-cinq à trente ans; les extrémités se réunissent alors au corps de l'os; cette réunion, qui a pris le nom de *soudure des épiphyses*, est soumise à une loi dont nous devons la connaissance à **M. A. Bérard**. Des recherches entreprises par ce jeune et célèbre professeur, il résulte : 1° que des deux extrémités des os longs, c'est toujours celle vers laquelle se dirige le conduit nourricier qui se soude la première avec le corps de l'os; ainsi, au membre supérieur, le conduit nourricier de l'humérus se dirige de haut en bas vers le coude, et ceux du radius et du cubitus, de bas en haut également vers le coude; or, dans ces trois os, l'extrémité cubitale se réunit à la diaphyse plus tôt que les extrémités qui regardent l'épaule et le poignet; au membre inférieur, la disposition des conduits est inverse; ils s'éloignent du genou: aussi la réunion des épiphyses se fait-elle d'abord en haut pour le fémur et en bas pour le tibia et le péroné; 2° que si dans un os long il n'y a que deux points d'ossification, l'un pour une des extrémités et l'autre pour la deuxième extrémité et le corps; l'extrémité qui s'ossifie complétement avec le corps est celle vers laquelle se dirige le conduit nourricier. Ainsi, dans le premier métacarpien et le premier métatarsien, le conduit nourricier se dirige vers les phalanges, et il y a absence d'épiphyse à leur extrémité phalangienne; dans les quatre derniers métacarpiens et les quatre derniers métatarsiens, ce conduit nourricier se dirige du côté opposé aux phalanges; même absence d'épiphyse dans les extrémités carpiennes des premiers et tarsienne des seconds. Dans toutes les phalanges, le conduit se porte vers l'extrémité unguéale; ici encore point d'épiphyses dans cette extrémité.

La réunion des points d'ossification n'est pas toujours en rapport avec leur apparition; quelquefois même ces deux phénomènes s'accomplissent en sens inverse. Ainsi l'extrémité inférieure du fémur, une des premières épiphyses qui apparaisse, est la dernière à se réunir; tandis que, par une disposition opposée, l'extrémité supérieure du radius, qui paraît une des dernières, se soude avant toutes ou presque toutes les autres.

Dans les os plats, l'ossification s'étend par un ou plusieurs points, du centre à la circonférence de l'os; cette irradiation est surtout remarquable sur les os du crâne, qui se développent par un seul point; de ce point unique et central partent des filaments osseux qui rayonnent à la manière d'aiguilles et donnent à la surface de l'os l'aspect d'un peigne circulaire. Lorsque l'ossification est plus avancée, les aiguilles des os voisins s'entrecroisent et produisent des dentelures qui se reçoivent réciroquement en formant une sorte d'engrenage. Tant qu'ils conservent cette forme, les os plats sont très minces et ne présentent aucune trace de diploé; mais lorsqu'ils s'engrènent par leurs bords correspondants, ils com-

2.

mencent à augmenter d'épaisseur : alors apparaissent les deux tables de tissu compacte et la couche intermédiaire formée par le tissu spongieux. Près des articulations des os du crâne on observe quelquefois des points d'ossification accidentels ; ces points surnuméraires se développent comme les points normaux ; les dentelures de leur circonférence s'entrecroisent avec celles des os voisins, et il en résulte une pièce osseuse supplémentaire. Ces os accidentels portent le nom d'os *wormiens*.

Dans les os courts, l'ossification débute par le centre ; de là elle se propage vers la surface ; leur développement est donc en quelque sorte inverse de celui des précédents. Pour ceux-ci, en effet, on voit naître d'abord les couches compactes, puis la couche diploïque. Dans les os courts, au contraire, la portion centrale s'ossifie la première ; la couche superficielle ou compacte se montre plus tard.

Phénomènes consécutifs à l'accroissement.

Lorsqu'on nourrit pendant quelque temps un jeune animal avec des aliments imprégnés de suc de garance, les os deviennent le siége d'une coloration rouge ; si on suspend l'usage de la garance, ceux-ci reprennent leur couleur blanche. Dans cette expérience, faite d'abord par Duhamel, et répétée plus tard par un grand nombre d'anatomistes, les sels calcaires sont le véhicule du suc de garance, car ce suc n'est jamais déposé dans la partie cartilagineuse des os en voie de développement. Puisque cette substance colorante est tellement inhérente à l'élément calcaire, que son apparition est toujours la conséquence de l'arrivée de celui-ci, il est permis de penser que, lorsqu'elle disparaît, elle est aussi entraînée par ce même élément : or, le principe colorant est tour à tour déposé et repris ; donc les sels calcaires subissent également un flux et reflux continus ; en d'autres termes les os sont soumis à un mouvement de composition et de décomposition incessant. Nulle part, en effet, ce double mouvement n'est aussi évident que dans le tissu osseux ; de plus il offre ici ce caractère exceptionnel que chacun d'eux semble affecter un siége spécial, le premier occupant surtout les parties superficielles, et le second les parties centrales de l'os.

Sous l'influence du mouvement de composition, de nouvelles couches s'ajoutent aux premières, les recouvrent et les emboîtent ; c'est par ce mécanisme que l'os qui a cessé de croître en longueur continue à croître en épaisseur. L'expérience a mis hors de toute contestation cet accroissement des os par superposition. Si, à l'exemple de Duhamel, on nourrit de jeunes animaux avec des aliments alternativement mêlés de suc de garance et non imprégnés de cette teinture, on remarque que le corps des os longs est formé de couches blanches et rouges qui se succèdent dans l'ordre suivi pour les deux modes d'alimentation. Si l'animal a été sacrifié pendant la durée de l'alimentation non colorée, la couche externe des os est blanche, la seconde est rouge, et toutes les autres se succèdent dans le même ordre ; la couche dont la formation est la plus récente est donc toujours la plus superficielle ; chaque couche nouvelle a pour organe producteur l'enveloppe externe des os ou le périoste.

Mais en même temps que les os augmentent de diamètre par l'addition successive de lames nouvelles ; les couches anciennes diminuent d'épaisseur et disparaissent. Cette résorption nous explique : 1° comment un fil de méta l roulé autour du corps d'un os long, après avoir été enseveli au milieu des diverses couches de l'os, a pu tomber plus tard dans la cavité médullaire, ainsi que l'a observé Duhamel ; 2° pourquoi les parois du canal médullaire diminuent progressivement d'épaisseur, le mouvement de composition dans les dernières périodes de la vie devenant très faible et celui de décomposition très actif ; 3° pourquoi les cellules du tissu spongieux s'agrandissent, communiquent plus largement entre elles, et disparaissent même sur certains points pour former des cavités adipeuses, espèces de canaux médullaires rudimentaires ; 4° pourquoi enfin les os offrent tant de solidité chez l'adulte et une si grande fragilité chez le vieillard.

DES OS EN PARTICULIER.

Préparation. Les os peuvent être préparés dans deux conditions bien différentes : 1° isolément ; 2° conjointement avec les parties molles qui les entourent. Pour leur préparation isolée, on les dépouille grossièrement, on les soumet à une macération prolongée, et on attend que leur périoste se détache facilement à l'aide d'une brosse ou de tout autre moyen de frottement ; ensuite on les retire de l'eau et on les expose sur des claies à l'action de l'air et de la rosée pendant une durée variable de un à plusieurs mois. Lorsqu'on se propose de conserver les parties amblantes, il faut encore recourir à la macération ; mais celle-ci doit être beaucoup moins prolongée ; et elle devient alors insuffisante ; on suppléera à cette insuffisance par l'emploi d'un procédé extrêmement ingénieux dont la découverte récente appartient à M. le docteur Parise. Ce procédé consiste à faire passer des courants d'eau dans les mailles du tissu spongieux ; dans ce but, on pratique sur divers points de petites perforations dans lesquelles on introduit l'extrémité d'une seringue préalablement remplie ; en pressant sur la tige, l'eau s'infiltre partout par le fait de la communication des cellules, s'échappe par les nombreuses porosités de l'os et entraîne avec elle tout le détritus des parties molles. Ces injections ne doivent être faites qu'après une macération de huit à dix jours ; pour en obtenir toute l'utilité qu'elles présentent, il est nécessaire de les renouveler plusieurs fois à quelques jours d'intervalle. L'eau froide est quelquefois remplacée avec avantage par l'eau chaude, l'eau alcaline, l'eau alcoolisée.

COLONNE VERTÉBRALE.

La *colonne vertébrale* ou *rachis* est cette tige flexueuse, étendue du bassin, qu'elle concourt à former et sur lequel elle s'appuie, au crâne, qui s'appuie sur elle.

Située à la partie médiane et postérieure du tronc, elle répond successivement, par sa partie antérieure, aux organes cervicaux, thoraciques, abdominaux et pelviens. Ces rapports ont permis de la diviser en quatre régions : régions *cervicale*, *dorsale*, *lombaire*, et *sacro-coccygienne*.

Le rachis est composé d'un grand nombre de pièces articulées entre elles ; toutes ces pièces, conformées sur un type commun, prennent le nom de vertèbres ; celles-ci ont été divisées en vraies et en fausses. Les vertèbres vraies sont au nombre de vingt-quatre, les fausses au nombre de neuf ; les premières sont toutes indépendantes ; les secondes se soudent entre elles : cinq se réunissent pour former le sacrum, quatre pour former le coccyx. Lorsque l'ossification est complète, le nombre des pièces qui entrent dans la composition de la colonne rachidienne est donc de vingt-six, ainsi réparties : sept appartiennent à la région cervicale, douze à la région dorsale, cinq à la région lombaire, deux à la région sacro-coccygienne ; ces deux dernières seront décrites isolément.

Fig. 1.

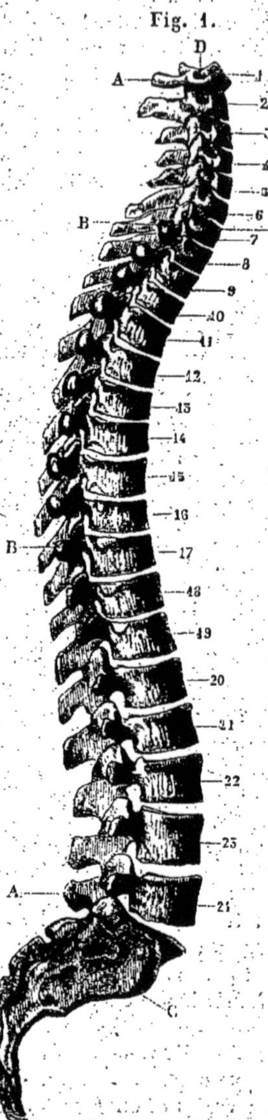

Les vertèbres vraies, ou vertèbres proprement dites, présentent des caractères qui leur sont communs ; en outre, les vertèbres de chaque région offrent des caractères qui leur sont propres ; enfin dans chaque classe on trouve une ou plusieurs vertèbres qui se distinguent de toutes les autres par des caractères particuliers.

1° Caractères communs à toutes les vertèbres.

La forme générale des vertèbres est celle d'un anneau. Tous ces anneaux présentent : 1° *un corps* ou renflement considérable par lequel ils se superposent ; 2° une partie annulaire proprement dite, destinée à servir de cylindre protecteur de la moelle, ou *trou vertébral* ; 3° un prolongement qui s'effile sous forme d'épine pour constituer un levier destiné au mouvement de la vertèbre, *apophyse épineuse* ; 4° deux saillies qui se portent transversalement en dehors, *apophyses transverses* ; 5° quatre éminences, deux supérieures, deux inférieures articulées avec les éminences correspondantes des vertèbres voisines, *apophyses articulaires* ; 6° quatre dépressions ou *échancrures* creusées à droite et à gauche de l'anneau, deux au-dessus, et deux au-dessous de sa circonférence.

Le corps des vertèbres revêt la forme d'une portion de cylindre échancré dans sa partie postérieure, et offre par conséquent quatre faces, deux horizontales, deux verticales. Les faces horizontales sont, l'une supérieure et l'autre inférieure ; la première correspond à la face inférieure de la vertèbre située au-dessus, la seconde à la face inférieure de la vertèbre située au-dessous ; toutes deux sont légèrement excavées. Les faces verticales

Fig. 1. — *Colonne vertébrale.* — A. Apophyse épineuse. — B, B. Facettes articulaires des apophyses transverses dorsales. — C. Facette articulaire du sacrum. — D. Canal des apophyses transverses, destiné au passage de l'artère vertébrale. — 1 à 7. Vertèbres cervicales. — 8 à 19. Vertèbres dorsales. — 20 à 24. Vertèbres lombaires.

sont, l'une antérieure et l'autre postérieure ; elles se dépriment également, et de cette dépression résulte pour elles l'aspect d'une gouttière qui est transversale pour la première, et longitudinale pour la seconde.

Le trou vertébral est triangulaire ; ses dimensions, qui varient un peu dans les diverses régions, sont en rapport avec le volume de la moelle épinière et surtout avec le degré de mobilité dont jouit chacune d'elles.

Les apophyses épineuses se prolongent en arrière pour offrir aux muscles puissants chargés de les mouvoir un levier plus avantageux et une plus large surface d'insertion ; à leur base ces éminences se bifurquent ; et de cette bifurcation naissent deux lames qui se dirigent en avant et en dehors, l'une à droite et l'autre à gauche.

Les apophyses transverses varient dans les diverses régions : leur direction est le seul caractère qui leur soit commun.

Les apophyses articulaires forment les parties latérales de l'anneau ; elles sont, en général, verticales, placées symétriquement de chaque côté de la ligne médiane, d'une forme elliptique, et encroûtées de cartilages pour s'articuler avec les apophyses semblables des vertèbres voisines. Les deux apophyses articulaires supérieures dépassent en haut le corps de la vertèbre ; il en est de même des deux apophyses opposées pour la face inférieure ; par conséquent la plus grande hauteur verticale de l'anneau vertébral est mesurée par l'espace qui sépare les sommets des deux apophyses articulaires d'un même côté.

Les échancrures produisent, sur la partie de l'anneau vertébral qu'elles occupent, une sorte d'étranglement qui la transforme en un véritable pédicule étendu des apophyses articulaires et transverses au corps de la vertèbre ; elles se réunissent aux échancrures opposées des vertèbres adjacentes, et forment, par cette réunion, des anneaux de transmission, appelés *trous de conjugaison*.

2° Caractères propres aux vertèbres de chaque classe.

Une vertèbre étant donnée, s'il s'agissait simplement de déterminer la classe à laquelle elle appartient, il suffirait, pour résoudre ce facile problème, de remarquer que les vertèbres cervicales présentent sur les parties latérales de leur corps un trou destiné au passage de l'artère vertébrale ; que les vertèbres dorsales offrent sur les côtés de ce même corps des facettes articulaires, et que les vertèbres lombaires sont dépourvues de l'un et de l'autre de ces deux caractères. Mais ce n'est pas seulement par un point de leur surface que ces vertèbres diffèrent ; les différences qui leur sont propres se disséminent sur toute l'étendue de leur configuration.

Dans chaque région, les vertèbres sont désignées par leur nom numérique en comptant de haut en bas.

1° *Vertèbres cervicales.* (Fig. 2.) Le corps, peu volumineux, présente un diamètre transversal double des diamètres antéro-postérieur et vertical, une face supérieure concave transversalement et surmontée de deux apophyses latérales. Le trou vertébral est remarquable par sa forme triangulaire et ses grandes dimensions en rapport avec l'extrême mobilité de ces vertèbres. L'apophyse épineuse est horizontale, courte, bifurquée à son sommet ; les apophyses transversales, également horizontales, courtes et bifurquées à leur sommet, sont en outre creusées supérieurement d'une gouttière chargée de transmettre au dehors les cordons nerveux émanés de la moelle épinière, et percées à leur base d'un trou traversé par l'artère vertébrale. Les apophyses articulaires s'inclinent à l'horizon sous un angle de 45°; les supérieures, comprises dans le même plan, regardent en haut et en arrière; les inférieures, comprises aussi dans le même plan, regardent en bas et en avant; les échancrures supérieures sont égales en profondeur aux échancrures inférieures.

Fig. 2.

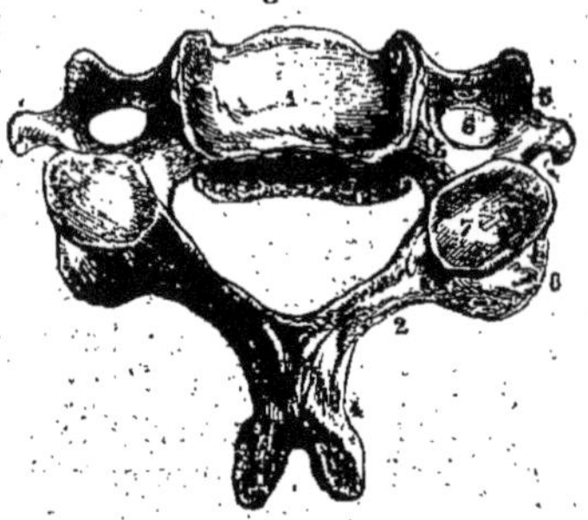

FIG. 2. — *Vertèbre cervicale.* — 1. Corp de la vertèbre. — 2. Lame. — 3. Pédicule. — 4. Apophyse épineuse bifurquée. — 5. Apophyse transverse bifurquée. — 6. Trou pour l'artère vertébrale. — 7. Apophyse articulaire supérieure. — 8. Apophyse articulaire inférieure. — 9. Apophyse latérale droite du corps.

2° *Vertèbres dorsales.* (Fig. 3.) Le corps présente un diamètre transversal égal au diamètre antéro-postérieur, et sur chacune de ses parties latérales deux demi-facettes articulaires; le trou vertébral, plus petit, devient presque circulaire; l'apophyse épineuse est oblique, longue, non divisée à son sommet; les apophyses transverses sont volumineuses, déjetées en arrière, creusées d'une facette articulaire et unituberculeuses à leur sommet. Les apophyses articulaires se dirigent verticalement; les supérieures, non comprises dans le même plan, regardent en arrière et en dehors; les inférieures, qui appartiennent aussi à deux plans différents, regardent en avant et en dedans. Les échancrures supérieures sont plus petites que les inférieures.

Fig. 3.

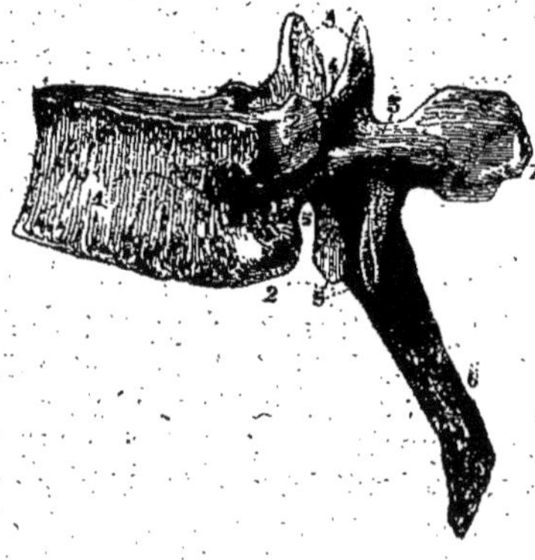

FIG. 3. — *Vertèbre dorsale.* — 1. Corps de la vertèbre. — 2, 2. Demi-facettes articulaires pour la tête des côtes. — 3. Pédicule. — 4. Échancrure supérieure. — 5. Échancrure inférieure. — 6. Apophyse épineuse. — 7. Apophyse transverse et sa facette articulaire pour la tubérosité de la côte. — 8. Apophyse articulaire supérieure. — 9. Apophyse articulaire inférieure.

3° *Vertèbres lombaires.* (Fig. 4.) Le corps, très volumineux, offre un peu plus d'étendue dans le sens transversal que dans le sens antéro-postérieur. Le trou vertébral retrouve ses dimensions premières et son aspect triangulaire. L'apophyse épineuse, très considérable, revêt la forme d'une lame quadrilatère verticale, qui se termine en arrière par un bord épais et mousse. Les apophyses transverses, longues, grêles, aplaties d'arrière en avant, simulent par leur configuration une côte rudimentaire. Les apophyses articulaires présentent des surfaces courbes ; les supérieures sont concaves, très distantes l'une de l'autre, inclinées en dedans ; les inférieures convexes, plus rapprochées, inclinées en dehors ; les échancrures supérieures sont très petites, les inférieures très grandes.

Fig. 4.

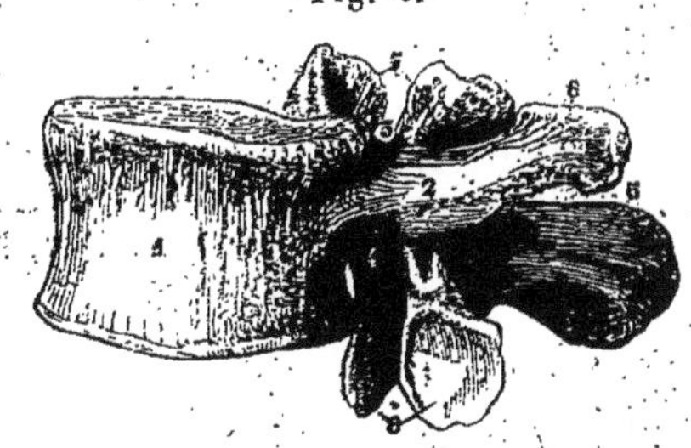

Fig. 4. — *Vertèbre lombaire.* — 1. Corps de la vertèbre. — 2. Pédicule. — 3. Échancrure supérieure. — 4. Échancrure inférieure. — 5. Apophyse épineuse. — 6. Apophyse transverse. — 7. Apophyse articulaire supérieure. — 8. Apophyse articulaire inférieure.

En résumant les caractères que nous venons d'exposer, on voit que sur les six parties constituantes des vertèbres il en est quatre, le corps, l'apophyse épineuse, les apophyses transverses et les apophyses articulaires, dont l'examen attentif est toujours suffisant pour déterminer la classe à laquelle cette vertèbre appartient. Les éléments de cette détermination sont réunis dans les quatre parallèles suivants :

1° *Parallèle des corps vertébraux.* Corps peu volumineux, allongés transversalement, surmontés de deux apophyses latérales : *vertèbres cervicales.* Corps dont tous les diamètres sont égaux, creusés latéralement de quatre facettes articulaires : *vertèbres dorsales.* Corps volumineux, privés d'apophyses latérales et de facettes articulaires : *vertèbres lombaires.*

2° *Parallèle des apophyses épineuses.* Apophyses courtes, horizontales, bituberculeuses à leur sommet : *vertèbres cervicales.* Apophyses longues, obliques, unituberculeuses à leur sommet : *vertèbres dorsales.* Apophyses affectant la forme d'une lame quadrilatère verticale : *vertèbres lombaires.*

3° *Parallèle des apophyses transverses.* Apophyses courtes, creusées d'une gouttière à leur face supérieure, bituberculeuses à leur sommet, perforées à leur base : *vertèbres cervicales.* Apophyses longues, volumineuses, déjetées en arrière, unituberculeuses, creusées d'une facette articulaire à leur sommet : *vertèbres dorsales.* Apophyses longues, grêles et aplaties : *vertèbres lombaires.*

4° *Parallèle des apophyses articulaires.* Apophyses à surface plane, inclinées de 45°, regardant directement en haut et en arrière pour les deux supérieures, directement en bas et en avant pour les deux inférieures : *vertèbres cervicales.* Apophyses à surface plane, verticales, regardant en arrière et en dehors pour les deux supérieures, en avant et en dedans pour les deux inférieures : *vertèbres dorsales.* Apophyses à surface courbe, verticales, regardant, en dedans pour les deux supérieures, et en dehors pour les inférieures : *vertèbres lombaires.*

Les deux autres parties constituantes de la vertèbre, c'est-à-dire le trou vertébral et le pédicule qui porte les échancrures, sont insuffisantes, lorsqu'on les examine chacune isolément, pour indiquer la classe dans laquelle cette vertèbre doit être rangée ; mais en les réunissant, elles pourraient également conduire à la solution de ce problème.

3° Caractères propres à certaines vertèbres.

Sept vertèbres peuvent être distinguées de toutes les autres par les caractères particuliers qu'elles présentent, savoir : la première, la seconde et la septième cervicales ; la première, la onzième et la douzième dorsales et enfin la cinquième lombaire.

Fig. 5.

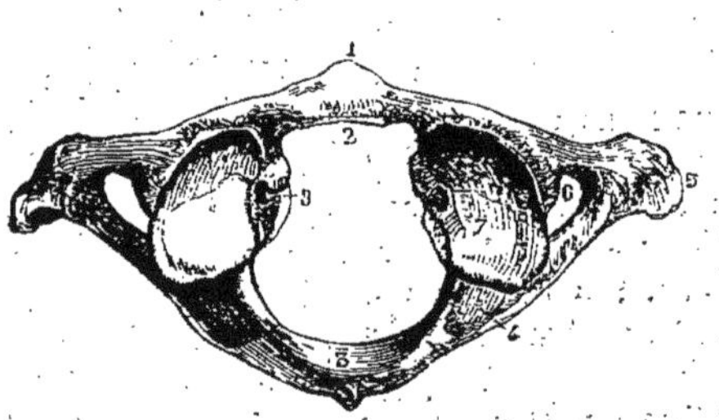

Fig. 5. — *Atlas.* — 1. Tubercule de l'arc antérieur. — 2. Facette articulaire pour l'union de cet arc avec l'apophyse odontoïde. — 3. Arc postérieur. — 4. Échancrure supérieure. — 5. Apophyse transverse. — 6. Trou pour l'artère vertébrale. — 7. Apophyse articulaire supérieure. — 8. Inégalités pour l'insertion du ligament transverse ou croisé.

Première vertèbre cervicale, ou atlas. (Fig. 5.) Aucune vertèbre ne présente à un degré aussi remarquable la forme annulaire. Le corps n'existe pas ; à sa place on trouve un segment d'anneau, *arc antérieur* de l'atlas, surmonté en avant d'un tubercule, et creusé en arrière d'une facette articulaire. Le trou vertébral est très considérable, circulaire, divisé dans l'état physiologique en deux moitiés, l'une antérieure, servant de cavité de réception à l'apophyse odontoïde de l'axis, l'autre postérieure, destinée à la moelle épinière. L'apophyse épineuse manque ; un second segment d'anneau, *arc postérieur* de l'atlas, en tient lieu. Les apophyses transverses sont unituberculeuses, non canaliculées. Les apophyses articulaires, énormes, ont pris le nom de masses latérales de l'atlas ; les supérieures, concaves, elliptiques, inclinées en dedans, se dirigent obliquement d'arrière en avant et de dehors en dedans ; les inférieures, planes, circulaires, regardent en bas et un peu en dedans. Les échancrures sont situées en arrière des apophyses articulaires ; les supérieures, plus profondes, souvent converties en trou par une languette osseuse, semblent se continuer jusqu'à l'orifice creusé dans la base de l'apophyse transverse, au moyen d'une gouttière horizontale, qui contourne la partie postérieure de la masse articulaire; de la réunion de cette échancrure, de cette gouttière, et du trou de l'apophyse transverse, résulte un canal inflexe, vertical d'abord, puis horizontal, qui conduit l'artère vertébrale dans le crâne.

Deuxième vertèbre cervicale, ou axis. (Fig. 6.) Le corps présente l'apophyse odontoïde : éminence étranglée un peu au-dessus de sa base, arrondie à son sommet, qui reçoit l'insertion des ligaments odontoïdiens latéraux, portant en avant une facette pour s'articuler avec l'arc antérieur de l'atlas; l'apophyse épineuse est très considérable; les apophyses transverses sont petites, triangulaires, unituberculeuses, percées à leur base d'un trou ou plutôt d'un canal inflexe creusé sur les côtés du corps; les apophyses articulaires supérieures, légèrement inclinées en dehors, planes, présentent une surface très étendue et reposent sur les côtés du corps.

FIG. 6.

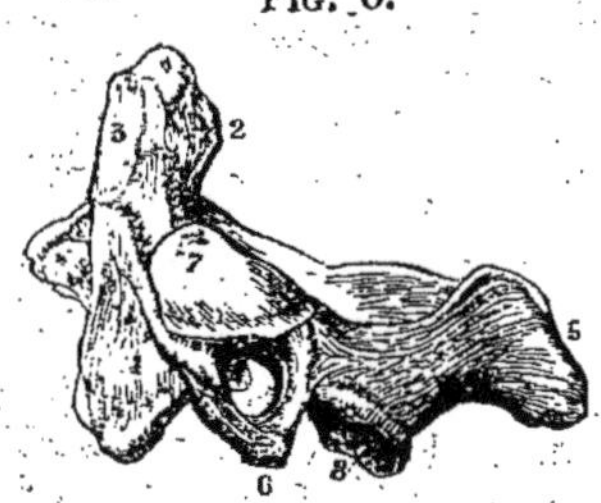

FIG. 6. — *Axis.* — 1. Corps de la vertèbre. — 2. Apophyse odontoïde. — 3. Facette articulaire pour l'union de cette apophyse avec l'arc antérieur de l'atlas. — 4. Lames de l'apophyse épineuse. — 5. Apophyse épineuse bifurquée. — 6. Apophyse transverse. — 7. Apophyse articulaire supérieure. — 8. Apophyse articulaire inférieure.

Septième vertèbre cervicale, ou proéminente. Par l'ensemble de ses caractères et surtout par le volume de chacune de ses parties constituantes, elle se rapproche de la configuration des vertèbres dorsales. Son apophyse épineuse, prismatique et triangulaire, unituberculeuse à son sommet, et beaucoup plus longue que celle de toutes les autres vertèbres de la même classe, lui a fait donner le nom sous lequel on la désigne, et constitue son caractère spécifique.

Première vertèbre dorsale. Son corps présente de chaque côté une facette complète pour s'articuler avec la première côte, et une demi-facette pour s'articuler avec la seconde.

Onzième vertèbre dorsale. Une seule facette articulaire existe sur les parties latérales de son corps; son apophyse transverse, dégénérée en un simple tubercule, en est dépourvue.

Douzième vertèbre dorsale. La présence d'une seule facette articulaire sur les parties latérales de son corps, l'absence de toute facette sur son apophyse transverse, suffisent pour la distinguer des dix premières vertèbres de cette classe; ses apophyses articulaires inférieures courbes et tournées en dehors la différencient de la onzième.

Cinquième vertèbre lombaire. La face inférieure de son corps est taillée très obliquement d'avant en arrière et de bas en haut; ses apophyses transverses sont volumineuses; ses apophyses articulaires inférieures, très distantes l'une de l'autre, regardent directement en avant.

Fausses vertèbres. Par leur soudure, elles produisent le sacrum et le coccyx.

SACRUM. (Fig. 7.)

Os symétrique, situé à la partie postérieure du bassin, pyramidal et triangulaire, recourbé sur lui-même d'arrière en avant, offrant à considérer *quatre faces*, une *base*, un *sommet* et un *canal*.

Fig. 7.

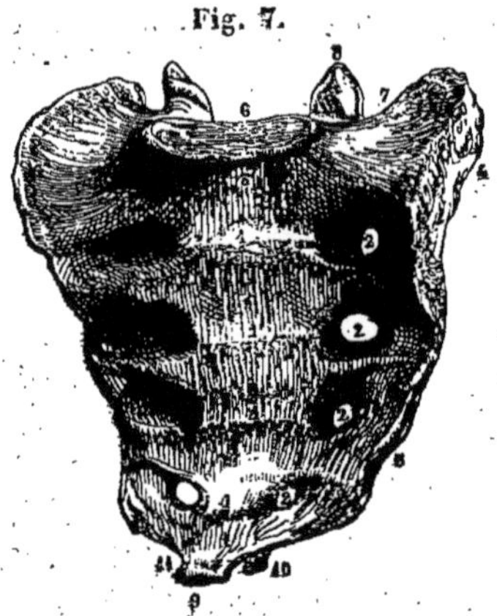

FIG. 7. — *Sacrum vu par la face antérieure.*—1, 1, 1, 1. Crêtes transversales. — 2, 2, 2, 2. Trous sacrés antérieurs. — 3. Base du sacrum. — 4. Facette auriculaire — 5. Bord inégal pour l'insertion des grands ligaments sacro-sciatiques. — 6. Facette pour l'articulation de cet os avec la cinquième vertèbre lombaire. — 7. Échancrure concourant à la formation du dernier trou de conjugaison. — 8. Apophyse articulaire. — 9. Facette articulaire pour le coccyx. 10. Petite corne du sacrum. — 11. Échancrure pour le passage de la cinquième paire des nerfs sacrés.

Face pelvienne, ou antérieure. Elle est concave, et présente sur la ligne médiane des crêtes transversales formées par la soudure des différentes pièces qui composent cet os dans l'enfance; de chaque côté on voit les quatre trous sacrés antérieurs qui livrent passage aux branches antérieures des nerfs sacrés, à des veines et à quelques artérioles; en dehors de ces trous sont des gouttières auxquelles viennent s'insérer les digitations du muscle pyramidal. Cette face est en rapport avec le rectum, qui en suit la courbure.

Face spinale, ou postérieure. Elle est convexe; on y voit;

1° Sur la ligne médiane, une série de tubercules qui font suite aux apophyses épineuses des vertèbres, et se réunissent souvent pour former une véritable crête, *crête sacrée;* plus bas une gouttière angulaire, terminaison du *canal sacré.*

2° Sur les côtés, deux gouttières superficielles qui prolongent les gouttières vertébrales et sont perforées par les quatre trous sacrés postérieurs destinés à transmettre les branches postérieures des nerfs sacrés; plus en dehors, deux séries de saillies inégales: l'une, située au côté interne des trous sacrés, correspond aux apophyses articulaires : l'autre, située sur leur côté externe et formée par des éminences plus considérables, continue les apophyses transverses.

Faces latérales ou iliaques. Elles sont taillées obliquement de haut en bas et d'avant en arrière, de telle sorte que le sacrum représente à la fois un coin vertical et un coin antéro-postérieur ; larges supérieurement, ces faces dégénèrent en bas en un simple bord qui donne attache aux ligaments sacro-sciatiques ; en haut et en avant elles offrent une facette demi-circulaire échancrée en arrière, comparée au pavillon de l'oreille, et appelée, pour cette analogie de forme, facette auriculaire ; en arrière existent des inégalités et des dépressions auxquelles s'insèrent les ligaments sacro-iliaques postérieurs.

Base. On y remarque : 1° sur la ligne médiane, une facette ovalaire unie à la dernière vertèbre lombaire ; une ouverture triangulaire, commencement du *canal sacré*; une éminence qui forme l'extrémité supérieure de la *crête sacrée*;

2° Sur les côtés, une surface triangulaire qui fait partie du grand bassin ; une échancrure qui concourt à former le dernier trou de conjugaison ; une apophyse articulaire qui s'unit avec les apophyses articulaires inférieures de la dernière vertèbre lombaire.

Sommet. Il présente : 1° sur la ligne médiane, en avant, une facette ovalaire transversalement articulée avec le coccyx ; en arrière la gouttière qui termine le canal sacré ; 2° sur les côtés, les petites cornes du sacrum, saillies destinées à s'unir à des éminences semblables du coccyx ; au-dessous de ces petites cornes, une échancrure qui livre passage au cinquième nerf sacré.

Canal sacré. Il s'étend de la base du sacrum, où il commence par un orifice triangulaire, au sommet de cet os, où il se termine par une gouttière ; il diminue progressivement de haut en bas, et communique avec les trous sacrés antérieurs et postérieurs.

COCCYX.

Os symétrique, triangulaire, situé au sommet du sacrum, dont il semble un prolongement, divisé en deux faces, deux bords, une base et un sommet.

Face antérieure ou pelvienne. Concave, coupée par de petites lignes horizontales dues à la soudure des différentes pièces qui composent cet os ; elle est en rapport avec le rectum.

Face postérieure ou spinale. Convexe, sillonnée de petites rainures transversales, recouverte par une couche épaisse de tissus fibreux et par la peau.

Bords latéraux. Ils sont irrégulièrement festonnés et donnent attache aux ligaments sacro-sciatiques et aux muscles ischio-coccygiens.

Base. Elle présente une facette elliptique pour s unir au sommet du sacrum, deux éminences appelées cornes du coccyx, deux petites échancrures pour le passage de la cinquième paire de nerfs sacrés.

Sommet. Tuberculeux, recevant l'insertion du muscle sphincter externe de l'anus.

COLONNE VERTÉBRALE EN GÉNÉRAL.

Hauteur. Elle est en général de 70 centimètres ainsi répartis : 15 pour la région cervicale, 28 pour la région dorsale, 16 pour la région lombaire, 11 pour la région sacro-coccygienne.

Direction. Verticalement posée, la colonne vertébrale offre plusieurs courbures alternatives. Ces courbures sont antéro-postérieures et se succèdent dans l'ordre suivant sur la face antérieure du rachis : au cou une convexité, au dos une concavité, aux lombes une seconde convexité, au niveau du bassin une seconde concavité ; sur la partie postérieure de la colonne les courbures présentent, en procédant de haut en bas, une disposition inverse ; une transition insensible de l'une à l'autre forme le caractère des trois courbures supérieures. Il n'en est pas ainsi de la dernière ; celle-ci naît brusquement, et de la jonction de la surface concave du sacrum avec la surface convexe des lombes résulte un angle considérable, *angle sacro-vertébral,* qui joue un rôle important dans le mécanisme de la station et dans celui de l'accouchement. Indépendamment de ces courbures antéro-postérieures, on observe encore sur le rachis une légère courbure latérale au niveau des troisième, quatrième et cinquième vertèbres dorsales ; comme ce point est celui où l'aorte s'infléchit pour devenir descendante, elle a été généralement attribuée à la présence de ce vaisseau. Bichat crut en trouver une explication plus satisfaisante dans la prédilection que nous avons pour l'usage de la main droite ; cet usage, en effet, par les efforts qui l'accompagnent, détermine une incurvation à gauche de la colonne vertébrale, et cette incurvation, d'abord momentanée, finirait par devenir permanente. Bien que ces deux théories paraissent également rationnelles, nous croyons qu'il faut accorder plus de confiance à la première, qui compte en sa faveur tous les faits de transposition observés jusqu'à ce jour : chaque fois que l'aorte se déplace et passe à droite, la déviation latérale se déplace également.

Forme. La colonne vertébrale représente deux pyramides adossées base à base : l'une inférieure, à base tournée en haut, formée par le sacrum et le coccyx ; l'autre supérieure, à base tournée en bas, composée par les vertèbres lombaires, dorsales et cervicales. Vue en avant, elle est cylindrique ; vue en arrière, elle est prismatique et triangulaire ; considérée dans son ensemble, elle présente quatre faces, deux extrémités et un canal.

Face antérieure. Large au cou, étroite au dos, elle s'élargit de nouveau dans la région lombaire, et plus encore à la hauteur de l'angle sacro-vertébral, au-dessous duquel elle commence à diminuer progressivement pour se terminer par la pointe que forme le coccyx. On y voit une série de gouttières transversales, superficielles, séparées par une série de disques ligamenteux interposés au corps des vertèbres qu'ils unissent. Cette face est recouverte dans toute son étendue par le grand ligament vertébral commun antérieur ; en outre elle donne insertion, dans la région cervicale, aux muscles grand droit antérieur et long du cou, dans la région lombaire au psoas, dans la région coccygienne au pyramidal ; elle est en rapport : 1° au cou, avec le pharynx et l'œsophage ; 2° au dos, avec ce même conduit, l'aorte descendante, la veine azygos, le canal thoracique ; 3° aux lombes, avec l'aorte abdominale et la veine cave inférieure ; 4° dans le bassin avec le rectum, et dans toute son étendue avec le système des grands nerfs sympathiques.

Face postérieure. Elle présente sur la ligne médiane la série des apophyses épineuses, qui forment une longue crête verticale : *épine dorsale* ; sur les côtés deux gouttières, occupées par les muscles puissants chargés de mouvoir les vertèbres : *gouttières vertébrales.*

Faces latérales. Elles offrent : 1° l'extrémité des gouttières qui occupent le corps des vertèbres ; 2° dans la région cervicale, les trous que traversent l'artère vertébrale, et dans la région dorsale les facettes qui s'articulent avec la tête des côtes ; 3° la série des apophyses transverses ; 4° entre ces apophyses la série des trous de conjugaison, au nombre de vingt-quatre, livrant passage aux cordons nerveux émanés de la moelle épinière, à des veines considérables et à des branches artérielles ; 5° enfin la suite des apophyses articulaires. Dans la région sacro-coccygienne, les faces latérales sont conformées sur un type différent ; destinées à s'articuler avec les os iliaques, elles présentent pour cette articulation la facette auriculaire et des inégalités pour des insertions ligamenteuses. Les apophyses articulaires se dévient pour se porter en arrière ainsi que les apophyses transverses, tandis que les trous de conjugaison se dédoublent en quelque sorte pour venir occuper à la fois les faces antérieure et postérieure.

Extrémité inférieure. Elle est constituée par le sommet du sacrum et le coccyx ; on y remarque en arrière le point d'union de ces deux os et la fin du canal vertébral.

Extrémité supérieure. Elle est formée par l'atlas, quire pose sur les autres vertèbres à la manière d'un chapiteau ; au niveau de cette extrémité, commence le canal vertébral.

Canal vertébral. Il occupe toute l'étendue du rachis, communique en haut avec la cavité du crâne, qui en a été considérée comme le renflement ; nous montrerons plus loin, en effet, qu'il existe une remarquable analogie entre ces deux cavités, sous le rapport de leur constitution. Ce canal est oblitéré en bas par des tissus fibreux, et présente dans son trajet toutes les sinuosités antéro-postérieures de la colonne vertébrale : triangulaire au cou, ciculaire au dos, il reprend sa forme première aux lombes, qu'il perd de nouveau vers la partie inférieure du sacrum, pour devenir elliptique. Ce canal loge la moelle épinière, les membranes rachidiennes, une petite quantité de tissu adipeux, et des plexus veineux considérables.

Conformation intérieure des vertèbres.

Le corps des vertèbres est essentiellement formé de tissu spongieux, entouré d'une couche mince de tissu compacte; les apophyses épineuses et surtout leurs lames sont, au contraire, composées presque exclusivement par cette dernière substance; les deux tissus prennent des proportions moins inégales dans les apophyses transverses et articulaires. Nulle part les canaux veineux ne présentent plus de développement; ils commencent sur la partie postérieure du corps de la vertèbre, et se portent obliquement en avant en formant tantôt autant de canaux distincts, tantôt un canal unique d'abord qui se divise ensuite en plusieurs branches.

Developpement des vertèbres.

Parmi les vertèbres qui diffèrent des autres par leur conformation extérieure, il en est quelques unes qui en diffèrent aussi par leur développement; nous avons donc à exposer: 1° le développement des vertèbres en général; 2° le développement de quelques vertèbres en particulier.

Développement des vertèbres en général. Chaque vertèbre se développe primitivement par quatre points d'ossification, deux pour le corps, deux pour les autres parties constituantes de la vertèbre. Les deux premiers, très rapprochés l'un de l'autre, ne tardent pas à se confondre; on ne trouve plus alors qu'un seul point osseux situé sur la ligne médiane. Plus tard, d'autres points apparaissent pour compléter l'ossification de l'anneau vertébral; ces points complémentaires, au nombre de cinq, occupent le sommet de chaque apophyse transverse, le sommet de l'apophyse épineuse, les faces supérieure et inférieure du corps.

Les points primitifs apparaissent au quarantième jour de la vie intra-utérine: ils se réunissent dans le courant de la cinquième année. Les points complémentaires se montrent de quinze à dix-huit ans; les épiphyses qu'ils forment se soudent de vingt à vingt-cinq ans.

Développement de quelques vertèbres en particulier. 1° *Atlas.* Cette vertèbre présente six points d'ossification; deux pour l'arc antérieur, deux pour l'arc postérieur, un pour chaque masse latérale. Ces derniers ne sont pas constants; lorsqu'ils manquent, les masses latérales s'ossifient par l'extension des points qui occupent l'arc postérieur.

2° *Axis.* Aux quatre points osseux ordinaires viennent s'en ajouter deux autres pour le développement de l'apophyse odontoïde.

3° *Septième cervicale.* Elle présente également six points osseux primitifs; les deux points surajoutés sont situés de chaque côté du corps dans l'épaisseur du cartilage qui forme la moitié antérieure de l'apophyse transverse. L'existence de ce point osseux, en établissant une analogie entre les apophyses transverses des vertèbres cervicales et les côtes, explique le développement d'une côte cervicale surnuméraire.

4° *Sacrum et coccyx.* Les trois premières vertèbres sacrées offrent chacune six points d'ossification primitifs, deux pour le corps, deux pour les lames, un pour chaque masse latérale ; les deux dernières vertèbres sacrées en présentent quatre seulement, deux antérieurs et deux postérieurs; les vertèbres coccygiennes se développent par un seul point d'ossification : ainsi vingt-six points primitifs pour le sacrum, quatre pour le coccyx. Les points primitifs de chaque vertèbre sacrée se réunissent d'abord entre eux, ensuite les vertèbres se réunissent entre elles ; cette soudure commence à s'effectuer de quinze à dix-huit ans, époque à laquelle se développent les lames épiphysaires ; elle débute par les vertèbres inférieures ; la première vertèbre sacrée, ou la supérieure, se réunit de vingt-cinq à trente ans. La réunion des pièces du coccyx a lieu plus tôt que celle des pièces du sacrum : les deux premières se soudent d'abord entre elles, puis les deux dernières, puis enfin la deuxième à la troisième. A l'âge de cinquante ou soixante ans, on voit souvent le coccyx se souder au sacrum. Cette tendance à la soudure n'est pas exclusivement propre aux pièces qui composent la région sacro-coccygienne ; on la voit aussi, à un âge très avancé, se manifester dans les vertèbres des autres classes, et suivre toujours, dans cette manifestation, un ordre ascendant. Il n'est pas très rare de rencontrer la soudure du sacrum avec la dernière vertèbre des lombes, et même celle de toutes les vertèbres de cette région ; elle a aussi été observée sur les vertèbres dorsales ; les vertèbres cervicales, beaucoup plus mobiles, en deviennent très rarement le siége; le musée de l'amphithéâtre des hôpitaux en possède cependant un exemple remarquable. Sur cette pièce, toutes les vertèbres, à l'exception des trois premières cervicales, sont soudées entre elles ; elles sont également soudées avec les côtes et les os des iles, en sorte que le tronc est constitué par un seul os.

TÊTE.

Elle est composée de deux parties, le *crâne* et la *face*.

DU CRANE.

Le crâne est une boîte osseuse, formée de huit os, quatre médians impairs et symétriques, deux latéraux pairs et non symétriques ; les premiers sont, l'*occipital*, le *sphénoïde*, l'*ethmoïde* et le *frontal* ; les seconds, le *pariétal* et le *temporal*.

OCCIPITAL.

Os symétrique, situé à la partie postérieure et inférieure du crâne, recourbé sur lui-même d'arrière en avant, de forme losangique, divisé en *deux faces*, *quatre bords* et *quatre angles*.

Face postérieure ou occipitale. (Fig. 8.) Elle est convexe et présente

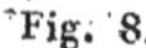

Fig. 8.

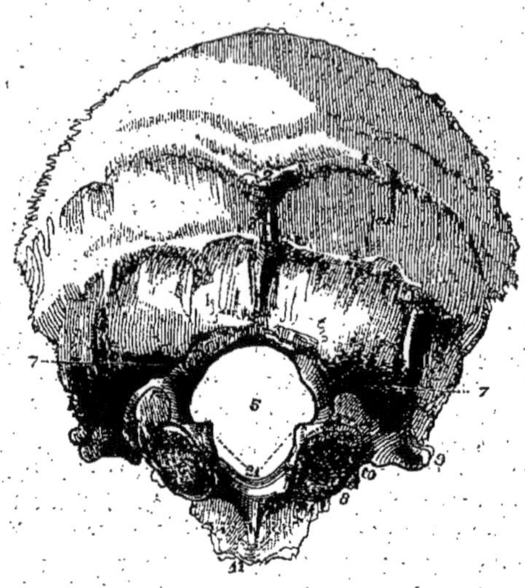

Fig. 8. — *Occipital vu par sa face postérieure.* 1. Ligne courbe supérieure. — 2. Protubérance occipitale externe. —3. Crête occipitale externe. — 4. Ligne courbe inférieure. — 5. Trou occipital. — 6. Condyle. 7. Fosse condyloïdienne postérieure. — 8. Fosse condyloïdienne antérieure. — 9. Éminence jugulaire. — 10. Partie antérieure de cette apophyse concourant à la formation du trou déchiré postérieur. — 11. Apophyse basilaire.

1° Sur la ligne médiane et de haut en bas, une surface triangulaire, lisse, recouverte par l'aponévrose épicrânienne et le muscle occipital ; la protubérance occipitale externe ; la crête occipitale externe ; le trou occipital, orifice ovalaire, qui fait communiquer le crâne avec le canal vertébral, et livre passage à la moelle épinière, à ses enveloppes, à l'artère vertébrale et aux nerfs spinaux ; la surface basilaire convexe transversalement, tapissée par la muqueuse pharyngienne, creusée en arrière de deux petites fossettes pour l'implantation des muscles grand et petit droits antérieurs.

2° Sur les côtés, la ligne courbe supérieure qui part des parties latérales de la protubérance, et donne attache à trois muscles : en dedans au trapèze, en dehors à l'occipital et au sterno-mastoïdien ; une empreinte également curviligne, plus prononcée à son extrémité interne, où elle reçoit l'insertion du grand complexus, qu'à son extrémité externe, où se fixent le splénius de la tête et le petit oblique ; la ligne courbe inférieure, concentrique à la première ; au-dessous ; de nouvelles empreintes destinées aux muscles grand et petit droits postérieurs ; la fosse condyloïdienne postérieure, quelquefois perforée d'un trou que traversent une artériole et des veinules ; le condyle, éminence semi-ellipsoïde dirigée d'arrière en avant et de dehors en dedans, lisse inférieurement, où il est encroûté de cartilage pour s'articuler avec les masses latérales de l'atlas, rugueux en dedans pour recevoir l'attache des ligaments odontoïdiens latéraux ; en avant du condyle, la fosse et le trou condyloïdiens antérieurs chargés de transmettre le nerf grand hypo-glosse.

Face antérieure ou cérébrale. (Fig. 9.) Elle est concave, on y voit :

Fig. 9.

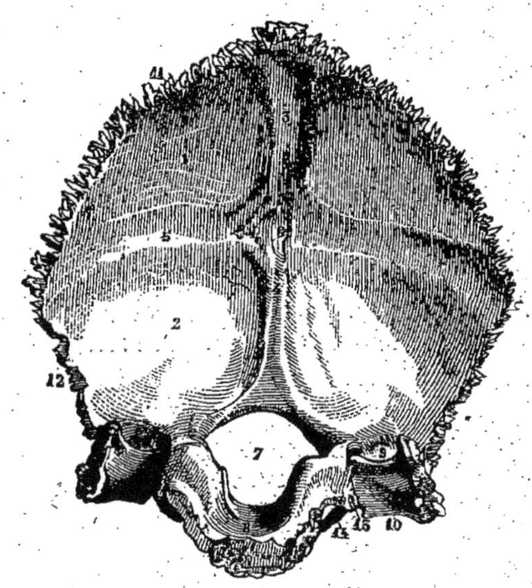

Fig. 9. — *Occipital vu par sa face antérieure.* — 1. Fosse occipitale supérieure. — 2. Fosse occipitale inférieure. — 3. Fin de la gouttière sagittale. — 4. Crête occipitale interne. — 5. Gouttière latérale. — 6. Protubérance occipitale interne. — 7. Trou occipital. — 8. Gouttière basilaire. — 9. Fin de la gouttière latérale. — 10. Éminence jugulaire. — 11. Bord supérieur. — 12. Bord inférieur. — 13. Petite gouttière pour les sinus pétreux inférieurs. — 14. Fosse et trou condyloïdiens antérieurs.

1° Sur la ligne médiane et de haut en bas, une gouttière qui loge l'extrémité postérieure du sinus longitudinal supérieur, et se bifurque pour se porter horizontalement à droite et à gauche ; la protubérance occipitale interne, déprimée en haut et sur les côtés, par le passage de la gouttière précédente et de ses deux branches ; la crête occipitale interne, à laquelle s'attache la faux du cervelet ; le trou occipital, qui présente sur ses parties latérales l'orifice interne des trous condyloïdiens antérieurs ; enfin la gouttière basilaire, en rapport avec la protubérance annulaire.

2° Sur les côtés, la fosse occipitale supérieure correspondante au lobe postérieur du cerveau ; une gouttière horizontale, commencement de la gouttière latérale creusée pour recevoir le sinus latéral ; la fosse occipitale inférieure, destinée à loger le cervelet ; une petite dépression transversale qui termine la gouttière latérale.

Les *bords* sont latéraux, deux supérieurs et deux inférieurs ; les supérieurs, dentelés, s'articulent avec le pariétal ; les inférieurs sont subdivisés en deux moitiés par une éminence peu saillante, *éminence jugulaire*, qui s'unit avec le temporal, offre en bas un point d'attache au muscle petit droit latéral, et concourt à former la cavité de réception de l'origine ou du golfe de la veine jugulaire ; la moitié postérieure de ces bords s'articule avec la portion mastoïdienne du temporal ; la moitié antérieure avec la portion pierreuse du même os. Cette demi-portion du bord inférieur est surmontée d'une très petite gouttière antéro-postérieure qui court sur le bord de la gouttière basilaire et loge une partie du sinus pétreux inférieur.

Les *angles* sont supérieur, inférieur et latéraux ; le premier, hérissé de dentelures très longues, s'articule avec l'angle rentrant des pariétaux; le second, appelé apophyse basilaire, présente une surface rugueuse, quadrilatère, unie au corps du sphénoïde. Les deux angles latéraux, très obtus, sont reçus dans l'angle que forment le pariétal et le temporal.

L'occipital s'articule avec six os, les pariétaux, les temporaux, le sphénoïde et l'atlas. Il est essentiellement formé de substance compacte; l'apophyse basilaire seule présente une quantité notable de substance spongieuse.

Développement. Les observateurs ne sont pas d'accord sur le nombre des points primitifs d'ossification de l'occipital; la plupart en admettent quatre: un pour l'apophyse basilaire, un pour chaque condyle, un pour toute la partie de l'os postérieure au trou occipital. M. Serres professe depuis longtemps qu'il existe pour cet os six points d'ossification primitifs; deux pour les condyles, deux latéraux pour l'apophyse basilaire, deux latéraux pour toute la portion de l'os située en arrière du trou occipital.

SPHÉNOÏDE. — Fig. 10.

Os symétrique, irrégulier, situé à la partie inférieure et moyenne du crâne, divisé par quelques auteurs en partie moyenne ou *corps* et en portions latérales ou *grandes ailes*; nous lui considérerons six faces.

Fig. 10.

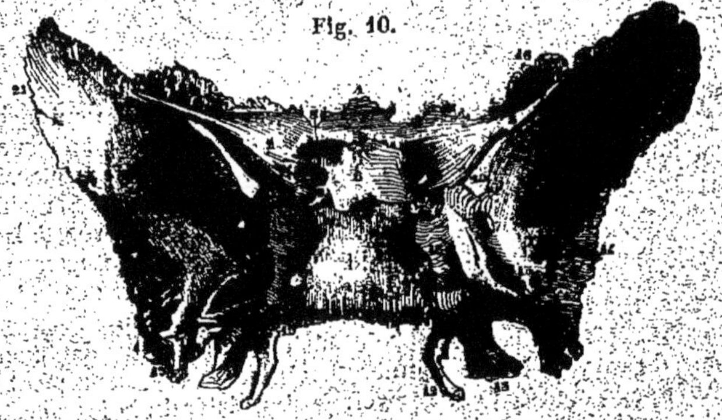

Fig. 10. — *Sphénoïde vu par sa face supérieure.* — 1. Lamelle articulée avec l'ethmoïde. — 2. Apophyse d'Ingrassias. — 3. Sommet de cette apophyse. — 4. Apophyse clinoïde antérieure. — 5. Trou optique. — 6. Échancrure creusée sur la base de l'apophyse d'Ingrassias, souvent convertie en trou par une languette osseuse. — 7. Trou grand rond, ou maxillaire supérieur. — 8. Selle turcique, ou fosse pituitaire. — 9. Apophyse clinoïde postérieure. — 10. Apophyse ptérygoïde. — 11. Trou spheno-épineux. — 12. Crochet de l'aile interne de l'apophyse ptérygoïde. — 13. Aile externe de la même apophyse. — 14. Bord postérieur de la grande aile uni à la portion écailleuse du temporal. — 15. Trou ovale ou maxillaire inférieur. — 16. Surface triangulaire rugueuse par laquelle le sphénoïde s'unit au coronal. — 17. Lame quadrilatère. — 18. Gouttière caverneuse. — 19. Épine du sphénoïde. — 20. Fente sphénoïdale. — 21. Sommet de la grande aile.

Face supérieure ou cérébrale. On y remarque:

1° Sur la ligne médiane et d'avant en arrière, une surface qui supporte les nerfs olfactifs; une gouttière transversale sur laquelle repose l'entre-croisement des nerfs optiques; une excavation circulaire occupée par la glande pituitaire, *fosse pituitaire;* une lame quadrilatère, mince, qui s'incline sur cette fosse et présente deux petites dépressions latérales pour le passage des nerfs de la sixième paire, et deux angles appelés apophyses clinoïdes postérieures.

2° Sur les côtés et aussi d'avant en arrière, l'apophyse d'Ingrassias, éminence triangulaire, aiguë à son sommet, percée à sa base du trou optique, que traversent le nerf de ce nom et l'artère ophthalmique, inégale en avant où elle est taillée en biseau aux dépens de sa partie inférieure, pour s'articuler avec le frontal, terminée en arrière par un bord lisse et épais, qui se prolonge du côté de la base pour former l'apophyse clinoïde antérieure; la fente sphénoïdale, oblique en bas, en dedans et en arrière, traversée par les deuxième, troisième, quatrième paires de nerfs, une branche de la cinquième, et la veine ophthalmique; la gouttière caverneuse qui se dirige horizontalement d'avant en arrière en passant sur les côtés de la fosse pituitaire, et loge le sinus caverneux ainsi que l'artère carotide interne; une surface concave, quadrilatère, très étendue, sur laquelle on observe, d'avant en arrière, le trou maxillaire supérieur, par lequel sort le nerf de ce nom, le trou ovale ou maxillaire inférieur, destiné aussi au nerf du même nom, et le trou spheno-épineux, qui laisse pénétrer dans le crâne l'artère méningée moyenne; le reste de cette surface est parsemé d'impressions digitales, qui correspondent aux circonvolutions du cerveau; elle se termine en haut et en dehors par une facette inégale, articulée avec l'angle antérieur inférieur du pariétal, en arrière par un bord concave taillé alternativement en biseau aux dépens des faces interne et externe, pour s'unir à la circonférence du temporal, en avant par un bord libre qui fait partie de la fente sphénoïdale.

Face inférieure ou gutturale. On y voit :

1° Sur la ligne médiane, une crête antéro-postérieure mousse, recouverte par le vomer.

2° Sur les côtés, et de dedans en dehors, une lamelle osseuse pour l'articulation de cet os avec le vomer; une gouttière très superficielle qui fait partie du conduit ptérygo-palatin; l'apophyse ptérygoïde, éminence considérable, verticale, irrégulière, étroite en dedans, où elle répond aux fosses nasales, large en dehors, pour concourir à former la fosse zygomatique et recevoir l'insertion du muscle ptérygoïdien externe, rugueuse en avant, pour s'articuler avec l'os palatin, creusée d'une fosse en arrière, pour l'attache des muscles ptérygoïdien interne et péristaphylin externe, traversée à sa base par le conduit vidien, bifurquée à son sommet, qui reçoit l'apophyse ptérygoïdienne du palatin; les deux branches de cette bifurcation, appelées ailes, sont distinguées en interne et externe; la première, plus petite, se termine en arrière par un bord tranchant auquel s'insère le muscle constricteur supérieur du pharynx, et en bas par un crochet qui sert de poulie de réflexion au tendon du péristaphylin externe.

Face antérieure ou orbito-nasale. (Fig. 11.) Elle offre : 1° sur la ligne médiane, une lamelle horizontale, articulée avec la lame criblée de l'ethmoïde ; une crête tranchante verticale unie à la lame perpendiculaire du même os.

Fig. 11.

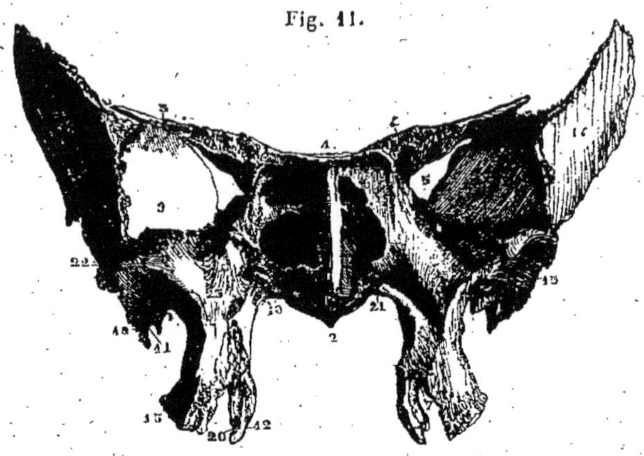

Fig. 11. — *Sphénoïde vu par sa face antérieure.* — 1. Lamelle anguleuse unie à l'ethmoïde. — 2. Saillie médiane de la face inférieure. — 3. Apophyse d'Ingrassias. — 4. Trou optique. — 5. Fente sphénoïdale. — 6. Cornet de Bertin. — 7. Bifurcation de l'apophyse ptérygoïde. — 8. Sinus sphénoïdal. — 9. Surface quadrilatère faisant partie de l'orbite. — 10. Trou maxillaire inférieur. — 11. Épine du sphénoïde. — 12. Aile interne de l'apophyse ptérygoïde. — 13. Aile externe de la même apophyse. — 14. Portion temporale de la face latérale. — 15. Portion zygomatique de la même face. — 19. Trou sphéno-épineux. — 20. Crochet de l'aile de l'apophyse ptérygoïde. — 21. Extrémité antérieure du conduit ptérygo-palatin. — 22. Trou maxillaire supérieur. — 23. Surface unie formant le sommet de la fosse zygomatique.

2° Sur les côtés, et de dedans en dehors, l'orifice des sinus sphénoïdaux, excavations considérables, séparées par une cloison médiane, traversées l'une et l'autre par des cloisons incomplètes qui tendent à les diviser en plusieurs cellules, formées en avant par une lame qui demeure longtemps distincte, et qui constitue le cornet de Bertin ; l'orifice inférieur du trou optique ; la fente sphénoïdale ; l'orifice antérieur du trou grand rond ou maxillaire supérieur ; une surface lisse, triangulaire, faisant partie de l'orbite, inclinée en avant et en dedans, bornée en haut par la fente sphénoïdale, et par une facette large et rugueuse unie à une facette analogue du frontal, en dehors par un bord dentelé articulé avec le malaire, en bas par un bord droit et mousse qui complète la fente sphéno-maxillaire.

Face postérieure ou occipitale. Elle est peu étendue ; on y aperçoit :

1° Sur la ligne médiane, une surface quadrilatère, inégale, sillonnée, qui se joint à l'apophyse basilaire de l'occipital.

2° Sur les côtés et de dedans en dehors, l'orifice postérieur du conduit vidien ; un bord tranchant qui s'articule avec le rocher ; l'apophyse épineuse, petite saillie qui se termine par une pointe très acérée, et occupe l'angle rentrant du temporal.

Faces latérales ou zygomato-temporales. Elles sont inclinées en bas et en dehors, irrégulières, et présentent de haut en bas : une surface quadrilatère légèrement déprimée, qui fait partie de la fosse temporale ; — une crête transversale qui donne attache à une aponévrose ; — une seconde surface concave, concourant à la formation de la fosse zygomatique, et sur laquelle on remarque l'orifice des trous maxillaire inférieur et sphéno-épineux.

Le sphénoïde s'articule avec douze os, 1° avec tous les os du crâne ; 2° avec cinq os de la face, savoir : les palatins, les os de la pommette, et le vomer.

Cet os est presque exclusivement formé de substance compacte.

Développement. Le sphénoïde chez le fœtus est composé de deux parties; l'une antérieure, l'autre postérieure ; le sphénoïde antérieur se développe par quatre points d'ossification, deux pour le corps, deux pour les apophyses d'Ingrassias ; le sphénoïde postérieur se développe également par quatre points, deux pour le corps, et deux pour les parties latérales. Outre ces huit points, on en observe deux autres de chaque côté, un pour l'aile interne de l'apophyse ptérigoïde, et l'autre pour le cornet de Bertin. Les points d'ossification de chaque sphénoïde se soudent d'abord entre eux ; puis les deux sphénoïdes se soudent l'un à l'autre au neuvième mois de la vie intra-utérine ; les cornets de Bertin ou sphénoïdaux s'unissent au reste de l'os de quinze à dix-huit ans.

ETHMOÏDE.

Os symétrique, situé à la partie moyenne et antérieure de la base du crâne ; d'une forme cubique ; composé de trois portions verticales :

Fig. 12.

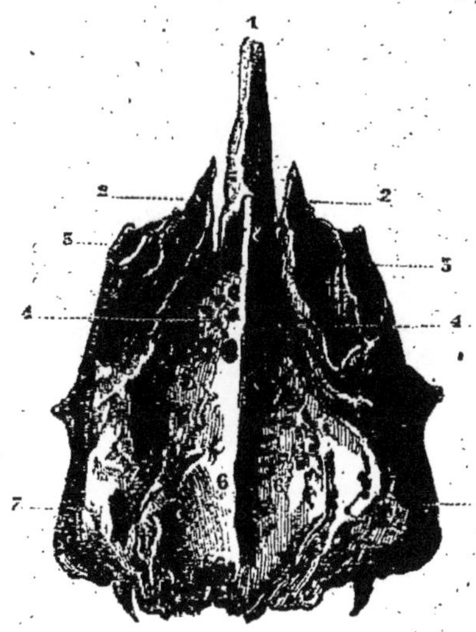

FIG. 12. — *Ethmoïde vu par sa face supérieure.* — 1. Apophyse crista-galli. — 2. Petites saillies situées sur les côtés de cette apophyse. — 3, 3. Cellules antérieures de l'ethmoïde. — 4, 4. Trous de la lame criblée, — 6,6. Lame criblée. — 7, 7. Saillies correspondantes aux cellules postérieures.

l'une médiane, *lame perpendiculaire* de l'ethmoïde, les deux autres latérales, *masses latérales*, réunies en haut par une lame horizontale, *lame criblée*, et séparées en bas par deux rainures profondes ; nous le diviserons en six faces.

Face supérieure ou cérébrale. (Fig. 12.) Elle offre : 1° sur la ligne médiane, l'apophyse crista-galli, éminence triangulaire lisse sur ses faces latérales et son bord postérieur qui donnent attache à la faux du cerveau, rugueuse en avant, où elle est débordée par deux petites saillies pour s'articuler avec l'épine nasale du frontal, confondue par sa base avec la lame criblée ; 2° sur les parties latérales, deux gouttières antéro-postérieures, criblées d'un grand nombre de trous pour le passage des nerfs olfactifs ; en avant de ces gouttières et sur les côtés de l'apophyse crista-galli, une fente traversée par le rameau ethmoïdal du nerf nasal ; en dehors des portions de cellules complétées par celles qui bordent l'échancrure ethmoïdale du frontal, et deux petites dépressions transversales qui se réunissent à celles qu'on observe sur l'échancrure précédente pour former les trous orbitaires internes.

Face inférieure ou nasale. (Fig. 13). On y voit : 1° sur la ligne médiane, la lame perpendiculaire de l'ethmoïde, mince, quadrilatère, quelquefois déjetée d'un côté, articulée en bas avec le vomer et le cartilage de la cloison des fosses nasales, en avant avec l'épine nasale du frontal et les os nasaux, en arrière avec la crête médiane de la face antérieure du sphénoïde.

Fig. 13.

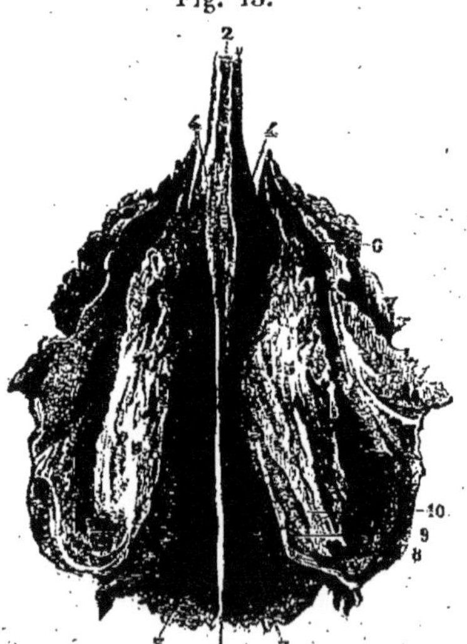

Fig. 13. — *Ethmoïde vu par sa face supérieure.* — 1. Extrémité postérieure de la lame perpendiculaire. — 2. Extrémité antérieure de la même lame. — 3, 3. Extrémité postérieure des masses latérales. — 4, 4. Extrémité antérieure des mêmes masses. — 5, 5. Cornet moyen. — 6. Méat moyen. — 7, 7. Lamelle descendante unie à une lamelle ascendante du cornet inférieur. — 8. Cornet supérieur. — 9. Méat supérieur. — 10. Orifice par lequel le méat supérieur communique avec les cellules postérieures.

2° Sur les côtés, deux gouttières profondes faisant partie des fosses nasales, limitées en haut par la lame criblée, en dedans par la lame perpendiculaire, en dehors par une surface inégale sur laquelle on observe de haut en bas : le cornet supérieur, lame mince, recourbée sur elle-même ; —le méat supérieur, espace circonscrit par cette lame et présentant en avant une ouverture qui le fait communiquer avec les cellules creusées dans la partie postérieure de l'ethmoïde ; — le cornet moyen, seconde lame aussi mince que la précédente, mais plus étendue et plus enroulée sur elle-même, articulée en arrière avec le palatin ;— le méat moyen plus considérable que le supérieur, communiquant, en avant par un canal infundibuliforme avec les cellules antérieures de l'ethmoïde et les sinus frontaux, à sa partie moyenne, par un orifice large et irrégulier avec le sinus maxillaire ; — des débris de cellules recouvertes par le maxillaire supérieur et l'os palatin ; — une lamelle descendante articulée avec une lamelle ascendante du cornet inférieur.

Face antérieure ou naso-maxillaire. Elle présente : 1° sur la ligne médiane, la partie antérieure de la lame perpendiculaire de l'ethmoïde ; 2° sur les côtés, l'extrémité antérieure des gouttières qui séparent cette lame et les masses latérales ; plus en dehors des portions de cellules recouvertes et complétées par l'apophyse montante de l'os maxillaire supérieur.

Face postérieure ou sphénoïdale. On y remarque : 1° sur la ligne médiane, le bord postérieur de la lame ethmoïdale ; 2° sur les côtés, l'extrémité postérieure des gouttières de même nom, et en dehors de ces gouttières une surface irrégulière, creusée de cellules le plus souvent incomplètes.

Faces latérales ou orbitaires. Elles sont inégales et celluleuses dans leur quart antérieur ; lisses dans leurs trois quarts postérieurs qui font partie de l'orbite ; articulées en avant avec l'unguis, en arrière avec le sphénoïde, en haut avec le frontal, en bas avec le maxillaire et le palatin.

En résumé, l'ethmoïde s'articule avec treize os, deux appartenant au crâne, le frontal et le sphénoïde ; onze faisant partie de la face, savoir : les deux os nasaux, les deux unguis, les deux maxillaires supérieurs, les deux palatins, les deux cornets inférieurs, le vomer.

L'ethmoïde, formé de lames minces, repliées et entrecroisées dans tous les sens, est presque tout compacte.

L'ossification de cet os commence au cinquième mois de la vie intra-utérine ; elle débute par les masses latérales, se montre ensuite dans la lame perpendiculaire, et enfin dans la lame criblée six mois après la naissance.

FRONTAL OU CORONAL.

Os symétrique, obliquement situé entre le crâne et la face, demi-sphérique, divisé en trois faces et en circonférence.

Face antérieure ou cutanée. (Fig. 14.) Elle est convexe, unie, recouverte par les muscles frontaux, et présente :

1° Sur la ligne médiane, de haut en bas, les traces plus ou moins apparentes de la séparation primitive des deux pièces qui composent cet os au début de la vie ;—la bosse nasale, qui proémine en raison directe de l'âge ;

— une échancrure demi-circulaire articulée au milieu avec les os du nez, sur les côtés avec les apophyses montantes des maxillaires supérieurs ;— l'épine nasale antérieure et supérieure, unie en avant aux os nasaux, présentant en arrière deux petites gouttières qui font partie des fosses nasales, et qui sont séparées par une crête médiane articulée avec la lame perpendiculaire de l'ethmoïde.

Fig. 14.

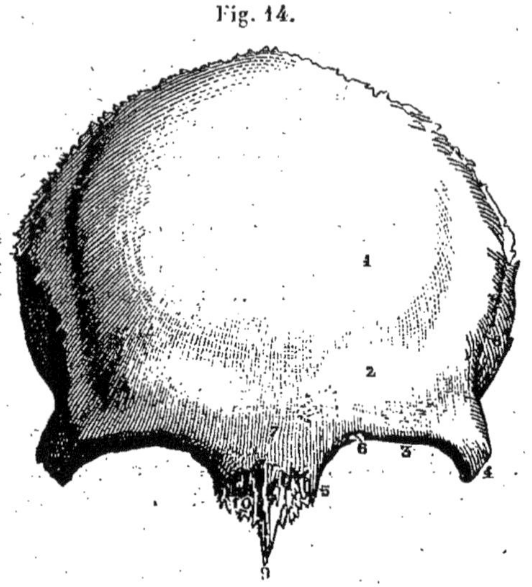

Fig. 14. — *Coronal vu par sa face antérieure.* — 1. Bosse coronale. — 2. Arcade sourcilière. — 3. Arcade orbitaire. — 4. Apophyse orbitaire externe. — 5. Apophyse orbitaire interne. — 6. Échancrure sus-orbitaire. — 7. Bosse nasale. — 8. Surface plane faisant partie de la fosse temporale. — 9. Épine nasale supérieure. — 10. Échancrure nasale.

2° Sur les côtés, une surface lisse recouverte par le muscle frontal ; — la bosse frontale, qui proémine en raison inverse de l'âge ; — l'arcade sourcilière, plus saillante en dedans, où elle donne attache au muscle de ce nom ; — l'arcade orbitaire, demi-circulaire, articulée en dedans avec l'unguis, en dehors, par l'apophyse orbitaire externe, avec le malaire, et interrompue à l'union de son tiers interne avec ses deux tiers externes, par une échancrure que convertit en trou un ligament; cette échancrure, quelquefois remplacée par un trou, *trou sus-orbitaire*, loge à leur passage les nerfs et les vaisseaux qui vont se distribuer à la région frontale; — une ligne courbe qui part de l'apophyse orbitaire externe pour se porter en arrière ; — au-dessous de cette ligne, une surface plane qui fait partie de la fosse temporale.

Face inférieure ou orbito-ethmoïdale. (Fig. 15.) Elle est inégale, regarde en bas, et offre :

1° Sur la ligne médiane, une échancrure considérable logeant l'ethmoïde, limitée en avant par l'échancrure et l'épine nasales, présentant sur ses bords des portions de cellules, dont les antérieures, plus considérables, se continuent avec les sinus frontaux, et deux petites gouttières qui contribuent à la formation des trous orbitaires internes.

2° Sur les parties latérales, deux surfaces triangulaires, concaves, faisant partie de l'orbite, plus profondément déprimées en avant et en dehors, où existe une fossette qu'habite la glande lacrymale ; en avant et en dedans, tous les auteurs indiquent une seconde fossette destinée à l'insertion de la poulie du grand oblique ; cette fossette est à peine apparente.

Fig. 15.

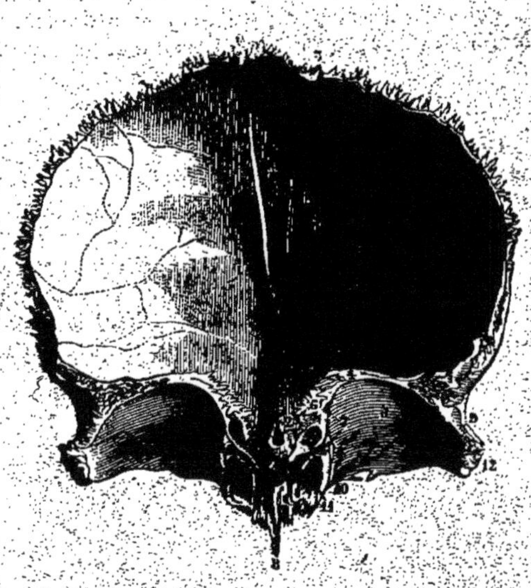

Fig. 15. — *Coronal vu par sa face postérieure.* — 1. Commencement de la gouttière sagittale. — 2. Trou borgne. — 3. Partie supérieure de la circonférence. — 4. Partie inférieure de cette circofnérence. — 5. Fossette orbitaire. — 6. Échancrure ethmoïdale. — 7. Dépressions ou gouttières transversales concourant à former les trous orbitaires internes. — 8. Epine nasale supérieure. — 9. Surface triangulaire rugueuse articulée avec le sphénoïde. — 10. Fossette à peine apparente destinée à l'insertion de la poulie du muscle grand oblique. — 11. Portions de cellules qui s'abouchent avec les cellules antérieures de l'ethmoïde, et communiquent avec les sinus frontaux. — 12. Apophyse orbitaire externe.

Face postérieure ou cérébrale. Elle est concave, semée d'impressions cérébrales ; on y remarque : 1° sur la ligne médiane, la partie antérieure de la gouttière qui loge le sinus longitudinal supérieur ; plus bas, une crête formée par le rapprochement des deux bords de cette gouttière, *crête coronale,* à laquelle se fixe la faux du cerveau ; au-dessous de cette crête, le trou borgne ; 2° sur les côtés, la fosse coronale correspondante au lobe antérieur du cerveau et la bosse orbitaire qui supporte ce même lobe.

Circonférence. Elle est rugueuse, taillée en biseau supérieurement aux dépens de la face cérébrale, latéralement aux dépens de la face cutanée, de telle sorte que le coronal qui repose en haut sur les pariétaux leur sert plus bas de point d'appui ; elle présente inférieurement : une surface triangulaire, large, très inégale, qui s'articule avec le sphénoïde ; un bord mince coupé en biseau pour supporter l'apophyse d'Ingrassias ; enfin l'échancrure ethmoïdale.

Le frontal s'articule avec douze os, quatre appartenant au crâne, les pariétaux, le sphénoïde, l'ethmoïde ; huit à la face, les deux malaires, les deux maxillaires, les deux unguis, les os propres du nez.

Conformation intérieure. Très épais dans sa portion supérieure, où il est parcouru par des canaux veineux considérables ; le frontal est mince dans sa portion horizontale ; les deux tables de cet os s'écartent au niveau de la bosse nasale ; de cet écartement, qui augmente progressivement avec l'âge, résultent les sinus frontaux, séparés sur la ligne médiane par une cloison souvent incomplète, et en libre communication avec les fosses nasales par l'intermédiaire des cellules antérieures de l'ethmoïde.

Cet os se développe par deux points d'ossification qui se montrent vers le milieu du second mois, et occupent les arcades orbitaires.

PARIÉTAL.

Os pair, situé sur les parties latérales et supérieures du crâne, convexe en dehors, concave en dedans, divisé en deux faces, quatre bords et quatre angles.

Face externe ou cutanée. (Fig. 16.) On y remarque : la bosse pariétale, dont la saillie est en raison inverse de l'âge ; plus bas, une ligne courbe à concavité inférieure qui limite en haut la fosse temporale ; au-dessous de cette ligne, une surface unie et plane qui fait partie de cette fosse.

FIG. 16.

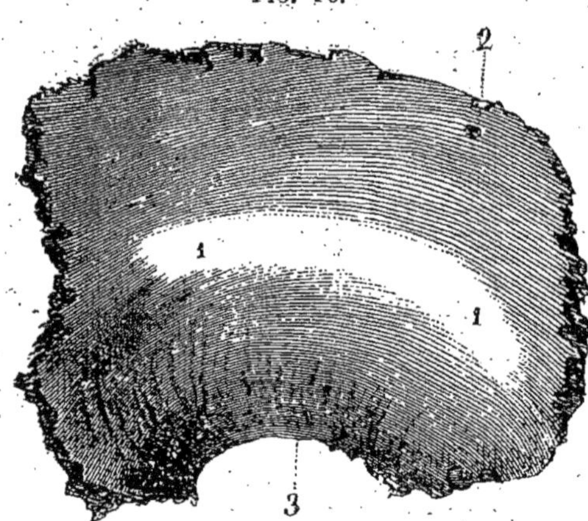

Fig. 16. — *Pariétal vu par sa face externe.* — 1, 1. Ligne courbe faisant partie de celle qui limite la fosse temporale. — 2. Trou pariétal. — 3. Bord inférieur, taillé en biseau aux dépens de la face externe.

Face interne ou cérébrale. (Fig. 17.) Elle présente : au centre la fosse pariétale ; sur le reste de son étendue, des impressions cérébrales et des sillons vasculaires multipliés ; ces sillons, dus à la présence de l'artère méningée moyenne et de ses branches, naissent au niveau de l'angle antérieur et inférieur de l'os, ordinairement sous la forme d'une simple gouttière, quelquefois sous celle d'un canal, qui ne tarde pas alors à dégénérer en gouttière, et se portent de là en divergeant dans toutes les directions.

Bords. Le supérieur, profondément dentelé, s'articule avec le bord correspondant du pariétal opposé ; il offre, près de sa partie postérieure, le trou pariétal, qui donne passage à une veine, et en bas sur toute sa longueur une dépression longitudinale qui, réunie à celle du bord voisin, forme la plus grande partie de la gouttière sagittale ; l'inférieur est court, demi-circulaire, taillé obliquement aux dépens de la face cutanée pour s'unir au temporal ; l'antérieur s'articule avec le frontal ; le postérieur avec l'occipital.

Fig. 17.

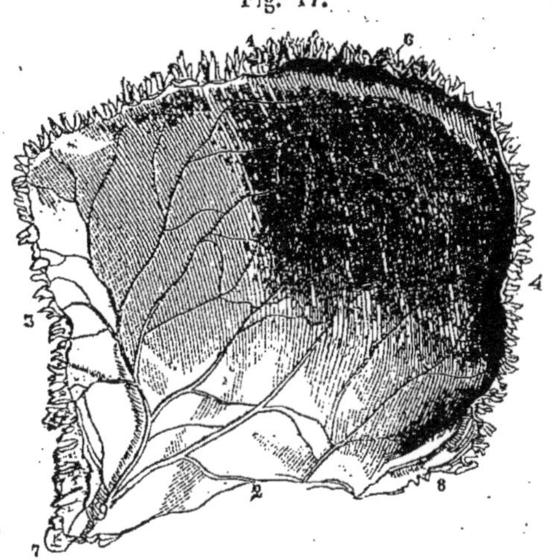

FIG. 17. — *Pariétal vu par sa face interne.* 1. Bord supérieur. — 2. Bord inférieur. — 3. Bord antérieur. — 4. Bord postérieur. — 5. Demi-gouttière faisant partie de la sagittale. — 6. Orifice interne du trou pariétal. — 7. Angle antérieur et inférieur. — 8. Angle postérieur et inférieur. — 9. Sillon ramifié sur la surface interne pour loger l'artère méningée moyenne et ses branches.

Angles. Ils sont supérieurs et inférieurs ; les deux premiers sont droits et dentelés ; l'inférieur et antérieur, très aigu, s'articule avec le sphénoïde ; l'inférieur et postérieur, obtus, s'unit à la portion mastoïdienne du temporal.

Le pariétal présente, comme le coronal, des canaux veineux très développés ; il se développe par un seul point d'ossification qui occupe le centre de l'os.

TEMPORAL.

Os pair, irrégulier, situé sur les parties latérales et inférieures du crâne, composé de trois parties : l'une, supérieure, mince, semblable à une coquille, *portion écailleuse ;* la seconde, postérieure et inférieure, remarquable par la présence d'une saillie mammelonée, *portion mastoïdienne ;* la troisième, inférieure et interne, de forme pyramidale, *portion pierreuse.* Nous lui considérerons deux faces et une circonférence.

Face externe ou cutanée. (Fig. 18.) Elle offre une surface légèrement convexe, demi-circulaire, qui fait partie de la fosse temporale ; au-dessous, l'apophyse zygomatique, saillie considérable qui se porte d'abord horizontalement en dehors, puis en haut et en dehors, et enfin directement en avant. Cette apophyse donne attache, par son bord supérieur, à l'aponévrose temporale, et par son bord inférieur au masséter ; sa pointe, taillée obliquement aux dépens du bord inférieur, s'unit au malaire ; sa base se divise en deux branches, l'une antérieure, courte, volumineuse, transversale, convexe d'avant en arrière et encroûtée de cartilage pour s'articuler avec le condyle de la mâchoire, *apophyse transverse* ou *articulaire*; l'autre, longue, peu saillante, se subdivise en deux rameaux, le premier vertical se perd sur le pourtour du trou auditif, le second horizontal se porte en arrière pour former le commencement de la ligne courbe tracée sur les limites de la fosse temporale. — Entre les branches d'origine de cette apophyse existe la fosse glénoïde, partagée en deux parties par la fissure de Glaser, une partie antérieure limitée en avant par l'apophyse transverse, articulée comme elle

Fig. 18.

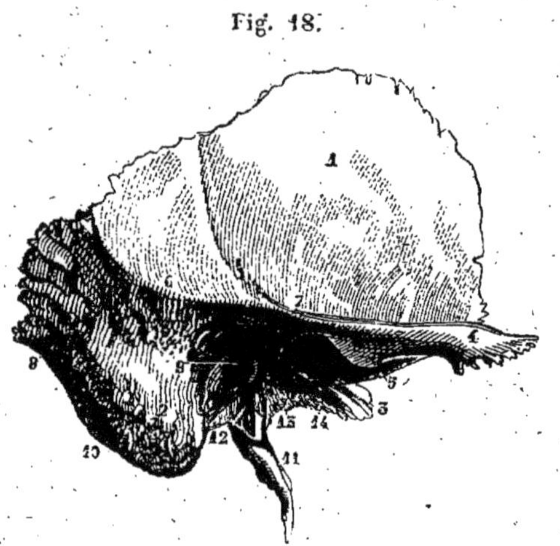

Fig. 18. — *Temporal vu par sa face externe.* — 1. Portion écailleuse. — 2. Portion mastoïdienne. — 3. Sommet de la portion pierreuse. — 4. Apophyse zygomatique. — 5. Racine antérieure ou transverse de cette apophyse. — 6. Branche horizontale de la racine postérieure. — 7. Branche verticale de la même racine. — 8. Trou mastoïdien. — 9. Orifice du conduit auditif externe. — 10. Apophyse mastoïde. — 11. Apophyse styloïde. — 12. Apophyse vaginale. — 13. Cavité glénoïde. — 14. Fissure ou scissure glénoïdale.

avec le condyle; une partie postérieure non articulaire, remplie par du tissu adipeux. — Entre les deux rameaux de la branche postérieure on voit l'orifice du conduit auditif externe, lisse en haut, hérissé en bas d'inégalités pour l'insertion du cartilage de la conque. — En arrière de cet orifice est une surface légèrement rugueuse, percée d'un trou, *trou mastoïdien*, pour le passage d'une veine, et prolongée inférieurement par l'apophyse mastoïde, éminence arrondie à laquelle s'insère le sterno-mastoïdien. — Sur la partie postérieure de cette apophyse existe la rainure digastrique, espèce de gouttière demi-circulaire destinée à l'attache du muscle de ce nom.

Face interne ou cérébrale. (Fig. 19.) On y remarque, en haut et en avant, une surface un peu concave, recouverte d'impressions cérébrales et parcourue par des sillons artériels; en arrière, une autre surface plus petite, traversée par une gouttière qui fait suite aux gouttières latérales de l'occipital, et offre l'orifice interne du trou mastoïdien : au milieu et en bas, le rocher, pyramide volumineuse à base triangulaire, obliquement dirigée en avant, continue par sa base au reste de l'os, inégale et perforée à son sommet. Cette pyramide présente trois faces et trois bords : une face supérieure parsemée d'impressions cérébrales, creusée d'un petit sillon qui conduit à un orifice appelé *hiatus de Fallope*; — une face postérieure contenant le conduit auditif interne dont l'extrémité profonde, formée par une lame osseuse criblée de trous, se divise en deux parties, l'une antérieure, par laquelle le nerf facial s'introduit dans l'aqueduc de Fallope, l'autre postérieure, occupée par le nerf acoustique ; sur la même face on voit en arrière de ce conduit, une lame verticale, et sous cette lame une fente qu'on a longtemps considérée comme l'orifice extérieur de l'aqueduc du vestibule, mais qui loge seulement des ramuscules vasculaires et un prolongement de la dure-mère ; — une face inférieure, très inégale, sur laquelle on observe de dehors en dedans, le trou stylo-mastoïdien, orifice externe d'un canal flexueux, *aqueduc de Fallope*, qui commence au fond du conduit auditif, se dirige horizontalement d'abord, puis verticalement pour transmettre au dehors le nerf facial ; l'apophyse styloïde, longue et grêle, engaînée à sa base par l'apophyse vaginale ; une facette articulée avec l'apophyse jugulaire de l'occipital ; la fosse jugulaire, dépression profonde qui loge la veine jugulaire ; l'orifice inférieur du canal carotidien, canal dirigé d'abord verticalement en haut, puis horizontalement en dedans, et traversé par la carotide interne ; enfin une surface rugueuse pour l'insertion du péristaphylin interne, — un bord supérieur parcouru par une gouttière qui loge le sinus pétreux supérieur, et déprimé en dedans au niveau du passage de la cinquième paire de nerfs ; — un bord postérieur qui s'articule avec l'occipital, et sur la partie moyenne duquel vient s'ouvrir par une fossette pyramidale, l'aqueduc du limaçon ; — un bord antérieur très court qui s'unit au sphénoïde.

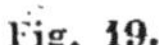
Fig. 19.

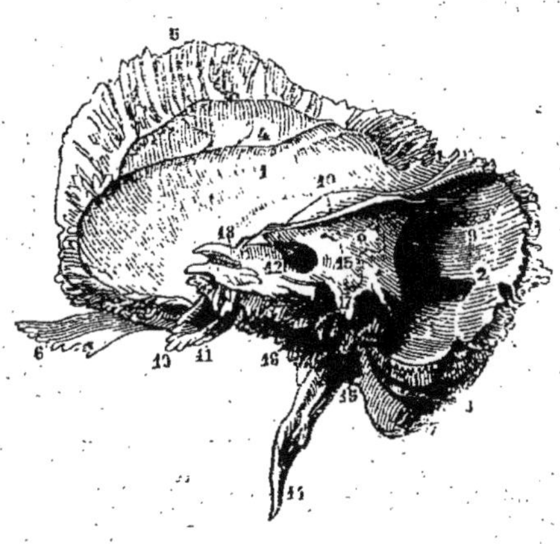

Fig. 19. — *Temporal vu par sa face interne.* — 1. Portion écailleuse. — 2. Portion mastoïdienne. — 3. Portion pierreuse ou rocher. — 4. Sillon vasculaire. — 5. Partie supérieure de la circonférence. — 6. Sommet de l'apophyse zygomatique. — 7. Sommet de l'apophyse mastoïde. — 8. Rainure digastrique. — 9. Gouttière faisant partie de la latérale. — 10. Bord supérieur du rocher. — 11. Orifice interne du canal carotidien. — 12. Orifice du conduit auditif interne. — 13. Fente considérée autrefois comme l'orifice externe de l'aqueduc du vestibule. — 14. Apophyse styloïde. — 15. Trou stylo-mastoïdien. — 16. Apophyse vaginale. — 17. Surface triangulaire unie à l'éminence jugulaire de l'occipital. — 18. Dépression correspondante au passage des nerfs trijumeaux. — 19. Sommet du rocher.

Circonférence. Elle s'articule en arrière, par un bord épais et inégal, avec l'occipital ; en haut, avec l'angle postérieur et inférieur du pariétal, par des inégalités, puis avec le bord inférieur du même os par un long biseau demi-circulaire pris sur la lame interne ; en avant avec le sphénoïde par une coupe oblique qui intéresse alternativement la face interne et la face externe ; en bas, la circonférence est formée par le rocher ; à l'union du bord antérieur de cette éminence avec la circonférence de l'os, existe un angle rentrant qui reçoit l'épine du sphénoïde, et au sommet duquel on aperçoit deux orifices séparés par une lame mince. De ces orifices, l'inférieur, plus considérable est l'origine d'un canal qui fait partie de la trompe d'Eustache ; le supérieur forme l'extrémité d'un autre canal qui loge le muscle interne du marteau.

Le temporal, assez mince en haut, très épais en bas, est celluleux dans sa portion mastoïdienne, compacte dans sa partie écailleuse, et d'une dureté éburnée dans toute l'étendue du rocher, qui offre à l'intérieur des cavités multiples et très compliquées pour loger le sens de l'ouïe.

Développement. Il existe un point d'ossification pour chacune des trois parties qui forment cet os ; en outre il en existe un pour l'apophyse styloïde et un pour le conduit auditif interne ; ce dernier forme le cercle tympanal, véritable anneau creusé sur sa circonférence d'une rainure pour l'encadrement de la membrane du tympan ; cet anneau se soude promptement avec le reste de l'os. L'apophyse styloïde ne s'unit au rocher qu'à l'âge de vingt à vingt-cinq ans.

OS WORMIENS.

Os variables dans leur existence, leur nombre, leur situation, leurs dimensions et leur forme ; offrant une face externe convexe, une face interne concave, une circonférence dentelée pour s'articuler avec les os voisins. Ceux dont l'existence est la plus fréquente occupent l'angle supérieur de l'occipital, et l'angle postérieur inférieur du pariétal.

DU CRANE EN GÉNÉRAL.

Le crâne est une cavité d'une forme ovoïde comprimée sur les parties latérales et inférieures, et dont la grosse extrémité se dirige en arrière. Le grand axe de cette cavité étendu du trou borgne à la protubérance occipitale interne, présente une longueur de 14 centimètres (5 pouces) ; son diamètre transversal, mesuré au-dessus de la base des deux rochers, offre une étendue de 12 centimètres (à peu près 4 pouces et demi) ; le diamètre vertical pris au-devant du trou occipital, est un peu inférieur au précédent. La partie du crâne qui a le plus de capacité est donc celle qui répond à l'union des deux tiers antérieurs avec le tiers postérieur ; cette partie est aussi celle où l'on voit converger le cerveau, le cervelet et la moelle épinière.

Le crâne présente une surface externe et une surface interne.

1° Surface externe ou cutanée.

Elle est divisée en régions supérieure, inférieure, et latérales.

Région supérieure ou voûte du crâne. Elle s'étend de la bosse nasale à la protubérence occipitale externe, et a pour limites sur les côtés les deux lignes courbes temporales. On y observe : 1° sur la ligne médiane, la bosse nasale ; — les traces plus ou moins apparentes de la séparation primitive des deux moitiés du coronal ; — la suture sagittale ou bipariétale ; — l'angle supérieur de l'occipital ; — la protubérance externe de cet os. 2° Sur les côtés, la bosse frontale ; — la suture fronto-pariétale demi-circulaire, se terminant dans la fosse temporale par une bifurcation ; — la bosse pariétale ; — le trou pariétal ; — la suture lambdoïde, formée par l'articulation de l'occipital avec l'angle rentrant des pariétaux.

Région inférieure. (Fig. 20.) Elle comprend tout l'espace ovalaire circonscrit par une courbe qui passerait en avant sur la bosse nasale du frontal, en arrière sur la protubérance occipitale, latéralement sur les apophyses mastoïde, zygomatique et orbitaire externe. La moitié postérieure de cet espace est libre ; la moitié antérieure est articulée avec la face. Nous nous occuperons seulement de la première ; la seconde sera étudiée avec les différentes cavités que présentent les os de la face à la formation desquelles elle contribue. La partie libre de la face inférieure du crâne offre : 1° d'arrière en avant et sur la ligne médiane, la protubérance et la crête occipitales

Fig. 20.

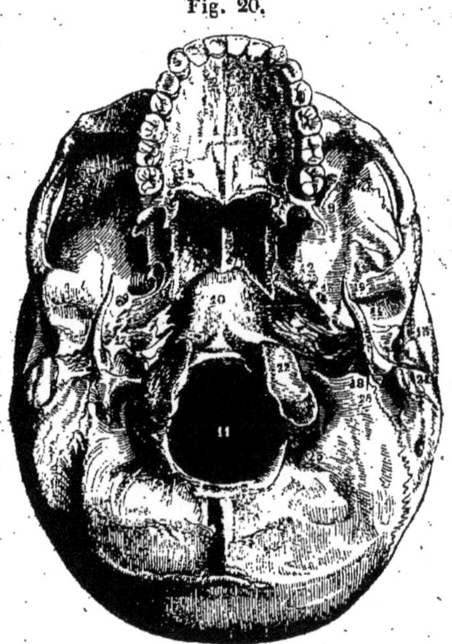

FIG. 20. — *Région inférieure de la tête.* — 1, 1. Voûte palatine. — 2. Trou palatin antérieur. — 4. Portion horizontale de l'os du palais et épine nasale postérieure. — 5. Bord postérieur du vomer. — 6. Aile interne de l'apophyse ptérigoïde. — 7. Fossette pour l'insertion du péristaphylin externe. — 8. Fosse ptérigoïde. — 9. Fosse zygomatique. — 10. Apophyse basilaire. — 11. Trou occipital. — 12. Trou ovale ou maxillaire inférieur. — 13. Trou petit rond ou sphéno-épineux. — 14. Cavité glénoïde. — 15. Fosse temporale. — 16. Trou déchiré antérieur. — 17. Trou carotidien. — 18. Trou déchiré postérieur. — 19. Apophyse styloïde. — 20. Trou stylo-mastoïdien. — 21. Apophyse mastoïde. — 22. Condyle de l'occipital. — 23. Fosse condyloïdienne postérieure.

externes, le trou occipital, l'apophyse basilaire, la suture sphéno-occipitale ; 2° sur les côtés, la ligne courbe supérieure ; au-dessous, une empreinte rugueuse pour des insertions musculaires ; — la ligne courbe inférieure ; — une seconde empreinte sur laquelle se fixent aussi des muscles ; — la fosse condyloïdienne postérieure ; — le condyle articulaire ; — la fosse et le trou condyloïdiens antérieurs ; — l'apophyse jugulaire articulée avec le temporal ; — la suture occipito-temporale ; — une rainure où s'attache le petit complexus ;

en dehors de celle-ci, une seconde rainure plus considérable où s'insère le digastrique ; en avant de cette rainure, le trou stylo-mastoïdien ; — l'apophyse styloïde, engaînée à sa base par l'apophyse vaginale ; — la cavité glénoïde divisée en deux parties par la fissure de Glaser, et limitée en dedans par l'épine du sphénoïde, en avant par l'apophyse transverse ; — l'orifice inférieur du canal carotidien ; — une petite suture formée par l'union du bord interne du rocher avec le bord postérieur du sphénoïde ; — à l'angle externe de cette suture, les orifices de deux canaux, l'un occupé par le muscle interne du marteau, l'autre conduisant dans la caisse du tympan ; — les trous sphéno-épineux et maxillaire inférieur ; — enfin la suture pétro-occipitale oblique d'arrière en avant et de dehors en dedans ; aux extrémités de cette suture correspondent les trous déchirés distingués en postérieur et antérieur ; le trou déchiré postérieur est divisé par une languette osseuse souvent incomplète, en deux parties l'une antérieure beaucoup plus petite par laquelle sortent du crâne les nerfs glosso-pharyngien, pneumo-gastrique et spinal, l'autre postérieure occupée par le golfe de la veine jugulaire. Le trou déchiré antérieur est formé en avant par le sphénoïde, en dedans par l'occipital, en dehors par le sommet du rocher ; on y voit l'orifice postérieur du conduit vidien, et l'orifice interne du canal carotidien ; à l'état frais il est entièrement comblé par une substance fibro-cartilagineuse.

Régions latérales. Elles sont limitées en avant par l'apophyse orbitaire externe, en arrière par l'angle latéral de l'occipital, en haut par la ligne courbe demi-circulaire où s'insère l'aponévrose temporale, en bas et d'arrière en avant par la rainure digastrique, l'apophyse mastoïdienne, le conduit auditif externe, et l'arcade zygomatique dont la convexité est toujours proportionnelle au volume du muscle crotaphyte, ou d'une manière plus générale à la puissance des muscles élévateurs de la mâchoire inférieure. On remarque sur ces régions, le trou mastoïdien, la branche horizontale de la racine postérieure de l'apophyse zygomatique, et la fosse temporale où s'insère le muscle de ce nom. Dans cette fosse existent plusieurs sutures : une suture verticale qui forme l'extrémité de la suture fronto-pariétale ; celle-ci se bifurque pour se porter en avant et en arrière en formant dans le premier sens la suture sphéno-frontale, et dans le second la suture sphéno-pariétale ; chacune de ces branches se subdivisant à son tour, donne naissance, l'antérieure aux sutures fronto-jugale et sphéno-jugale ; la postérieure, aux sutures temporo-pariétale et sphéno-temporale.

2° Surface interne du crâne.

Elle comprend deux parties, la voûte et la base, séparées l'une de l'autre par un plan qui, partant de la bosse nasale, se porterait à la protubérance occipitale interne en passant au-dessus du rocher.

Voûte du crâne. On y trouve : 1° sur la ligne médiane et d'avant en arrière, la crête coronale ; — la suture bipariétale ; — la gouttière sagittale, qui loge le sinus longitudinal supérieur, et se termine au niveau de la protubérance occipitale en se bifurquant pour produire les gouttières latérales ; — 2° Sur les côtés, les fosses coronales, la suture fronto-pariétale, les bosses pariétales, les trous pariétaux, la suture lambdoïde, les fosses occipitales supérieures, et enfin les gouttières latérales creusées pour recevoir les sinus latéraux. En outre, on remarque sur cette voûte des impressions cérébrales, des sillons artériels et veineux ; ces deniers sont souvent criblés de trous chez les vieillards.

Base du crâne. Elle s'incline en bas et en arrière, en se décomposant en trois plans : un plan supérieur correspondant au lobe antérieur du cerveau, un plan moyen en rapport avec le lobe postérieur du même organe, un plan inférieur qui loge le cervelet. Chacun de ces plans se déprime sur sa partie médiane et sur ses parties latérales, en sorte qu'on observe sur cette base neuf fosses, trois antérieures, trois moyennes, trois postérieures.

Fig. 21

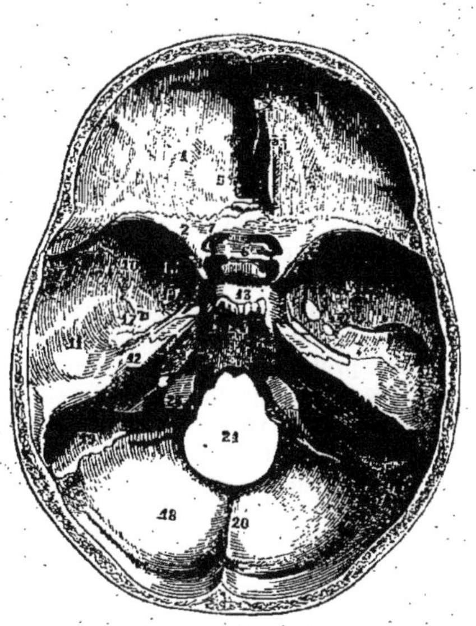

FIG. 21. — *Base du crâne.* — 1. Bosse orbitaire. — 2. Bord saillant qui sépare la fosse latérale antérieure de la fosse latérale moyenne. — 3. Fosse médiane antérieure. — 4. Apophyse crista-galli. — 5. Trous de la lame criblée. — 6. Gouttière des nerfs optiques. — 7. Trou optique. — 8. Apophyse clinoïde antérieure. — 9. Gouttière caverneuse. — 10. Fosse latérale moyenne. — 11. Impressions digitales de cette fosse. — 12. Bord supérieur du rocher. — 13. Fosse médiane centrale ou pituitaire. — 14. Gouttière basilaire. — 15. Trou maxillaire supérieur. — 17. Sillon vasculaire. — 18. Fosse latérale postérieure ou occipitale inférieure. — 19. Portion verticale des gouttières latérales. — 20. Crête occipitale. — 21. Trou occipital. — 22. Orifice du conduit auditif interne. — 23. Trou déchiré postérieur.

Les fosses médianes sont, en procédant d'avant en arrière : 1° la fosse ethmoïdale sur laquelle on voit l'apophyse crista-galli, le trou borgne, les trous de la lame criblée ; 2° la fosse pituitaire, circonscrite en arrière par la lame quadrilatère, que surmontent les apophyses clinoïdes postérieures, en avant par la gouttière des nerfs optiques et les apophyses clinoïdes antérieures, sur les côtés par les gouttières caverneuses ; 3° le trou occipital, véritable fosse infundibuliforme ouverte dans le canal vertébral, limitée en avant par la gouttière basilaire, en arrière par la crête occipitale, offrant sur les parties latérales l'orifice interne des trous condyloïdiens antérieurs.

Les fosses latérales, qui affectent des dimensions beaucoup plus considérables que les précédentes, sont : 1° antérieures ou orbitaires ; elles correspondent aux bosses orbitaires, et présentent des impressions cérébrales profondes; — 2° moyennes ou sphénoïdales; elles sont circonscrites en avant par un bord très saillant qui fait partie de l'apophyse d'Ingrassias, et occupe la scissure de Sylvius; en arrière par le bord supérieur du rocher sur lequel existent, une gouttière pour le sinus pétreux supérieur, et une dépression pour le passage de la cinquième paire de nerfs; en dedans par la gouttière caverneuse; on y voit, au-dessous du bord antérieur, la fente sphénoïdale qui la fait communiquer avec l'orbite; au-dessous du bord postérieur l'hiatus de Fallope et la gouttière qui le précède; en dedans, les trous, maxillaire supérieur, maxillaire inférieur, et sphéno-épineux; en dehors, des sillons artériels et quelques impressions cérébrales; — 3° postérieures ou occipitales; elles sont formées principalement par les fosses occipitales inférieures, et offrent pour limites : en avant, la face postérieure du rocher, sur laquelle on trouve le conduit auditif interne, et la suture pétro-occipitale, déprimée en gouttière pour recevoir le sinus pétreux inférieur; en arrière, la gouttière latérale, horizontale d'abord, puis verticale, au niveau du trou mastoïdien qui lui correspond, et enfin transversale au moment où elle se jette dans le trou déchiré postérieur; en dedans par le trou occipital et la crête occipitale interne.

DES RAPPORTS DU CRANE AVEC LA COLONNE VERTÉBRALE.

L'analyse philosophique démontre clairement la nature vertébrale des différentes pièces qui se soudent pour former le sacrum et le coccyx. Cette même analyse, appliquée à l'étude de la constitution du crâne, conduit aussi à reconnaître, dans la conformation générale des os qui le composent, tous les caractères essentiels du même type, de telle sorte que la cavité céphalique prolonge en quelque sorte la colonne rachidienne et devient pour elle une cinquième région. Cette longue série de pièces, étendue du sommet du coccyx au sommet de la tête, formé donc une seule et même famille dont les traits distinctifs, fortement accusés dans toutes les pièces moyennes, s'altéreraient dans les pièces terminales sans jamais s'effacer entièrement. Mais le crâne étant simplement un organe de réception, tandis que le sacrum, ainsi que la colonne vertébrale, représentent à la fois un organe de réception et de sustentation, on conçoit *à priori* que les vertèbres crâniennes doivent s'éloigner davantage du type commun que les vertèbres sacrées. C'est, en effet, ce que l'on observe. Néanmoins, une étude attentive permet de retrouver sur les os de cette cavité la plupart des éléments constitutifs de la vertèbre. Dans la détermination de ces éléments, nous prendrons pour guide l'excellent ouvrage de M. le professeur Cruveilhier, qui a apporté dans la solution de ce difficile problème une rare lucidité et une sage réserve; car s'il importe ici d'établir une analogie devenue évidente, il importe plus encore de contenir cette analogie dans ses véritables limites.

Il existe trois vertèbres crâniennes : une postérieure, une moyenne, une antérieure.

1° *Vertèbre postérieure ou occipitale.* Elle a pour corps l'apophyse basilaire; pour lames, toutes les parties de l'occipital situées en arrière du condyle; pour trou vertébral, le trou occipital; pour apophyse épineuse, la protubérance occipitale externe et la crête de même nom ; pour apophyse transverse, l'apophyse mastoïde ; pour apophyse articulaire, le condyle.

2° *Vertèbre moyenne ou spléno-temporo-pariétale.* Elle a pour corps le corps du sphénoïde ; pour lames, les grandes ailes du sphénoïde, la portion écailleuse du temporal et les pariétaux ; pour trou vertébral, l'espace étendu du corps du sphénoïde à la voûte du crâne ; pour apophyse transverse, l'apophyse zygomatique.

3° *Vertèbre antérieure ou sphéno-ethmoïdo-frontale.* Elle a pour corps la lame perpendiculaire de l'ethmoïde et l'apophyse crista-galli, qui lui est soudée en haut ; pour lames, les deux moitiés du frontal réunies sur la ligne médiane par leur bord interne ; pour trou, la concavité du frontal ; pour apophyses transverses, les apophyses orbitaires externes.

Deux trous de conjugaison correspondent au point de jonction de ces trois vertèbres ; tous deux sont aussi spécialement consacrés à des cordons nerveux et à des veines. Celui qui est situé entre les vertèbres postérieure et moyenne est formé par le trou déchiré postérieur ; celui qui est placé entre la moyenne et l'antérieure est représenté par la fente sphénoïdale.

Développement du crâne.

Les os de la voûte paraissent avant ceux de la base du crâne ; à la naissance cependant l'ossification de ces derniers est beaucoup plus avancée ; ils forment un tout solide et immobile, tandis que ceux de la voûte, parfaitement distincts les uns des autres, circulaires et rayonnés, se touchent par quelques points seulement de leur circonférence et laissent entre eux des intervalles membraneux qui forment les *fontanelles*. Celles-ci, au nombre de six, peuvent être distinguées en médianes et latérales. Des deux fontanelles médianes, l'antérieure, assez large, se trouve à la réunion des pariétaux et des deux moitiés du coronal ; elle a la forme d'un losange dont l'angle antérieur serait très allongé. La postérieure, qui est plus petite et de forme triangulaire, résulte du concours de l'occipital avec les pariétaux. Les fontanelles latérales sont très irrégulières dans leur forme ; l'antérieure occupe le point de jonction du pariétal, du coronal et du sphénoïde ; la postérieure répond à l'angle latéral de l'occipital. Ces espaces membraneux, en laissant aux os de la voûte du crâne une grande mobilité, leur permettent de jouer les uns sur les autres, et favorisent ainsi à un très haut degré le mécanisme de l'accouchement.

Après la naissance, l'ossification continue ; les aiguilles osseuses des bords opposés s'entrecroisent, s'entrelacent pour ainsi dire ; les sutures, commencées au niveau de leur partie moyenne, s'étendent graduellement vers leurs deux extrémités de manière à envahir les fontanelles, qui disparaissent ainsi de la circonférence au centre. Lorsque l'ossification est complète, on trouve encore dans chaque suture une lame mince de cartilage ; dans les dernières périodes de l'existence cette lame intermédiaire disparaît à son tour ; alors aussi on voit plusieurs os se souder entre eux ; par exemple, l'occipital et le sphénoïde, le sphénoïde et le frontal. Ces soudures se multiplient dans la vieillesse ; souvent, à cet âge avancé, tous les os du crâne sont unis comme ceux qui forment le sacrum ; cette fusion tardive nous offre une nouvelle et dernière preuve de l'étroite analogie de constitution qui existe entre le crâne et le rachis.

DE LA FACE.

La face se divise en *mâchoire supérieure*, composée de treize os, et *mâchoire inférieure*, formée par un seul os, le *maxillaire inférieur*. Les os qui entrent dans la composition de la mâchoire supérieure sont : les *maxillaires supérieurs*, les *palatins*, les *malaires*, les *os du nez*, les *os unguis*, les *cornets inférieurs* et le *vomer*.

MAXILLAIRE SUPÉRIEUR.

Os irrégulier constituant la plus grande partie de la mâchoire supérieure, concourant à la formation des cavités buccale, nasale et orbitaire, divisé en faces externe, supérieure et interne.

Face externe ou zygomato-faciale. (Fig. 22.) On y remarque, de dedans en dehors, un bord mince articulé avec le bord correspondant de l'os opposé, et surmonté d'une petite saillie aiguë qui s'unit à une saillie semblable pour former l'épine nasale antérieure et inférieure ; au-dessus de cette épine, une échancrure qui fait partie de l'ouverture antérieure des fosses nasales ; au-dessous, une fossette pour l'insertion du muscle abaisseur de l'aile du nez ; en dehors, et d'avant en arrière : 1° la fosse canine, donnant attache au muscle de ce nom et offrant le trou sous-orbitaire ; 2° un bord mousse et vertical qui sépare la fosse canine de la fosse zygomatique ; 3° la tubérosité maxillaire, plus saillante avant l'éruption de la dernière dent, traversée obliquement par les conduits dentaires supérieurs et postérieurs.

Fig. 22.

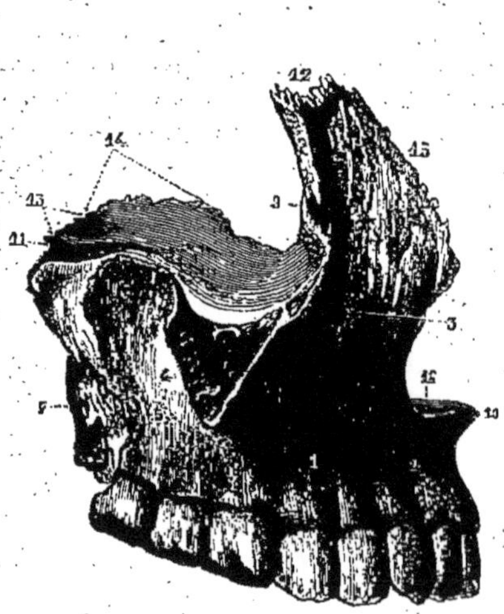

FIG. 22.—*Maxillaire supérieur.* —1. Fosse canine.—2. Fossette myrtiforme. — 3. Trou sous-orbitaire. — 4. Apophyse malaire. — 5. Tubérosité maxillaire. — 6. Saillie verticale séparant la fosse canine de la fosse zygomatique.—7. Surface rugueuse articulée avec le palatin.—8. Apophyse montante. — 9. Gouttière creusée sur le bord postérieur de cette apophyse. — 10. Moitié de l'épine nasale antérieure et inférieure. —11. Gouttière qui précède le canal sous-orbitaire.—12. Sommet de l'apophyse montante.— 13. Angle postérieur de la face orbitaire unie à l'apophyse orbitaire du palatin. — 14. Portion du bord interne de la face orbitaire unie à l'ethmoïde. — 15. Bord antérieur de l'apophyse montante. — 16. Échancrure faisant partie de l'ouverture antérieure des fosses nasales.

Face supérieure ou orbitaire. Cette face, qui forme la plus grande partie de la paroi inférieure de l'orbite, est peu étendue, triangulaire, lisse et traversée obliquement par le canal sous-orbitaire, lequel, simple gouttière en arrière, loge les vaisseaux et le nerf sous-orbitaire, et se divise en avant en deux parties : l'une, suivant sa direction primitive, s'ouvre dans la fosse canine ; l'autre, très petite, formant le canal dentaire antéro-supérieur, descend dans la paroi antérieure du sinus maxillaire, où elle s'ouvre quelquefois, et va transmettre des vaisseaux et des nerfs aux incisives et aux canines. — Les bords qui circonscrivent cette face sont : 1° externe, il fait partie de la fente sphéno-maxillaire ; 2° interne, il s'articule en avant avec l'unguis, dans ses trois quarts postérieurs avec l'ethmoïde ; 3° antérieur, il fait partie de la base de l'orbite. — Les angles formés par l'union de ces bords sont : 1° postérieur, il est uni à l'apophyse orbitaire de l'os palatin ; 2° antérieur et externe, il est constitué par une grosse apophyse triangulaire et rugueuse, articulée avec l'os malaire ; 3° antérieur et interne, il présente l'apophyse montante, lame quadrilatère, verticale, étroite en haut, large en bas, offrant : une face externe inclinée en avant ; — une face interne parcourue en bas par une crête horizontale qui s'articule avec le cornet inférieur, concave au milieu pour contribuer à la formation du méat moyen, rugueuse en haut pour s'unir à l'ethmoïde ; — un bord antérieur taillé en biseau pour s'appliquer au bord externe de l'os du nez ; — un bord postérieur creusé d'une gouttière qui contribue à former en haut le sac lacrymal, en bas le canal nasal, et dont la lèvre interne correspond à l'unguis, tandis que l'externe complète la circonférence de l'orbite ; — une base continue au reste de l'os ; — un sommet, dont les inégalités s'implantent sur les côtés de l'échancrure nasale du coronal.

Face interne ou naso-palatine. Elle présente : 1° en bas une surface concave, sillonnée par les vaisseaux et nerfs palatins, séparée de la face externe par l'arcade alvéolaire supérieure, sur laquelle on observe, en bas l'ouverture des alvéoles, et en avant une série alternative de reliefs et de dépressions qui leur correspondent ; 2° l'apophyse palatine, éminence horizontale, triangulaire, épaisse en avant, où existe une gouttière qui fait partie du conduit palatin antérieur, articulée en arrière avec l'os palatin, et en dedans avec le maxillaire opposé par un bord épais que surmonte une petite crête, moitié d'une rainure où est reçu le vomer ; 3° au-dessus de cette apophyse, une surface concave qui fait partie du méat inférieur ; — plus haut et en avant une gouttière dépendante du canal nasal ; — en arrière de cette gouttière l'ouverture du sinus maxillaire, excavation de forme pyramidale dont le sommet répond à l'éminence malaire, et dont la portion inférieure est quelquefois perforée par la racine des dents ; — enfin, en arrière de cet orifice, une surface raboteuse articulée avec l'os palatin, et traversée par un sillon oblique qui concourt à la formation du conduit palatin postérieur.

Le maxillaire supérieur, épais et celluleux au niveau de son apophyse palatine et de sa tubérosité, est plus mince et principalement compacte dans ses autres parties.

Cet os se développe par un seul point d'ossification.

PALATIN.

Os irrégulier, situé à la partie postérieure des fosses nasales, divisé en portion horizontale et portion verticale.

1° *Portion horizontale.* (Fig. 23.) Elle est quadrilatère et présente : une face supérieure unie et concave qui fait partie du plancher des fosses nasales; — une face inférieure inégale qui forme la partie la plus reculée de la voûte palatine, et sur laquelle on voit l'orifice inférieur du conduit palatin postérieur, ainsi qu'une petite crête destinée à l'insertion du muscle péri-staphylin externe; — un bord antérieur taillé obliquement pour s'appuyer sur l'apophyse palatine du maxillaire; — un bord postérieur auquel s'attache le voile du palais; — un bord interne surmonté d'une crête qui concourt à former la rainure qu'occupe le vomer, et terminé par une épine, moitié de l'épine nasale postérieure; — un bord externe, soudé à la portion verticale.

Fig. 23.

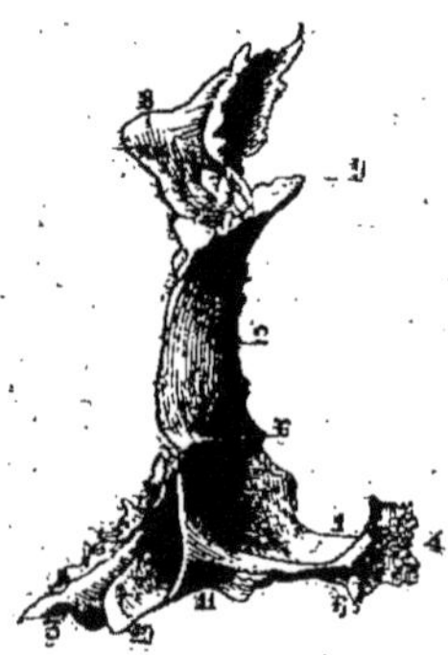

Fig. 23. — *Palatin vu par sa face interne.* — 1. Portion horizontale. — 2. Portion verticale. — 3. Apophyse ptérygoïdienne. — 4. Bord interne de la portion horizontale. — 5. Moitié de l'épine nasale postérieure. — 6. Crête articulée avec le cornet inférieur. — 7. Trou sphéno-palatin. — 8. Apophyse orbitaire. — 9. Apophyse sphénoïdale. — 10. Gouttière de l'apophyse ptérygoïdienne occupée par l'aile interne de l'apophyse ptérygoïde. — 11. Petite crête pour l'insertion du tendon du péristaphylin externe.

2° *Portion verticale.* Quadrilatère aussi, mais plus longue et plus mince que la précédente, divisée également en deux faces et quatre bords.

Face interne. Elle constitue la partie postérieure de la paroi externe des fosses nasales, et présente de haut en bas : 1° une crête horizontale articulée avec le cornet moyen; 2° une gouttière appartenant au méat moyen; 3° une seconde crête horizontale plus longue, unie au cornet inférieur; 4° une seconde gouttière faisant partie du méat inférieur.

Face externe. (Fig. 24.) Très inégale, lisse en haut, où elle répond au sommet de la fosse zygomatique, rugueuse en avant pour s'articuler avec le maxillaire supérieur, traversée par une gouttière verticale qui forme la plus grande partie du canal palatin postérieur.

Bord antérieur. Il offre en bas une lamelle osseuse, mince et fragile, reçue dans une fissure qu'on observe sur la partie inférieure de l'orifice du sinus maxillaire. Cette lamelle contribue beaucoup à rétrécir le diamètre de cet orifice.

Fig. 24.

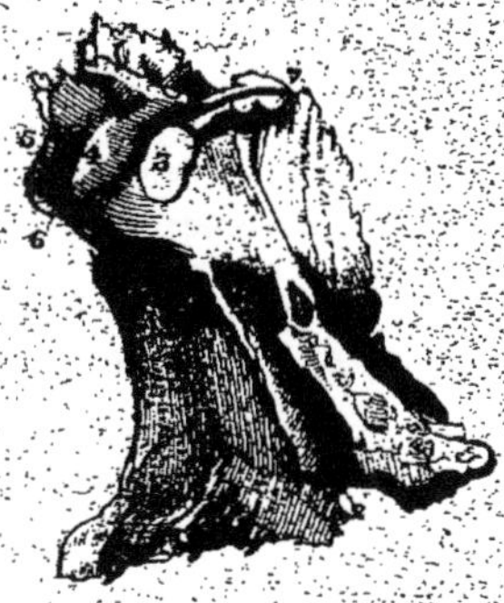

Fig. 24. — *Palatin vu par sa face externe.* — 1. Surface articulée avec le maxillaire supérieur. — 2. Gouttière concourant à former le canal palatin postérieur. — 3. Trou sphéno-palatin. — 4. Facette externe de l'apophyse orbitaire. — 5. Facette orbitaire de l'apophyse précédente. — 6. Facette maxillaire de la même apophyse. — 7. Facette sphénoïdale. — 8. Apophyse ptérygoïdienne.

Bord postérieur. Il présente en bas la tubérosité de l'os du palais, mieux nommée apophyse ptérygoïdienne, ou pyramidale, déjetée en dehors, confondue par sa base avec le reste de l'os, comme enclavée dans la bifurcation de l'apophyse ptérygoïde, — creusée supérieurement de trois gouttières, l'une médiane qui fait partie de la fosse ptérygoïdienne, deux latérales qui reçoivent le sommet des deux ailes de l'apophyse ptérygoïde; — en bas, l'apophyse pyramidale complète la voûte palatine, et présente les orifices des conduits accessoires du canal palatin postérieur; — en dehors, elle offre une surface, inégale en haut pour s'articuler avec le maxillaire supérieur, lisse en bas, où elle répond à la fosse zygomatique; — la base de cette apophyse est traversée verticalement par le canal palatin postérieur.

Bord inférieur. Il se confond avec le bord externe de la portion horizontale.

Bord supérieur. Il présente deux apophyses, l'une postérieure, l'autre antérieure, séparées par une échancrure que le sphénoïde convertit en trou; ce trou sphéno-palatin donne passage aux nerfs et aux vaisseaux de même nom. — L'apophyse postérieure ou sphénoïdale, moins élevée que l'antérieure, offre trois facettes, une interne qui fait partie des fosses nasales, une externe qu'on voit dans la fosse zygomatique, une supérieure qui s'articule avec le sphénoïde et contribue, par une gouttière qui la parcourt, à former le conduit ptérygo-palatin. — L'apophyse antérieure ou orbitaire, plus considérable que la précédente, inclinée en dehors, supportée par un col qui fait partie du trou sphéno-palatin, est circonscrite par cinq facettes, trois articulaires et rugueuses, deux unies et libres. Ces facettes sont : 1° interne, elle est concave et s'unit à l'ethmoïde pour en recouvrir les cellules; 2° antérieure, elle s'applique sur l'angle postérieur de la face orbitaire du maxillaire; 3° postérieure, elle s'articule avec le sphénoïde et présente l'orifice d'une cellule, ou sinus palatin creusé dans l'épaisseur de l'apophyse ; ce sinus communique avec le sphénoïdal ; quelquefois il s'ouvre sur la face interne, alors il communique avec les cellules postérieures de l'ethmoïde ; 4° supérieure, elle est lisse et forme la partie la plus reculée du plancher de l'orbite ; 5° externe, elle regarde l'arcade zygomatique ; cette dernière facette est séparée de la précédente par un petit bord droit et mousse dépendant de la fente spléno-maxillaire.

Le palatin, articulé avec six os, fait partie des fosses orbitaire, nasale, buccale, ptérygoïdienne et zygomatique.

Cet os, à la fois celluleux et compacte dans l'apophyse ptérygoïdienne, est formé de lames minces et entièrement compactes dans toutes les autres parties.

Son développement a lieu par un seul point d'ossification qui a pour siége le point de jonction des portions horizontale et verticale.

MALAIRES.

Ces os, appelés aussi *os de la pommette* à cause de leur proéminence, *os jugaux* ou *zygomatiques*, parce qu'ils joignent la face au crâne, sont irréguliers, situés sur les parties latérales de la mâchoire supérieure et divisés en trois faces, quatre bords et quatre angles.

Face antérieure ou cutanée. Elle est quadrilatère, convexe, lisse, présente à son centre le trou malaire quelquefois double, et donne attache aux deux muscles zygomatiques.

Face supérieure ou orbitaire. Elle est dépendante de l'apophyse orbitaire, saillie considérable qui se détache à angle droit de la face précédente. Cette face, peu étendue, concave transversalement, présente l'orifice supérieur du trou ou plutôt du canal malaire, et se termine en arrière par un bord inégal, articulé en haut avec le coronal et le sphénoïde, en bas avec le maxillaire supérieur, correspondant par sa partie moyenne à la fente sphéno-maxillaire.

Face postérieure ou temporale. Elle est formée de deux moitiés bien distinctes : l'une, inférieure, rugueuse, s'unit au maxillaire ; l'autre, supérieure, constituée par l'apophyse orbitaire, concourt à former la fosse zygomatique, et offre l'orifice d'un conduit qui se jette dans le canal malaire. Il résulte de cette disposition que ce canal, simple supérieurement, se bifurque chemin faisant pour aller s'ouvrir d'une part sur la face externe, de l'autre sur la face postérieure ; il loge le nerf et les vaisseaux malaires.

Bords. Ils sont supérieurs et inférieurs ; des deux premiers, l'antérieur est lisse, concave, et forme une grande partie de la base de l'orbite ; le postérieur, sinueux, fournit une attache à l'aponévrose temporale. Des deux inférieurs, celui qui regarde en avant est inégal, articulé avec le maxillaire ; celui qui se porte en arrière est droit et reçoit l'insertion du masséter.

Angles. Le supérieur s'unit au frontal ; l'inférieur droit au maxillaire ;

l'interne, extrêmement aigu, au bord antérieur de la face orbitaire du même os; l'externe, taillé en biseau aux dépens de son bord supérieur, et dentelé, se joint au sommet de l'apophyse zygomatique.

Le malaire, principalement formé de substance compacte, se développe par un seul point d'ossification.

OS DU NEZ.

Quadrilatères, divisés en deux faces et quatre bords.

Face antérieure ou cutanée. Concave verticalement, recouverte par le pyramidal, percée d'un ou de plusieurs trous vasculaires.

Face postérieure ou nasale. Concave transversalement, tapissée par la pituitaire, creusée de sillons vasculaires et nerveux.

Bords. Le supérieur, court, épais, dentelé, s'articule avec l'échancrure nasale du coronal; l'inférieur, très mince, plus long, fait partie de l'orifice antérieur des fosses nasales; l'interne, épais en haut, est taillé en biseau de manière à former avec celui du côté opposé une rainure qui reçoit l'épine nasale du frontal et la lame perpendiculaire de l'ethmoïde; l'externe, un peu plus long que le précédent, taillé également en biseau, mais aux dépens de la face antérieure, se joint à l'apophyse montante du maxillaire.

L'os nasal, épais et celluleux en haut, mince et tout compacte en bas, se développe par un seul point d'ossification qui se montre avant la fin du deuxième mois.

UNGUIS.

Os irrégulier, situé à la partie antérieure de la paroi interne de l'orbite, quadrilatère, offrant deux faces et quatre bords.

Face externe ou orbitaire. Elle est divisée en deux parties par une crête verticale; la partie antérieure, creusée en gouttière et percée de trous, concourt à former la gouttière lacrymale; la partie postérieure, lisse, fait partie de la paroi interne de l'orbite.

Face interne ou nasale. Elle présente une rainure verticale correspondant à la crête de la face opposée. La portion située en avant de cette rainure fait partie du méat moyen; la portion située en arrière est inégale et articulée avec l'ethmoïde.

Bords. Le supérieur s'unit à l'apophyse orbitaire interne du coronal;— l'inférieur offre en avant un prolongement qui se joint à une languette opposée du cornet inférieur et contribue à la formation du canal nasal; en arrière ce même bord s'articule avec le maxillaire;—l'antérieur est réuni par juxtaposition à l'apophyse montante du même os; — le postérieur s'articule avec l'ethmoïde.

Cet os, mince, demi-transparent, criblé de pertuis vasculaires, est formé par une simple lame de tissu compacte. Il se développe par un seul point d'ossification.

CORNETS INFÉRIEURS.

Os irréguliers, situés à la partie inférieure de la paroi externe des fosses nasales, divisés en deux faces, deux bords et deux extrémités.

Faces. L'interne est convexe et regarde la cloison des fosses nasales ; l'externe est concave et opposée au sinus maxillaire. Toutes deux sont parcourues par de nombreux sillons et criblées de trous vasculaires qui leur donnent une apparence spongieuse.

Bords. L'inférieur est épais et rugueux ; le supérieur est mince, inégal, et présente d'avant en arrière : 1° une partie oblique très mince, comme tranchante, articulée avec la base de l'apophyse montante du maxillaire ; 2° une lamelle ascendante qui s'unit par son sommet à une languette émanée de l'os unguis, et par ses côtés aux deux lèvres de la gouttière creusée sur l'apophyse montante du maxillaire, afin de compléter le canal nasal; 3° une lame descendante comparée à une oreille de chien et appliquée sur l'orifice du sinus maxillaire, qu'elle contribue beaucoup à rétrécir ; 4° en arrière de cette apophyse auriculaire, une partie droite et mince qui s'unit à l'os palatin.

Extrémités. L'antérieure est plus mince et forme un angle plus ouvert que la postérieure.

Le cornet, entièrement compacte, se développe par un seul noyau osseux situé à sa partie moyenne.

VOMER.

Os symétrique formant la partie postérieure de la cloison des fosses nasales, divisé en deux faces et quatre bords.

Faces. Elles sont latérales, planes, souvent déjetées à droite ou à gauche, et alors convexes et concaves en sens opposé. La pituitaire les recouvre.

Bords. Le supérieur ou sphénoïdal est le plus épais et le plus court ; il est creusé en gouttière pour recevoir la crête de la face inférieure du sphénoïde ; les deux lèvres de cette gouttière, fortement déjetées en dehors, et reçues dans les rainures latérales observées sur la même face, complètent le conduit ptérygo-palatin ; — l'inférieur ou maxillaire, le plus long de tous, est logé dans le sillon qui résulte en arrière de la réunion des palatins et en avant de la réunion des maxillaires. — L'antérieur ou ethmoïdal présente la continuation de la gouttière du bord supérieur ; il s'articule avec le bord inférieur de la lame perpendiculaire de l'ethmoïde et reçoit en bas un prolongement du cartilage de la cloison ; — le postérieur ou guttural est libre, incliné en bas et en avant, et sépare les fosses nasales.

Le vomer est composé de deux lames compactes très minces, réunies en arrière, séparées en haut et en avant.

MAXILLAIRE INFÉRIEUR.

Os symétrique, situé à la partie inférieure de la face, offrant la forme d'une courbe parabolique, dont les deux extrémités, qu'on appelle branches, forment un angle droit avec la partie moyenne ou le corps; nous le diviserons en deux faces et trois bords.

Face antérieure ou cutanée. (Fig. 25.) Elle est convexe, et présente : 1° sur la ligne médiane, la symphyse du menton, indice de la réunion des deux pièces qui composent cet os dans l'enfance; au-dessous de cette ligne, une surface triangulaire qui porte le nom d'apophyse mentonnière; 2° sur chaque côté, et d'avant en arrière, une fossette où s'insère la houppe du menton; — le trou mentonnier, orifice externe du canal dentaire inférieur; — la ligne maxillaire externe qui se porte obliquement en haut vers l'apophyse coronoïde, et donne attache aux muscles pauciers, triangulaire, et carré du menton; — une surface quadrilatère pour l'insertion du masséter.

Fig. 25.

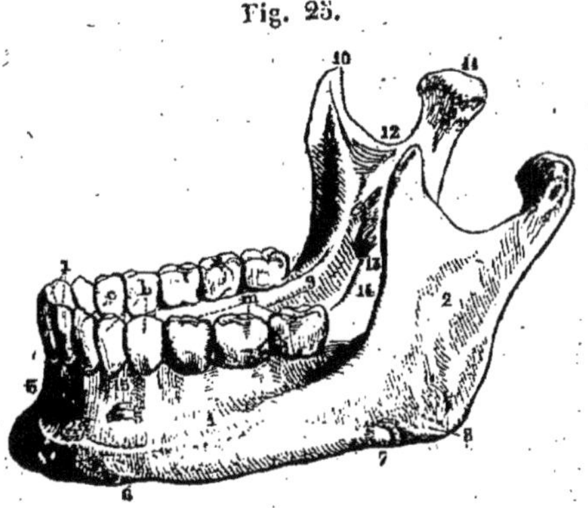

FIG. 25. — *Maxillaire inférieur.* — 1. Corps. — 2. Branche. — 3. Symphyse du menton. — 4. Fossette pour l'insertion de la houppe du menton. — 5. Trou mentonnier. — 6. Ligne oblique externe. — 7. Dépression correspondante à l'artère faciale. — 8. Angle de la mâchoire. — 9. Extrémité postérieure de la ligne oblique interne. — 10. Apophyse coronoïde. — 11. Condyle. — 12. Échancrure sygmoïde. — 13. Orifice du canal dentaire inférieur. - 14. Sillon occupé par un filet nerveux, et un rameau artériel. — 15. Bord alvéolaire. — i. Incisives moyenne et latérale. — c. Canine. — b. Petites molaires. — m. Grosses molaires.

Face interne ou linguale. Elle est concave, et offre : 1° sur la ligne médiane, la partie postérieure de la symphyse; en bas, l'apophyse géni, composée de deux tubercules latéraux soudés entre eux et recevant l'insertion des muscles génio-glosses et génio-hyoïdiens; 2° sur chaque côté et en avant, la fossette sublinguale en contact avec la glande de ce nom; au milieu, la ligne maxillaire interne, analogue par son trajet et sa terminaison à l'externe, mais plus saillante, surtout en arrière, où elle donne attache au constricteur supérieur du pharynx; au-dessous de cette ligne, une dépression oblongue correspondante à la glande sous-maxillaire; en dehors de cette dépression, une surface raboteuse où se fixe le ptérygoïdien interne; plus haut, l'orifice interne du canal dentaire, surmonté d'une épine à laquelle se fixe une bandelette fibreuse; enfin un très petit sillon qui part de cet orifice pour se porter obliquement en bas et en avant; ce sillon contient une artère, une veine et un filet nerveux.

Bords. L'inférieur ou base de la mâchoire est très épais, arrondi, lisse, et présente près de la ligne médiane une fossette destinée à l'implantation du muscle digastrique. — Le supérieur ou dentaire offre : 1° l'arcade alvéolaire inférieure, creusée de cavités dont la capacité diffère suivant l'espèce de dents qu'elles reçoivent; à ces cavités ou alvéoles correspondent en dehors des saillies et des dépressions alternatives; toutes sont percées à leur sommet pour laisser passer les nerfs et les vaisseaux dentaires; 2° l'apophyse coronoïde, éminence triangulaire, aplatie de dehors en dedans, recevant l'attache du temporal, continue en avant avec les lignes maxillaires externe et interne, concourant à former en arrière une grande échancrure nommée sygmoïde; 3° le condyle, éminence ellipsoïde un peu oblique en dedans et en arrière, encroûtée de cartilage pour s'unir au temporal, et soutenue par un col étroit, auquel s'attache en dedans le ptérygoïdien externe. — Le bord postérieur ou parotidien est droit, et correspond à la glande dont il porte le nom; il forme avec la base de la mâchoire un angle obtus qui diminue par les progrès de l'âge et se rapproche graduellement de l'angle droit.

Le maxillaire inférieur est composé de deux tables très épaisses de tissu compacte, tenues à distance par une couche de substance spongieuse que parcourt dans toute son étendue le canal dentaire; ce conduit, arrivé à quelque distance de la ligne médiane, se réfléchit pour gagner, par un trajet rétrograde, la face externe de l'os; ses parois sont revêtues d'une lame mince de substance compacte, et perforées en haut au niveau de la racine des dents pour laisser passer les nerfs et les vaisseaux qui s'y distribuent.

Cet os se développe par deux points osseux qui se réunissent pour former la symphyse du menton.

DES DENTS.

Les dents sont des concrétions ossiformes, implantées dans les arcades alvéolaires.

Nombre. Chez les jeunes sujets, à l'époque de la première dentition, le nombre des dents est de vingt, dix à chaque mâchoire; chez l'adulte, il est de trente-deux, seize à chaque mâchoire; l'homme possède donc dans le cours de sa vie cinquante-deux dents, vingt temporaires et trente-deux permanentes.

Position. Les dents, en se juxta, posant constituent deux arcades qui reproduisent fidèlement la forme des bords alvéolaires correspondants. Ces deux arcades, inégales entre elles, représentent : la supérieure, la grosse extrémité d'un ovale, et l'inférieure, la petite extrémité du même ovale, de telle sorte que dans l'état de rapprochement les deux arcades se rencontrent exactement dans le fond de la bouche, tandis qu'en avant l'arcade dentaire supérieure dépasse ou entoure l'inférieure. Il résulte de cette disposition que la partie postérieure ou superposée des arcades dentaires divise par broiement, tandis que leur partie antérieure, entrecroisée à la manière de lames de ciseaux, divise par incision.

Chaque arcade dentaire présente une face antérieure convexe, une face postérieure concave ; un bord adhérent implanté dans les alvéoles ; un bord libre, mince et tranchant en avant, épais et tuberculeux sur les côtés, où il offre deux lèvres, l'une externe plus tranchante pour les dents supérieures, l'autre interne plus tranchante pour les dents inférieures.

Conformation extérieure. (Fig. 26.) Les dents présentent une partie libre, la *couronne*, et une partie implantée dans l'alvéole, la *racine* ; au point de fusion de ces deux parties on observe un étranglement circulaire qui a pris le nom de *collet*. La racine et la couronne ne sont pas configurées de la même manière dans toutes les dents ; ces différences, qui sont surtout très marquées pour la couronne, les ont fait distinguer en trois classes, en *incisives*, *canines* et *molaires*.

Fig. 26.

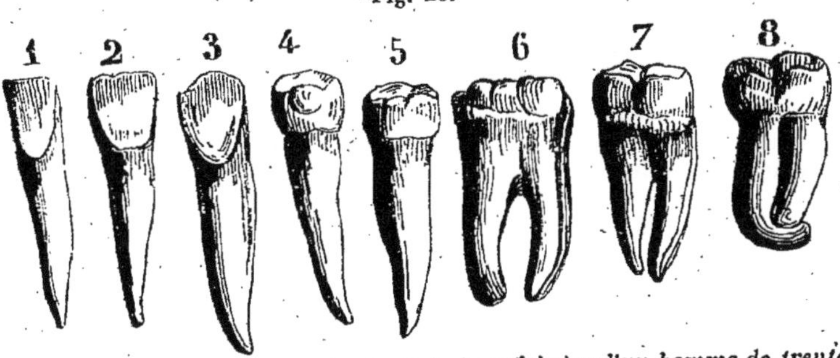

FIG. 26. — *Dents prises sur côte droit de la mâchoire d'un homme de trente ans.* — 1. Incisive moyenne. — 2. Incisive latérale. — 3. Canine. — 4. Première petite molaire. — 5. Seconde petite molaire. — 6. Première grosse molaire. — 7. Seconde grosse molaire. — 8. Troisième grosse molaire dont l'une des racines se termine en crochet.

Incisives. Au nombre de huit, quatre à chaque mâchoire, situées à la partie moyenne ou antérieure des arcades dentaires, et caractérisées : 1° par une couronne cunéiforme qui présente une face antérieure convexe, une face postérieure concave, deux faces latérales triangulaires, un bord libre tranchant un peu plus large que la base ; 2° par une racine de forme conique, aplatie transversalement, creusée d'un léger sillon sur ses parties latérales, et bornée en haut au niveau du collet, en avant et arrière par deux courbes paraboliques. Les incisives supérieures sont plus grosses que les inférieures ; et parmi les premières, les incisives moyennes l'emportent par leur volume sur les incisives latérales.

Canines, laniaires ou unicuspidées. Au nombre de quatre, deux à chaque mâchoire, situées en dehors des incisives, caractérisées par leur couronne conoïde, à pointe mousse, et par leur racine beaucoup plus volumineuse et plus longue que celle de toutes les autres dents.

Molaires ou multicuspidées. Au nombre de vingt, dix à chaque mâchoire, occupant de chaque côté de la ligne médiane les cinq dernières alvéoles, remarquables par la forme cubique de leur couronne, par les tubercules qui surmontent celle-ci et par la pluralité de leurs racines ; divisées en petites et grosses molaires.

Les petites molaires, au nombre de huit, quatre à chaque mâchoire, deux à droite et deux à gauche, distinguées par leur nom de première et seconde, en procédant d'avant en arrière, sont situées entre les canines et les grosses molaires et présentent : 1° une couronne irrégulièrement cylindrique, aplatie d'avant en arrière, armée de deux tubercules, l'un interne, l'autre externe, séparés par une rainure ; 2° une racine en général unique, quelquefois double ou bifide, sillonnée profondément de chaque côté dans le premier cas, et offrant dans le second une séparation incomplète.

Les grosses molaires, au nombre de douze, six à chaque mâchoire, trois à droite et trois à gauche, désignées aussi en procédant d'avant en arrière, par les noms de première, seconde et troisième, ont pour caractères distinctifs, une couronne volumineuse régulièrement cuboïde, armée de quatre tubercules, que sépare un sillon crucial ; une racine toujours multiple, ordinairement triple, quelquefois quadruple, ou quintuple, variable dans sa longueur et sa direction. La troisième grosse molaire, qui apparaît tardivement et qu'on nomme dent de sagesse, se distingue de la première et de la seconde par sa couronne, qui ne présente que trois tubercules deux externes, et un interne.

Structure. Les éléments qui entrent dans la structure des dents sont : 1° une substance propre, extrêmement dure, composée de gélatine et de sels calcaires ; 2° du tissu cellulaire ; 3° des vaisseaux et des nerfs. Comme ces divers éléments sont aussi ceux qu'on observe dans les os, les auteurs anciens ont été conduits à penser que ces deux ordres d'organes présentaient la même nature et appartenaient à la même classe ; mais, tandis que dans les os la substance osseuse et le tissu cellulo-vasculaire s'entremêlent partout de la manière la plus intime, nous voyons dans les dents la substance dentaire et les parties molles s'isoler de la manière la plus complète, la première se retirant à la circonférence, les secondes cherchant un refuge dans leur partie centrale. La partie dure ou corticale joue ainsi, à l'égard des parties molles ou centrales, le rôle de toutes les substances épidermoïdes envers les organes qu'elles recouvrent ; celui de l'ongle, par exemple, envers les papilles sous-jacentes.

Portion dure, corticale, ou épidermoïde. (Fig. 27.) Elle est creusée d'une cavité qui occupe principalement la couronne, mais qui se prolonge aussi dans toute l'étendue de la racine, sous la forme d'un canal destiné à laisser pénétrer les vaisseaux et nerfs dentaires. Deux substances bien différentes concourent à la formation de cette enveloppe épidermoïde : l'une produit la couronne, l'autre donne naissance à la racine ; la première a été comparée à l'émail, et la seconde à l'ivoire. L'émail est d'un blanc bleuâtre, composé de fibres perpendiculairement implantées sur l'ivoire, extrêmement dur, et réductible par l'analyse en sels calcaires ; l'ivoire est d'un blanc jaunâtre, formé de couches concentriques promptement altérables lorsque l'émail usé les laisse à nu ; il contient moins de phosphate calcaire, et présente une substance animale gélatineuse qui établit entre ses molécules et les molécules osseuses une remarquable analogie.

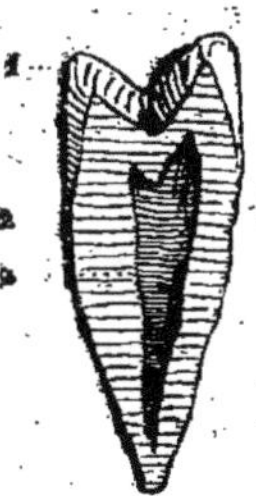

Fig. 27.

Fig. 27. — *Petite molaire coupée longitudinalement dans sa partie moyenne.* — 1. Email. — 2. Ivoire. — 3. Cavité dentaire.

Portion molle ou pulpeuse. La pulpe est une grosse papille, qui s'entoure d'un étui calcaire, de la même manière que les papilles du derme s'entourent d'un étui corné ; cette papille contenue dans la dent comme dans un moule, en reproduit la forme ; elle tient aux vaisseaux et aux nerfs dentaires par un pédicule nerveux et vasculaire qui habite le canal de la racine.

Développement. Les phénomènes qui accompagnent l'évolution des dents sont relatifs : 1° à la dentition temporaire ; 2° à la dentition permanente.

Dentition temporaire. Le germe ou follicule dentaire apparaît du deuxième au troisième mois de la vie intra-utérine. Il est constitué par une membrane et par le bulbe ou la pulpe dentaire.

La membrane du follicule est composée de deux feuillets, l'un externe fibreux, l'autre interne séreux. Le premier est une dépendance de la muqueuse gingivale ; il forme le périoste de l'alvéole, et se trouve perforé en bas pour le passage des nerfs et des vaisseaux ; le second, après avoir revêtu le périoste alvéolo-dentaire, se réfléchit sur les vaisseaux et les nerfs qui forment le pédicule du bulbe, et paraît se prolonger sur cette papille. Dans le principe, cette membrane fibro-séreuse ne contient qu'un fluide rougeâtre dont la quantité diminue peu à peu à mesure que la pulpe dentaire se développe.

La pulpe du follicule comprend aussi deux parties, l'une grêle constituée par une artériole, une veinule et un filet nerveux, représentant son pédicule ou sa racine ; l'autre renflée à la manière d'un bulbe, et formée des mêmes éléments ramifiés, anastomosés et réunis soit par du tissu cellulaire, soit par la séreuse folliculaire ; le bulbe dentaire, en s'élevant du fond de l'alvéole, acquiert graduellement la configuration propre à chaque dent, et devient le noyau autour duquel se forme la portion dure, dont les premiers vestiges apparaissent vers le milieu de la grossesse.

L'ivoire se montre un peu plus tôt que l'émail ; son développement s'effectue par une véritable sécrétion ; de très petites écailles, souples d'abord, puis de plus en plus consistantes, s'étalent sur chacune des saillies que présente la pulpe dentaire : ainsi les incisives et les canines ne présentent qu'une seule écaille ; les bicuspidées en ont deux ; les multicuspidées en offrent un nombre égal à celui de leurs tubercules. Ces écailles, comme autant de points d'ossification auxquels on les a comparées, s'étendent, s'unissent, et entourent toute la pulpe en formant autour d'elle un étui qui descend sur son pédicule; au dedans de ce premier étui, s'en forme un second, puis un troisième, en un mot l'ivoire, qui a pour organe sécréteur la pulpe, s'accroît par superposition, et se compose de couches stratifiées, comme les ongles, les cornes, les sabots des animaux, et toutes les productions épidermoïdes.

L'émail est sécrété par le feuillet pariétal ou alvéolaire de la séreuse dentaire, sur lequel on observe, au niveau de la couronne, une sorte de pulpe destinée à cette sécrétion.

Après la naissance, le sommet de la racine atteint le fond de l'alvéole; l'accroissement de la dent cessant alors de se faire de ce côté, a lieu du côté de la gencive qui s'entr'ouvre pour lui livrer passage, et l'éruption s'opère successivement, sur la mâchoire inférieure d'abord, puis sur la mâchoire supérieure; les incisives moyennes précèdent les incisives latérales, celles-ci les premières molaires, après lesquelles viennent les canines, et enfin les deuxièmes molaires; cette éruption commence vers le sixième mois après la naissance, et se termine vers la fin de la troisième année. Du quatrième au dixième mois après la naissance apparaissent les incisives moyennes inférieures; et bientôt après les incisives moyennes supérieures; du huitième au seizième mois, les incisives latérales inférieures, puis les incisives latérales supérieures; du quinzième au vingt-quatrième les premières molaires inférieures; du vingtième au trentième les canines inférieures, puis les supérieures; du vingtième au quarantième mois naissent les secondes petites molaires qui complètent les vingt dents de la première dentition.

Dentition permanente. Les follicules de la seconde dentition sont dans les rapports suivants avec ceux des dents temporaires : 1° les follicules des dents nouvelles, c'est-à-dire des trois dernières molaires, sont sur la même courbe que les dents de lait, courbe qu'elles prolongent et dont elles forment les extrémités; 2° les follicules des dents de remplacement sont au contraire placés directement derrière les dents à remplacer. Ces follicules, contenus d'abord dans les mêmes alvéoles que les dents provisoires, en sont séparés plus tard par une cloison incomplète qui s'élève du fond de l'alvéole vers son orifice. L'ouverture que présente cette cloison correspond au cordon vasculaire et nerveux qui se bifurque pour se porter à l'un et à l'autre follicule. Le pédicule du follicule provisoire est d'abord beaucoup plus considérable que celui du follicule permanent; mais peu à peu une disposition inverse s'établit par le développement progressif des vaisseaux qui se distribuent dans le second de ces follicules et l'atrophie de ceux qui se ramifient dans le premier.

Lorsque les dents permanentes ne peuvent plus se développer vers le fond de l'alvéole, leur accroissement s'opère du côté du bord alvéolaire; alors les alvéoles de la première dentition s'amincissent, se perforent, puis disparaissent sous l'influence de l'absorption dans le point qui correspond à la couronne de ces dents. Soumises à leur tour à cette même influence, les dents de lait s'usent à leur racine, deviennent vacillantes et tombent dans l'ordre de leur apparition, de la sixième à la huitième année.

Derrière les alvéoles des dents de la première dentition on aperçoit un petit canal, *iter dentis*, rempli par un cordon qui se porte de la gencive aux follicules des dents permanentes. M. Serres a donné à ce cordon le nom de *gubernaculum dentis*, dénomination heureuse qui montre à la fois l'analogie de structure et l'analogie de fonctions qui rapprochent ce cordon du *gubernaculum testis*.

Les premières dents permanentes qui apparaissent sont les premières grosses molaires. Celles-ci précèdent de beaucoup les autres dents permanentes; elles font suite aux dents de la première dentition, avec lesquelles elles coexistent pendant quelque temps, et avec lesquelles aussi elles ont été confondues par quelques anatomistes.

L'éruption des dents de remplacement se fait dans le même ordre que celle des dents de lait; les incisives moyennes inférieures naissent de six à huit ans; les incisives moyennes supérieures, de sept à neuf; les incisives latérales, de huit à dix; les premières petites molaires, de neuf à onze; les canines, de dix à douze; les deuxièmes petites molaires, de onze à treize; la deuxième grosse molaire de douze à quatorze; la troisième grosse molaire, de vingt à trente.

Après leur éruption, les dents permanentes sont le siége des phénomènes suivants : l'émail s'use en grande partie par le frottement; la sécrétion de l'ivoire continue; de nouvelles couches s'appliquent au dedans de la cavité dentaire à celles précédemment formées; la pulpe diminue ainsi graduellement de volume et finit par disparaître tout-à-fait : alors la dent devient pour l'alvéole un véritable corps étranger qu'elle repousse.

FACE EN GÉNÉRAL.

La face, située au-dessous du crâne, dont elle peut être considérée comme un appendice, forme chez l'adulte le tiers environ du volume de la tête; chez le fœtus, ses proportions relativement au crâne sont beaucoup moins considérables. Elle n'est pas verticale, mais un peu inclinée en bas et en avant. Pour bien apprécier ses dimensions il convient de les étudier sur une tête divisée d'arrière en avant en deux moitiés symétriques; on voit alors 1° que son diamètre vertical, étendu de la bosse frontale au menton, est le plus long de tous; 2° que son diamètre antéro-postérieur diminue de haut en bas; 3° que ses plus grandes dimensions transversales correspondent au niveau des pommettes. Elle présente six régions et quatre cavités.

Région supérieure ou crânienne. Elle est unie au crâne et offre : 1° sur la ligne médiane et d'arrière en avant les articulations du vomer avec le sphénoïde, du vomer avec la lame perpendiculaire de l'ethmoïde, de cette même lame avec l'épine nasale, de cette épine avec les os propres du nez; 2° sur les côtés, la face inférieure du corps du sphénoïde, de la lame criblée et des os du nez; plus en dehors, la base des apophyses ptérygoïdes, l'articulation de l'os palatin avec le sphénoïde, le canal ptérygo-palatin, le trou sphéno-palatin, l'articulation des masses latérales de l'ethmoïde, en arrière avec le sphénoïde, en avant le frontal, l'articulation de l'apophyse orbitaire interne du coronal avec l'unguis; tout-à-fait en dehors, la voûte orbitaire, la fente sphénoïdale, la face antérieure des grandes ailes du sphénoïde, enfin l'arcade zygomatique.

Région inférieure ou palatine. Elle correspond à la bouche et présente deux parties, l'une horizontale et l'autre verticale. Les maxillaires et les palatins se réunissent pour former la première, sur laquelle on observe 1° sur la ligne médiane, et d'avant en arrière, l'orifice inférieur du canal palatin antérieur qui se bifurque en haut pour s'ouvrir dans chaque fosse nasale; une suture longitudinale formée par les maxillaires supérieurs en avant, par les palatins en arrière; l'épine nasale postérieure; 2° sur chaque côté une surface très inégale concave, traversée par une suture qui unit l'apophyse palatine du maxillaire avec le palatin; — l'orifice inférieur du conduit palatin postérieur qui descend obliquement du sommet de la fosse zygomatique, transmet à la voûte palatine les vaisseaux et nerfs de son nom, et donne naissance dans son trajet à deux ou trois petits conduits accessoires qui s'ouvrent sur l'apophyse ptérygoïdienne.

La portion verticale de cette région présente : l'arcade alvéolaire supérieure, l'arcade dentaire correspondante, l'ouverture de la bouche, l'arcade dentaire et l'arcade alvéolaire inférieures, enfin la face interne de l'os maxillaire inférieur.

Région antérieure ou faciale. (Fig. 28.) Elle est limitée en haut par les arcades sourcilières et la bosse nasale, en bas par la base de la mâchoire, sur les côtés par les apophyses orbitaires externes et les os de la pommette. On y remarque 1° sur la ligne médiane et de haut en bas, la bosse nasale,

Fig. 28.

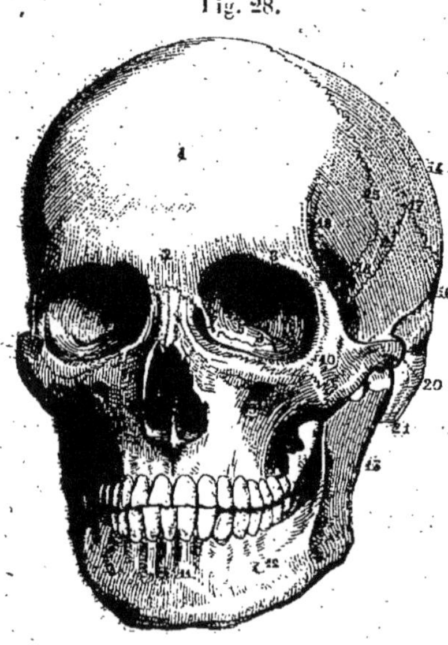

Fig. 28. — *Région antérieure de la tête.* — 1. Frontal. — 2. Bosse nasale. — 3. Arcade orbitaire. — 4. Trou optique. — 5. Fente sphénoïdale. — 6. Fente sphéno-maxillaire. — 7. Gouttière lacrymale. — 8. Cloison des fosses nasales. — 9. Trou sous-orbitaire. — 10. Os malaire. — 11. Symphyse du menton. — 12. Trou mentonnier. — 13. Branche du maxillaire inférieur. — 14. Pariétal. — 15. Suture fronto-pariétale. — 16. Temporal. — 17. Suture écailleuse. — 18. Grande aile du sphénoïde. — 19. Apophyse orbitaire externe et origine de la ligne temporale. — 20. Apophyse et arcade zygomatique. — 21. Apophyse mastoïde.

une suture transversale formée par l'union du frontal avec les os du nez et les apophyses montantes des maxillaires, la suture des os du nez, l'orifice antérieur des cavités nasales de forme ovalaire, l'épine nasale antérieure et inférieure, la suture des maxillaires supérieures, les arcades alvéolaires et dentaires, enfin la symphyse du menton; 2° sur chaque côté et de haut en bas, l'arcade sourcilière, l'arcade orbitaire et le trou orbitaire supérieur; la base de l'orbite obliquement inclinée en dehors; la fosse canine dans laquelle s'ouvre le trou orbitaire inférieur et que borne en dehors une suture oblique formée par l'union du malaire avec le maxillaire; les deux arcades alvéolaires et dentaires; enfin la ligne oblique externe et le trou mentonnier.

Région postérieure ou gutturale. Elle correspond au pharynx et s'étend transversalement d'un bord parotidien du maxillaire au bord opposé; verticalement, du corps du sphénoïde à la paroi inférieure des fosses nasales. On y voit, 1° sur la ligne médiane, l'articulation du sphénoïde avec le vomer; le bord postérieur de cet os qui divise l'ouverture correspondante des fosses nasales; et l'épine nasale postérieure; 2° sur chaque côté l'orifice postérieur du conduit ptérygo-palatin; l'orifice postérieur des fosses nasales; la fosse ptérygoïde complétée par la fossette médiane de l'apophyse pyramidale du palatin.

Région latérale ou zygomatique. Limitée en haut par l'arcade zygomatique et la crête transversale des faces latérales du sphénoïde, elle est constituée en dehors par la branche de la mâchoire inférieure, en dedans par une cavité profonde qui porte le nom de *fosse zygomatique.*

Cette fosse est formée en avant par la tubérosité maxillaire, en dedans par la face externe de l'apophyse ptérygoïde, en haut par la portion zygomatique de la face latérale du sphénoïde; — les deux parois antérieure et interne sont séparées en haut par une fente qu'on peut appeler avec Bichat ptérygo-maxillaire; celle-ci, large en haut, étroite en bas, se termine dans ce dernier sens par deux petites sutures verticales résultant de l'union d'une lame mince du palatin, en avant avec le maxillaire, en arrière avec l'apophyse ptérygoïde. — La face supérieure est séparée de l'antérieure par la fente sphéno-maxillaire, horizontalement dirigée en avant et en dehors, plus étroite à sa partie moyenne, formée en haut par le sphénoïde, en bas par le maxillaire, en arrière par le palatin, et en avant par le malaire.—Ces deux fentes se réunissent, et de l'angle de leur réunion résulte une fossette formée par le palatin en dedans, le sphénoïde en arrière, le maxillaire supérieur en avant, fossette qui occupe le sommet de la fosse zygomatique et dans laquelle on observe cinq trous situés : l'un en dedans, c'est le sphéno-palatin; un autre en bas, c'est l'orifice du canal palatin postérieur; les trois autres en arrière, savoir : en haut le maxillaire supérieur, plus bas les conduits vidien et ptérygo-palatin.

CAVITÉS DE LA FACE.

Elles sont au nombre de quatre, deux supérieures et deux inférieures; les premières appelées *orbites* ou *cavités orbitaires*, logent et protègent l'organe de la vue, les secondes connues sous le nom de *fosses nasales*, renferment l'organe de l'odorat.

ORBITES.

Les cavités orbitaires situées entre le crâne et la face présentent la forme d'une pyramide quadrangulaire dont la base s'incline en avant et en dehors, tandis que son sommet se dirige en arrière et en dedans. Il résulte de cette inclinaison que les axes des deux orbites, suffisamment prolongés, iraient se croiser en arrière au niveau de la partie centrale de la base du crâne. La forme de ces cavités permet de leur distinguer quatre parois, quatre angles, une base et un sommet.

Paroi supérieure ou voûte. Elle est concave, formée en avant par le coronal, en arrière par la petite aile du sphénoïde, et présente en avant et en dehors une fossette pour loger la glande lacrymale ; en arrière une suture qui unit le frontal à l'apophyse d'Ingrassias et le trou optique.

Paroi inférieure ou plancher. Elle est inclinée en dehors et formée en arrière par le palatin, en avant par l'apophyse orbitaire du malaire, dans le reste de son étendue par la face orbitaire du maxillaire supérieur ; elle présente les deux sutures qui correspondent à l'union de ces os et la gouttière sous-orbitaire.

Paroi externe. Elle se dirige très obliquement en dedans et en arrière ; le sphénoïde en arrière, le malaire en avant, la constituent. On y voit au milieu la suture de ces os, et près de sa partie antérieure l'orifice du canal malaire.

Paroi interne. Elle est étroite, verticale et antéro-postérieure. Le sphénoïde en arrière, l'ethmoïde au milieu, l'unguis en avant, la composent ; elle offre deux sutures perpendiculaires résultant de l'union de ces trois os, et se termine en avant par la gouttière lacrymale : celle-ci, formée par l'unguis et l'apophyse montante du maxillaire, est continuée par le canal nasal qui descend obliquement de manière à décrire une courbe dont la convexité regarde en avant et en dehors ; ce canal se termine dans le méat inférieur.

Angles. Deux sont supérieurs, deux inférieurs.—Des deux premiers, l'externe offre en arrière la fente sphénoïdale, en avant l'articulation du frontal avec le sphénoïde et le malaire ; l'interne présente la suture qui unit l'ethmoïde et l'unguis avec le frontal ; il est traversé par les trous orbitaires internes au nombre de deux et rarement de trois, distingués en antérieur et postérieur. — Des deux angles inférieurs, l'interne offre la suture des os palatin et maxillaire supérieur avec l'ethmoïde et l'unguis ; l'externe, dans sa partie postérieure, offre la fente sphéno-maxillaire ; sa partie antérieure correspond à l'os malaire.

Base. Elle est irrégulièrement quadrilatère ; on y remarque en haut l'échancrure orbitaire, en bas la suture qui unit le maxillaire au malaire, en dehors la suture formée par le malaire et le frontal, en dedans celle qui résulte de l'union de l'apophyse montante avec le coronal.

Sommet. Il correspond à la partie la plus large de la fente sphénoïdale et au point de jonction des fentes sphéno et ptérygo-maxillaires.

FOSSES NASALES.

Ces cavité occupent les parties moyenne et supérieure de la face ; une cloison mince et verticale les sépare. — Considérées dans leurs dimensions, elles présentent : 1° un diamètre vertical plus considérable au milieu qu'en avant et en arrière ; 2° un diamètre transverse beaucoup moins long que les deux autres, et qui diminue de la partie inférieure à la partie supérieure ; 3° un diamètre antéro-postérieur qui mesure tout l'intervalle compris entre l'orifice antérieur et l'orifice postérieur des fosses nasales. — Leur direction est horizontale. — Leur forme, quoique irrégulière, permet de leur distinguer *quatre parois* et *deux ouvertures*.

Paroi supérieure ou voûte. Elle est concave et formée, en avant par les os du nez et l'épine nasale, au milieu par la lame criblée de l'ethmoïde, en arrière par le corps du sphénoïde. On y remarque la suture qui unit les os du nez au frontal, celle qui résulte de l'union de l'ethmoïde et du sphénoïde, et enfin l'orifice du sinus sphénoïdal.

Paroi inférieure ou plancher. Plus large que la précédente, concave transversalement et légèrement inclinée en arrière, elle est constituée en avant par le maxillaire supérieur, en arrière par le palatin, et présente près de sa partie postérieure la suture qui unit ces deux os, et près de sa partie antérieure l'orifice supérieur du canal palatin antérieur.

Paroi interne. Elle est ordinairement verticale, quelquefois déjetée à droite ou à gauche, composée en haut par la lame perpendiculaire de l'ethmoïde, en bas et en arrière par le vomer, en avant par une lame cartilagineuse de forme triangulaire qui disparaît sur une tête sèche, en sorte que les deux fosses nasales communiquent alors largement entre elles.

Paroi externe. Elle est inclinée de manière à se rapprocher davantage en haut de la paroi interne, extrêmement inégale et formée par l'ethmoïde, l'unguis, le palatin, le maxillaire supérieur et le cornet inférieur. On y observe de haut en bas : 1° le cornet supérieur ou cornet de Morgagni, au-devant duquel est une surface rugueuse ; 2° le méat supérieur, qui présente à sa partie moyenne un orifice de communication avec les cellules postérieures de l'ethmoïde, et au niveau de son extrémité la plus reculée le trou sphéno-palatin ; 3° le cornet moyen ou ethmoïdal ; 4° le méat moyen, percé de deux orifices, l'un antérieur, pour communiquer avec les cellules antérieures de l'ethmoïde et les sinus frontaux, l'autre postérieur, pour communiquer avec le sinus maxillaire ; 5° le cornet inférieur ; 6° le méat inférieur, à la partie antérieure duquel vient s'ouvrir le canal nasal.

Ouvertures. L'une est antérieure et présente la forme d'un ovale dont la grosse extrémité, tournée en bas, est formée par les os maxillaires supérieurs, et dont la petite extrémité, dirigée en haut en avant, répond au bord inférieur des os propres du nez ; l'autre est postérieure, verticale, de forme rectangulaire, circonscrite en haut par le corps du sphénoïde, en bas par le palatin, en dedans par le vomer, en dehors par la face interne de l'apophyse ptérygoïde.

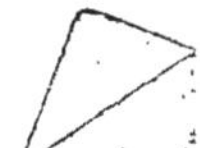

HYOÏDE.

Os impair, complétement isolé de toutes les autres parties du squelette, comme suspendu à la partie antérieure du cou entre la base de la langue et le larynx, de forme parabolique, divisé en cinq parties, une médiane : le *corps*, deux latérales : les *grandes* et les *petites cornes*.

Corps. (Fig. 29.) Il présente une face antérieure convexe qui donne insertion à plusieurs muscles ; une face postérieure concave ; un bord supérieur horizontal ; un bord inférieur également parallèle à l'horizon ; et deux extrémités, l'une droite, l'autre gauche, articulées avec les grandes et les petites cornes.

Grandes cornes ou branches. Elles suivent la direction du corps pour se porter en arrière et en dehors, sont aplaties de haut en bas, s'articulent avec le corps par leur extrémité antérieure, et se terminent à l'extrémité opposée par un tubercule.

Fig. 29.

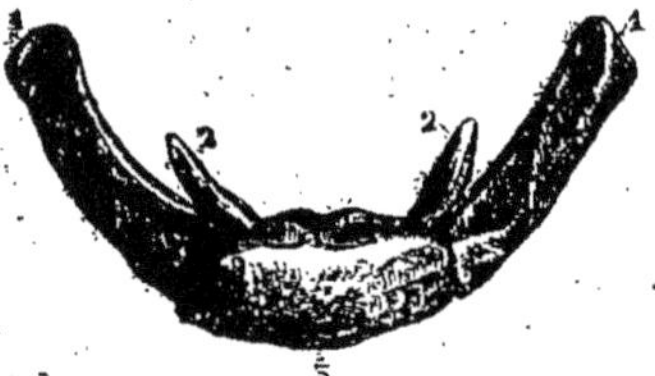

FIG. 29. — *Os hyoïde*. — 1,1. Grandes cornes. — 2,2. Petites cornes. — 3. Corps.

Petites cornes. Elles représentent deux osselets cylindroïdes et quelquefois pisiformes, situés au point d'union du corps et des grandes cornes, et obliquement dirigés en haut et en dehors. Ces osselets, articulés en bas avec le corps et les grandes cornes, reçoivent en haut l'insertion du ligament stylo-hyoïdien qui suspend en quelque sorte cet os aux apophyses styloïdes, c'est-à-dire à la base du crâne.

L'os hyoïde se développe par six points d'ossification, deux pour le corps, deux pour les grandes cornes, deux pour les petites cornes.

THORAX.

La poitrine ou thorax est une grande cavité de forme conoïde située à la partie supérieure du tronc, formée en avant par le sternum, latéralement par les côtes, en arrière par les vertèbres dorsales.

STERNUM.

Os symétrique aplati d'avant en arrière, allongé, large en haut, étroit en bas, divisé en *deux faces*, *deux bords* et *deux extrémités*.

Face antérieure ou cutanée. Elle est convexe dans son tiers supérieur, plane dans ses deux tiers inférieurs, sillonnée transversalement par quatre lignes, indice de la séparation primitive des diverses pièces qui constituent cet os, et donne insertion en haut au sterno-mastoïdien, dans le reste de son étendue aux grands pectoraux et aux grands droits de l'abdomen.

Face postérieure ou médiastine. Elle est légèrement concave, et présente les quatre sutures transversales signalées sur la face antérieure, mais d'une manière moins apparente; souvent la supérieure seule existe, les trois autres disparaissant par les progrès de l'ossification. En haut cette face donne attache aux muscles sterno-hyoïdien et sterno-thyroïdien, plus bas au muscle triangulaire.

Bords. Ils sont latéraux, un peu obliques en bas et en dedans, supérieurement, parallèles à leur partie moyenne, de nouveau inclinés en dedans à leur partie inférieure, et creusés de sept cavités cunéiformes qui reçoivent l'extrémité interne des cartilages costaux; ces cavités articulaires sont séparées par de légères échancrures qui limitent en dedans les espaces intercostaux.

Extrémités. La supérieure présente sur sa partie moyenne une échancrure appelée *fourchette du sternum*, et sur ses parties latérales une facette concave de dehors en dedans, convexe d'avant en arrière pour l'articulation de cet os avec les clavicules. — L'inférieure, terminée en pointe, porte le nom d'*appendice xiphoïde;* elle demeure cartilagineuse jusqu'à un âge très avancé et varie beaucoup dans sa forme et sa direction. Quelquefois elle est bifurquée, ou bien quadrilatère et perforée au centre; le plus souvent verticale, on la voit chez certains sujets s'incliner en arrière ou en avant. Elle reçoit l'insertion de cette partie médiane de l'aponévrose abdominale qui a pris le nom de *ligne blanche*.

Le sternum est presque entièrement celluleux; la couche compacte qu'on trouve sur ses faces antérieure et postérieure est extrêmement mince.

Le nombre des points d'ossification de cet os est très variable; il en existe en général deux pour la partie supérieure, huit pour le corps ou partie moyenne, deux pour l'appendice xiphoïde. Les points osseux qui occupent le corps correspondent aux espaces intercostaux; ils se soudent d'abord sur la ligne médiane, de telle sorte que le corps est primitivement composé de quatre pièces: ces pièces se soudent ensuite entre elles. Il y a donc conjugaison latérale d'abord, puis conjugaison verticale. La conjugaison latérale procède de haut en bas, la conjugaison verticale débute au contraire par la partie inférieure pour remonter graduellement jusqu'à la première pièce qui ne se soude avec le corps que dans la vieillesse la plus avancée.

COTES.

Les côtes, au nombre de douze pour chacune des moitiés du thorax, sont distinguées par les noms numériques de première, deuxième, etc., en procédant de haut en bas, et divisées en deux classes: les *côtes vraies* ou sternales, au nombre de sept, les *côtes fausses* ou abdominales, au nombre de cinq; irrégulières, demi-circulaires, contournées sur elles-mêmes d'arrière en avant et de bas en haut, on les voit augmenter progressivement d'étendue depuis la première jusqu'à la huitième, et diminuer ensuite jusqu'à la douzième. Elles offrent à étudier des caractères communs à toutes, et des caractères propres à quelques unes d'entre elles.

1o Caractères communs à toutes les côtes.

Elles sont inclinées sur la colonne vertébrale de manière à former avec l'axe rachidien un angle obtus en haut et aigu en bas. Cette inclinaison augmente graduellement des côtes supérieures aux inférieures, de telle sorte que la première côte se rapproche beaucoup de la position horizontale, tandis que la dernière se rapproche davantage de la verticale.

Toutes les côtes présentent *un corps* ou partie moyenne, et *deux extrémités.*

Corps. (Fig. 30.) Il offre deux faces et deux bords. — La face externe convexe est surmontée en arrière d'une tubérosité qui s'articule avec l'apophyse transverse des vertèbres dorsales par sa portion interne, et reçoit par la portion opposée l'insertion du ligament transversaire postérieur. En avant de cette tubérosité on observe l'angle des côtes, ligne saillante, oblique en bas et en dehors. — La face interne concave est tapissée par la plèvre qui la sépare du poumon. — Le bord supérieur donne attache aux muscles intercostaux. — L'inférieur, également recouvert par l'implantation de ces muscles, est creusé d'une gouttière destinée à loger les nerfs et vaisseaux de même nom.

Fig. 30.

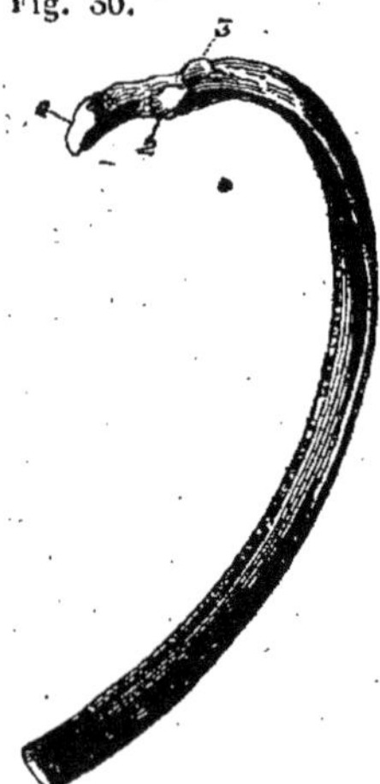

Fig. 30. — *Côte moyenne vue par sa face inférieure.* — 1. Tête. — 2. Col. — 3. Tubérosité.

Extrémités. L'antérieure est aplatie d'avant en arrière, creusée d'une facette elliptique verticale, rugueuse, continue avec l'extrémité correspondante des cartilages costaux. — La postérieure offre une partie renflée, taillée de deux facettes disposées à angle, pour s'articuler avec les demi-facettes qui existent sur le corps des vertèbres dorsales ; cette partie articulaire, appelée *tête de la côte*, est supportée par un pédicule ou *col* de forme cylindrique, et inégal en arrière, où il s'unit à l'apophyse transverse de la vertèbre correspondante à l'aide d'un ligament.

Les côtes, moitié compactes, moitié spongieuses, se développent par un seul point d'ossification primitif qui paraît du quarantième au cinquantième jour, et par deux points complémentaires, l'un pour la tête, et l'autre pour la tubérosité.

2° Caractères propres à quelques côtes.

Ils sont relatifs aux première, deuxième, onzième et douzième côtes.

Première côte. Elle est moins longue, et plus large que les autres, courbée suivant ses bords, et non suivant ses faces, qui sont, l'une supérieure, l'autre inférieure ; la première présente en avant un tubercule pour l'insertion du scalène antérieur, et en dehors de ce tubercule une gouttière pour le passage de l'artère sous-clavière ; elle est dépourvue d'angle ; la seconde est dépourvue de gouttière. — Les bords sont concentriques ; l'un est interne et concave, l'autre externe et convexe ; la tubérosité occupe la partie la plus reculée de ce dernier. — L'extrémité postérieure offre une tête à facette unique, et l'extrémité antérieure une facette elliptique dirigée d'avant en arrière.

Deuxième côte. Elle est horizontale ; sa face externe, dépourvue d'angle, présente sur sa partie moyenne une empreinte raboteuse où s'attache la partie supérieure du muscle grand dentelé ; la face inférieure est creusée d'une gouttière rudimentaire ; sa tête porte une double facette, mais la supérieure est très petite.

Onzième et douzième côtes. Elles représentent des arcs appartenant à une circonférence beaucoup plus grande que les arcs représentés par les autres côtes ; — leur tête offre une seule facette articulaire ; — elles sont dépourvues de col, de tubérosité et de gouttière ; — leur extrémité antérieure est mince et aiguë.

La douzième côte diffère de la onzième par sa longueur moins considérable, sa courbure moins prononcée, et son angle à peine visible.

CARTILAGES COSTAUX.

Ces cartilages continus aux côtes qu'ils prolongent en avant pour les unir au sternum, au nombre de douze également de chaque côté, désignés aussi par leurs noms numériques en procédant de haut en bas, sont courts et transversalement dirigés à la partie supérieure du thorax, beaucoup plus longs et obliquement dirigés en haut et en dedans à la partie inférieure de cette cavité ; ils présentent un corps et deux extrémités.

Corps. Cylindrique et un peu aplati d'avant en arrière, il offre une face antérieure recouverte par les muscles grand pectoral, grand droit et grand oblique de l'abdomen ; — une face postérieure qui répond à la plèvre, au diaphragme et au muscle transverse ; — deux bords, l'un supérieur, l'autre inférieur, donnant attache aux muscles intercostaux.

Extrémités. L'externe est soudée avec la côte qui lui correspond ; l'interne cunéiforme s'articule avec les facettes angulaires creusées sur les bords du sternum.

Le cartilage de la première côte, très court, dirigé un peu obliquement en bas et en dedans, présente une grande tendance à l'ossification. Le deuxième et le troisième sont exactement transversaux. Le quatrième monte un peu pour se porter en dedans, et cette direction ascendante se prononce davantage dans le cinquième, le sixième et le septième, qui communiquent fréquemment entre eux par des jetées, des espèces de ponts cartilagineux. Les cartilages des huitième, neuvième et dixième côtes, très longs, cylindriques, n'arrivent plus jusqu'au sternum ; ils se terminent par une pointe qui s'applique sur le bord inférieur du cartilage situé au-dessus ; ces applications successives produisent un rebord cartilagineux qui limite en avant les espaces interceptés par les côtes correspondantes ; les onzième et douzième cartilages sont très petits, coniques et entièrement libres, de là le nom de *côtes flottantes* sous lequel on désigne quelquefois les deux dernières côtes abdominales.

THORAX EN GÉNÉRAL.

La cavité thoracique présente la forme d'un cône aplati d'avant en arrière, dont la base s'incline en bas et en avant, et dont le sommet tronqué regarde en haut. Il résulte de cette conformation : 1° que le diamètre antéro-postérieur est beaucoup plus court que le diamètre transversal ; 2° que ces deux diamètres augmentent progressivement d'étendue de haut en bas ; 3° que le diamètre vertical atteint sa plus grande longueur en arrière, et peut être évalué par la hauteur de la colonne dorsale. Le thorax nous offre à étudier une surface externe, une surface interne, une base et un sommet.

Surface externe. (Fig. 31.) Elle est convexe et divisée en quatre régions. On observe : 1° sur la région antérieure, la face antérieure du sternum, et l'appendice xiphoïde, la série des cartilages costaux, l'articulation de ces cartilages en dedans avec le sternum, en dehors avec les côtes ; la partie antérieure des espaces intercostaux ;— 2° sur la région postérieure, la série des apophyses épineuses dorsales, les gouttières vertébrales, les apophyses transverses, l'articulation de ces apophyses avec la tubérosité des côtes, la partie postérieure des espaces intercostaux, une ligne oblique de haut en bas et de dedans en dehors formée par la série des angles costaux ; — 3° sur les régions latérales, la face externe des côtes, et les espaces intercostaux, remplis par les muscles du même nom.

Surface interne. Elle est concave et divisée aussi en quatre régions. On remarque : 1° sur la région antérieure, la face postérieure du sternum, les cartilages costaux, les articulations costo-sternales ; — 2° sur la région postérieure, une saillie médiane très considérable formée par le corps des vertèbres dorsales ; et sur les côtés de cette saillie qui diminue considérablement l'étendue du diamètre antéro-postérieur de la poitrine, deux gouttières larges et verticales en rapport avec la partie postérieure des poumons ;— 3° sur les régions latérales, la face interne des côtes, et les espaces qui les séparent.

Base. Elle est occupée à l'état sain, par un muscle important, le *dia-*

phragme, qui, dans son état de contraction, prend la forme d'un plan incliné en bas et en avant. L'inclinaison de ce plan, mesurée par un angle, de 45° environ, représente exactement celle de la base du thorax. La circonférence qui circonscrit cette base est formée en avant par l'appendice xiphoïde et les cartilages costaux; en arrière par la colonne vertébrale et la dernière côte; latéralement par un rebord cartilagineux convexe en bas et en avant, et interrompu au niveau des deux dernières fausses côtes. On observe sur le pourtour de cette base trois échancrures, une antérieure, médiane, formée par les rebords cartilagineux droit et gauche, et deux latérales, composées par la colonne vertébrale en dedans et la dernière côte en dehors.

Fig. 31.

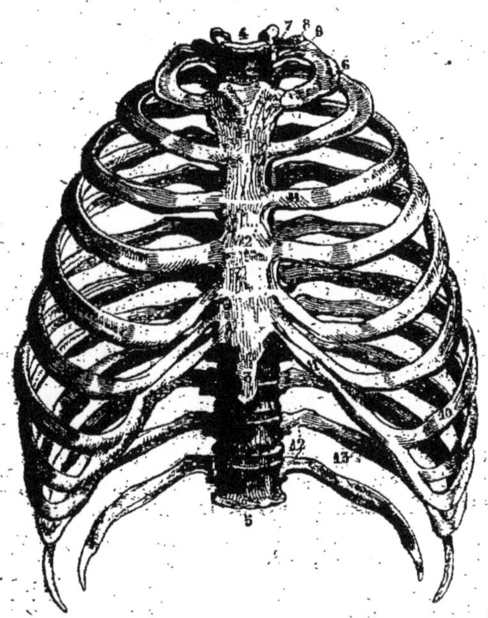

Fig. 31. — *Thorax vu par sa face antérieure.* — 1. Première pièce du sternum. — 2. Partie moyenne du sternum. — 3. Appendice xiphoïde. — 4. Corps de la première vertèbre dorsale. — 5. Corps de la douzième vertèbre dorsale. — — 6. Première côte. — 7. Sa tête. — 8. Son col. — 9. Sa tubérosité. — 10. Septième ou dernière côte sternale. — 11, 11. Cartilage de prolongement de la septième côte. - 12. Les deux dernières fausses côtes, ou côtes flottantes. — 13. Gouttière logeant l'artère intercostale.

Sommet. Il présente une ouverture, irrégulièrement circulaire, formée en avant par l'extrémité supérieure du sternum, en arrière par la première vertèbre dorsale, sur les côtés par les deux premières côtes et leurs cartilages; cette ouverture livre passage à la trachée-artère, à l'œsophage, au canal thoracique, à des artères, des veines et des muscles.

DES MEMBRES OU EXTRÉMITÉS.

Les membres, au nombre de quatre, sont disposés par paires; deux naissent des angles supérieurs du tronc, et descendent sur les parties latérales du thorax qui leur forment un point d'appui : ce sont les membres supérieurs ou thoraciques; deux naissent des angles inférieurs du tronc, immédiatement au-dessous de l'abdomen qu'ils supportent : ce sont les membres inférieurs ou abdominaux. Les membres supérieurs et inférieurs sont évidemment conformés sur le même type : seulement les membres abdominaux étant essentiellement destinés à la station et les thoraciques à la préhension, la solidité est l'attribut essentiel des premiers, et la mobilité, c'est-à-dire une plus grande légèreté dans les leviers, le caractère distinctif des seconds.

MEMBRES SUPÉRIEURS.

Ils sont composés de quatre parties : l'*épaule*, le *bras*, l'*avant-bras* et la *main*.

ÉPAULE.

Elle est formée par la *clavicule* en avant et l'*omoplate* en arrière.

CLAVICULE.

Os long, situé sur les parties supérieure et antérieure de la poitrine, cylindrique en dedans, aplati en dehors, de forme sinueuse, divisé en *corps* et *extrémités*.

Corps. (Fig. 32.) Il présente deux faces et deux bords. La face supérieure est lisse, recouverte par la peau, le paucier, et les branches inférieures du plexus cervical ; — la face inférieure est creusée à sa partie moyenne d'une dépression correspondante au muscle sous-clavier ; en dedans elle présente une empreinte rugueuse pour l'insertion du ligament costo-claviculaire, et en dehors une autre empreinte oblique d'arrière en avant et de dedans en dehors à laquelle se fixent les deux parties du ligament coraco-claviculaire. — Le bord antérieur, concave en dehors, où il reçoit l'attache du deltoïde, est convexe en dedans où s'insère le grand pectoral. — Le bord postérieur convexe et concave en sens contraire, donne insertion en dehors au trapèze, et en dedans au sterno-mastoïdien.

Fig. 32.

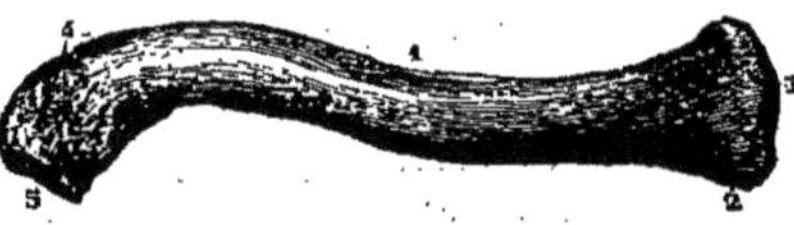

FIG. 32. — *Clavicule.* — 1. Corps. 2. Extrémité interne. — 3. Facette articulée avec le sternum. — 4. Inégalités pour l'insertion du ligament coraco-claviculaire. — 5. Facette articulée avec l'acromion.

Extrémité interne ou sternale. Elle est volumineuse, irrégulièrement quadrilatère, et présente une surface articulaire plus étendue que celle qu'on observe sur les parties latérales et supérieures du sternum, à laquelle elle s'unit.

Extrémité externe ou scapulaire. Plus petite que la précédente, aplatie de haut en bas, elle est pourvue d'une facette elliptique antéro-postérieure, inclinée en bas et en dehors, pour s'articuler avec l'omoplate.

La clavicule, principalement formée de substance compacte dans son corps et son extrémité externe, spongieuse dans ses parties interne et centrale, est creusée d'un canal médullaire rudimentaire, et se développe par un seul point d'ossification qui se montre dans sa partie moyenne du trentième au trente-cinquième jour de la vie fœtale.

OMOPLATE.

Os plat, irrégulier, situé à la partie postérieure de l'épaule, qu'il contribue essentiellement à former, de forme triangulaire, divisé en deux faces, trois bords et trois angles.

Face antérieure ou costale. Elle est concave, traversée par des crêtes parallèles auxquelles s'insèrent les lames aponévrotiques qui entrecoupent le muscle sous-scapulaire; elle porte le nom de *fosse sous-scapulaire.*

Face postérieure ou dorsale. (Fig. 33.) Elle présente à l'union de son quart supérieur avec ses trois quarts inférieurs, l'*épine de l'omoplate,* apophyse considérable et triangulaire, dont les deux faces, l'une supérieure et l'autre inférieure, sont horizontales; — des trois bords de cette apo-

Fig. 33.

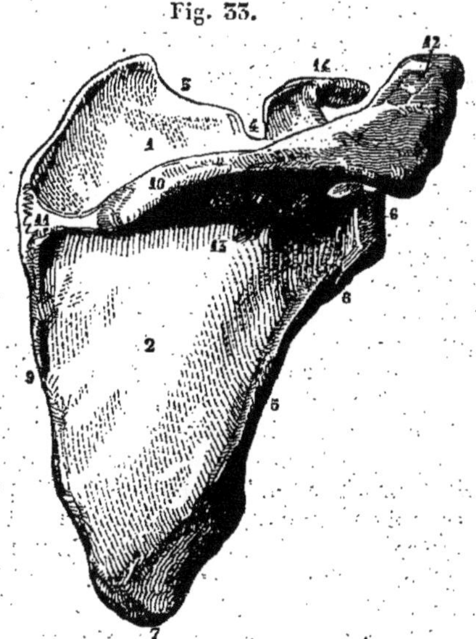

Fig. 33. — *Omoplate vue par sa face antérieure.* — 1. Fosse sus-épineuse. — 2. Fosse sous-épineuse. — 3. Bord coracoïdien. — 4. Échancrure coracoïdienne. — 5. Bord axillaire. — 6. Cavité glénoïde. — 7. Angle inférieur. — 8. Fossette pour l'insertion de la longue portion du muscle triceps. — 9. Bord interne. — 10. Épine de l'omoplate. — 11. Surface triangulaire sur laquelle glisse l'aponévrose d'insertion du trapèze. — 12. Acromion. — 13. Face inférieure de l'épine. — 14. Apophyse coracoïde.

physe, l'antérieur se continue avec le reste de l'os; — l'externe court, concave et lisse, regarde un peu en avant; — le postérieur, long et droit, donne insertion par sa partie moyenne en haut au trapèze, en bas au deltoïde; l'extrémité interne de ce bord forme un plan triangulaire sur lequel glisse l'aponévrose d'insertion du trapèze; son extrémité externe se prolonge en dehors en s'élargissant considérablement pour constituer l'*acromion*, apophyse volumineuse, de forme ovoïde, sur laquelle on distingue : une face postérieure recouverte par la peau; une face antérieure en rapport avec l'articulation scapulo-humérale; un bord supérieur muni d'une facette en dehors pour s'articuler avec la clavicule, rugueux dans le reste de son étendue où il donne attache au trapèze; un bord inférieur où s'insère le deltoïde; une extrémité interne continue avec le bord postérieur de l'épine, une extrémité externe qui forme la partie la plus élevée du moignon de l'épaule.

Au-dessus de l'épine de l'omoplate, on observe la fosse sus-épineuse, large en dedans, où elle donne attache au muscle sus-épineux, qui la remplit, étroite et plus profonde en dehors; au-dessous est la fosse sous-épineuse destinée au muscle de ce nom, beaucoup plus étendue que la précédente; en avant de cette fosse existe une surface longitudinale très étroite, divisée en deux parties par une ligne oblique, l'une supérieure plus petite où s'insère le petit rond, l'autre inférieure quadrilatère où s'implante le muscle grand rond.

Bords. Le supérieur ou coracoïdien est droit, horizontal, déprimé en avant par une échancrure qu'un ligament convertit en trou;—le postérieur ou spinal présente, à l'union de son cinquième supérieur avec ses quatre cinquièmes inférieurs, un angle très obtus, correspondant au bord postérieur de l'épine de l'omoplate; la partie de ce bord située au-dessus de l'angle, donne insertion au muscle angulaire; la partie située au-dessous reçoit l'attache des muscles sous-épineux en arrière, grand dentelé en avant, et rhomboïde au milieu. — Le bord antérieur ou axillaire est le plus épais; en haut il offre une empreinte ellipsoïde pour l'insertion de la longue portion du triceps brachial.

Angles. Le supérieur est droit; l'inférieur, très aigu, donne souvent attache à quelques fibres du muscle grand dorsal; l'interne est volumineux et tronqué; il présente une surface articulaire, la *cavité glénoïde*, surmontée d'une éminence horizontale, recourbée sur elle-même, l'*apophyse coracoïde.*—La cavité glénoïde, est elliptique, verticale, très superficielle, articulée avec la tête de l'humérus, et supportée par une partie étranglée qui en constitue le col.—L'apophyse coracoïde est cylindrique et présente une face supérieure convexe qui reçoit l'implantation du ligament coraco-claviculaire; une face inférieure concave en rapport avec la tête de l'humérus; un bord postérieur d'où part le ligament acromio-coracoïdien; un bord antérieur où se rend le tendon du petit pectoral; une base à laquelle s'insère le ligament coracoïdien; un sommet recouvert par les tendons réunis de la courte portion du biceps, et du muscle coraco-huméral.

L'omoplate, extrêmement mince au niveau des fosses sus et sous-épineuses, où elle est entièrement compacte, offre plus d'épaisseur sur le bord postérieur de l'épine, sur son bord axillaire, et surtout sur son angle antérieur, où elle devient principalement celluleuse.

Cet os se développe par un seul point d'ossification primitif et cinq points complémentaires : un pour l'apophyse coracoïde, deux pour l'acromion, un pour le bord postérieur, un pour l'angle inférieur.

BRAS.

Il est formé par un seul os, l'*humérus*.

HUMÉRUS.

Os long, situé sur les parties latérales du thorax, entre l'épaule et l'avant-bras, divisé en *corps* et *deux extrémités*.

Corps. (Fig. 34.) Il est prismatique et triangulaire dans ses deux tiers inférieurs, cylindrique en haut, où il prend le nom de *col chirurgical*, tordu sur son axe de dehors en dedans et d'avant en arrière, divisé en trois faces et trois bords. — La face externe présente à l'union de son tiers

Fig. 34.

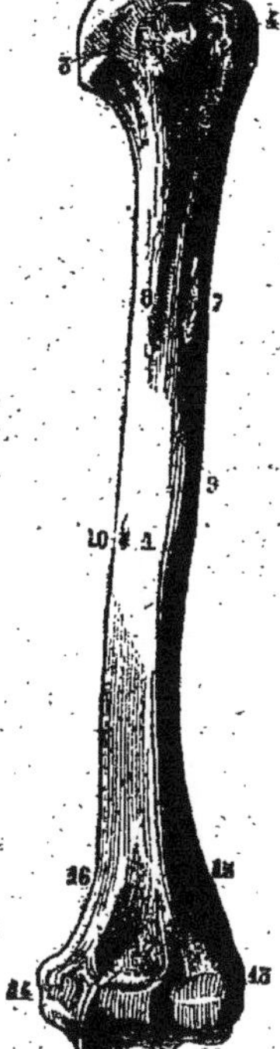

FIG. 34. — *Humérus*. — 1. Corps. — 2. Tête de l'humérus. — 3. Col anatomique. — 4. Grosse tubérosité. — 5. Petite tubérosité. — 6. Coulisse bicipitale. — 7. Empreinte pour l'insertion du coraco-huméral. — 8. Empreinte pour l'attache du deltoïde. — 9. Face externe. — 10. Face interne. — 11. Petite tête ou condyle de l'humérus. — 12. Poulie articulaire ou trochlée. — 13. Tubérosité externe ou épicondyle. — 14. Tubérosité interne ou épitrochlée. — 15. Bord externe. — 16. Bord interne. — 17. Fossette pour la réception de l'apophyse coronoïde du cubitus.

supérieur avec les deux tiers inférieurs l'empreinte deltoïdienne de forme angulaire, à base tournée en haut, destinée à l'insertion du deltoïde; plus bas, la gouttière de torsion qui remonte obliquement en arrière et en haut, et qu'occupent le nerf radial et l'artère humérale profonde. — La face interne, qui supérieurement est tournée en avant, regarde par sa partie intérieure directement en dedans; on observe sur sa partie moyenne une empreinte correspondante à l'implantation du coraco-huméral, le canal nourricier de l'os, dirigé obliquement de haut en bas, et un peu plus haut la *coulisse bicipitale*, gouttière verticale occupée par le tendon de la longue portion du muscle biceps, bornée par deux lèvres, l'une antérieure et externe plus saillante, où s'insère le grand pectoral, l'autre postérieure et interne, où se fixent le grand dorsal et le grand rond.—La face postérieure, plus large que les précédentes, est lisse, convexe, et obliquement traversée par la gouttière de torsion.—Le bord antérieur est saillant en haut, où il se confond avec la lèvre antérieure de la coulisse bicipitale, mousse en bas, où il est recouvert par le brachial antérieur.—Le bord externe, interrompu par la gouttière de torsion et à peine apparent en haut, devient très prononcé auprès de l'extrémité inférieure de l'os; il donne attache à l'aponévrose intermusculaire externe. — Le bord interne, plus prononcé aussi en bas, donne attache à l'aponévrose intermusculaire interne.

Extrémité supérieure. Elle est arrondie et offre trois tubérosités séparées par deux sillons : la plus volumineuse, de forme hémisphérique, et encroûtée de cartilages, pour s'articuler avec la cavité glénoïde de l'omoplate, forme la tête de l'humérus; — les deux autres, beaucoup plus petites, et non articulaires, sont séparées de la précédente par un sillon circulaire appelé *col anatomique de l'humérus*, et l'une de l'autre par la coulisse bicipitale qui permet de les distinguer en antérieure et postérieure. — La tubérosité antérieure, moins considérable, reçoit l'insertion du muscle sous-scapulaire; — la tubérosité postérieure, plus connue sous le nom de *grosse tubérosité*, offre trois facettes musculaires qui sont en procédant de dedans en dehors : l'une, supérieure, destinée au sus-épineux; l'autre, moyenne, plus étendue, occupée par le sous-épineux; la troisième, ou inférieure, donne attache au petit rond.

Extrémité inférieure. Elle est aplatie d'avant en arrière, et présente en procédant de dehors en dedans : 1° la tubérosité externe de l'humérus ou *épicondyle*, qui donne insertion au ligament latéral externe de l'articulation du coude et aux muscles de la région antibrachiale postérieure et superficielle; 2° la petite tête ou *condyle* de l'humérus, saillie hémisphérique articulée avec l'extrémité supérieure du radius; 3° un sillon antéro-postérieur en rapport avec le bourrelet qui circonscrit la fossette articulaire de la tête radicale; 4° la trochlée, poulie articulaire dirigée d'arrière en avant et de dehors en dedans, dont le bord interne descend beaucoup plus bas que l'externe; 5° la tubérosité interne ou *épitrochlée*, point de départ du ligament latéral interne, et de tous les muscles qui constituent la région antibrachiale antérieure et superficielle; 6° deux cavités, l'une antérieure plus petite, située au-dessus de la poulie articulaire, reçoit l'apophyse coronoïde du cubitus pendant la flexion forcée de l'avant-bras sur le bras; l'autre, postérieure, plus considérable, opposée à la précédente, loge le bec de l'olécrâne pendant l'état d'extension. Ces deux cavités sont séparées par une lame mince, souvent perforée.

L'humérus, spongieux à son extrémité supérieure, moitié celluleux et moitié compacte à son extrémité inférieure, est entièrement compacte dans sa partie moyenne, où il présente un canal médullaire très étendu.

Cet os se développe par sept points d'ossification : un pour le *corps*, deux pour l'*extrémité supérieure*, quatre pour l'*extrémité inférieure*.

AVANT-BRAS.

Il est formé par deux os, en dehors par le radius, en dedans par le cubitus.

RADIUS.

Os irrégulier, un peu moins long que le cubitus, divisé en *corps* et *deux extrémités*.

Corps. (Fig. 35.) Il est courbé sur son axe et séparé du cubitus par un espace elliptique, *espace interosseux* que remplit dans l'état normal une membrane fibreuse, *ligament interosseux*; sa forme prismatique et triangulaire permet de lui considérer trois faces et trois bords.

Fig. 35.

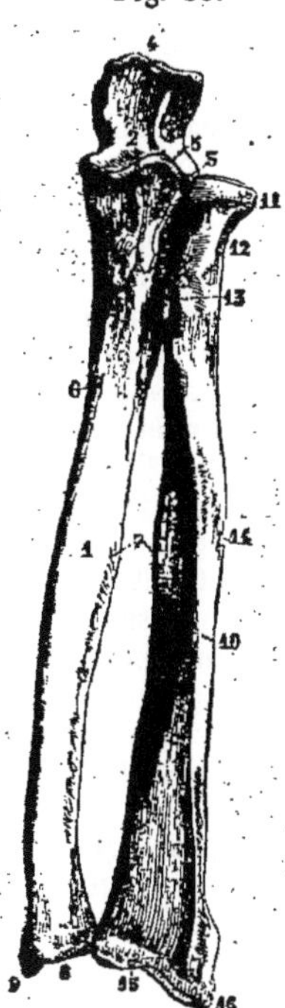

Fig. 35. — *Os de l'avant-bras.* — 1. Corps du cubitus. — 2. Grande échancrure sigmoïde. — 3. Petite échancrure sigmoïde. — 4. Olécrâne. — 5. Apophyse coronoïde. — 6. Conduit nourricier. — 7. Espace interosseux. — 8. Tête du cubitus. — 9. Apophyse styloïde du cubitus. — 10. Corps du radius. — 11. Tête du radius. — 12. Col du radius. — 13. Tubérosité bicipitale. — 14. Empreinte pour l'insertion du grand pronateur. — 15. Surface articulaire de l'extrémité inférieure du radius. — 16. Apophyse styloïde du même os.

La face antérieure, étroite en haut, large en bas, creusée d'une gouttière longitudinale très superficielle, offre l'orifice du conduit nourricier de l'os obliquement dirigé de bas en haut ;— la face postérieure est plane et moins large que la précédente; — la face externe convexe présente à sa partie moyenne une empreinte rugueuse pour l'insertion du muscle grand pronateur.

Le bord antérieur est mousse; le bord postérieur est moins prononcé encore; le bord interne, concave, et tranchant, donne attache au ligament interosseux.

Extrémité supérieure. On y remarque la *tête*, le *col* et la *tubérosité bicipitale* du radius. — La tête revêt la forme d'un petit cylindre de 6 à 8 millimètres de hauteur, creusée supérieurement d'une dépression circulaire peu profonde pour s'articuler avec le condyle de l'humérus, encroûtée sur la partie interne de sa surface d'une lame cartilagineuse pour s'unir à la petite cavité sigmoïde du cubitus, continue par sa partie inférieure avec le col. — Celui-ci, dont la longueur varie de 10 à 12 millimètres environ, sépare la tête, de la tubérosité bicipitale; il est cylindrique aussi et se dirige un peu obliquement de haut en bas et de dehors en dedans. — La tubérosité bicipitale est elliptique, verticale, située au côté interne de l'os, unie dans sa partie antérieure, sur laquelle glisse le tendon du muscle biceps, rugueuse dans sa partie postérieure, où se fixe ce tendon.

Extrémité inférieure. Elle est beaucoup plus volumineuse que la supérieure, de forme cubique, et présente :

En bas, une surface articulaire, concave, triangulaire, divisée par une petite crête antéro-postérieure en deux portions; l'une, interne, qui s'articule avec l'os semi-lunaire; l'autre, externe, qui s'articule avec le scaphoïde;

En dehors, l'apophyse styloïde, éminence pyramidale, triangulaire, donnant attache au ligament latéral externe de l'articulation du poignet;

En dedans, une échancrure demi-circulaire unie au cubitus;

En avant, des inégalités où se fixe le ligament antérieur de l'articulation radio-carpienne;

En arrière, plusieurs gouttières ou coulisses tendineuses qui sont, en procédant de dehors en dedans : 1° une coulisse oblique occupant la face externe de l'apophyse styloïde, elle loge les tendons juxtaposés du petit extenseur et du long abducteur du pouce; 2° une seconde coulisse bornée par des crêtes saillantes et occupée par les tendons des muscles radiaux externes; 3° enfin une coulisse un peu plus large, subdivisée en deux coulisses d'inégales dimensions par une crête longitudinale : c'est la coulisse de l'extenseur commun des doigts, et de l'extenseur propre de l'index.

Le radius, celluleux à ses extrémités, surtout à son extrémité inférieure, est compacte dans sa partie moyenne, que parcourt un canal médullaire très étroit.

Cet os se développe par trois points d'ossification, un pour le corps, et un pour chaque extrémité.

CUBITUS.

Os long, irrégulier et volumineux à sa partie supérieure, étroit et cylindrique à sa partie inférieure, divisé en *corps* et *deux extrémités*.

Corps. Sa forme est celle d'un prisme à base triangulaire; il présente par conséquent trois faces et trois bords : une face antérieure large et plane en haut, étroite et convexe en bas, traversée par le conduit nourricier de l'os qui se dirige obliquement de bas en haut, c'est-à-dire dans le même sens que celui du radius, et en sens contraire de celui de l'humérus ; — une face postérieure légèrement convexe, divisée longitudinalement par une ligne saillante en deux portions inégales ; — une face interne très large en haut, se rétrécissant beaucoup en bas, où elle devient antérieure. — Un bord antérieur mousse destiné à des insertions musculaires ; un bord postérieur qui cesse d'exister vers le quart inférieur de l'os ; un bord externe tranchant qui donne attache au ligament interosseux.

Extrémité supérieure. Elle est creusée en avant d'une échancrure considérable en forme de crochet, destinée à s'adapter à la poulie articulaire de l'humérus. Cette échancrure, nommée *grande cavité sigmoïde du cubitus*, résulte du concours de deux branches, l'une, verticale, qui constitue l'olécrâne, l'autre, horizontale, qui forme l'apophyse *coronoïde.*

L'olécrâne présente : une face postérieure lisse en haut, rugueuse en bas, où elle donne insertion au triceps ; une face antérieure articulaire, concave, divisée par une crête verticale en deux parties latérales d'inégale largeur ; deux bords plus ou moins rugueux ; une base sur laquelle on observe un léger étranglement ; un sommet en forme de crochet qui durant l'extension de l'avant-bras sur le bras vient se réfugier dans la cavité olécrânienne de l'humérus.

L'apophyse coronoïde offre une face inférieure rugueuse, occupée par l'insertion du muscle brachial antérieur ; une face supérieure concave, articulaire, divisée en deux parties inégales par une crête qui fait suite à celle de la face antérieure de l'olécrâne ; un bord interne rugueux, où s'attache le ligament latéral interne de l'articulation du coude ; un bord externe creusé d'une échancrure appelée *petite cavité sigmoïde*, et articulée avec la tête du radius ; un bord antérieur demi-circulaire en forme de crochet, reçu dans la cavité coronoïde de l'humérus pendant la flexion de l'avant-bras sur le bras.

Extrémité inférieure. Elle offre beaucoup d'analogie avec l'extrémité supérieure du radius. Comme cette dernière, elle est cylindrique, munie d'une surface articulaire en bas, d'une seconde surface articulaire sur la partie externe de sa circonférence, soudée en haut à la partie la plus étroite du corps, qui lui forme un véritable col et justifie le nom de tête du cubitus qui lui a été donné. Du côté interne de cette tête naît un prolongement cylindrique vertical appelé *apophyse styloïde du cubitus.* Cette apophyse, qui donne attache par son sommet au ligament latéral interne de l'articulation du poignet, et séparée en arrière de la tête de l'os par une gouttière destinée au passage du tendon du cubital postérieur, en bas et en dedans par une dépression inégale qui reçoit l'insertion d'un ligament inter-articulaire.

Le cubitus, compacte à sa partie moyenne, où l'on observe un canal médullaire étroit, est principalement spongieux à son extrémité supérieure.

Cet os se développe par trois points d'ossification : un pour le corps, un pour chaque extrémité ; celui du corps paraît le premier, du trente-cinquième au quarante-cinquième jour ; les autres se montrent après la naissance, l'inférieur d'abord, puis le supérieur. Vers l'âge de sept à huit ans on voit naître un point osseux complémentaire pour l'olécrâne. L'extrémité supérieure, conformément à la loi signalée par M. le professeur A. Bérard, se soude la première avec la diaphyse. Il en est de même pour le radius.

MAIN.

Elle est composée de trois parties : le *carpe*, le *métacarpe* et les *doigts*.

CARPE.

Fig. 36. Il résulte de l'assemblage de huit osselets d'une forme irrégulière, disposés sur *deux rangées*, l'une *supérieure*, l'autre *inférieure*.

Fig. 36.

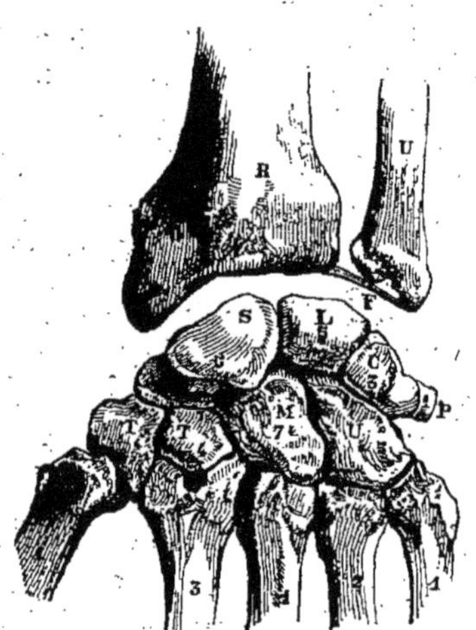

Fig. 36. — *Os du carpe*. — R. Extrémité inférieure du radius. — U. Extrémité inférieure du cubitus. — F. Fibro-cartilage inter-articulaire de l'articulation radio-cubitale. — S. Scaphoïde. — L. Semi-lunaire. — C. Cunéiforme ou pyramidal. — P. Pisiforme. — T. Trapèze. — T. Trapézoïde. — M. Os maximum, grand os. — U. Unciforme. — (Les chiffres inscrits sur chacun des os du carpe, indiquent le nombre de leurs facettes articulaires.)

Rangée supérieure ou antibrachiale. Les osselets qui la forment, au nombre de quatre, sont, en procédant de dehors en dedans, ou du pouce vers le petit doigt : le *scaphoïde*, le *semi-lunaire*, le *pyramidal* et le *pisiforme*. Malgré l'irrégularité qui leur est propre, on peut les considérer, ainsi que ceux qui appartiennent à la seconde rangée, sous six rapports : en haut, en bas, en avant, en arrière, en dehors et en dedans.

1° *Scaphoïde*. Il est le plus volumineux de cette rangée, allongé transversalement, et présente, en haut une surface convexe, triangulaire, articulée avec le radius ; en bas, deux facettes pour l'articulation de cet os avec le trapèze et le trapézoïde ; en avant, une surface étroite, destinée à des insertions ligamenteuses ; en arrière, une rainure occupée par des insertions de même nature ; en dehors une extrémité mousse où s'insère le ligament latéral externe de l'articulation radio-carpienne ; en dedans, deux facettes, l'une supérieure étroite, en forme de croissant qui se joint au semi-lunaire, l'autre inférieure, beaucoup plus considérable, en rapport avec le grand os.

2° *Semi-lunaire.* Il offre : en haut, une surface convexe triangulaire, articulée avec le radius ; en bas, une facette concave, unie au grand os et à l'os crochu ; en avant et en arrière, des surfaces rugueuses où s'implantent des ligaments ; en dehors, une facette plane, taillée en croissant, et unie au scaphoïde ; en dedans, une autre facette de forme triangulaire en rapport avec le pyramidal.

3° *Pyramidal.* Un peu moins volumineux que le précédent ; on y voit : en haut, une facette convexe contiguë au fibro-cartilage de l'articulation radio-cubitale ; en bas, une surface légèrement concave, dirigée obliquement, articulée avec l'os crochu ; en avant, une facette cartilagineuse plane contiguë au pisiforme, et une empreinte ligamenteuse ; en arrière, une empreinte semblable ; en dehors, une surface plane en contact avec le pisiforme ; en dedans, quelques légères rugosités pour l'attache d'un ligament.

4° *Pisiforme.* Le plus petit de tous les os du carpe, placé sur un plan antérieur aux trois précédents, semi-ovoïde plutôt que pisiforme, cet os présente en arrière une facette plane ovalaire, unie à une facette correspondante du pyramidal, et en avant une surface convexe, inégale, où se fixent, en haut, le tendon du cubital antérieur, en bas l'adducteur du petit doigt, en dehors le ligament annulaire antérieur du corps, en dedans quelques fibres ligamenteuses.

Rangée inférieure ou métacarpienne. Elle comprend aussi quatre os, qui sont : de dehors en dedans, le *trapèze*, le *trapézoïde*, le *grand os*, et l'*os crochu*.

1° *Trapèze.* On y remarque : en haut, une facette concave unie au scaphoïde ; en bas, une facette beaucoup plus étendue, concave et convexe en sens opposé, articulée avec le premier os du métacarpe ; en avant, une petite gouttière que traverse le tendon du grand palmaire, et une saillie où s'insère le ligament annulaire du carpe ; en arrière et en dehors, des empreintes ligamenteuses ; en dedans, deux facettes, l'une large et concave pour le trapézoïde, l'autre étroite et plane pour le second os du métacarpe.

2° *Trapézoïde.* Il est plus petit que le précédent, allongé d'arrière en avant, et offre : en haut, une facette très étroite contiguë au scaphoïde ; en bas, une autre facette traversée par une ligne saillante et articulée avec le second os du métacarpe ; en avant, où il est large, et en arrière, où il se rétrécit, des inégalités pour l'attache des ligaments ; en dehors, une surface légèrement convexe, jointe au trapèze ; en dedans, une petite facette plane, au contact avec le grand os, et bornée postérieurement par des insertions ligamenteuses.

3° *Grand os.* Il est le plus considérable des os de cette rangée, et irrégulièrement conoïde ; on y observe : en haut, une tête arrondie soutenue par une sorte de col, et reçue dans une cavité formée par le scaphoïde et le semi-lunaire ; en bas, une triple facette articulaire, dont la portion moyenne, plus étendue, s'unit au troisième os du métacarpe, tandis que les latérales, beaucoup plus petites, sont contiguës au second et au quatrième; en avant, où il est étroit, et en arrière, où il offre une surface large et convexe, des insertions ligamenteuses; en dehors, une facette plane jointe au trapézoïde; en dedans, une surface plus considérable, articulée avec l'os crochu.

4° *Os crochu, ou unciforme.* Sa forme est celle d'un coin; on y observe : en haut, un angle mousse contigu au semi-lunaire; en bas, une double facette pour le quatrième et le cinquième métacarpien; en arrière, une surface large triangulaire, à insertions ligamenteuses; en avant, des empreintes destinées à des insertions semblables, et une éminence considérable, recourbée sur elle-même, servant à l'attache du ligament annulaire; en dehors, une surface qui s'articule en partie avec le grand os, et présente en partie des empreintes ligamenteuses; en dedans, une facette oblique, unie au pyramidal.

Les os du carpe sont essentiellement spongieux, et se développent par un seul point d'ossification qui se montre après la naissance, à une époque variable pour chacun d'eux. Le pisiforme est celui qui présente l'ossification la plus tardive; il s'ossifie de douze à quinze ans.

MÉTACARPE.

Il est composé de cinq os, distingués par les noms de *premier*, *second*, etc., en procédant du bord radial au bord cubital de la main. Le premier métacarpien présente une conformation qui lui est propre; les quatre derniers sont conformés sur le même type.

Premier métacarpien. (Fig. 37.) Il est plus court et plus volumineux que les autres os de la même classe; son corps est aplati, concave en avant, convexe en arrière, et limité par deux bords latéraux aigus; son extrémité supérieure ou carpienne, concave d'avant en arrière et convexe transversalement, s'articule avec le trapèze; son extrémité inférieure, arrondie, s'unit à la première phalange du pouce.

Des quatre derniers métacarpiens. Ils sont articulés entre eux et forment une sorte de gril quadrilatère dont les intervalles, mesurés par la disproportion de volume qui existe entre leurs corps et leurs extrémités, ont pris le nom d'espaces interosseux. Ce plan quadrilatère et taillé à jour présente une face antérieure concave qui répond à la paume de la main; une face postérieure convexe qui forme le dos de la main; un bord externe ou radial, un bord interne ou cubital, dirigés verticalement l'un et l'autre; une extrémité supérieure ou carpienne, sinueuse, et articulée avec la seconde rangée des os du carpe; une extrémité inférieure ou digitale, formée par quatre têtes, destinées à s'articuler avec les premières phalanges des doigts qui leur correspondent.

Ces métacarpiens offrent à considérer un corps et deux extrémités. Leur corps est prismatique et triangulaire; de ces trois faces, deux sont latérales et regardent les espaces interosseux; la troisième, qui répond au dos de la main, est convexe, et en rapport avec les tendons des muscles extenseurs. Des trois bords, deux sont latéraux; le troisième est antérieur, et concave. — Leur extrémité supérieure, très renflée, est remarquable par la présence de cinq facettes, deux à insertions ligamenteuses, l'antérieure et la postérieure, et trois articulaires; de ces trois dernières, l'une, placée à l'extrémité proprement dite, répond à l'un des os du carpe; les deux autres, placées sur les parties latérales, s'articulent avec les facettes adjacentes des autres métacarpiens.—Leur extrémité inférieure, formée par une tête aplatie d'un côté à l'autre, est creusée en dedans et en dehors d'un enfoncement derrière lequel existe une saillie pour l'insertion des ligaments latéraux.

Fig. 37.

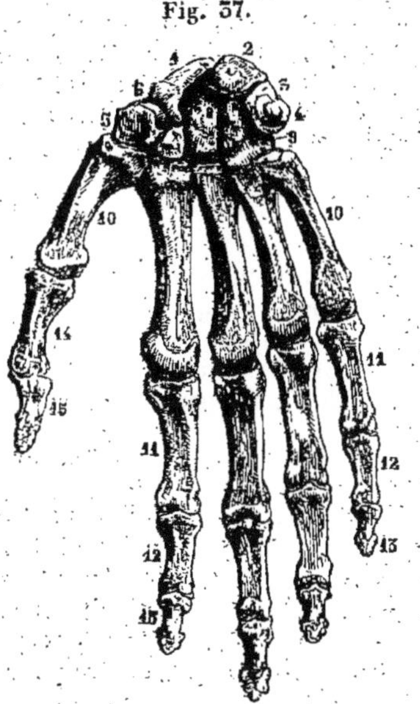

FIG. 37. — *Main vue par sa face antérieure.* — 1. Scaphoïde. — 2. Semi-lunaire. — 3. Pyramidal. — 4. Pisiforme. — 5. Trapèze. — 6. Gouttière pour la réception du tendon du grand palmaire. — 7. Trapézoïde. — 8. Grand os. — 9. Os crochu. — 10, 10. Métacarpe. — 11, 11. Premières phalanges des quatre derniers doigts. — 12, 12. Secondes phalanges des mêmes doigts. — 13, 13. Troisièmes phalanges des mêmes doigts. — 14. Première phalange du pouce. — 15. Seconde phalange du pouce.

La structure des métacarpiens est celle de tous les os longs : celluleux à leurs deux extrémités, ils sont compactes à leur partie moyenne, pourvue aussi d'un canal médullaire rudimentaire.

Ces os se développent chacun par deux points d'ossification; mais sous ce rapport encore le premier métacarpien diffère de tous les autres : des deux points osseux qui lui sont propres, l'un appartient au corps et à l'extrémité inférieure, l'autre à l'extrémité supérieure. Dans les quatre derniers métacarpiens, le premier point est affecté au corps et à l'extrémité supérieure, le second à l'extrémité inférieure.

DOIGTS.

Ce sont des appendices isolés et parfaitement indépendants les uns des autres, distingués par les noms de *premier*, *second*, *troisième*, *quatrième* et *cinquième* en allant du bord radial ou externe au bord cubital ou interne. Chaque doigt, à l'exception du pouce, qui n'en présente que deux, est composé de trois petites colonnes ou phalanges, distinguées également par les noms de *première*, *seconde* et *troisième* en comptant de haut en bas; les secondes phalanges ont aussi reçu le nom de *phalangines*, et les troisièmes celui de *phalangettes*.

PREMIÈRES PHALANGES.

Elles diminuent successivement de volume en procédant du pouce au petit doigt, et présentent : 1° un corps creusé en avant d'une gouttière verticale pour loger les tendons des muscles fléchisseurs, convexe en arrière, où il est recouvert par les tendons des extenseurs, tranchant sur les côtés, où il donne attache à une gaîne tendineuse; 2° une extrémité supérieure ou métacarpienne oblongue transversalement creusée d'une petite cavité glénoïde pour recevoir la tête du métacarpien correspondant; 3° une extrémité inférieure taillée en poulie.

DEUXIÈMES PHALANGES.

Le pouce en est dépourvu; elles sont plus minces et plus courtes que les précédentes, auxquelles elles ressemblent par la configuration de leur corps et de leur extrémité inférieure, et dont elles ne diffèrent que par leur extrémité supérieure, où l'on voit deux facettes articulaires concaves, séparées l'une de l'autre par une saillie antéro-postérieure.

TROISIÈMES PHALANGES.

Leur corps est irrégulièrement conique, leur extrémité supérieure semblable à celle des secondes phalanges, leur extrémité inférieure arrondie en fer à cheval, aplatie d'avant en arrière, et très inégale.

Les phalanges sont principalement composées de tissu compacte.

Elles se développent par deux points d'ossification, un pour le corps et l'extrémité inférieure, l'autre pour l'extrémité supérieure.

MEMBRES INFÉRIEURS.

Ils se composent de quatre parties : la *hanche*, la *cuisse*, la *jambe* et le *pied*.

HANCHE.

Elle est constituée par un seul os, l'os de la hanche, appelé aussi *os iliaque*, *coxal*, ou *innominé*; les deux os iliaques, en se réunissant par leur partie antérieure, forment une ceinture, la *ceinture pelvienne*, dont Vicq-d'Azyr a très bien démontré l'analogie avec celle que forment les deux épaules réunies par le ligament inter-claviculaire; la ceinture pelvienne, beaucoup plus considérable que la ceinture scapulaire, est complétée en arrière par le sacrum; les os de la hanche, en s'articulant ainsi, d'une part entre eux par leur partie antérieure, d'une autre part avec le rachis, par leur partie postérieure, produisent le bassin, dont toutes les pièces élémentaires nous seront connues lorsque nous aurons décrit l'os iliaque.

OS ILIAQUE.

Os plat, irrégulier, recourbé sur lui-même de telle sorte qu'en haut il est aplati de dehors en dedans, et en bas d'avant en arrière, rétréci à sa partie moyenne, où il offre plus d'épaisseur, divisé en deux faces, quatre bords et quatre angles.

Face externe ou fémorale. (Fig. 38.) Elle présente : 1° en haut, la *fosse iliaque externe*, alternativement convexe et concave, et parcourue par deux lignes courbes à insertion musculaire : l'une, postérieure, improprement appelée ligne demi-circulaire supérieure, part de l'échancrure sciatique pour se porter directement en haut à la crête iliaque ; l'autre, antérieure, appelée ligne demi-circulaire inférieure, part aussi de l'échancrure sciatique pour venir se terminer à la partie antérieure de la même crête ; toute la portion de la face externe qui est en arrière de la ligne demi-circulaire supérieure donne attache au muscle grand fessier ; toute celle qui

Fig. 38.

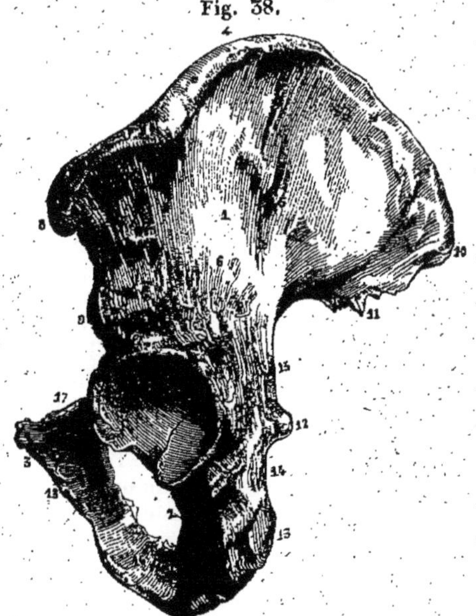

FIG. 38. — *Os iliaque vu par sa face externe.* — 1. Portion supérieure ou iléon. — 2. Portion inférieure ou ischion. — 3. Portion antérieure ou pubis. — 4. Crête de l'os iliaque. — 5. Fosse iliaque externe. — 6. Surface recouverte par le petit fessier. — 7. Cavité cotyloïde. — 8. Épine iliaque antérieure et supérieure. — 9. Épine iliaque antérieure et inférieure. — 10. Épine iliaque postérieure et supérieure. — 11. Épine iliaque postérieure et inférieure. — 12. Épine sciatique. — 13. Grande échancrure sciatique. — 14. Petite échancrure sciatique. — 15. Tubérosité de l'ischion. — 16. Branche ascendante de l'ischion. — 17. Branche horizontale du pubis. — 18. Branche descendante du pubis.

est comprise entre les deux lignes courbes reçoit l'insertion du moyen fessier ; enfin celle qui est située en avant de la ligne demi-circulaire inférieure est recouverte par le petit fessier ; — 2° au-dessous de cette fosse, la *cavité cotyloïde,* destinée à loger la tête du fémur, dirigée en dehors en bas et un peu en avant, creusée à sa partie interne d'une dépression irrégulière, appelée arrière-fond de la cavité cotyloïde, limitée par un bord circulaire tranchant, sur lequel on observe deux dépressions, l'une supérieure, l'autre inférieure, et une échancrure profonde, qui est convertie en trou par un ligament sous lequel passent les vaisseaux qui se portent à l'articulation ; — 3° en avant de la cavité cotyloïde, le trou sous-pubien, ou obturateur, ovalaire chez l'homme, triangulaire chez la femme, où il est plus petit, et fermé à l'état normal par une membrane fibreuse qui s'insère à sa circonférence ; — 4° au-dessus de ce trou, la gouttière sous-pubienne obliquement dirigée d'arrière en avant et de dehors en dedans, parcourue par les vaisseaux et nerf obturateurs et offrant deux lèvres, l'une antérieure, qui se continue avec la demi-circonférence interne du trou sous-pubien, l'autre postérieure, qui se continue avec sa demi-circonférence externe ; — 5° en avant, une surface quadrilatère plus large en haut qu'en bas, sur laquelle se fixent les adducteurs et l'obturateur externe.

Face interne ou pelvienne. Elle est concave, regarde en dedans par sa partie supérieure et en arrière par sa partie inférieure. On y remarque : 1° en haut, la fosse iliaque interne très étendue, irrégulière, occupée par le muscle de même nom ; — 2° au milieu, une ligne courbe qui limite en bas la fosse iliaque et fait partie du détroit supérieur du bassin ; — 3° plus bas, la gouttière sous-pubienne et le trou sous-pubien ; en dehors de ce trou une surface quadrilatère, qui répond à la cavité cotyloïde, et qui est recouverte par l'obturateur interne ; en dedans, une autre surface lisse en rapport avec la vessie ; — 4° en arrière, la tubérosité iliaque disposée en plan incliné, inégale sur sa partie postérieure, qui donne attache à de forts ligaments, offrant en avant une facette de forme auriculaire pour s'articuler avec le sacrum.

Bords. Le supérieur, appelé *crête iliaque*, est épais, horizontal et contourné en *S* italique. Il donne insertion par sa lèvre interne au transverse, par sa lèvre externe au grand oblique, par son interstice à l'oblique interne.

L'inférieur ou pubien est le plus court ; il est composé de deux parties : l'une, verticale, épaisse, elliptique, qui s'articule avec celle du côté opposé pour former la symphyse du pubis ; l'autre, oblique en bas et en dehors, est constituée par les branches descendante du pubis et ascendante de l'ischion.

L'antérieur, profondément échancré, alternativement convexe et concave, présente de dehors en dedans : 1° l'épine iliaque antérieure et supérieure ; 2° une échancrure ; 3° l'épine iliaque antérieure et inférieure pour l'insertion du tendon direct du muscle droit antérieur de la cuisse ; 4° une seconde échancrure plus considérable que la première, occupée par les muscles psoas et iliaque, les vaisseaux cruraux et le nerf crural ; 5° l'éminence iléo-pectinée, saillie arrondie et peu proéminente, à laquelle se fixe le tendon du petit psoas ; 6° la branche horizontale du pubis, pyramidale et triangulaire, dont la base regarde en dehors, et dont la face supérieure, limitée en avant par la lèvre antérieure de la gouttière sous-pubienne, a pour limite postérieure la crête pectinéale ; 7° l'épine du pubis, éminence peu considérable située au sommet de la branche horizontale du pubis ; 8° enfin, l'angle du pubis.

Le postérieur est, comme le précédent, fortement échancré. On y remarque, en procédant de haut en bas : l'épine iliaque postérieure et supérieure ; une très petite échancrure ; l'épine iliaque postérieure et inférieure, formée par un prolongement de la facette auriculaire ; plus bas, la grande échancrure sciatique, qui donne passage au nerf sciatique, aux artères fessière, ischiatique et honteuse interne, ainsi qu'au muscle pyramidal ; l'épine sciatique, apophyse aiguë et tranchante sur laquelle s'insère le petit ligament sacro-sciatique; au-dessous de cette épine, la petite échancrure sciatique, servant de poulie de réflexion au muscle obturateur interne; enfin, à son extrémité la plus inférieure, la *tubérosité de l'ischion*, apophyse volumineuse, qui donne insertion aux muscles postérieurs de la cuisse et au grand ligament sacro-sciatique.

Angles. Ils sont : 1° supérieurs, l'un antérieur, formé par l'épine iliaque antéro-supérieure; l'autre postérieur, constitué par l'épine iliaque postéro-supérieure; 2° inférieurs, l'un antérieur aussi, qui a pris le nom d'*angle du pubis*, l'autre postérieur, composé par la tubérosité de l'ischion.

L'os iliaque est épais et très celluleux, excepté au centre des fosses iliaques, où il est mince et entièrement compacte.

Cet os se développe par trois points d'ossification primitifs et par trois points complémentaires.

Les trois points d'ossification primitifs occupent, l'un les fosses iliaques, l'autre la tubérosité de l'ischion, et le troisième l'angle du pubis. Les trois pièces qu'ils forment restent longtemps distinctes et ont été décrites chacune sous un nom différent, la supérieure sous le nom d'*ilion*, l'inférieure sous le nom d'*ischion*, et l'antérieure sous celui de *pubis*. Ces trois pièces viennent se réunir dans la cavité cotyloïde, qu'elles forment par leur conjugaison. Trois lignes cartilagineuses disposées en Y au fond de cette cavité indiquent leurs points de jonction.

L'ischion et le pubis se réunissent au niveau de la partie moyenne du bord inférieur de l'os, de telle sorte que ce bord est formé en haut par le pubis, en bas par l'ischion; la première moitié a reçu le nom de *branche descendante du pubis*, et la seconde celui de *branche ascendante de l'ischion*.

Des trois points complémentaires, l'un occupe le fond de la cavité cotyloïde; il a été signalé par M. Serres, qui a considéré la lame osseuse qui en résulte comme une quatrième pièce. Cette lame, configurée en Y, se soude avec les trois autres dans l'homme; mais dans quelques animaux, particulièrement dans les marsupiaux, elle demeure toujours distincte : de là le nom d'*os marsupial* sous lequel cet auteur l'a désignée. Le second point complémentaire appartient à la crête iliaque, qu'il recouvre dans toute sa longueur. Le troisième est une dépendance de la tubérosité de l'ischion.

De douze à quinze ans, l'ilion, l'ischion et le pubis se soudent entre eux et avec l'os marsupial; à la même époque apparaissent les deux derniers points épiphysaires.

BASSIN EN GÉNÉRAL.

Le bassin est une grande cavité infundibuliforme résultant de la jonction des membres inférieurs et du rachis.

1° *Figure et dimensions.* La forme de cette cavité est celle d'un cône dont la surface, très évasée en haut, se rétrécit brusquement à sa partie moyenne. Cet étranglement, qui forme le détroit supérieur du bassin, a pour effet de diviser la cavité pelvienne en deux cavités secondaires : l'une, supérieure, ovalaire transversalement, fortement échancrée en avant; l'autre, inférieure, représentant une sorte de canal qui se termine en bas par une ouverture très irrégulière improprement appelée *détroit inférieur*. L'axe de ces deux cavités n'est pas le même ; celui du grand bassin, obliquement dirigé de haut en bas et d'avant en arrière, est représenté par une ligne qui partant de l'ombilic irait tomber sur la partie inférieure de la courbure du sacrum ; celui du petit bassin se dirige, au contraire, de haut en bas et d'arrière en avant, suivant une ligne qui, partie de la concavité du sacrum, passerait par le centre du détroit inférieur. Ces deux axes sont donc inclinés l'un sur l'autre ; par leur rencontre ils interceptent un angle obtus ouvert en avant, qui est assez exactement mesuré par la concavité du sacrum. En outre ils sont inclinés sur l'axe du corps ; l'angle qui résulte de l'entrecroisement de cet axe avec l'axe du détroit supérieur a reçu le nom d'*inclinaison du bassin*. Il est de 30° environ, et varie aux différents âges ; très considérable chez l'enfant, l'obliquité du bassin diminue chez l'adulte et redevient chez le vieillard ce qu'elle était au début de la vie : dans les premières années qui suivent la naissance, elle dépend de la forme même du bassin, et, dans la vieillesse, de l'incurvation du tronc en avant, qui se rapproche de la position horizontale, comme chez les quadrupèdes.

Fig. 39.

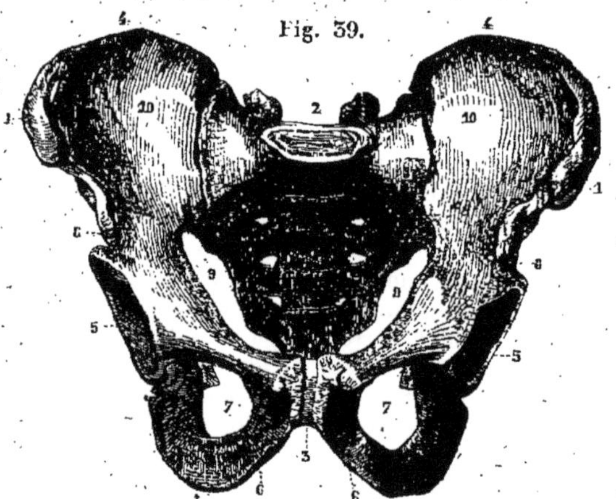

Fig. 39. — *Bassin d'homme*. — 1, 1. Épine iliaque antérieure. — 2. Base du sacrum. — 3. Angle du pubis. — 4, 4. Crête des os iliaques. — 5, 5. Cavités cotyloïdes. — 6, 6. Tubérosités des ischions. — 7, 7. Trous ovales sous-pubiens. — 8, 8. Épines iliaques antérieures et inférieures. — 9, 9. Détroit supérieur. — 10, 10. Fosses iliaques internes.

2° *Différences sexuelles*. Le squelette, dans les deux sexes, diffère surtout par la configuration du bassin : les dimensions transversales et antéro-postérieures prédominent dans le bassin de la femme, et les dimensions verticales dans celui de l'homme. Il est facile de constater ces différences en mesurant comparativement dans l'un et l'autre sexe l'espace qui sépare les crêtes iliaques, celui qui s'étend de la symphyse du pubis à la courbure du sacrum, la distance comprise entre l'épine iliaque antéro-supérieure et la tubérosité de l'ischion, la hauteur de la symphyse pubienne, etc. ; en outre, les fosses iliaques chez la femme sont plus larges, les crêtes iliaques moins sinueuses, les tubérosités ischiatiques plus écartées, les branches ascendantes de l'ischion plus relevées et comme renversées en haut; l'arcade pubienne est plus arrondie et plus large; enfin l'intervalle compris entre l'angle du pubis et la cavité cotyloïde devient plus considérable, et de là résulte pour elle un écartement plus grand du fémur, une saillie plus prononcée des trochanters et la démarche qui lui est particulière.

Fig. 40.

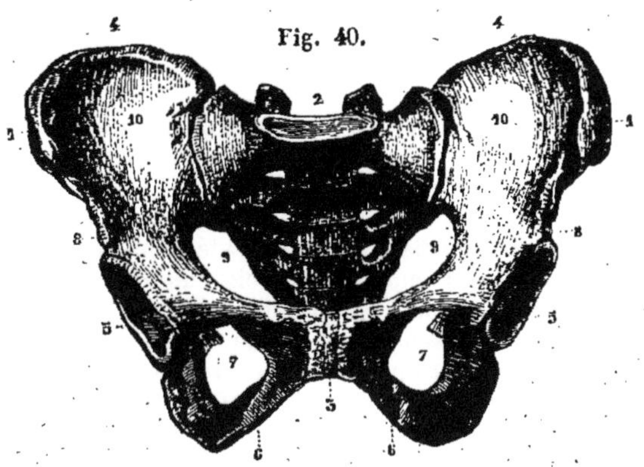

Fig. 40. — *Bassin de femme.* — (Même texte explicatif.)

3° *Division.* Le bassin présente à considérer une *surface externe*, une *surface interne* et deux *circonférences*, l'une *supérieure*, l'autre *inférieure.*

Surface externe. Elle comprend quatre régions: 1° une région antérieure où l'on observe, sur la ligne médiane, la symphyse du pubis plus longue chez l'homme que chez la femme; sur les côtés, une surface quadrilatère, où se fixent les adducteurs, le trou sous-pubien, la gouttière souspubienne et la cavité cotyloïde; — 2° une région postérieure qui offre, sur la ligne médiane, les apophyses épineuses sacrées, l'échancrure qui termine le canal sacré, une suture indice de l'union du sacrum et du coccyx, la face spinale de celui-ci; sur les côtes, la gouttière sacrée, les trous sacrés postérieurs, les saillies correspondantes aux apophyses transverses et articulaires; un enfoncement profond qui répond à l'articulation sacro-iliaque et que remplissent des faisceaux ligamenteux; la tubérosité de l'ischion, qui fait une saillie considérable en arrière; — 3° deux faces latérales qui sont formées par la fosse iliaque externe, une partie de la cavité cotyloïde et une partie de l'ischion.

Surface interne. Elle comprend deux parties : le grand et le petit bassin. Le grand bassin affecte la forme conique; il présente en avant une vaste échancrure, en arrière l'angle sacro-vertébral, sur les parties latérales les fosses iliaques internes.

Le petit bassin est cylindrique; il offre deux circonférences et une cavité appelée *excavation.*

1° La circonférence supérieure, irrégulièrement circulaire, plus large chez la femme que chez l'homme, est constituée d'arrière en avant par la base du sacrum, la ligne courbe horizontale de la face interne de l'os iliaque, la crête pectinéale, et la symphyse pubienne. On lui considère quatre diamètres : l'un antéro-postérieur ou sacro-pubien, qui est de 11 centimètres (4 pouces); un second transversal, qui est de 14 centimètres (5 pouces), et deux autres obliques étendus de l'éminence iléo-pectinée d'un côté à la symphyse sacro-iliaque du côté opposé; ceux-ci présentent une étendue de 12 centimètres environ (4 pouces et demi). Ces dimensions sont celles qu'on observe chez une femme bien conformée; chez l'homme elles sont moins considérables.

2° La circonférence inférieure offre trois échancrures séparées par trois éminences. Des trois échancrures, deux sont postérieures et latérales, formées par le sacrum et le coccyx en dedans, par l'échancrure sciatique en dehors, et appelées pour cette raison *échancrures sacro-sciatiques*. La troisième est antérieure et médiane : c'est l'arcade pubienne, arrondie chez la femme, anguleuse chez l'homme. Des trois éminences, la postérieure est formée par le coccyx, les deux antérieures par les ischions. Dans l'état naturel un ligament très puissant s'étend de la tubérosité de l'ischion aux parties latérales du sacrum et du coccyx, la circonférence inférieure du petit bassin devient alors beaucoup moins irrégulière; c'est cette circonférence, ainsi régularisée, qui constitue le détroit inférieur du bassin. On a également admis pour mesurer ce détroit quatre diamètres : l'un antérieur ou coccy-pubien, un second transversal ou bisciatique, c'est-à-dire étendu de la tubérosité ischiatique d'un côté à la tubérosité du côté opposé, et deux obliques comprenant chacun l'espace qui sépare la partie moyenne d'un des grands ligaments sacro-sciatiques, de la tubérosité ischiatique du côté opposé. L'étendue commune de tous ces diamètres est de 11 centimètres (4 pouces); celle du premier est seul susceptible de varier, par le fait de la mobilité du coccyx, qui peut l'accroître de 1 ou 2 centimètres.

3° L'excavation du petit bassin est formée en arrière par le sacrum et le coccyx; en avant, par la symphyse, le corps et les deux branches du pubis en dehors duquel existe le trou sous-pubien; sur les parties latérales, par deux plans inclinés obliquement de haut en bas et de dehors en dedans, et interrompus en arrière par la grande échancrure sciatique.

Circonférence supérieure. Elle est fortement échancrée en avant et présente, sur la ligne médiane, la partie supérieure de la symphyse pubienne, et de chaque côté, en procédant de dedans en dehors, l'épine et la branche horizontale du pubis, l'éminence iléo-pectinée, la coulisse destinée aux muscles psoas et iliaque réunis, l'épine iliaque antérieure et inférieure, une petite échancrure, enfin l'épine iliaque supérieure. En arrière, cette circonférence offre l'angle sacro-vertébral, et de chaque côté une petite échancrure comprise entre la colonne lombaire et la crête iliaque; sur les parties latérales elle est formée par les crêtes iliaques.

Circonférence inférieure. Elle se confond avec la circonférence inférieure du petit bassin, qui a été décrite.

CUISSE.

Elle est formée par un seul os, le *fémur*.

FÉMUR.

Os le plus long du squelette, convexe en avant, concave en arrière, légèrement tordu sur son axe, divisé en *corps* et *deux extrémités.*

Corps. (Fig. 41.) Il est prismatique et triangulaire, un peu plus grêle à sa partie moyenne, qui est aussi plus courbée, double disposition qui la prédispose aux fractures dont elle est en effet le siége le plus fréquent. On lui considère trois faces et trois bords : une face antérieure plus étendue, unie

Fig. 41.

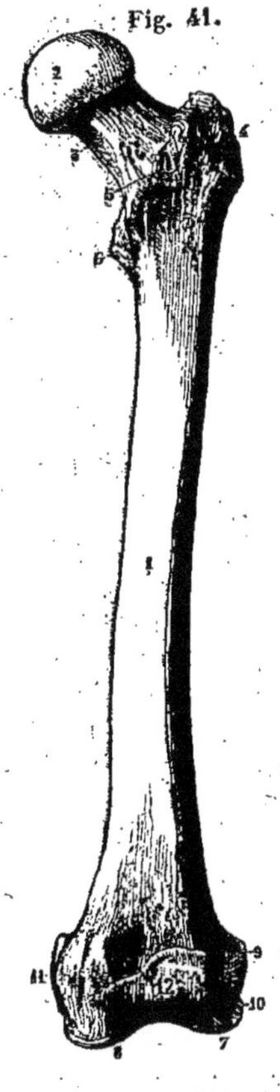

FIG. 41. — *Fémur gauche vu par sa face antérieure.* — 1. Corps. — 2. Tête. — 3. Col. — 4. Grand trochanter. — 5. Ligne rugueuse étendue du grand au petit trochanter. — 6. Petit trochanter. — 7. Condyle externe. — 8. Condyle interne. — 9. Tubérosité du condyle externe. — 10. Fossette pour l'insertion du muscle poplité. — 11. Tubérosité du condyle externe. — 12. Poulie articulaire.

et convexe dans tous les sens ; — une face externe légèrement excavée ; — une face interne plane où l'on voit un conduit nourricier, quelquefois multiple, obliquement dirigé de bas en haut.

Des trois bords, l'interne et l'externe, extrêmement mousses, distinguent à peine les faces qu'ils séparent. Le postérieur, très aigu et concave, a reçu le nom de *ligne âpre* ; cette ligne, destinée à l'insertion d'un grand nombre de muscles, simple à sa partie moyenne, se bifurque en haut et en bas; les deux branches de sa bifurcation supérieure se dirigent : l'une externe, longue et rugueuse, vers la base du grand trochanter; l'autre, interne, petite et unie, vers le petit trochanter; la première donne attache au grand fessier, la seconde au pectiné. Les deux branches de la bifurcation inférieure, unies et d'égale longueur, s'écartent à angle pour venir se terminer, l'une en dehors, à la tubérosité du condyle externe, l'autre en dedans, à la tubérosité du condyle interne. L'espace angulaire qu'elles interceptent répond aux vaisseaux poplités. (Fig. 42.)

Fig. 42.

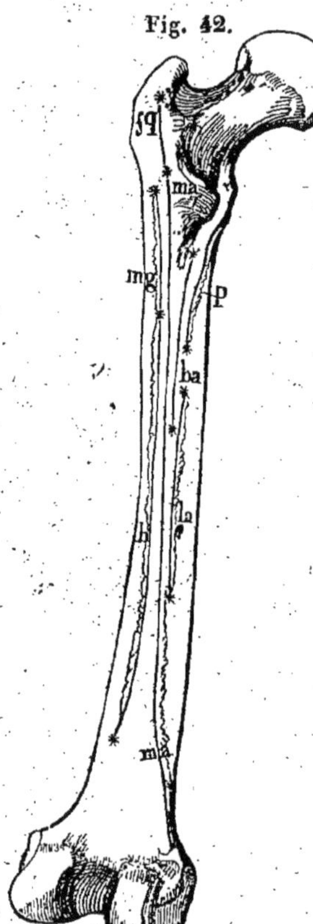

Fig. 42. — *Femur gauche vu par sa face postérieure, sur laquelle toutes les insertions musculaires sont représentées par des lignes et désignées par des initiales latines.* — m a, m a. *Maximus adductor*, grand adducteur. — l a. *Longus adductor*, long adducteur. — b a. *Brevis adductor*, court adducteur. — p. *Pectineus*, pectiné. — b. Portion fémorale du biceps. — m g. *Major glutœus*, grand fessier. — f q. *Quadratus femoris*, carré de la cuisse.

Extrémité supérieure ou pelvienne. Elle présente la tête et le col du fémur, le grand et le petit trochanter.

La tête fémorale est une éminence de forme sphérique, dirigée en haut et en dedans, lisse et revêtue de cartilages dans sa partie supérieure et interne pour s'articuler avec la cavité cotyloïde, et déprimée à son sommet pour l'insertion du ligament rond.

Le col du fémur, siége ordinaire des fractures de cet os chez le vieillard est un pédicule étendu de la tête fémorale aux deux trochanters, aplati d'avant en arrière, plus long en bas, où il est oblique, qu'en haut, où il est horizontal, limité à sa base, en avant et en arrière par deux lignes rugueuses étendues de haut en bas et de dehors en dedans, du grand au petit trochanter.

Le grand trochanter, situé en dehors du col, revêt la forme d'une éminence cubique, convexe en dehors, où se fixe le tendon du moyen fessier, creusée en dedans d'une petite cavité semblable à celle que produirait la pression de la pulpe du doigt sur une cire molle, et appelée pour cette raison *cavité digitale*, bornée en avant par un bord épais sur lequel s'implante le tendon du petit fessier, en arrière par un bord plus mince qui reçoit l'attache du carré crural, en haut par un bord horizontal très court destiné à l'insertion de l'obturateur interne et des deux jumeaux; en bas par une sorte de crête curviligne que recouvre le tendon du vaste externe.

Le petit trochanter, situé en dedans du fémur à l'union du col avec le corps de l'os, présente une forme mamelonnée. Le tendon des muscles psoas et iliaque réunis vient s'y insérer.

Extrémité inférieure ou tibiale. Elle est volumineuse, fortement échancrée en bas et en arrière. De cette échancrure résultent deux éminences considérables; ce sont les *condyles*, distingués en interne et externe.

Le condyle interne, plus saillant que l'externe, descend aussi plus bas, en sorte que lorsque ces deux éminences reposent à la fois sur un même plan horizontal, comme celui que le tibia présente au fémur, celui-ci s'incline de bas en haut et de dedans en dehors. Cette inclinaison est, en effet, celle que présente l'os de la cuisse dans l'état normal; elle est plus prononcée chez la femme que chez l'homme par suite de l'écartement plus considérable chez elle des cavités cotyloïdes. Chez quelques individus elle est exagérée et constitue alors une véritable difformité.

Chaque condyle présente trois faces, l'une inférieure, l'autre interne, la dernière externe. — 1° La face inférieure des condyles est lisse, revêtue de cartilages, verticale en arrière, où elle répond à un fibro-cartilage sphérique qui prolonge dans ce sens la surface articulaire du tibia; horizontale en bas, où elle se superpose à cette surface; oblique en avant, où celle d'un côté se réunit à celle du côté opposé pour former la poulie fémorale sur laquelle glisse la face postérieure de la rotule. — 2° La face interne du condyle externe et la face externe du condyle interne sont intra-articulaires et reçoivent l'insertion des ligaments croisés. Ces faces, en se réunissant, forment l'échancrure intercondylienne. — 3° La face externe du condyle externe et la face interne du condyle interne offrent chacune une saillie peu considérable appelée *tubérosité du fémur*. La tubérosité externe est le point de départ du ligament latéral externe de l'articulation du genou; au-dessous on voit une fossette où s'insère le tendon du muscle poplité. La tubérosité interne donne attache en haut au tendon de la longue portion du grand adducteur, en bas au ligament latéral interne.

Le fémur est celluleux à ses extrémités et compacte à sa partie moyenne. Son canal médullaire ne présente pas des dimensions proportionnelles à celles de sa diaphyse; la longueur de ce canal est à l'étendue du corps :: 2 : 5.

Cet os se développe par trois points d'ossification : un pour le corps, deux pour les extrémités; plus tard deux points complémentaires apparaissent pour les trochanters.

JAMBE.

Elle comprend deux os : le tibia, situé à sa partie interne; le péroné, situé à sa partie externe. Au tibia est annexé un os sésamoïde, la rotule, qui fait partie de l'articulation du genou.

ROTULE. (Fig. 43.)

Os triangulaire, présentant une face antérieure convexe recouverte par une couche épaisse de tissu fibreux et par la peau; — une face postérieure lisse revêtue de cartilages, divisée par une saillie verticale en deux parties, l'une externe, plus large, articulée avec le condyle externe; l'autre, interne, plus étroite, en rapport avec le condyle interne; — une base rugueuse et tournée en haut, qui donne attache au tendon du triceps fémoral; — un sommet où se fixe le ligament rotulien; — deux bords latéraux et obliques auxquels s'insèrent l'aponévrose fémorale et un grand nombre de fibres tendineuses appartenant aux portions interne et externe du triceps.

Fig. 43.

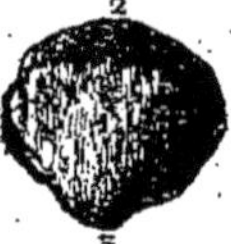

Fig. 43. — *Rotule vue par sa face antérieure.* — 1. Face antérieure. — 2. Base. — 3. Sommet.

La rotule, éminemment spongieuse, se développe par un seul point osseux qui apparaît dans le cours de la troisième année au centre du tendon des muscles extenseurs de la cuisse; ce tendon s'implantait jusqu'alors sur le tibia. Par le fait du développement de cet os, il se trouve comme divisé en deux parties : l'une, supérieure, qui embrasse pour ainsi dire la rotule; l'autre, inférieure, qui s'étend de la rotule au tibia; cette dernière offre tous les caractères d'un ligament, et a pris en effet le nom de *ligament rotulien*.

TIBIA.

Os long situé entre le fémur, qui appuie sur lui, et l'astragale, auquel il transmet le poids du corps, divisé en *corps* et *deux extrémités*.

Corps. (Fig. 44.) Il est régulièrement prismatique et triangulaire, plus volumineux en haut qu'en bas, et présente trois faces et trois bords :

Une face interne recouverte en haut par les tendons épanouis des muscles couturier, demi-tendineux et droit interne, et dans le reste de son étendue par la peau;

Une face externe, légèrement déprimée dans le sens longitudinal, où elle est en rapport avec le jambier antérieur; convexe en bas, où elle se dévie pour devenir antérieure;

Une face postérieure sur laquelle on remarque une ligne rugueuse, oblique en bas et en dedans, destinée à l'insertion des muscles de la région jambière postérieure et profonde ; au-dessus de cette ligne, une surface triangulaire recouverte par le muscle poplité; au-dessous, le conduit nourricier de l'os, obliquement dirigé de haut en bas, et une surface lisse, divisée dans le sens de sa longueur par une ligne verticale plus ou moins marquée ;

Un bord antérieur appelé *crête du tibia ;* ce bord, taillé en vive arête, est nul en bas et surmonté en haut par la tubérosité du tibia, éminence mousse sur laquelle s'implante le ligament rotulien ; il donne attache à l'aponévrose jambière ;

Un bord interne mousse où se fixe la même aponévrose ;

Un bord externe un peu plus saillant que le précédent, divisé en bas en deux branches, l'une antérieure et l'autre postérieure ; il donne attache au ligament interosseux.

Fig. 44.

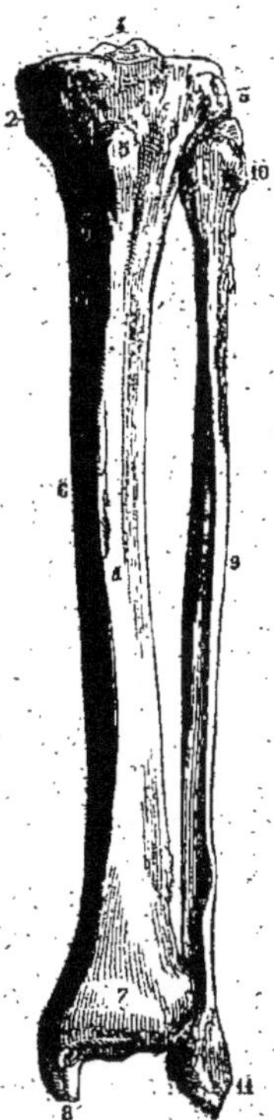

Fig. 44. — *Os de la jambe.* — 1. Corps du tibia. — 2. Son extrémité supérieure. — 3. Facette articulée avec le péroné. — 4. Épine du tibia. — 5. Tubérosité antérieure du même os. — 6. Son bord antérieur appelé *crête.* — 7. Son extrémité inférieure. — 8. Malléole interne. — 9. Corps du péroné. — 10. Extrémité supérieure du péroné. — 11. Malléole externe.

Extrémité supérieure ou fémorale. Elle est formée par deux éminences considérables connues sous le nom de *tubérosités du tibia*, sur lesquelles on remarque : en avant une surface inégale, triangulaire, correspondante au ligament rotulien ; — en arrière, une petite échancrure qui les sépare ; — en dedans, une légère dépression pour l'attache du demi-membraneux ; — en dehors, une facette pour l'articulation de cet os avec le péroné ; — en haut deux surfaces articulaires, concaves, l'une interne, plus étroite, plus déprimée, allongée d'avant en arrière, en rapport avec le condyle interne du fémur ; l'autre, externe, plus large, plus superficielle, unie au condyle externe. Ces deux surfaces sont séparées par l'épine du tibia, éminence pyramidale surmontée de deux tubercules aigus, en avant et en arrière de laquelle existent deux dépressions raboteuses qui donnent attache aux ligaments croisés.

Extrémité inférieure ou tarsienne. Elle est irrégulièrement cubique, et présente :

En bas une surface quadrilatère articulée avec la poulie de l'astragale ;

En avant, une surface convexe d'où partent quelques fibres ligamenteuses et sur laquelle passent les vaisseaux et nerfs tibiaux antérieurs ainsi que les tendons des muscles extenseurs du pied ;

En arrière, une surface plane ;

En dehors, une échancrure triangulaire à base inférieure, articulée avec le péroné ;

En dedans, la malléole interne, apophyse épaisse, verticale, aplatie, convexe en dedans, où elle répond à la peau ; plane en dehors, où elle s'articule avec l'astragale ; inégale en avant pour des insertions ligamenteuses ; creusée en arrière d'une gouttière pour la réflexion des muscles jambier postérieur et long fléchisseur commun des orteils ; continue par sa base au reste de l'os ; donnant attache par son sommet au ligament latéral interne de l'articulation du pied avec la jambe.

Le tibia, spongieux à ses extrémités, compacte dans sa partie moyenne, offre un canal médullaire plus large et plus long que celui du fémur. Il se déveoppe par trois points d'ossification : un pour la diaphyse, deux pour les extrémités.

PÉRONÉ.

Os long et grêle, contigu en haut et en bas au tibia, dont il est séparé dans le reste de son étendue par un espace considérable, que remplissent un ligament et des muscles nombreux ; divisé en corps et deux extrémités.

Corps. Vertical, tordu sur lui-même, prismatique et triangulaire, il offre trois faces et trois bords :

Une face externe creusée d'une gouttière longitudinale qu'occupent les péroniers latéraux, plane et unie inférieurement, où elle se dévie comme les tendons de ces muscles pour devenir postérieure ;

Une face interne, divisée par une crête verticale à laquelle se fixe le ligament interosseux, en deux parties inégales, l'une, antérieure, plus petite, l'autre, postérieure, plus considérable ; en bas, cette face devient antérieure ;

Une face postérieure étroite en haut, plus large en bas, où elle devient interne, et où elle se termine par une surface inégale destinée à des insertions ligamenteuses ; on y voit le conduit nourricier principal de l'os, obliquement dirigé de haut en bas, comme celui du tibia.

Les trois bords participent aux déviations que présentent les faces inférieurement : ainsi le bord externe devient postérieur ; l'antérieur devient externe et se bifurque ; l'interne devient antérieur, et par cette partie déviée forme la continuation de la crête qui donne attache au ligament interosseux.

Extrémité supérieure ou tête du péroné. Elle présente en haut et en dedans une facette plane pour s'articuler avec une facette correspondante de la tubérosité externe du tibia ; autour de cette facette sont des empreintes destinées à l'insertion du ligament latéral externe de l'articulation du genou, et à celle de ligaments qui s'étendent du péroné au tibia : en haut et en arrière, la tête semble se prolonger en cône pour recevoir l'attache du tendon du muscle biceps ; ce prolongement conoïde forme l'apophyse styloïde du péroné.

Extrémité inférieure ou malléole externe. Elle est allongée, aplatie transversalement, et présente : une face externe convexe, recouverte par la peau ; — une face interne plane en haut, où elle s'articule avec l'astragale, excavée en bas pour l'insertion du ligament latéral externe et postérieur de l'articulation tibio-tarsienne ; — un bord antérieur où se fixe le ligament latéral externe et antérieur de la même articulation ; — un bord postérieur creusé en gouttière pour la réflexion des muscles péroniers latéraux ; — une base continue avec le corps de l'os, et articulée en dedans avec le tibia ; — un sommet d'où part le ligament latéral externe et moyen de l'articulation du pied avec la jambe.

La conformation intérieure du péroné est celle de tous les os longs ; son canal médullaire, très étroit, se rapproche davantage des extrémités de l'os, en sorte qu'il offre plus d'étendue que celui du fémur, et quelquefois une longueur supérieure à celui du tibia ; il se développe, comme ces os, par trois points d'ossification.

PIED.

Il comprend trois parties, le tarse, le métatarse et les orteils.

TARSE.

Le tarse est une voûte osseuse au sommet de laquelle le tibia transmet le poids du corps ; cette voûte résulte de l'assemblage de sept os, disposés sur deux rangées, qu'une ligne articulaire transversale permet de distinguer en postérieure et antérieure ; la rangée postérieure ou jambière est formée par deux os superposés, l'astragale en haut, le calcanéum en bas ; la rangée antérieure ou métatarsienne se compose de cinq pièces juxtaposées sur un même plan, savoir : le scaphoïde, le cuboïde, et les trois cunéiformes, distingués par les noms de premier, second et troisième, en procédant de dedans en dehors.

Astragale. (Fig. 45.) Cet os, situé entre le tibia, qui pèse sur lui, et le calcanéum, sur lequel il appuie, est irrégulièrement cuboïde et présente six faces ;

1° une face supérieure convexe d'avant en arrière, concave transversalement, disposée en poulie pour s'articuler avec le tibia;

2° Une face inférieure, obliquement traversée par une rainure profonde que remplit un ligament interosseux, et qui la divise en deux parties, l'une postérieure, concave et plus considérable, l'autre antérieure, plus petite et plane; toutes deux s'unissent au calcanéum;

3° Une face externe triangulaire, contiguë à la malléole péronéale;

4° Une face interne, lisse en haut, où elle se continue avec la face supérieure, rugueuse en bas pour recevoir l'implantation du ligament latéral interne de l'articulation tibio-tarsienne;

5° Une face antérieure convexe, unie au scaphoïde; elle a reçu le nom de *tête*, et le rétrécissement qui la supporte celui de *col de l'astragale*;

6° Une face postérieure, très petite, creusée d'une gouttière oblique qui reçoit le tendon du fléchisseur propre du gros orteil.

Fig. 45.

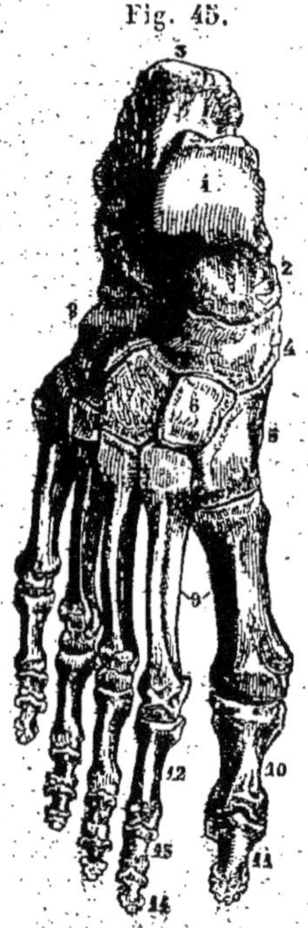

Fig. 45. — *Pied vu par sa face supérieure.* — 1. Poulie articulaire de l'astragale. — 2. Tête du même os. — 3. Calcanéum. — 4. Scaphoïde. — 5. Premier cunéiforme. — 6. Second ou petit cunéiforme. — 7. Troisième ou moyen cunéiforme. — 8. Cuboïde. — 9. Métatarse. — 10. Première phalange du gros orteil. — 11. Seconde phalange du même orteil. — 12. Premières phalanges des quatre derniers orteils. — 13 Secondes phalanges des mêmes orteils. — 14. Dernières phalanges des mêmes orteils.

Calcanéum. Le plus volumineux de tous les os du tarse, situé en dessous de l'astragale, allongé d'avant en arrière, il forme la saillie du talon, et transmet directement au sol le poids du corps. On lui considère six faces :

1° Une face supérieure, concave en arrière, où elle répond au tissu cellulo-graisseux qui entoure le tendon d'Achille; inégale en avant, où elle présente une rainure oblique et deux facettes, l'une, postérieure, convexe, plus considérable; l'autre, antérieure, concave, plus étroite, articulées toutes deux avec les facettes correspondantes de la face inférieure de l'astragale;

2° Une face inférieure, étroite en avant, surmontée en arrière de deux tubercules, l'un, interne, considérable, l'autre, externe, très petit ;

3° Une face externe, légèrement convexe dans sa partie antérieure, sur laquelle on observe deux gouttières très superficielles, séparées par un tubercule, et servant de poulie de réflexion aux tendons des péroniens latéraux ; plane dans sa moitié postérieure, que recouvre une couche épaisse du tissu cellulaire graisseux et la peau ;

4° Une face interne, concave, limitée en bas et en arrière par le tubercule interne de la face inférieure, en haut et en avant par un prolongement appelé petite apophyse du calcanéum ; sous cette apophyse existe une gouttière occupée par le tendon du fléchisseur propre du pouce ;

5° Une face antérieure, concave de haut en bas, unie au cuboïde ; toute la partie du calcanéum qui supporte cette face a été désignée sous le nom de grande apophyse du calcanéum ;

6° Une face postérieure, lisse en haut, rugueuse en bas pour l'insertion du tendon d'Achille.

Scaphoïde. Il est elliptique, aplati d'avant en arrière, situé à la partie interne du tarse, et offre : en arrière, une surface concave qui reçoit la tête de l'astragale ;—en avant, trois facettes pour s'articuler avec les trois cunéiformes ; — en haut et en bas, des surfaces inégales destinées à des insertions ligamenteuses ; — en dehors, une surface semblable, et quelquefois une petite facette unie au cuboïde ; — en dedans, une tubérosité considérable pour l'attache du jambier postérieur.

Cuboïde. Il est situé à la partie antérieure et externe du tarse, et d'une forme plus régulièrement cubique que celle des autres os de la même région ; on y remarque : en haut, une surface plane à insertions ligamenteuses, subjacente au muscle pédieux ;—en bas, une coulisse profonde pour le tendon du long péronien latéral ; derrière cette coulisse une saillie très prononcée, à laquelle vient s'insérer le ligament calcanéo-cuboïdien inférieur ; puis une concavité pour quelques fibres du même ligament ;—en dehors, une échancrure pour la réflexion du long péronien latéral ; — en dedans, une facette unie au troisième cunéiforme, et quelquefois, derrière celle-ci, une autre très petite qui se joint au scaphoïde ; — en avant, une double facette articulaire correspondante à l'extrémité postérieure des deux derniers os du métatarse ; en arrière, une surface convexe et concave en sens opposé, articulée avec le calcanéum.

Premier ou grand cunéiforme. Il occupe la partie antérieure et interne du tarse, et offre : en haut, un bord tranchant qui forme le sommet du coin qu'il représente ; — en bas, une surface inégale qui en représente la base et donne attache à divers ligaments ainsi qu'au jambier antérieur ; — en dehors, une facette articulaire anguleuse, unie en arrière au deuxième cunéiforme, en avant au deuxième métatarsien ; et une surface quadrilatère à insertions ligamenteuses ; — en dedans, une autre surface qui est recouverte par la peau ; — en avant, une facette articulaire large en bas, étroite en haut, contiguë à l'extrémité postérieure du premier métatarsien ; — en arrière, une concavité en rapport avec le scaphoïde.

Deuxième ou petit cunéiforme. Sa base, tournée en haut, donne attache à des ligaments ; — son sommet, qui regarde en bas, est destiné au même usage ; — sa face externe offre, en arrière, une facette verticale qui se joint à une facette correspondante du troisième cunéiforme, et en avant des inégalités ligamenteuses ; — sa face interne porte une facette composée de deux branches, l'une horizontale supérieure, l'autre verticale postérieure, réunies à angle et articulées avec la facette également anguleuse du grand cunéiforme ; dans le reste de son étendue cette face est inégale et en rapport avec des ligaments qui s'y implantent ; — les faces antérieure et postérieure sont l'une et l'autre lisses, triangulaires, plus larges en haut qu'en bas, et articulées, la première avec l'extrémité postérieure du second métatarsien, la seconde avec le scaphoïde.

Troisième ou moyen cunéiforme. Sa base, comme celle du précédent, répond à la face dorsale du pied, et offre des points d'attache à plusieurs ligaments ; — son sommet, tourné vers la face plantaire, est aussi recouvert par des faisceaux fibreux ; — sa face externe porte deux facettes en haut et en arrière pour l'articulation de cet os avec le cuboïde, et des rugosités en avant pour des insertions fibreuses ; — sa face interne est également munie de deux facettes, l'une postérieure échancrée en avant, en rapport avec le second cunéiforme, l'autre antérieure beaucoup plus petite, échancrée en arrière, unie au côté externe de l'extrémité postérieure du second métatarsien ; ces deux facettes sont séparées par des inégalités où se fixe un ligament interosseux ; — les faces antérieure et postérieure, planes, triangulaires, correspondent, la première à l'extrémité postérieure du troisième métatarsien, la seconde au scaphoïde.

Les os du tarse sont de tous les os courts ceux qui présentent au plus haut degré la structure spongieuse. Le calcanéum se développe par deux points d'ossification ; tous les autres par un point unique.

MÉTATARSE.

Le métatarse, ainsi que le métacarpe, avec lequel il offre la plus grande analogie, est composé de cinq os longs, parallèles entre eux, contigus par leurs extrémités, séparés dans leur partie moyenne par un espace proportionnel à la gracilité de leur corps. Ces os présentent des caractères qui leur sont communs, et d'autres qui sont propres à chacun d'eux.

1o Caractères communs à tous les métatarsiens.

Leur corps est prismatique et triangulaire, légèrement courbé sur lui-même, à concavité inférieure. — Des trois faces de ce corps, deux sont latérales et regardent les espaces interosseux ; la troisième, très étroite, répond à la région dorsale du pied. Des trois bords deux sont latéraux, le troisième est inférieur et tourné vers la région plantaire.

Leur extrémité postérieure ou tarsienne est très volumineuse, cunéiforme, et offre : en haut, une facette très large à insertion ligamenteuse qui en forme la base ; en bas, un simple bord qui donne attache à des ligaments et qui en constitue le sommet ; en dedans et en dehors, des facettes articulaires qui se joignent à celles des métatarsiens voisins ; en arrière, une autre facette, articulaire, qui s'unit avec une facette correspondante des os du tarse. Cette extrémité tarsienne, de même que l'extrémité carpienne des métacarpiens, offre donc cinq facettes, trois articulaires et deux ligamenteuses.

L'extrémité antérieure ou digitale revêt la forme d'une tête, ou sphère, aplatie transversalement, plus étendue en bas qu'en haut, déprimée sur les côtés, et surmontée en arrière de cette dépression d'une saillie qui donne attache aux ligaments latéraux des articulations métatarso-phalangiennes.

2° Caractères différentiels.

Le premier métatarsien est remarquable par son volume considérable, par la forme régulièrement prismatique et triangulaire de son corps, par l'absence de facettes articulaires sur les parties latérales de son extrémité tarsienne, et par la présence de deux rainures articulaires sur la partie inférieure de son extrémité digitale.

Le second métatarsien se distingue par la quadruple facette que présente le côté externe de son extrémité postérieure ; de ces quatre facettes, les deux antérieures s'articulent avec le troisième os du métatarse, les deux postérieures, très petites, avec le troisième cunéiforme.

Le troisième a pour caractère distinctif une double facette taillée sur le côté interne de son extrémité postérieure.

L'existence d'une facette unique sur les côtés interne et externe de son extrémité postérieure différencie le quatrième.

Enfin le cinquième offre en dehors une saillie considérable qui lui est propre et le fait facilement reconnaître ; en outre sa facette postérieure est très oblique en avant et en dedans.

Le premier métatarsien, ainsi que le premier os du métacarpe, se développe par deux points d'ossification, l'un pour le corps et l'extrémité digitale, l'autre pour l'extrémité tarsienne ; les quatre derniers métatarsiens, semblables aussi aux quatre derniers métacarpiens, présentent un point d'ossification pour le corps et l'extrémité postérieure, et l'autre pour l'extrémité digitale.

ORTEILS.

Les orteils sont conformés sur le même type que les doigts ; mais les phalanges des pieds peuvent être considérées comme atrophiées relativement aux phalanges de la main, à l'exception cependant de celles du gros orteil, qui conservent les dimensions propres à toutes les pièces qui composent la partie interne du pied.

Les premières phalanges, ou phalanges métatarsiennes, sont parfaitement semblables aux phalanges métacarpiennes.

Les secondes phalanges manquent de corps ; leurs deux extrémités s'adossent, en sorte qu'elles prennent une forme cubique.

Les troisièmes phalanges, très petites, ne diffèrent que par cette réduction de volume des phalanges unguéales de la main.

Ces phalanges se développent aussi par deux points d'ossification, un pour le corps et l'extrémité antérieure, l'autre pour l'extrémité postérieure.

ARTHROLOGIE.

Les os représentent des leviers ; ces leviers, pour entrer en action, nécessitent un point d'appui ; ce point d'appui exige une surface résistante, et comme les diverses pièces du squelette sont les seuls organes de l'économie capables d'offrir cette résistance, il en résulte que toutes ces pièces s'unissent les unes aux autres. Les parties par lesquelles les os sont ainsi unis ont reçu le nom d'articulation. Ces parties sont : 1° des *surfaces osseuses* ; 2° des *cartilages* ; 3° des *fibro-cartilages* ; 4° des *ligaments* ; 5° des *membranes synoviales*. Nous les décrirons d'abord d'une manière générale ; nous étudierons ensuite chaque articulation en particulier.

1° Surfaces osseuses.

Les surfaces par lesquelles les os se correspondent sont réciproquement configurées ; la plupart se juxtaposent et demeurent indépendantes ; quelques unes se continuent entre elles à l'aide d'une substance cartilagineuse ; d'autres ont pour moyen de continuité un tissu fibreux ; de là trois grandes classes d'articulations, savoir : les *diarthroses* ou *articulations mobiles* ; les *synarthroses* ou *sutures*, qui ont pour attribut l'immobilité ; les *amphiarthroses* ou *symphyses*, qui participent des premières par les mouvements qu'elles exécutent, et des secondes par la nature et les bornes étroites de ces mouvements.

PREMIÈRE CLASSE. — *Diarthroses*. Le sens, le nombre, et l'étendue des mouvements que présentent ces articulations sont rigoureusement en rapport avec le mode de configuration des surfaces articulaires. En prenant pour point de départ les différences de conformation de ces surfaces, on arrive à reconnaître avec M. le professeur Cruveilhier qu'il existe six genres de diarthroses.

1° L'*énarthrose*, caractérisée par la réception d'une éminence sphérique dans une cavité de même forme ; ex., l'articulation coxo-fémorale. Ces articulations sont celles qui offrent la mobilité la plus étendue et la plus variée ; leurs mouvements sont : la *rotation*, dans laquelle l'un des os pivote sur l'autre, autour de son axe ; — l'*adduction*, qui rapproche du plan médian l'extrémité inférieure du levier en voie de déplacement ; — l'*abduction*, qui éloigne cette extrémité du même plan ; — la *flexion*, qui la porte en avant ; — l'*extension*, qui la ramène en arrière ; — enfin la *circumduction* ou *mouvement en fronde*, qui la fait passer successivement par les quatre positions précédentes, et tous les états intermédiaires ; dans ce mouvement le membre tout entier décrit un cône dont le sommet répond à sa partie supérieure, et la base à son extrémité libre.

2° L'*articulation par emboîtement réciproque*, dont les surfaces sont l'une et l'autre concaves dans un sens, et convexes dans le sens perpendiculaire au premier; ex., l'articulation sterno-claviculaire. — Elle jouit de tous les mouvements qui appartiennent à l'énarthrose, moins la rotation.

3° L'*articulation condylienne*, formée par la réception d'une éminence ellipsoïde dans une cavité analogue; ex., l'articulation temporo-maxillaire. Sa mobilité offre le même caractère que celle du genre qui précède, avec cette différence que les mouvements parallèles au grand axe des surfaces articulaires sont beaucoup moins étendus que ceux qui s'accomplissent dans le sens du petit axe; il y a pour toutes ces articulations deux mouvements d'opposition principaux et deux mouvements d'opposition accessoires.

4° L'*articulation trochléenne* ou le *ginglyme angulaire*, qui rappelle par le mode d'emboîtement des deux os correspondants, la configuration et le mécanisme de la poulie; ex., l'articulation huméro-cubitale. Ses mouvements ont lieu dans deux sens opposés seulement; ils sont angulaires et varient de 180° à 15° ou 20°.

5° L'*articulation pivotante* ou *ginglyme latéral*, constituée par la réception d'un cylindre dans un anneau partie osseux, partie fibreux; ex., articulation radio-cubitale. La rotation est le seul mouvement qu'elle présente.

6° L'*arthrodie*, caractérisée par des surfaces planes ou presque planes; ex., la plupart des articulations des os du carpe et du tarse. Sa mobilité consiste dans un simple glissement.

Deuxième classe. — *Synarthroses ou sutures*. Les os du crâne et de la face sont les seuls qui offrent des articulations complétement immobiles. Cette absence de mobilité dépend moins de la configuration de leurs surfaces articulaires que de leurs rapports respectifs, qui rappellent le mode de juxtaposition et d'enchaînement réciproque des parties constituantes d'une voûte: cependant les bords par lesquels ces os se réunissent sont, en général, conformés favorablement pour l'immobilité: la plupart sont armés de dentelures profondes; quelques uns taillés obliquement, celui-ci aux dépens de sa face externe, celui-là aux dépens de sa face interne, sont surmontés de simples inégalités; les autres sont perpendiculaires et rugueux. Ces différences ont fait distinguer trois genres de sutures: 1° la *suture dentée* ou *par engrenage*; 2° la *suture écailleuse* ou *squameuse*; 3° la *suture harmonique* ou *par juxtaposition*. Quelques auteurs admettent encore deux autres sutures, la *schindylèse*, ou articulation en soc de charrue, formée par la réception de la crête du sphénoïde dans la gouttière du vomer, et la *gomphose*, constituée par l'implantation des dents dans leurs alvéoles. Mais la première peut être rattachée à la suture harmonique, et la seconde ne saurait être admise, puisque les dents appartiennent à la classe des produits épidermoïdes, et non à celle de os.

Troisième classe. — *Amphiarthroses* ou *symphyses*. Dans toutes les articulations de cette classe, les surfaces articulaires sont planes, et maintenues à une distance variable par une couche de tissu fibreux extrêmement résistante; les mouvements qu'elles exécutent sont d'autant plus étendus que cette couche est plus épaisse; elles basculent sur elles-mêmes, et ne glissent pas; ex., les articulations des corps vertébraux.

3º Cartilages.

Il existe deux genres de cartilages bien distincts; les uns revêtent les surfaces articulaires mobiles; les autres font partie des articulations synarthrodiales et de toutes les cavités qui devaient réunir dans leurs parois la mobilité à l'élasticité. Les premiers appartiennent à la classe des tissus épidermoïdes ou inorganiques; les seconds doivent être considérés comme des os que la nature, dans un but d'utilité spéciale, maintient à l'état cartilagineux pendant toute la durée de la vie.

1º *Cartilages articulaires, d'encroûtement ou epidermoïdes.* Ils affectent la forme de lames, dont la configuration rappelle parfaitement celle des extrémités osseuses sur lesquelles elles sont appliquées. Ces lames présentent deux surfaces, l'une superficielle libre, unie, et enduite d'un liquide onctueux; l'autre profonde, intimement adhérente au tissu osseux.

Leur épaisseur varie dans les diverses articulations, et sur les différents points d'une même surface articulaire: ainsi, dans les énarthroses, la lame cartilagineuse qui revêt la cavité hémisphérique est très mince au centre, et plus épaisse près de la circonférence; sur la tête de l'os, cette lame, d'une épaisseur remarquable au centre de la surface, se termine en mourant sur ses limites; en adossant ces deux lames cartilagineuses on obtiendrait, par conséquent, une lame unique dont l'épaisseur serait uniforme; mais par cette disposition inverse des lames opposées, l'emboîtement des deux os devient plus complet. Dans les autres articulations mobiles la disposition des cartilages est analogue; en sorte qu'on peut avancer d'une manière générale que sur toute surface convexe le cartilage offre plus d'épaisseur dans sa partie centrale que sur sa circonférence, et que sur toute surface concave cette plus grande épaisseur occupe la périphérie de celle-ci. Dans les articulations arthrodiales, ou à surfaces planes, l'épaisseur des cartilages est à peu près uniforme.

Ces cartilages sont élastiques, d'un blanc nacré, d'une dureté qui les rend incompressibles, et difficilement divisibles par l'ongle; ils paraissent formés de fibres parallèles entre elles, et perpendiculaires, implantées sur les surfaces osseuses. Lorsqu'on scie un os jusqu'auprès de sa surface articulaire, si on écarte les deux moitiés de la section, on voit le cartilage se rompre toujours d'une manière très régulière au niveau même de la fracture du tissu osseux.

Les injections les plus pénétrantes ne démontrent la présence d'aucun vaisseau dans ces cartilages. On voit bien, à la suite de ces injections, quelques artérioles s'avancer sur la circonférence de la lame cartilagineuse, à la distance de 3 ou 4 millimètres; mais ces ramuscules ne font que la traverser pour aller se perdre dans le tissu osseux, auquel ils appartiennent en réalité. On n'y trouve également ni filet nerveux ni tissu cellulaire; de là cette opinion émise par M. Velpeau, que les cartilages sont de simples lames inorganiques, une espèce de vernis appliqué sur les surfaces osseuses, afin de les protéger et d'en favoriser les mouvements. Nous n'hésitons pas à partager pleinement cette opinion; pour nous, ces lames représentent un simple produit de sécrétion qui s'étale sur les surfaces articulaires comme l'épiderme et les ongles sur les téguments, comme l'émail et l'ivoire autour de la pulpe dentaire ; en effet :

1° Les cartilages articulaires ne possèdent aucun des éléments généraux de l'organisation ;

2° Ils s'usent par le frottement comme l'épiderme, les ongles et l'émail des dents, ou plus généralement comme tous les corps qui sont à la fois durs et privés de vie ;

3° Lorsque les os, organes sécréteurs des cartilages, s'enflamment, ces derniers se détachent et tombent, de même que l'épiderme s'exfolie à la suite de l'érysipèle ;

4° Enfin il est une loi générale de l'organisation qui veut que partout où une pression, un frottement considérable existe, une substance inorganique se produise pour protéger l'organe qui en est le siége ; c'est en vertu de cette loi que l'épiderme se développe sur les papilles de la peau, que les dents occupent le bord libre des mâchoires, que des étuis cornés de mille formes différentes entourent l'extrémité terminale des membres de la plupart des animaux, etc. Ces substances épidermoïdes, il est vrai, sont situées en dehors de l'organisation, tandis que les cartilages d'encroûtement sont intra-organiques : or, pourra-t-on objecter, il est dans la nature des tissus vivants de repousser tout ce qui est privé de vie ; et puisque les cartilages articulaires sont tolérés, il faut admettre leur vitalité. Nous répondrons à cette objection en faisant remarquer qu'il existe pour l'économie deux espèces de substances inorganiques bien différentes : les unes viennent du dehors et provoquent, en effet, presque constamment un effort éliminateur ; les autres prennent naissance dans l'économie elle-même ; ces dernières peuvent séjourner impunément au milieu de nos organes ; et si ces substances, nées sous l'influence d'un état maladif ou perturbateur, sont inoffensives, à plus forte raison celles qui seront sécrétées par des organes sains dans un but d'utilité manifeste jouiront-elles du même privilége. Nous ajouterons que la présence des cartilages épidermoïdes au milieu du parenchyme de nos organes n'est pas un fait isolé : les dents, longtemps avant leur éruption, sont intra-organiques, quelquefois même, lorsqu'elles prennent une fausse direction, elles n'apparaissent jamais au dehors, et quoique privées de vie et sans utilité, elles habitent au dedans des mâchoires sans manifester leur existence par aucun phénomène. Le caractère inorganique des cartilages d'encroûtement n'est donc nullement incompatible avec leur présence au milieu de l'économie.

2° *Cartilages périchondriques*. Dans cette classe il faut ranger : 1° les cartilages interarticulaires des sutures ; 2° les cartilages costaux ; 3° les cartilages du larynx et de la trachée-artère ; 4° ceux des ailes du nez, de la cloison des fosses nasales, de l'oreille externe, des paupières et de la trompe d'Eustache.

Ces cartilages diffèrent des précédents par la membrane fibreuse et vasculaire qui les entoure, membrane qui porte le nom de *périchondre*, et qui offre avec le périoste la plus grande analogie par sa nature, ses propriétés et ses fonctions ; l'un et l'autre ont pour usage de transmettre à l'organe qu'ils circonscrivent les éléments de sa nutrition en tamisant en quelque sorte l'appareil vasculaire qui les apporte. Les vaisseaux ramifiés dans le périchondre ne paraissent point passer, il est vrai, de cette enveloppe à la substance cartilagineuse, comme ils passent du périoste au tissu osseux. Mais lorsque les os sont encore entièrement cartilagineux, on ne voit aucune branche vasculaire plonger dans le cartilage qui doit s'ossifier, et cependant on ne peut nier la vascularité de ce cartilage; car il est d'abord essentiellement composé de tissu cellulaire et de vaisseaux, et en passant à l'état cartilagineux il ne se dépouille pas de ses éléments primitifs, qui sont nécessaires à son complet développement; il en acquiert seulement un troisième, la gélatine, qui masque les deux premiers, de même que, plus tard, il en recevra un quatrième, le phosphate calcaire. L'absence apparente de toute vascularité reconnaît ici pour cause le petit nombre des vaisseaux, leur infinie petitesse, et l'imperfection de nos méthodes d'injection.

Si dans les cartilages temporaires on ne peut constater anatomiquement la présence des vaisseaux, bien qu'elle soit réelle, de l'impossibilité dans laquelle les anatomistes ont été jusqu'à ce jour de démontrer un appareil vasculaire dans les cartilages permanents on ne saurait donc conclure que cet appareil n'existe pas; loin d'adopter une semblable conclusion, nous pensons qu'il convient de regarder comme très vraisemblable l'existence de cette vascularité, et d'admettre, par conséquent, pour ces substances une vitalité diffuse; cette opinion repose sur les faits suivants :

1° Ces cartilages présentent des propriétés tout-à-fait identiques à celles des cartilages temporaires;

2° Ils peuvent s'ossifier et acquièrent alors tous les caractères du tissu osseux.

3° Lorsqu'ils sont envahis par l'élément calcaire, les modifications qu'ils éprouvent sont exactement celles qu'on observe pendant l'ossification des cartilages temporaires : ils jaunissent, une auréole vasculaire apparaît, un point osseux se dépose, et ce point s'accroît par rayonnement;

4° La vascularisation et le dépôt des sels calcaires débutent constamment par le centre du cartilage et se propagent ensuite de ce point central vers sa surface : ce dernier fait suffirait à lui seul pour démontrer la vascularité des cartilages périchondriques; car si les vaisseaux n'existaient pas préalablement dans leur substance, s'ils se formaient de toutes pièces pour les besoins de l'ossification, ce développement vasculaire devrait s'accomplir de la surface au centre, et puisqu'il s'opère, au contraire, du centre à la surface, il faut bien admettre que les vaisseaux existaient primitivement, et n'ont fait que s'hypertrophier.

Les cartilages périchondriques sont donc très analogues aux cartilages d'ossification. Ces deux classes de tissus cartilagineux ne diffèrent que par le nombre des transformations qu'ils éprouvent et les usages qu'ils remplissent; les cartilages temporaires destinés à jouer le rôle de leviers et à supporter des efforts considérables, s'ossifient afin d'échanger leur élasticité contre la solidité qui leur sera nécessaire; les permanents se maintiennent indéfiniment sous cet état pour conserver au contraire cette même élasticité qui compose toute leur fonction.

Dans la vieillesse, la plupart des cartilages qu'entoure le périchondre présentent une tendance bien manifeste à la transformation osseuse; ceux qui subissent le plus fréquemment cette transformation sont les cartilages costaux, surtout celui de la première côte; viennent ensuite les cartilages du larynx; puis quelques uns des cerceaux de la trachée, et le cartilage triangulaire de la cloison; ceux qui occupent les ailes du nez, le bord libre des paupières, le pavillon de l'oreille, jaunissent, deviennent plus rigides, plus cassants, mais paraissent résister constamment à l'envahissement des sels calcaires.

3o Fibro-cartilages.

Les fibro-cartilages n'appartiennent qu'à un petit nombre d'articulations. On les trouve entre les surfaces articulaires dont la configuration réciproque est incomplète : entre le condyle de la mâchoire et le condyle du temporal, qui sont l'un et l'autre convexes; entre la facette du sternum, qui est convexe et concave en sens opposé, et la facette de la clavicule, qui est presque plane; au-dessus des tubérosités du tibia, dont ils agrandissent les cavités glénoïdes; autour des cavités qui logent la tête des humérus, des fémurs, des métacarpiens et des métatarsiens. Leur forme se moule exactement sur celle des surfaces opposées; ils ont pour fonction principale de compléter l'emboîtement de ces surfaces, en agrandissant les cavités articulaires sur lesquelles ils reposent, et pour fonction accessoire d'affaiblir par leur extrême élasticité les effets des pressions subites et considérables.

Ces organes sont formés de fibres circulaires, entre-croisées sous des angles très aigus, et reliées entre elles par une couche cartilagineuse mince appliquée sur leur périphérie, à la manière d'un vernis; pour bien voir cette structure il faut les couper, soit perpendiculairement aux fibres, soit parallèlement. En examinant le profil de la coupe, on distingue, au centre, des faisceaux de fibres blanches, unis par un tissu cellulaire dense, et sur la périphérie, une couche de cartilage qui offre à peine un millimètre d'épaisseur. Les éléments fibreux et cartilagineux qui entrent dans la composition des fibro-cartilages ne sont donc pas mélangés comme on le pense généralement; ils occupent chacun une place déterminée et invariable, le premier étant constamment central et le second périphérique, en sorte qu'ils jouent, l'un par rapport à l'autre, les rôles d'organes contenu et contenant. Cependant l'élément cartilagineux n'entoure pas complétement le tissu fibreux; ce dernier est toujours libre sur la circonférence du fibro-cartilage; c'est par cette circonférence qu'il s'unit aux tissus fibreux du voisinage, et qu'il reçoit ses vaisseaux nutritifs.

Les fibro-cartilages sont donc en partie organisés, et en partie inorganiques; l'élément central ou fibreux est organisé et vivant; l'élément périphérique ou cartilagineux est inorganique et semblable à celui qui recouvre les extrémités osseuses; comme ce dernier il représente un simple produit de sécrétion, et comme lui il est sécrété dans un but protecteur; car si les surfaces articulaires demandaient à être protégées contre les effets d'un frottement réciproque, le tissu fibreux, placé entre ces surfaces pour compléter leur emboîtement et amortir les chocs violents qu'elles éprouvent, ne devait-il pas jouir aussi des avantages de cette protection? Il est digne de remarque que ces deux variétés de cartilages, qui offrent tant d'analogies dans leurs propriétés et leurs fonctions, se continuent presque constamment entre eux sans aucune ligne de démarcation ; ainsi celui qui revêt la cavité glénoïde de l'omoplate se continue avec celui qui revêt la surface interne du fibro-cartilage glénoïdien ; il en est de même des lames cartilagineuses qui doublent la cavité cotyloïde et la face interne du fibro-cartilage cotyloïdien, de celles qui s'étalent sur l'extrémité carpienne du radius et la face inférieure du fibro-cartilage radio-cubital, etc.

4° Ligaments.

Les ligaments sont des liens fibreux qui unissent entre elles les surfaces osseuses correspondantes, et les maintiennent dans leurs rapports naturels.

Les fibres qui constituent ces liens articulaires sont tantôt parallèles et tantôt entre-croisées.

Les ligaments formés de fibres parallèles se présentent sous la forme de membranes, de bandelettes ou de faisceaux ; ils occupent en général la périphérie des articulations mobiles.

Les ligaments composés de fibres entre-croisées n'affectent aucune forme déterminée ; ils sont situés dans l'intervalle des surfaces osseuses qu'ils unissent, et prennent le nom de *ligaments interosseux*.

Les ligaments périphériques qui affectent la forme de bandelettes sont celluleux par leur face externe, lisses et séreux par leur face interne, insérés par une de leurs extrémités sur l'une des surfaces articulaires, et par l'autre sur la surface opposée. Ces bandelettes sont ordinairement disposées par paires, l'une en dehors et l'autre en dedans, ou bien l'une en avant et l'autre en arrière de l'articulation ; quelquefois elles se multiplient et existent sur tous ces points à la fois. Si elles deviennent plus nombreuses elles s'unissent et forment une véritable membrane qui prend la forme d'un manchon, et qui embrasse par ses deux circonférences les surfaces adjacentes.

Les ligaments interosseux cachés entre les surfaces qu'ils unissent sont irréguliers et composés de fibres courtes, qui se croisent en sautoir le plus souvent.

Indépendamment des liens articulaires que nous venons de faire connaître, il en existe d'autres, en petit nombre, caractérisés par leur couleur jaune et leur élasticité ; ces *ligaments jaunes ou élastiques* existent en général sur les parties du squelette où une réaction permanente devait servir de contre-poids à une force sans cesse active : ainsi la colonne vertébrale, infléchie par le poids des viscères thoraciques et abdominaux, est ramenée en arrière par l'élasticité d'une longue suite de bandelettes fibreuses qui relient les unes aux autres toutes les lames vertébrales.

5° Membranes synoviales.

Ces membranes appartiennent aux diarthroses ; elles s'étalent sur la face interne des diverses parties qui les constituent, et communiquent à chacune d'elles l'aspect uni qu'elles présentent.

On considère généralement les membranes synoviales comme des cavités closes qui offrent deux surfaces, l'une interne, l'autre externe : la première, en contact avec elle-même, est lisse et constamment lubrifiée par un liquide d'apparence onctueuse, appelé *synovie* ; la seconde adhère aux parties cartilagineuses et ligamenteuses par un tissu cellulaire fin, extrêmement serré, qui ne permet pas de l'isoler des organes auxquels elle est unie.

Les membranes synoviales sont-elles partout continues à elles-mêmes, et représentent-elles véritablement des cavités closes? La plupart des anatomistes le pensent, cependant cette opinion nous paraît peu vraisemblable; rien ne démontre l'existence de ces membranes sur les cartilages articulaires; ceux-ci, il est vrai, se distinguent de tous les autres par l'éclat, le poli et l'aspect miroitant de leur surface libre; sans doute la présence d'une membrane séreuse sur cette surface offre une explication satisfaisante et très spécieuse de cet aspect. Mais le même poli, le même éclat appartiennent à toutes les substances inorganiques qui sont dures et soumises à un frottement souvent répété; or, nous avons vu que les cartilages diarthrodiaux ne présentent aucun des éléments de l'organisation, qu'ils sont très durs et dans un état de frottement réciproque presque continu; dès lors pourquoi le poli de leurs surfaces libres ne serait-il pas le résultat de ce frottement incessant? Pour se convaincre qu'il en est ainsi, qu'on enlève avec un instrument bien tranchant la couche la plus superficielle de ces cartilages, et on reconnaîtra que la couche cartilagineuse qui apparaît au-dessous de cette coupe est aussi douée d'un éclat remarquable, très peu inférieur à celui de la surface libre.

Les synoviales appartiennent à la classe des membranes séreuses; elles ont pour usages de lubrifier toutes les parties qui doivent frotter les unes sur les autres, et de favoriser ainsi leur frottement mutuel.

Indépendamment des séreuses intra-articulaires, il en est d'autres qui sont situées en dehors et autour des articulations, sur les divers points où s'opèrent des frottements; ces séreuses extra-articulaires sont de deux ordres : les unes s'enroulent autour des tendons réfléchis, et par la lubréfaction de la surface osseuse d'une part, et de la surface tendineuse de l'autre, elles facilitent le glissement de ces surfaces: elles sont connues sous le nom de *gaînes synoviales*, ou de *synoviales tendineuses*; les autres, plus simples dans leur disposition, se développent au-dessous d'un muscle ou au-dessous de la peau, en prenant la forme d'une vessie qui correspond par une de ses faces à la saillie osseuse, par l'autre aux muscles ou à l'enveloppe cutanée; elles ont pour usage aussi de favoriser le jeu des muscles ou les mouvements de la peau : on les nomme *bourses synoviales*, *bourses muqueuses*; mais leur forme, leur structure, la nature du liquide qu'elles sécrètent, doivent les faire considérer comme des membranes séreuses plus ou moins rudimentaires; c'est pourquoi nous les désignerons, avec M. Nélaton, sous la dénomination de *bourses séreuses*.

DES ARTICULATIONS EN PARTICULIER.

Préparation. La plupart des articulations étant entourées par des muscles, il est souvent nécessaire, pour les étudier, d'enlever ces organes, dont il importe cependant de connaître les rapports avec les liens et les surfaces articulaires; lorsqu'il y a utilité à les enlever, il convient de les inciser transversalement à leur partie moyenne et de conserver l'extrémité correspondante à l'articulation; on pourra ensuite la réappliquer pour rétablir les rapports primitifs.

Le tissu cellulaire qui recouvre les ligaments doit disparaître dans sa totalité afin de laisser voir nettement la direction des fibres ligamenteuses et le point précis de leur attache. Après avoir étudié toutes les parties périphériques, on procédera à l'examen de la synoviale et des surfaces articulaires à l'aide de coupes parallèles ou perpendiculaires à ces surfaces.

Les sujets les plus favorables à l'étude des articulations sont ceux qui réunissent à une grande maigreur une légère infiltration; cette étude doit être faite sur des préparations fraîches, et non sur des pièces qui ont macéré; la macération, alors même qu'elle est peu prolongée, a l'inconvénient de communiquer à toutes les parties molles articulaires une opacité uniforme qui ne permet pas de les distinguer aussi facilement.

ARTICULATIONS DE LA COLONNE VERTÉBRALE.

Ces articulations sont *intrinsèques* ou *extrinsèques* : les premières comprennent toutes les articulations des vertèbres entre elles ; les secondes, celles de la colonne vertébrale avec la tête, les côtes et les os iliaques.

ARTICULATIONS DES VERTÈBRES ENTRE ELLES.

Elles se divisent en articulations communes à toutes les vertèbres, et en articulations propres à quelques unes d'entre elles.

Les articulations communes à toutes les vertèbres sont : 1° celles des corps vertébraux ; 2° celles des apophyses articulaires; en outre, ces vertèbres sont unies les unes aux autres : 3° par leurs lames ; 4° par leurs apophyses épineuses.

1o Articulations des corps des vertèbres.

Préparation. Après avoir isolé la colonne vertébrale des parties molles, il faut diviser transversalement cette colonne sur toute sa longueur en faisant passer le trait de scie sur les pédicules qui unissent l'arc antérieur de chaque vertèbre à l'arc postérieur ; on obtiendra ainsi deux longs segments, l'un antérieur, qui permettra d'étudier les articulations des corps vertébraux, et l'autre postérieur, sur lequel on pourra examiner les ligaments qui unissent les lames et les apophyses épineuses.

En outre, pour observer la structure des disques ligamenteux placés entre les corps vertébraux, on pratiquera sur un tronçon du segment antérieur des coupes horizontales et verticales.

Les corps des vertèbres s'articulent entre eux par amphiarthrose ou symphyse.

Surfaces articulaires. Ce sont les faces supérieure et inférieure du corps de chaque vertèbre ; elles sont concaves et encroûtées d'une couche mince de cartilage.

Moyens d'union. Ils comprennent deux ligaments périphériques, l'un antérieur, l'autre postérieur, et un ligament interosseux.

1° *Ligament vertébral commun antérieur.* (Fig. 46.) Il s'étend de l'axis à la partie supérieure du sacrum, sous la forme d'un long ruban à reflet nacré, dans lequel on distingue une portion médiane et deux portions latérales. — Sa face antérieure correspond aux organes cervicaux thoraciques et abdominaux, auxquels il est uni par un tissu cellulaire filamenteux. — Sa face postérieure adhère aux corps des vertèbres et aux ligaments interosseux. — Les fibres qui le composent sont longitudinales et parallèles : les superficielles, plus longues, s'entre-croisent à la région cervicale avec les fibres aponévrotiques des muscles grands droits antérieurs et longs du cou, et dans la région lombaire avec celles des piliers du diaphragme et des muscles psoas; les profondes plus courtes, se portent, d'une vertèbre à la vertèbre suivante.

Fig. 46.

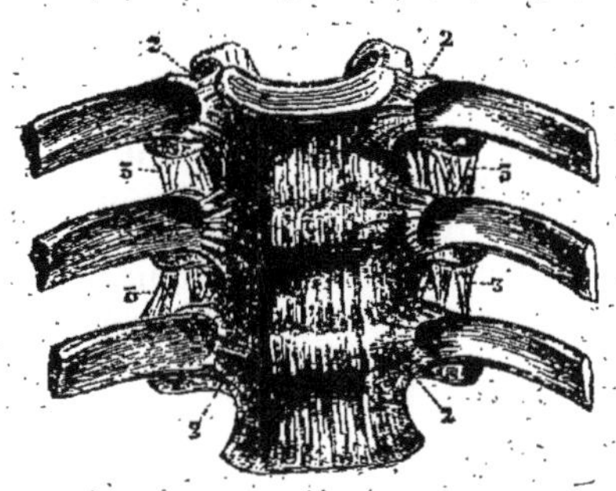

FIG. 46.

1. Ligament vertébral commun antérieur.
2. Ligament vertébro-costal.
3. Ligament transverso-costal supérieur.

2° *Ligament vertébral commun postérieur.* (Fig. 47.) Plus épais que l'antérieur et nacré comme lui, ce ligament se porte de l'occipital au sacrum, en s'élargissant au niveau de chaque ligament interosseux, ce qui lui donne la forme d'une bandelette festonnée.—Sa face postérieure est en rapport avec la dure-mère, à laquelle elle adhère par un tissu cellulaire lâche. — Sa face antérieure est unie d'une manière intime aux ligaments

Fig. 47.

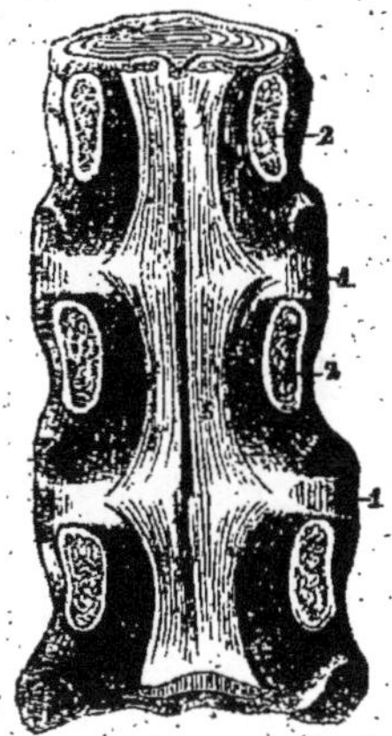

FIG. 47.

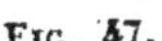

Ligament vertébral commun postérieur.

1, 1. Disques intervertébraux.
2, 2. Pédicule unissant l'arc antérieur des vertèbres à l'arc postérieur, coupé transversalement.
3. Ligament.

intervertébraux, et séparée du corps des vertèbres par des veines volumineuses. — Il se compose comme le précédent de fibres longitudinales dont les superficielles offrent plus de longueur que les profondes.

3° *Ligaments interosseux, ou disques intervertébraux.* Leur forme est celle d'une lentille biconvexe intimement unie par ses faces supérieure et inférieure aux faces concaves des vertèbres correspondantes.

Leur circonférence adhère, d'une part au ligament vertébral commun antérieur, de l'autre au ligament vertébral commun postérieur ; elle présente plus d'épaisseur en avant dans les régions cervicale et lombaire, et une épaisseur moindre dans la région dorsale. Cette inégalité de hauteur devient la cause principale des flexuosités antéro-postérieures du rachis.

Les disques intervertébraux sont composés de couches concentriques fortement pressées les unes contre les autres à la circonférence, plus faibles et plus espacées à mesure qu'on se rapproche de leur partie centrale, où l'on ne trouve plus que quelques fibres celluleuses irrégulièrement entre-croisées et mêlées à un liquide gélatineux. Chaque couche est formée de fibres parallèles très obliquement dirigées d'une surface articulaire à la surface opposée et se croisant régulièrement en sautoir avec les fibres des couches voisines.

2° Articulations des apophyses articulaires.

Ces apophyses s'articulent par arthrodie.

Les facettes par lesquelles elles se correspondent sont doublées d'une couche cartilagineuse mince.

Quelques fibres ligamenteuses faibles et irrégulières unissent en dehors ces facettes, qui glissent l'une sur l'autre à l'aide d'une synoviale plus développée dans la région cervicale que dans les régions dorsale et lombaire.

3° Union des lames. (Fig. 48.)

Les lames des vertèbres sont unies entre elles par des fibres ligamenteuses essentiellement caractérisées par leurs couleurs jaunes et leur élasticité.

Fig. 48.

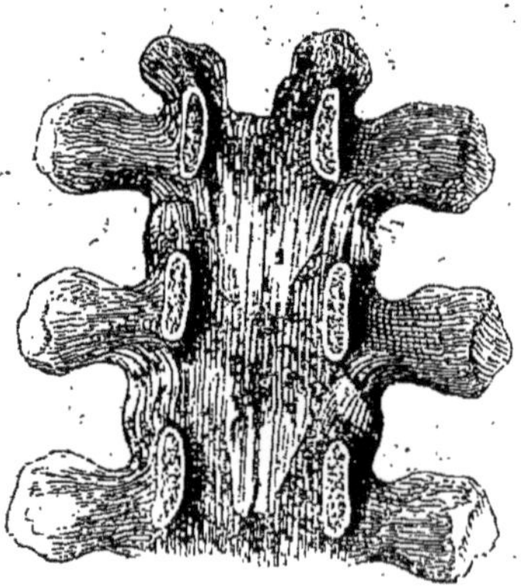

FIG. 48.

Ligaments jaunes vus par leur face antérieure.

Ces ligaments jaunes se composent de deux moitiés réunies à angle comme les lames vertébrales ; — leur *bord inférieur* s'insère au bord supérieur de la lame qui est au-dessous, et leur *bord supérieur* à la face antérieure de la lame qui est au-dessus.— Leur face postérieure est en rapport avec les lames vertébrales qui les recouvrent dans la plus grande partie de leur étendue, et avec les muscles spinaux. Leur face antérieure répond à la dure-mère, dont elle est séparée par des plexus veineux.

4° Union des apophyses épineuses.

Ces apophyses sont unies : 1° par les ligaments interépineux, 2° par le ligament sur-épineux.

Ligaments interépineux. Ils n'existent pas dans la région cervicale, où ils sont remplacés par de petits muscles. Leur forme est celle d'un triangle dont la base regarde en arrière, et dont les bords, l'un supérieur et l'autre inférieur, s'insèrent aux apophyses épineuses correspondantes; leurs faces sont en rapport avec les muscles spinaux.

Ligament sur-épineux. (Fig. 49.) Il s'étend, à la manière d'un cordon, de la septième vertèbre cervicale, au sacrum, en passant sur le sommet des apophyses épineuses des vertèbres dorsales et lombaires; il est formé par l'intersection des fibres aponévrotiques qui se fixent à l'extrémité des apophyses épineuses, et qui s'entre-croisent, soit au-dessus de ces apophyses, soit dans leur intervalle, en se continuant avec celles du côté opposé.

Fig. 49.

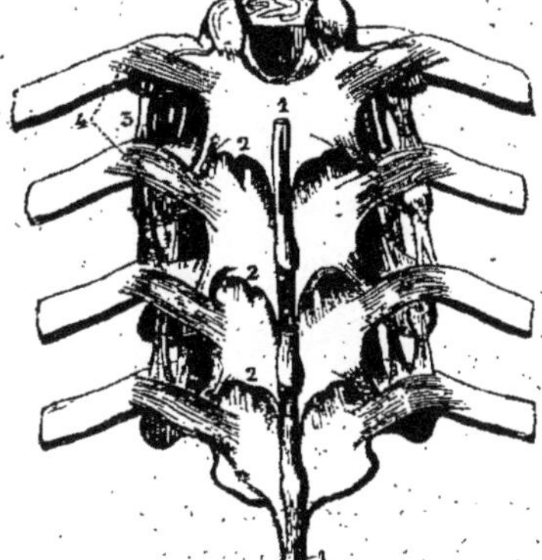

FIG. 49.

1, 1. Ligament sur-épineux.
2, 2. Ligaments jaunes.
3. Ligament transverso-costal supérieur.
4. Ligament transverso-costal postérieur.

ARTICULATIONS PROPRES A CERTAINES VERTÈBRES.

Les articulations qui présentent des caractères particuliers sont celles de l'atlas avec l'axis, et les articulations sacro-vertébrale, sacro-coccygienne et coccygiennes.

Les deux premières vertèbres ne s'articulent pas seulement entre elles ; elles s'articulent aussi avec l'occipital, c'est-à-dire avec la tête ; et ces articulations intrinsèques et extrinsèques se confondent d'une manière si intime qu'on ne saurait les étudier isolément. Nous avons donc à considérer les trois articulations : occipito-atloïdienne, occipito-axoïdienne et atloïdo-axoïdienne.

1o Articulation occipito-atloïdienne.

Préparation. Ouvrir le crâne, enlever le cerveau ; séparer, par un trait de scie transversal appliqué sur la partie la plus antérieure de l'apophyse basilaire, toute la partie de la tête qui est au-devant de la colonne cervicale ; détacher avec ménagement les petits muscles qui entourent l'articulation.

L'atlas s'unit avec l'occipital, par son arc antérieur, par son arc postérieur et par ses deux facettes articulaires supérieures.

1° *L'arc antérieur de l'atlas* (fig. 50) est uni à la circonférence du trou occipital par deux ligaments, l'un superficiel, l'autre profond.

Le superficiel, connu sous le nom de *ligament cervical antérieur*, forme un cordon cylindrique situé sur la ligne médiane, étendu de l'apophyse basilaire de l'occipital au tubercule antérieur de l'atlas ;

Le profond, formé de plusieurs couches, s'insère en haut au pourtour du trou occipital, et en bas au bord supérieur de l'arc antérieur de l'atlas ; il est membraneux et mesure tout l'espace compris entre les deux masses articulaires.

Fig. 50.

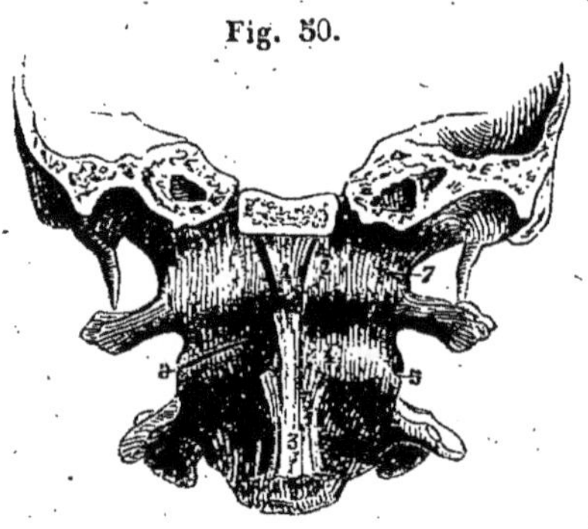

FIG. 50.

1. Ligament occipito-atloïdien antérieur et superficiel, ou cervical antérieur. — 2. Ligament occipito-atloïdien antérieur et profond. — 3. Origine du ligament vertébral commun antérieur. — 4. Ligament atloïdo-axoïdien antérieur confondu en bas avec l'origine du ligament précédent. — 5. Capsule fibreuse unissant les apophyses articulaires correspondantes de l'atlas et de l'axis. — 6. Facettes articulaires correspondantes de l'atlas et de l'axis. — 7. Fibres ligamenteuses étendues des condyles de l'occipital aux masses articulaires de l'atlas.

2° *L'arc postérieur de l'atlas* (fig. 51) est maintenu dans les rapports qu'il affecte avec l'occipital, par les muscles nombreux et puissants situés à la partie postérieure du cou ; la plupart des auteurs admettent en outre pour cette union : 1° quelques fibres ligamenteuses qui se portent du trou occipital à l'arc postérieur de l'atlas ; 2° un cordon fibreux étendu de la protubérance occipitale externe à l'apophyse épineuse de la septième vertèbre cervicale ; ce cordon, très développé chez quelques quadrupèdes où il prend le nom de *ligament cervical postérieur*, n'existe point par lui-même chez l'homme. Le lien fibreux ainsi appelé est formé par l'entre-croisement des fibres aponévrotiques qui appartiennent aux muscles du cou ; il constitue une véritable ligne blanche destinée à lier l'action des muscles du côté droit à celle des muscles du côté opposé, et non à unir la tête au rachis.

3° Les condyles de l'occipital, par leur union avec les facettes articulaires supérieures de l'atlas, forment une double articulation condylienne.

Fig. 51.

1. Arc postérieur de l'atlas. — 2. Lames vertébrales de l'axis. — 3. Fibres ligamenteuses étendues de l'occipital à l'arc postérieur de l'atlas. — 4. Fibres ligamenteuses étendues des condyles de l'occipital aux masses articulaires de l'atlas. — 5. Ligament atloïdo-axoïdien postérieur. — 6. Capsule fibreuse unissant les apophyses articulaires correspondantes de l'atlas et de l'axis. — 7. Premier ligament jaune. — 8. Capsules fibreuses unissant les apophyses articulaires correspondantes de l'axis et de la troisième vertèbre cervicale.

Fig. 51.

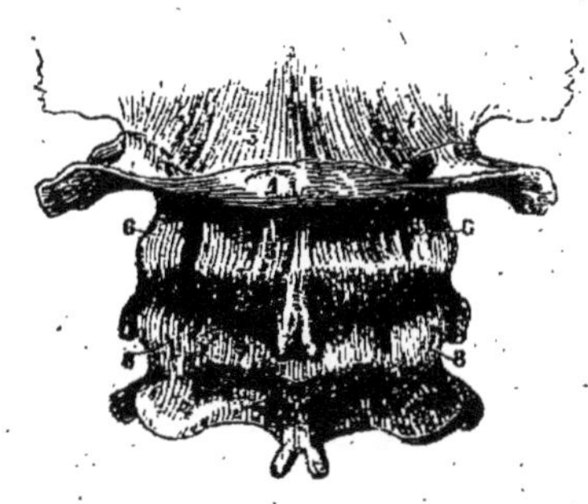

Surfaces articulaires. Du côté de l'occipital, deux facettes elliptiques, convexes, inclinées en dehors, divergentes en arrière, et sur ces facettes une lame cartilagineuse plus épaisse au centre qu'à la circonférence. — Du côté de l'atlas, deux facettes elliptiques, concaves, inclinées en dedans, se rapprochant par leur partie antérieure, et sur ces facettes une couche de cartilage plus mince dans sa partie centrale.

Moyens d'union. Quelques fibres ligamenteuses étendues des condyles de l'occipital aux masses latérales de l'atlas, assez nombreuses en avant et en dehors, rares en arrière, et entre les surfaces articulaires une synoviale qui les déborde dans tous les sens, principalement en dehors.

2° Articulation occipito-axoïdienne.

Préparation. Après avoir pratiqué les différentes coupes que nous avons indiquées pour l'étude de l'articulation précédente, on retranchera à l'aide de deux traits de scie longitudinaux, le tiers postérieur du trou occipital, l'arc postérieur de l'atlas, et les lames vertébrales de l'axis; on enlèvera ensuite la moelle épinière, et enfin on détachera la dure-mère; au-dessous existent les ligaments occipito-axoïdiens.

Si on ne peut disposer que d'une seule pièce, il faudra, ou bien étudier d'abord ces ligaments, puis les diviser pour mettre à découvert les ligaments odontoïdiens latéraux, ou bien les laisser intacts, et enlever l'arc antérieur de l'atlas ; de ces deux procédés, le premier nous paraît le plus avantageux.

L'occipital et l'axis sont unis par deux ordres de ligaments, les uns verticaux ou occipito-axoïdiens, les autres horizontaux ou odontoïdiens.

1° *Ligaments occipito-axoïdiens.* (Fig. 52.) Au nombre de trois, un médian et deux latéraux.

Le médian est épais, simple supérieurement, où il s'insère à la partie antérieure du trou occipital, décomposé inférieurement en trois lames :

la première, ou la plus superficielle, se continue directement avec le ligament vertébral commun postérieur dont elle forme l'origine; la seconde, plus profonde, se fixe à la partie postérieure du corps de l'axis; la troisième, qui représente une simple languette, s'unit par sa base au bord supérieur d'un ligament transversalement étendu entre les deux masses latérales de l'atlas.

Les latéraux très forts se portent des parties latérales de la gouttière basilaire aux parties latérales et postérieure du corps de l'axis, où ils se terminent en pointe.

Fig. 52.

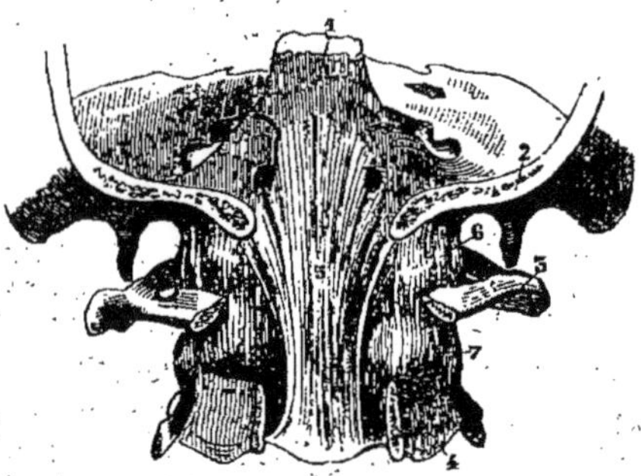

Fig. 52.

Coupe destinée à mettre en évidence les ligaments occipito-axoïdiens.

1. Apophyse basilaire.
2. Coupe de l'occipital.
3. Apophyse transverse de l'atlas.
4. Axis dont l'apophyse épineuse a été enlevée.
5. Ligament occipito-axoïdien médian ou moyen.
6, 7. Ligament occipito-axoïdien latéral droit.

2° *Ligaments odontoïdiens.* Au nombre de trois également, un médian et deux latéraux.

Le médian se compose de fibres étendues de la partie antérieure du trou occipital au sommet de l'apophyse odontoïde; ces fibres sont mal caractérisées et entremêlées de tissu cellulaire.

Les ligaments odontoïdiens latéraux, très volumineux, de forme conique, s'implantent par leur base dans une dépression située sur la face interne des condyles, et par leur sommet sur la partie la plus élevée de l'apophyse odontoïde.

3° Articulation atloïdo-axoïdienne.

Préparation. Celle qui aura servi à l'étude des ligaments occipito-axoïdiens servira également pour celle-ci; il suffira pour l'utiliser d'inciser et d'enlever ces ligaments.

Pour cette articulation, l'axis répond à l'atlas : 1° par son apophyse odontoïde; 2° par ses apophyses articulaires supérieures; 3° par son corps et son apophyse épineuse.

A. *Articulation de l'apophyse odontoïde avec l'atlas.*

Elle constitue le type des articulations pivotantes.

Surfaces articulaires. Du côté de l'atlas, une facette circulaire, concave, située sur la face postérieure de son arc antérieur ;— du côté de l'apophyse odontoïde, une facette légèrement convexe, couverte d'une couche de cartilage comme la précédente, et entourée d'une petite synoviale.

Moyens d'union. (Fig. 53.) Un ligament unique, mais épais et résistant, transversalement étendu du côté droit au côté gauche de l'atlas, dont l'anneau est ainsi divisé en deux anneaux secondaires : l'un antérieur, plus petit, destiné à l'apophyse odontoïde ; l'autre postérieur, plus grand, livrant passage à la moelle épinière et à ses enveloppes ; ce ligament, qui a pris tour à tour les noms de *transverse*, de *croisé*, et de *semi-annulaire*, présente deux faces, deux bords et deux extrémités :

FIG. 53.

Ligaments transverse et odontoïdiens.

1. Ligament occipito-axoïdien, coupé à son origine. — 2. Ligament transverse. — 3. Languette fibreuse confondue en haut avec le ligament occipito-axoïdien dont elle fait partie, et dont elle se sépare en bas pour se fixer au bord supérieur du ligament transverse. — 4. Seconde languette partant du bord inférieur du ligament transverse pour s'insérer sur le corps de l'axis. — 5. Ligament odontoïdien du côté gauche.

Fig. 53.

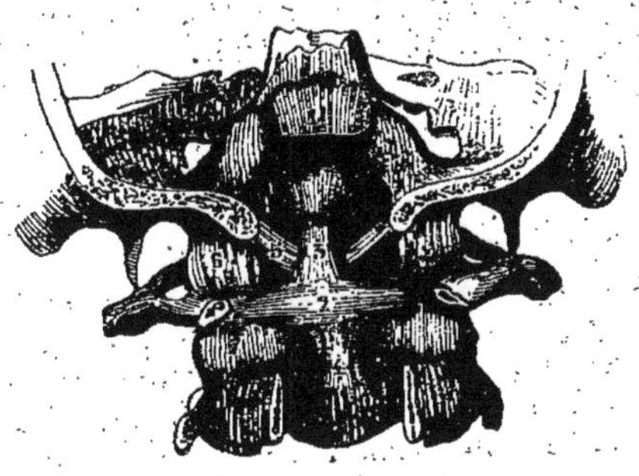

Sa *face antérieure*, concave, répond à la partie postérieure de l'apophyse odontoïde, dont elle est séparée par une synoviale ;

Sa *face postérieure*, convexe, répond aux ligaments occipito-axoïdiens ;

Son *bord supérieur* reçoit l'insertion des fibres les plus profondes du ligament occipito-axoïdien médian ;

Son *bord inférieur*, qui appartient à une circonférence plus petite que le précédent, entoure le collet de l'apophyse odontoïde, et donne naissance, par sa partie moyenne, à un prolongement qui se porte verticalement en bas pour s'insérer à l'axis. Ce sont ces languettes fibreuses, perpendiculairement implantées sur l'un et l'autre bord du ligament transverse, qui lui ont mérité le nom de *ligament croisé* ;

Ses *extrémités* se fixent à deux tubercules développés sur le côté interne des masses latérales de l'atlas.

B. *Articulations des apophyses articulaires de l'atlas et de l'axis.*

Elles forment une double arthrodie.

Surfaces articulaires. Du côté de l'atlas, facettes planes, circulaires, un peu inclinées en dedans ; — du côté de l'axis, facettes légèrement convexes et inclinées en dehors, plus considérables que les précédentes.

Moyen d'union. Un ligament capsulaire composé de fibres verticales et parallèles plus multipliées en avant et en dehors.

Moyen de glissement. Une synoviale extrêmement lâche, afin de se prêter aux mouvements de rotation de la tête sur la colonne vertébrale, mouvements considérables, dans lesquels l'atlas, solidement uni au crâne, pivote par son arc antérieur autour de l'apophyse odontoïde, tandis que ses facettes articulaires inférieures oscillent sur le corps de l'axis d'arrière en avant et d'avant en arrière.

C. *Union des arcs antérieur et postérieur de l'atlas avec l'axis.*

Deux ligaments assurent cette union : 1° le *ligament atloïdo-axoïdien antérieur*, qui s'étend du tubercule de l'arc antérieur de l'atlas au corps de l'axis, en se continuant par ses fibres les plus superficielles avec le ligament vertébral commun antérieur ; 2° le *ligament atloïdo-axoïdien postérieur*, qui s'insère en haut à l'arc postérieur de l'atlas, et en bas au bord supérieur des lames de l'axis.

ARTICULATIONS SACRO-VERTÉBRALE, SACRO-COCCYGIENNE ET COCCYGIENNES.

1° *Articulation sacro-vertébrale.* Elle offre la plus grande analogie avec celles des corps des vertèbres, dont elle diffère seulement par la hauteur plus considérable que présente en avant son disque intervertébral, et par un lien articulaire surajouté, le *ligament sacro-vertébral,* obliquement étendu de l'apophyse transverse de la cinquième vertèbre lombaire à la base du sacrum.

2° *Articulation sacro-coccygienne.* Amphiarthrose, présentant : un *disque fibreux* qui unit les surfaces correspondantes du sacrum et du coccyx ; — un *ligament sacro-coccygien antérieur,* étendu de la face antérieure du premier de ces os à la face antérieure du second, — et un *ligament sacro-coccygien postérieur,* fixé supérieurement aux bords de l'échancrure qui termine le canal sacré, et inférieurement à la face spinale ou cutanée du coccyx.

3° *Articulations coccygiennes.* Amphiarthroses rudimentaires dont les disques interosseux sont facilement envahis par l'ossification.

ARTICULATIONS DES OS DU CRANE.

Ce sont des sutures ou synarthroses.

Surfaces articulaires. Elles diffèrent entre elles : les os de la voûte du crâne sont armés sur leurs bords de longues dentelures qui s'entrelacent ; — ceux des parties latérales sont coupés obliquement en biseau, les uns aux dépens de leur face interne, les autres aux dépens de leur face externe ; — ceux de la base sont coupés perpendiculairement ; — de ces divers modes de configuration, il suit que les premiers forment des sutures par engrenage, les seconds des sutures écailleuses, les derniers des sutures harmoniques ou par juxtaposition.

Moyens d'union. Ces os sont maintenus dans leur position respective principalement par le mode de construction du crâne tout-à-fait comparable à celui des voûtes, et accessoirement : 1° par un cartilage intermédiaire aux surfaces osseuses, cartilage qui ne diffère pas des cartilages d'ossification, et qui sera envahi aussi, mais à une époque plus tardive, par les molécules osseuses ; 2° par le péricrâne en dehors et la dure-mère en dedans.

ARTICULATIONS DES OS DE LA FACE.

Elles présentent à considérer : 1° les articulations des os qui constituent la mâchoire supérieure entre eux et avec le crâne ; 2° l'articulation de la mâchoire inférieure avec cette même cavité.

ARTICULATIONS DES OS DE LA MACHOIRE SUPÉRIEURE ENTRE EUX ET AVEC LE CRANE.

Tous les os de la mâchoire supérieure qui sont situés d'un même côté du plan médian s'unissent entre eux et avec la partie antérieure de la base du crâne par engrenage ; ceux du côté droit s'unissent à ceux du côté gauche par juxtaposition. Dans toutes ces sutures on retrouve également le cartilage d'ossification que nous avons déjà observé dans les articulations des os du crâne.

ARTICULATION DE LA MACHOIRE INFÉRIEURE AVEC LE CRANE, OU TEMPORO-MAXILLAIRE.

C'est une double articulation condylienne.

Surfaces articulaires. Du côté du maxillaire inférieur, deux condyles ellipsoïdes dont le grand axe se dirige un peu obliquement en dedans et en arrière.—Du côté du temporal : 1° la cavité glénoïde, beaucoup plus considérable que le volume du condyle et s'articulant avec lui seulement par sa moitié antérieure ; 2° la racine transverse de l'apophyse zygomatique, concave transversalement, convexe d'avant en arrière.

Cartilage d'encroûtement. Il revêt : 1° les parties antérieure et supérieure du condyle ; 2° les parties postérieure et inférieure de la racine transverse.

Moyens de glissement. (Fig. 54.) Ils comprennent un fibro-cartilage interarticulaire et deux synoviales.

Le fibro-cartilage présente la forme d'une lentille biconcave, elliptique obliquement dirigée de haut en bas et d'arrière en avant, de telle sorte que l'une de ses faces est postérieure et l'autre antérieure : — la première répond à la partie antérieure du condyle sur lequel elle remonte un peu ; — la seconde est en rapport avec la moitié postérieure de la racine transverse. — Par sa circonférence il adhère en haut au tissu cellulo-graisseux de la cavité glénoïde, en bas à la portion zygomatique du muscle ptérigoïdien externe, et à un petit faisceau musculaire qui appartient au crotaphyte ; ce fibro-cartilage est perforé dans son centre chez quelques individus.

Les synovialessont, l'une antérieure ou située entre la racine transverse et le ligament interarticulaire, l'autre postérieure ou intermédiaire à ce même ligament et au condyle.

Fig. 54.

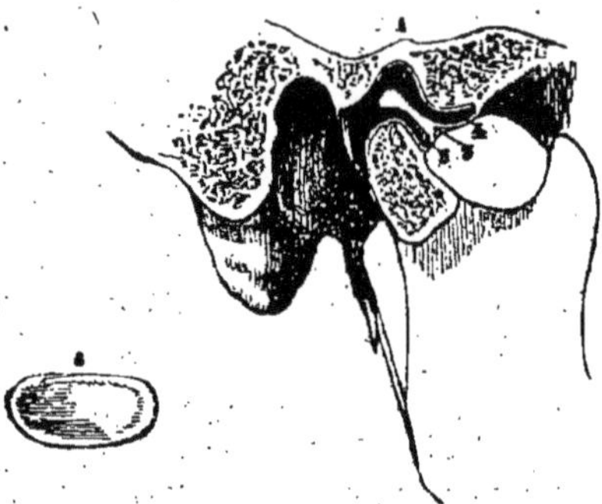

FIG. 54.

Coupe antéro-postérieure de l'articulation temporo-maxillaire.

1. Cavité glénoïde.
2. Racine transverse de l'apophyse zygomatique.
3. Fibro-cartilage interarticulaire.
4. Synoviale antérieure.
5. Synoviale antérieure.
6. Ligament interarticulaire vu par sa face antérieure.

Moyens d'union. (Fig. 55.) Un seul ligament unit les surfaces articulaires correspondantes ; il occupe le côté externe de l'articulation et s'étend obliquement, de haut en bas et d'avant en arrière, du tubercule de l'apophyse zygomatique au col du condyle.

Fig. 55.

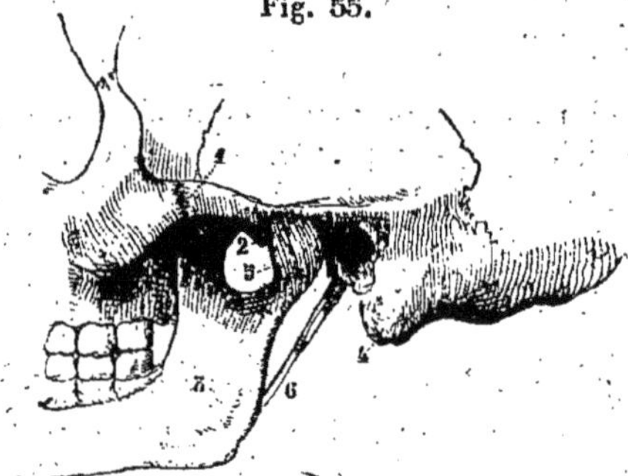

FIG. 55.

1. Apophyse zygomatique.
2. Tubercule de cette apophyse.
3. Branche du maxillaire inférieur.
4. Apophyse mastoïde.
5. Ligament latéral externe.
6. Ligament stylo-maxillaire.

Indépendamment de ce *ligament latéral externe* on a décrit :

1° Un ligament latéral interne, ou sphéno-maxillaire, étendu de l'épine du sphénoïde à l'épine du maxillaire inférieur.

2° Un ligament stylo-maxillaire, étendu de la base de l'apophyse styloïde à l'angle de la mâchoire.

3° Un ligament ptérigo-maxillaire, étendu de l'aile interne de l'apophyse ptérigoïde à la ligne milo-hyoïdienne.

Mais ces parties fibreuses ne méritent pas le nom de ligaments, car elles ne concourent en aucune manière à consolider l'articulation temporo-maxillaire : le premier de ces pseudo-ligaments est une bandelette destinée à protéger les vaisseaux et nerfs dentaires inférieurs; le second constitue une surface d'implantation pour les fibres du muscle stylo-glosse;

Fig. 56.

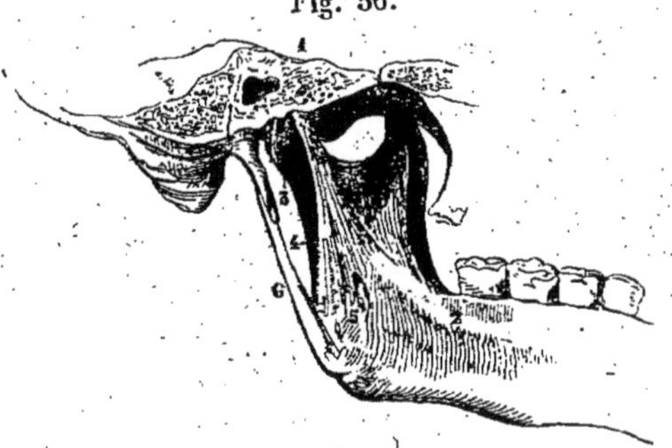

FIG. 56.

1. Sphénoïde divisé au niveau de son apophyse épineuse.
2. Maxillaire inférieur.
3. Condyle de la mâchoire.
4. Ligament latéral interne ou sphéno-maxillaire.
5. Insertion inférieure de ce ligament.
6. Ligament stylo-maxillaire.

le troisième résulte de l'intersection des muscles buccinateur et constricteur supérieur du pharynx (1).

DES ARTICULATIONS DU THORAX.

Elles comprennent : 1° les articulations costo-vertébrales; 2° les articulations costo-transversaires; 3° les articulations chondro-sternales; 4° les articulations chondro-costales; 5° les articulations des cartilages costaux entre eux; 6° l'articulation sternale.

ARTICULATIONS COSTO-VERTÉBRALES.

Préparation. Divisez les côtes à trois centimètres en dehors du sommet des apophyses transverses, et décollez la plèvre; pour étudier le ligament interarticulaire, il faut enlever le ligament antérieur; on complétera ensuite cette étude à l'aide d'une coupe verticale et transversale qui comprendra à la fois le corps des vertèbres correspondantes et le col de la côte.

Chacune de ces articulations se compose d'une amphiarthrose et de deux arthrodies.

Surfaces articulaires. Du côté de la côte, une double facette anguleuse; — du côté des vertèbres, trois facettes, l'une supérieure plus petite appartenant à la vertèbre qui est située au-dessus de la côte, l'autre inférieure plus grande appartenant à la vertèbre située au-dessous, la troisième moyenne et intermédiaire aux deux autres, formée par le disque intervertébral correspondant.

(1) M. Gosselin a publié en 1843, dans sa dissertation inaugurale, le résultat de ses intéressantes recherches sur la structure et les fonctions des fibro-cartilages interarticulaires : on trouve dans ce travail plusieurs faits nouveaux et importants, aussi remarquables par leur exactitude que par la rare lucidité avec laquelle ils sont exposés; mais la plupart de ces faits se rattachant à la physiologie des articulations, nous sommes condamné par les limites restreintes de cet ouvrage à les passer sous silence, et à mentionner seulement ceux qui intéressent la conformation extérieure des fibro-cartilages.

Moyens d'union. Deux ligaments, l'un périphérique et antérieur ou vertébro-costal, l'autre inter-articulaire.

Le *ligament antérieur ou vertébro-costal* est rayonné, fixé en dehors au devant de la tête de la côte, divergeant en dedans où il s'insère aux deux vertèbres correspondantes.

Le *ligament interarticulaire* est un faisceau court et fort, étendu de l'angle saillant que présente la tête de la côte au disque intervertébral.

Il existe pour ces articulations deux synoviales séparées l'une de l'autre par le ligament interarticulaire.

Les première, dixième et onzième articulations costo-vertébrales diffèrent des précédentes, 1° par leurs surfaces articulaires qui présentent une seule facette, 2° par l'absence du ligament interarticulaire, 3° par la présence d'une synoviale unique.

ARTICULATIONS COSTO-TRANSVERSAIRES.

Préparation. 1° Couper les côtes au niveau de leur angle; 2° enlever avec ménagement les muscles qui remplissent les gouttières vertébrales; 3° après avoir étudié les ligaments superficiels, mettre à découvert le ligament interosseux par un trait de scie horizontal comprenant la côte et l'apophyse transverse.

Ces articulations sont des arthrodies.

Surfaces articulaires. Du côté de la côte, une facette circulaire convexe appartenant à sa tubérosité ; — du côté de l'apophyse transverse, une facette circulaire concave située à son extrémité.

Moyens d'union. Trois ligaments : (Voy. fig. 49.)

1° Le *ligament transverso-costal postérieur*, composé de fibres parallèles qui s'insèrent d'une part au sommet de l'apophyse transverse, de l'autre à la partie non articulaire de la tubérosité costale.

2° Le *ligament transverso-costal supérieur*, qui part du bord inférieur de l'apophyse transverse qui est au-dessus, et se porte obliquement en bas et en dedans pour aller se fixer au bord supérieur du col de la côte qui est au-dessous ; il se compose souvent de deux ou trois faisceaux distincts.

3° Le *ligament transverso-costal moyen ou interosseux*, constitué par des faisceaux fibreux qui s'étendent de la face antérieure de l'apophyse transverse à la face postérieure du col de la côte, et contiennent dans leurs interstices un tissu adipeux jaunâtre ou rougeâtre.

Une petite synoviale favorise le glissement des surfaces articulaires.

ARTICULATIONS CHONDRO-STERNALES.

Ce sont des arthrodies composées par la réception des angles saillants qui forment l'extrémité interne des cartilages costaux, dans les angles rentrants qui occupent les bords du sternum ; elles offrent pour moyens d'union :

1° Un *ligament rayonné antérieur*, étendu de l'extrémité interne du cartilage à la face antérieure du sternum sur laquelle ses fibres divergent en s'entre-croisant, soit avec celles du périoste, soit avec celles du côté opposé, soit enfin avec les fibres aponévrotiques du grand pectoral.

2° Un *ligament rayonné postérieur* disposé comme le précédent, mais beaucoup moins fort.

La synoviale est rudimentaire.

Quelques unes de ces articulations offrent des caractères particuliers :

Ainsi le cartilage de la première côte se soude au sternum ;

Celui de la deuxième côte se continue par son angle avec le cartilage d'encroûtement de la première pièce du sternum, en sorte que ses facettes supérieure et inférieure font partie de deux articulations indépendantes.

Les sixième et septième cartilages, indépendamment du ligament antérieur, possèdent un ligament chondro-xyphoïdien fort qui va s'entre-croiser avec celui du côté opposé, au-devant de l'appendice xyphoïde.

ARTICULATIONS CHONDRO-COSTALES.

L'union des cartilages avec les côtes est une synarthrose formée par l'implantation de l'extrémité externe du cartilage dans la dépression que présente l'extrémité antérieure de la côte ; le périoste, en passant sur la circonférence de cette soudure, la fortifie par les adhérences intimes qu'il affecte soit avec la surface osseuse, soit surtout avec la surface cartilagineuse.

ARTICULATIONS DES CARTILAGES COSTAUX ENTRE EUX.

Les cartilages costaux qui s'articulent entre eux sont : les sixième, septième et huitième, souvent le cinquième et quelquefois le neuvième. Ces articulations constituent des arthrodies, pour lesquelles les cartilages correspondants projettent l'un vers l'autre une apophyse qui porte à son extrémité une facette articulaire.

Deux ligaments verticaux, l'un antérieur, plus fort, l'autre postérieur, plus faible, maintiennent en rapport ces facettes cartilagineuses.

ARTICULATION STERNALE.

Cette articulation, décrite pour la première fois, en 1841, par M. Maisonneuve, est une arthrodie formée par l'union des deux premières pièces du sternum.

Surfaces articulaires. Du côté de la pièce supérieure ou de la poignée du sternum, une facette elliptique et concave prolongée de chaque côté par la demi-facette inférieure du cartilage de la seconde côte ; — du côté de la pièce inférieure ou du corps de l'os, une facette elliptique et convexe qui se continue en dehors avec les demi-facettes correspondantes des bords latéraux.

Les cartilages d'encroûtement de ces surfaces sont souvent rugueux et assez analogues à ceux de l'articulation sacro-iliaque ; celui de la surface supérieure se continue avec l'angle du cartilage de la seconde côte ; celui de la surface inférieure se prolonge sur les demi-facettes correspondantes des bords du sternum, d'où il suit que les articulations de ces demi-facettes avec les demi-facettes inférieures des cartilages des secondes côtes se confondent avec l'articulation sternale.

Moyens d'union. Deux ligaments, constitués par les couches fibreuses très épaisses qui revêtent les faces antérieure et postérieure du sternum : le ligament ou la couche fibreuse antérieure est formée de fibres transversales; le ligament ou la couche fibreuse postérieure se compose au contraire de fibres longitudinales.

Une synoviale commune lubrifie les deux surfaces articulaires du sternum et les deux facettes inférieures des cartilages des secondes côtes; très apparente dans le jeune âge, elle devient granuleuse dans la vieillesse, et souvent disparaît entièrement sous l'influence de l'ossification.

ARTICULATIONS DES MEMBRES THORACIQUES.

ARTICULATIONS DE L'EPAULE.

1o Articulation sterno-claviculaire.

L'union du sternum avec l'extrémité interne de la clavicule est une articulation par emboîtement réciproque.

Surfaces articulaires. Du côté du sternum, une facette inclinée en haut et en dehors, plus étendue dans le sens vertical, où elle est concave, que dans le sens antéro-postérieur, où elle est convexe. — Du côté de la clavicule, une facette plus grande, et un peu concave d'avant en arrière, quelquefois légèrement convexe de haut en bas; mais la faible dépression que cette surface présente dans le premier sens, et le léger relief qu'on remarque dans le second, sont loin de correspondre à la convexité et à la concavité réciproquement perpendiculaires de la surface opposée, en sorte que M. Gosselin a fait observer avec raison que l'emboîtement n'a point lieu ici entre le sternum et la clavicule, mais entre la facette sternale et la face interne du fibro-cartilage interarticulaire.

Moyens d'union. Un ligament fibro-cartilagineux interarticulaire, et quatre ligaments périphériques :

1° *Fibro-cartilage interarticulaire.* (Fig. 57.) Il répond : par sa face interne, à la facette sternale, sur laquelle il se moule, de telle sorte qu'il est très manifestement convexe de haut en bas, et concave d'avant en arrière; — par sa face externe, à la facette claviculaire, dont il est séparé par la synoviale dans une grande partie de son étendue, mais à laquelle il s'unit en haut et en arrière; — par sa circonférence, aux ligaments antérieur, postérieur et interclaviculaire qui lui adhèrent fortement, et au pourtour de la facette sternale sur laquelle il se fixe en haut et en bas.

Ce fibro-cartilage, irrégulier, plus épais au centre qu'à la circonférence, uni solidement par son pourtour aux deux surfaces articulaires et aux ligaments périphériques, constitue évidemment un moyen d'union; s'il a pour usage d'amortir le choc des surfaces osseuses dans les mouvements violents de l'épaule, il faut reconnaître, avec l'anatomiste distingué que nous avons nommé plus haut, que cet usage est très secondaire.

2° *Ligament antérieur.* Il est épais, aplati, composé de fibres parallèlement étendues de l'extrémité interne de la clavicule au bord antérieur de la facette sternale.

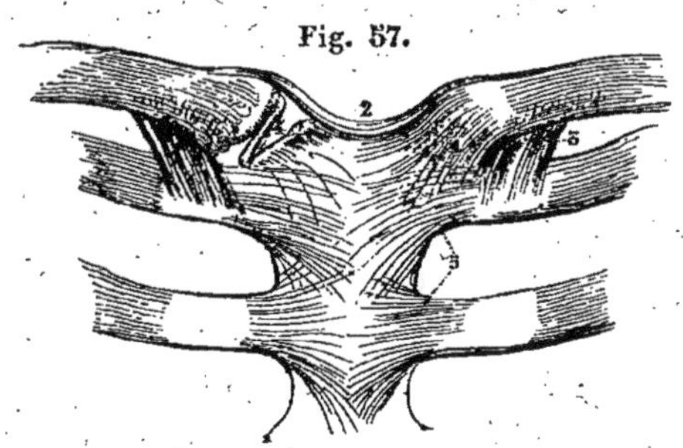

Fig. 57.

FIG. 57.

1. Ligament sterno-claviculaire postérieur.
2. Ligament interclaviculaire.
3. Ligament costo-claviculaire.
4. Fibro-cartilage interarticulaire.
5. Ligaments chondro-sternaux postérieurs.

3° *Ligament postérieur*. Composé aussi de fibres parallèles, mais moins nombreuses, il s'insère par une de ses extrémités sur le bord postérieur de la facette claviculaire, et par l'autre sur le bord correspondant de la facette sternale.

4° *Ligament supérieur* ou *interclaviculaire*. Il affecte la forme d'un cordon cylindrique, transversalement étendu de l'extrémité supérieure et interne de la clavicule d'un côté, à l'extrémité supérieure et interne de la clavicule du côté opposé.

Ce faisceau interclaviculaire, libre et concave en haut, s'applique en bas sur la fourchette du sternum, à laquelle il adhère d'une manière intime.

5° *Ligament inférieur* ou *costo-claviculaire*. Il est constitué par un faisceau épais, résistant, qui s'attache en bas à la face supérieure du cartilage de la première côte, et se porte obliquement en haut et en dehors, pour se fixer à une empreinte rugueuse située en dessous de l'extrémité interne de la clavicule.

Deux synoviales existent ordinairement pour cette articulation : l'une est intermédiaire à la facette sternale et au fibro-cartilage, l'autre située entre ce ligament et la facette claviculaire; celle-ci diffère de la première par le prolongement qu'elle envoie au-dessous de l'extrémité interne de la clavicule, entre cet os et le cartilage de la première côte.

2o Articulation acromio-claviculaire.

Facettes articulaires. L'une occupe l'extrémité externe de la clavicule, l'autre l'extrémité interne de l'acromion; la première regarde un peu obliquement en bas et en dehors, la seconde obliquement en haut et en dedans; toutes deux sont planes, elliptiques, et dirigées d'avant en arrière.

Moyens d'union. Deux ligaments :

L'un *supérieur*, plus considérable, composé de fibres parallèles transversalement étendues des rugosités de la partie interne de l'acromion aux inégalités de l'extrémité externe de la clavicule.

L'autre *inférieur*, formé de fibres transversales faibles et peu nombreuses.

Entre les surfaces osseuses doublées d'une couche mince de cartilage, on trouve une synoviale plus lâche inférieurement, où elle est en rapport avec du tissu cellulaire graisseux, interposé aux fibres ligamenteuses.

Un fibro-cartilage, qui n'est pas constant, et qui occupe seulement la moitié supérieure de l'espace interarticulaire, appartient aussi à cette articulation; il nous a paru très rudimentaire.

3o Articulation coraco-claviculaire.

Dans les divers mouvements de l'épaule, la face inférieure de la clavicule entre quelquefois en contact avec la face supérieure de l'apophyse coracoïde; pour faciliter ce contact intermittent, un cartilage d'encroûtement revêt cette dernière apophyse, et une synoviale en lubrifie la surface.

Moyens d'union. Deux ligaments, l'un antérieur, l'autre postérieur.

Le *ligament coraco-claviculaire antérieur*, ou *trapézoïde*, part du bord interne de l'apophyse coracoïde, et se porte obliquement en haut pour se fixer à la crête que présente la face inférieure de la clavicule près de son extrémité externe.

Le *ligament coraco-claviculaire postérieur*, ou *conoïde*, s'étend verticalement de la base de l'apophyse coracoïde, où il s'insère par son sommet à un petit groupe d'inégalités situées sous le bord postérieur de l'os, près de son extrémité externe.

ARTICULATION SCAPULO-HUMÉRALE.

Préparation. 1o Diviser la clavicule à sa partie moyenne et séparer le membre supérieur du tronc; 2o détacher le muscle deltoïde à ses insertions supérieures et le renverser en bas; 3o inciser sur leur portion moyenne, et perpendiculairement à la direction de leurs fibres, les muscles sous-scapulaire, sous-épineux, sus-épineux et petit rond; 4o disséquer avec soin les tendons de ces muscles, en conservant leur adhérence à la capsule fibreuse de l'articulation.

Cette articulation appartient à la classe des énarthroses.

Surfaces articulaires. Du côté de l'humérus, une éminence représentant les deux tiers d'une sphère, encroûtée d'un cartilage plus épais au centre qu'à la circonférence, et entourée à sa base par l'étranglement circulaire qui forme le col anatomique; — du côté de l'omoplate, la cavité glénoïde, surface concave, ovoïde, dont le grand diamètre est vertical, revêtue d'un cartilage plus mince dans sa partie centrale que dans sa partie périphérique.

Cette dernière surface est bordée sur sa circonférence par un fibro-cartilage de forme prismatique et triangulaire, adhérant par sa base au pourtour de la cavité articulaire, libre par son sommet, excepté en haut, où il se continue avec le tendon de la longue portion du muscle biceps, qui semble lui donner naissance. Ce fibro-cartilage, improprement appelé *ligament glénoïdien*, répond : en dehors, où il est fibreux, à la capsule de l'articulation; et en dedans, où il est revêtu d'une couche cartilagineuse continue à celle de l'os, à la tête de l'humérus, dont il complète la cavité de réception d'une manière plus avantageuse que le tissu osseux; car une vive arête circulaire qui serait à la fois solide et non élastique, pourrait devenir funeste par sa fragilité.

Moyens d'union. (Fig. 58.) Un *ligament capsulaire*, cylindre ou manchon, à deux ouvertures : l'une supérieure, qui embrasse le pourtour de la cavité glénoïde en dehors du fibro-cartilage glénoïdien ; l'autre inférieure, qui s'insère au col anatomique de l'humérus. Mince, faible et assez lâche pour permettre aux surfaces articulaires un écartement d'un à deux centimètres, lorsque les muscles qui entourent l'articulation ont été enlevés, ce ligament est consolidé :

1° Par un faisceau ligamenteux, *faisceau accessoire* ou *coracoïdien* de la capsule, qui descend de la partie antérieure de l'apophyse coracoïde, et se fixe à la partie supérieure du col anatomique, en confondant ses fibres avec celles du ligament principal.

Fig. 58.

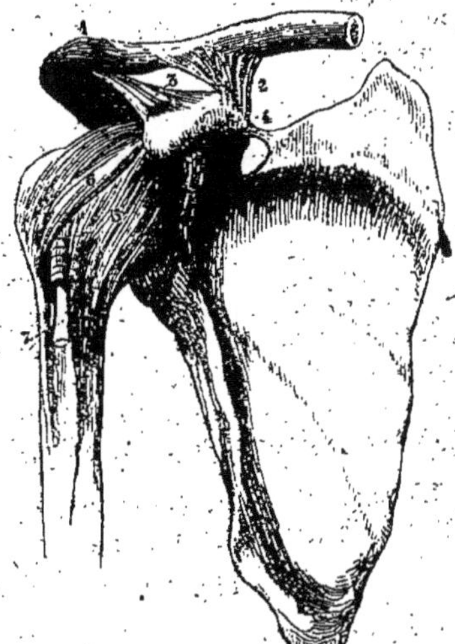

Fig. 58.

1. Clavicule.
2. Ligament coraco-claviculaire postérieur ou conoïde.
3. Ligament coraco-claviculaire antérieur ou trapézoïde.
4. Cordon fibreux transformant en trou l'échancrure coracoïdienne de l'omoplate.
5. Ligament capsulaire.
6. Faisceau coracoïdien.
7. Tendon de la longue portion du biceps.

2° Par le tendon de la longue portion du muscle biceps qui pénètre dans l'articulation, remonte au-dessus de la tête de l'humérus pour s'unir au fibro-cartilage glénoïdien, et remplit la fonction d'un véritable ligament interarticulaire.

3° Par les tendons des muscles sous-scapulaire, sus-épineux, sous-épineux, et petit-rond, qui s'attachent, le premier à la petite tubérosité, les suivants à la grosse tubérosité, en entremêlant une partie de leurs fibres avec celles de la capsule. Ces muscles, cependant, consolident les rapports des surfaces contiguës, beaucoup moins par la résistance accrue du ligament capsulaire que par leur puissance contractile, qui a pour effet d'appliquer ces surfaces l'une à l'autre avec d'autant plus de solidité, que leur action est plus simultanée et plus énergique.

4° Par la voûte que l'acromion, l'apophyse coracoïde et le ligament *acromio-coracoïdien* forment à sa partie supérieure; ce ligament, étendu du sommet de l'acromion au bord postérieur de l'apophyse coracoïde, est séparé de la capsule articulaire par une synoviale constante, et de la face inférieure de la clavicule par du tissu adipeux.

Une *synoviale* très lâche revêt la face interne du ligament capsulaire, dont elle franchit les limites pour se porter : 1° au-dessous du tendon du muscle sous-scapulaire, 2° au-dessous de celui du sous-épineux, 3° en bas sur le tendon de la longue portion du biceps, qu'elle accompagne jusqu'au tiers inférieur de la coulisse bicipitale.

ARTICULATION DU COUDE OU HUMÉRO-CUBITALE.

Preparation. 1o Diviser transversalement, un peu au-dessus de l'articulation, les muscles biceps et brachial antérieur, et disséquer leurs tendons, en les renversant du côté de l'avant-bras; 2o enlever tous les muscles insérés aux tubérosités externe et interne de l'humérus avec précaution, pour ne pas entamer les ligaments qui se confondent en partie avec leurs fibres tendineuses; 3o inciser le triceps brachial à six centimètres au-dessus de l'olécrâne, le disséquer et le renverser en arrière. Ces muscles ainsi divisés et préparés pourront être réappliqués pour l'étude des rapports.

L'articulation du coude appartient à la classe des articulations trochléennes, ou gynglymes angulaires.

Surfaces articulaires. Du côté de l'humérus : 1° une trochlée ou poulie dont le bord interne descend plus bas que l'externe ; 2° une petite tête séparée de la poulie par une rainure également articulaire ; 3° la *cavité coronoïde* destinée à loger l'apophyse de même nom pendant la flexion de l'avant-bras sur le bras ; 4° la cavité olécrânienne qui reçoit l'olécrâne dans l'état d'extension.

Du côté de l'avant-bras : 1° le crochet cubital qui embrasse la trochlée ; 2° la cavité glénoïde du radius qui reçoit la petite tête de l'humérus.

Moyens d'union. (Fig. 59.) Trois ligaments, l'un antérieur, l'autre interne, le troisième externe :

Fig. 59.

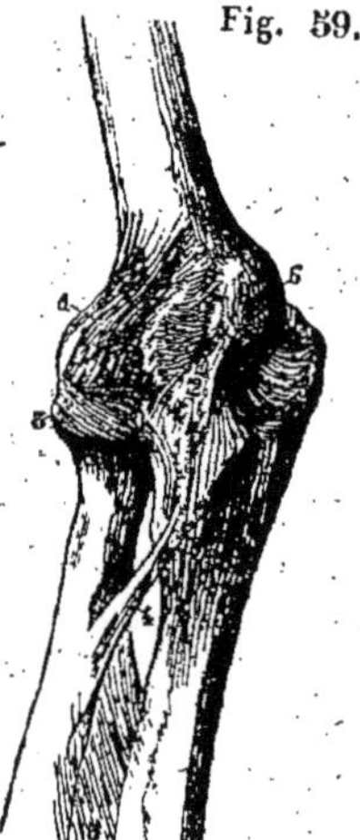

Fig. 59.

Articulation du coude.

1. Ligament antérieur.
2. Ligament latéral interne.
3. Ligament annulaire.
4. Ligament rond.
5. Ligament interosseux.
6. Tubérosité interne de l'humérus.

1° *Ligament antérieur.* Il est mince, faible, membraneux et composé de trois ordres de fibres : les unes verticales, les autres transversales, les dernières obliquement dirigées de haut en bas et de dedans en dehors, de la tubérosité interne au ligament annulaire du radius.

2° *Ligament latéral interne.* Il est rayonné, simple en haut où il se fixe à la tubérosité interne de l'humérus, double en bas où il s'élargit pour s'insérer, d'une part à la partie interne de l'apophyse coronoïde, de l'autre au bord correspondant de l'olécrâne.

3° *Ligament latéral externe.* (Fig. 60.) Il est en partie confondu avec le tendon de l'extenseur commun des doigts ; sa direction est verticale ; fixé en haut à la tubérosité externe de l'humérus, il se continue en bas avec le ligament annulaire qu'il fortifie et qu'il forme en grande partie.

Fig. 60.

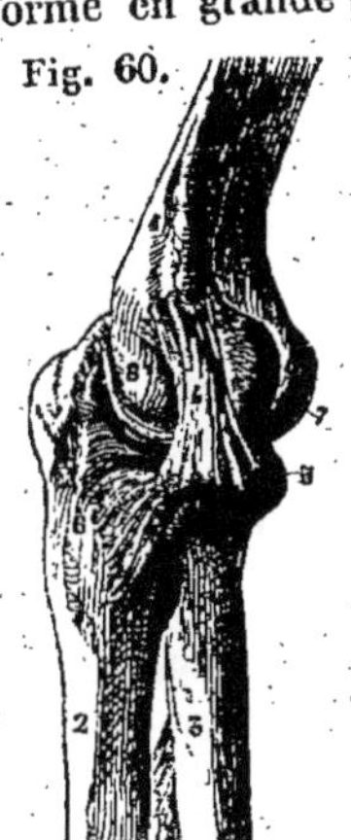

FIG. 60.

Articulation du coude.

1. Humérus.
2. Cubitus.
3. Radius.
4. Ligament latéral externe.
5. Ligament annulaire.
6. Insertion du même ligament.
7. Ligament antérieur.
8. Synoviale.

Une synoviale très étendue tapisse les surfaces osseuses et la face interne des ligaments qui les unissent ; elle se prolonge en bas dans l'articulation radio-cubitale, et en arrière autour et au-dessus de l'olécrâne ; par son prolongement sus-olécrânien elle s'interpose à la face postérieure de l'humérus et au tendon du triceps.

Les muscles nombreux qui entourent cette articulation contribuent puissamment à affermir ses rapports ; le brachial antérieur en avant et le triceps brachial en arrière constituent des moyens d'union bien autrement efficaces que les fibres ligamenteuses qui existent au-dessous du premier de ces muscles, et que celles qui existent quelquefois au-dessous du second.

DES ARTICULATIONS RADIO-CUBITALES.

Le radius et le cubitus s'articulent par leurs extrémités supérieure et inférieure et s'unissent par leur partie moyenne.

1o Articulation radio-cubitale supérieure.

Articulation pivotante.

Surfaces articulaires. Du côté du cubitus, la petite cavité sygmoïde, surface concave, demi-circulaire, plus large à sa partie moyenne qu'à ses extrémités ; — du côté du radius, une surface demi-cylindrique, verticale, encroûtée d'un cartilage qui se continue avec celui de la face supérieure.

Moyen d'union. Un *ligament annulaire* qui embrasse les deux tiers de la tête du radius, et s'insère en avant au bord antérieur de la petite cavité sygmoïde, en arrière au bord postérieur de la même cavité. Ce ligament est essentiellement composé de fibres circulaires et horizontales, reliées entre elles soit par les fibres obliques du ligament antérieur de l'articulation du coude, soit par les fibres verticales du ligament latéral externe de la même articulation ; il présente un bord supérieur dont la circonférence est un peu plus grande que celle du bord inférieur.

Une synoviale continue avec celle de l'articulation huméro-cubitale, revêt les deux surfaces articulaires et la face interne du ligament annulaire.

2o Articulation radio-cubitale inférieure.

Préparation. 1o Enlever tous les tendons qui entourent les surfaces articulaires ; 2o après avoir étudié les ligaments périphériques, ouvrir en bas l'articulation radio-carpienne, et en haut l'articulation radio-cubitale afin d'observer le fibro-cartilage interarticulaire par ses faces inférieure et supérieure.

Articulation pivotante comme la précédente.

Surfaces articulaires. Du côté du cubitus, une surface demi-cylindrique, verticale, plus élevée à la partie moyenne qu'à ses extrémités, revêtue d'un cartilage continu à celui de la face inférieure de la tête de l'os ; — du côté du radius, la petite cavité sygmoïde, tout-à-fait semblable à celle qui occupe l'extrémité supérieure du cubitus.

Moyens d'union. Trois ligaments :

1° Un *petit ligament antérieur* qui se porte transversalement du radius au cubitus ;

2° Un petit *ligament postérieur* semblablement disposé ;

3° Un *ligament interarticulaire*, fibro-cartilageux, de forme triangulaire, horizontalement étendu du bord interne de la facette articulaire du radius où il se fixe par sa base, à une fossette située au côté externe de l'apophyse styloïde du cubitus où il s'implante par son sommet ; — par sa face supérieure ce ligament répond à la face inférieure de la tête du cubitus, et par sa face opposée à l'os pyramidal. — Cette dernière face est située sur le même niveau que la surface articulaire inférieure du radius, dont elle prolonge en quelque sorte le plan jusqu'à l'apophyse styloïde du cubitus et au ligament latéral interne de l'articulation radio-carpienne ; par l'intermédiaire de ce fibro-cartilage, de cette apophyse et du ligament qui en part, le radius semble s'attacher en dedans du carpe, comme il s'attache en dehors par son apophyse styloïde et le ligament latéral externe.

La synoviale qui appartient à cette articulation tapisse non seulement les surfaces articulaires contiguës, mais la face supérieure du fibro-cartilage et la face inférieure de la tête du cubitus. Elle offre assez de laxité pour permettre des mouvements étendus. Son existence est indépendante de celle qui appartient à l'articulation du poignet.

3° Union des deux os de l'avant-bras par leur partie moyenne.

Le radius et le cubitus s'éloignent l'un de l'autre par leur partie moyenne; l'espace elliptique qu'ils circonscrivent est occupé par une membrane fibreuse qui a été classée parmi les ligaments, mais dont les usages sont plutôt relatifs aux muscles de l'avant-bras pour lesquels elle constitue une large surface d'implantation.

Ce ligament interosseux présente deux faces, l'une antérieure, l'autre postérieure; deux bords, l'un interne fixé au bord externe du cubitus, l'autre externe attaché au bord interne du radius; deux extrémités perforées l'une et l'autre pour le passage des vaisseaux interosseux. — Les fibres qui le composent se dirigent obliquement de haut en bas et de dehors en dedans; — au niveau de son extrémité supérieure on observe un faisceau de fibres qui se dirige du bord externe de l'apophyse coronoïde du cubitus au bord interne du radius, en sens contraire des autres fibres; ce faisceau, d'une importance très secondaire, a été appelé *ligament rond, ligament interosseux supérieur*.

ARTICULATION DU POIGNET OU RADIO-CARPIENNE.

Preparation. 1° Inciser les gaînes tendineuses qui entourent l'extrémité inférieure des os de l'avant-bras; 2° enlever les tendons qui les occupent et ces gaînes elles-mêmes, en usant de ménagement pour respecter les ligaments auxquels elles sont unies d'une manière intime.

Articulation condylienne.

Surfaces articulaires. Du côté de la main, le scaphoïde, le semi-lunaire et le pyramidal, en juxtaposant leur facette articulaire supérieure, forment un condyle brisé, dont la convexité regarde en haut et en arrière. — Du côté de l'avant-bras, la surface concave de l'extrémité inférieure du radius, et la face inférieure du fibro-cartilage qui prolonge cette surface jusqu'au niveau de l'apophyse styloïde du cubitus, forment une cavité semi-ellipsoïde, superficielle, inclinée en bas et en avant.

Moyens d'union. Quatre ligaments: l'un antérieur, l'autre postérieur, les deux autres latéraux.

1° *Ligament antérieur.* Très fort, composé de fibres fasciculées, obliquement étendues du bord antérieur de l'extrémité inférieure du radius aux os du carpe; parmi ces fibres, les plus superficielles, qui sont aussi les plus longues, vont s'insérer au grand os et à l'os crochu; les plus courtes s'attachent au scaphoïde et au pyramidal.

Indépendamment de ces fibres obliques en bas et en dedans, on en trouve quelques unes qui, après avoir pris naissance dans la fossette creusée à la base de l'apophyse styloïde du cubitus, se dirigent en bas et en dehors, croisent les précédentes par conséquent, et s'insèrent inférieurement à la partie antérieure du pyramidal.

2° *Ligament postérieur.* Beaucoup plus faible que l'antérieur, intimement uni aux gaînes tendineuses qui le recouvrent et le fortifient, il se porte en bas et en dedans, du bord postérieur de l'extrémité inférieure du radius au semi-lunaire et au pyramidal.

3° *Ligament latéral externe.* Vertical, étendu de l'apophyse styloïde du radius à la partie supérieure et externe du scaphoïde.

4° *Ligament latéral interne.* Cordon cylindrique, simple en haut où il s'attache au sommet de l'apophyse styloïde du cubitus, bifide en bas pour s'insérer, d'une part sur l'os pisiforme, de l'autre sur la face postérieure du pyramidal.

La synoviale qui occupe cette articulation est en général indépendante, soit de celle qui appartient à l'articulation radio-cubitale inférieure, soit de la synoviale commune aux os du carpe; elle est beaucoup plus lâche en arrière qu'en avant.

Les tendons fléchisseurs et extenseurs des doigts, par la rigidité qu'ils acquièrent au moment de la contraction musculaire, consolident puissamment l'union du carpe avec l'avant-bras.

ARTICULATIONS DU CARPE.

Elles comprennent : celles des os de la première rangée, celles des os de a seconde rangée, et enfin celles des deux rangées entre elles.

Fig. 61.

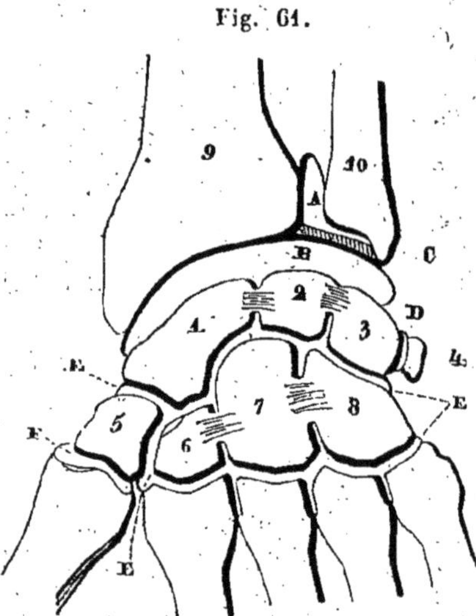

FIG. 61. *Articulations des os du carpe, soit entre eux, soit avec ceux de l'avant-bras et du métacarpe.*

1. Scaphoïde. — 2. Semi-lunaire. — 3. Pyramidal. — 4. Pisiforme. — 5. Trapèze. — 6. Trapézoïde. — 7. Grand os. — 8. Os crochu. — 9. Radius. — 10. Cubitus. — A. Synoviale de l'articulation radio-cubitale inférieure. — B. Synoviale de l'articulation radio-carpienne. — C. Ligament inter-articulaire étendu du cubitus au radius, et placé entre les deux synoviales précédentes. — D. Synoviale de l'articulation de l'os pisiforme avec le pyramidal. — E, E. Synoviale appartenant à l'articulation de la première rangée avec la seconde, et à celle de la seconde avec le métacarpe. — F. Synoviale de l'articulation du trapèze avec le premier métacarpien.

1o Articulations des os de la première rangée.

Les trois premiers os de la première rangée sont unis entre eux :

1° Par des ligaments interosseux, composés de fibres courtes, mêlées à un tissu cellulaire rougeâtre, étendues du scaphoïde au semi-lunaire et du semi-lunaire au pyramidal;

2° Par des ligaments dorsaux qui s'étendent transversalement ou obliquement entre les facettes correspondantes ;

3° Par des ligaments palmaires semblablement disposés, mais plus résistants.

Le quatrième os de cette rangée, ou l'os pisiforme, est articulé avec le pyramidal par une facette circulaire, plane, revêtue d'une lame cartilagineuse, d'une petite synoviale, et maintenue dans ses rapports : 1° par deux ligaments inférieurs très forts : l'un externe qui se porte de l'os pisiforme à l'apophyse de l'os crochu, l'autre interne dirigé verticalement du premier de ces os au cinquième métacarpien ; 2° par deux ligaments latéraux beaucoup moins considérables, distingués en antérieur et postérieur, partant tous les deux du pisiforme pour se fixer au pyramidal.

2° Articulations des os de la seconde rangée.

Surfaces articulaires. Elles sont verticales, encroûtées de cartilage, et maintenues en rapport :

1° Par des *ligaments interosseux* plus forts que ceux de la première rangée ;

2° Par des *ligaments dorsaux* plus longs, plus nacrés, plus distincts que les ligaments correspondants de la rangée supérieure.

3° Par des *ligaments palmaires* qui se confondent en arrière avec les ligaments interosseux, et en avant avec le ligament antérieur de l'articulation radio-carpienne.

3° Articulations des deux rangées entre elles.

Surfaces articulaires. Du côté de la première rangée : au milieu, une surface concave formée par le scaphoïde, le semi-lunaire et le pyramidal ; sur les côtés, deux surfaces planes représentées, en dehors par la face inférieure du scaphoïde, en dedans par la face correspondante du pyramidal. — Du côté de la seconde rangée : au milieu, une tête constituée par le grand os et le sommet de l'os crochu ; sur les côtés, deux surfaces planes appartenant, en dehors au trapèze et au trapézoïde, en dedans à l'os crochu.

De cette disposition il suit que les deux rangées dans leurs parties moyennes s'articulent par énarthrose, et sur leurs parties latérales par arthrodie.

1° *Énarthrose.* Elle offre pour moyen d'union deux ligaments, l'un antérieur, l'autre postérieur :

L'antérieur, très fort, s'étend en rayonnant du grand os au scaphoïde, au semi-lunaire et au pyramidal.

Le postérieur est composé d'un petit nombre de fibres qui se portent obliquement des os de la première rangée à ceux de la seconde.

2° *Arthrodie externe.* Elle est formée par l'union du scaphoïde avec le trapèze et le trapézoïde ; un ligament antérieur fixé en haut au scaphoïde, en bas au trapèze et au trapézoïde, et un ligament postérieur disposé de la même manière, assurent le contact des surfaces articulaires.

3° *Arthrodie interne.* Elle est constituée par deux surfaces planes qui appartiennent au pyramidal et à l'os crochu, et qui sont maintenues par un ligament antérieur, par un ligament postérieur plus mince, et enfin par un ligament latéral interne.

Une synoviale unique extrêmement lâche, surtout en arrière, existe entre les surfaces articulaires correspondantes des deux rangées; elle se prolonge en haut et en bas dans les intervalles des facettes juxtaposées, et présente par conséquent deux prolongements supérieurs et trois inférieurs.

ARTICULATIONS CARPO-MÉTACARPIENNES.

1° Articulation carpo-métacarpienne du pouce.

Articulation par emboîtement réciproque, dont les surfaces contiguës sont : du côté du carpe, la facette articulaire inférieure du trapèze, concave transversalement, convexe d'avant en arrière ; du côté du premier métacarpien, une facette concave et convexe en sens opposé.

Deux ligaments, l'un antérieur très faible, l'autre postérieur plus fort, unissent les surfaces articulaires en se portant verticalement de l'une à l'autre.

Une synoviale indépendante de la synoviale générale du carpe appartient à cette articulation, qui est fortifiée en avant par les muscles de l'éminence thénar, en arrière par les tendons des extenseurs, en dehors par l'insertion du long abducteur du pouce.

2° Articulations carpo-métacarpiennes des quatre derniers doigts.

Les quatre derniers métacarpiens opposent aux facettes inférieures des os de la seconde rangée, des facettes réciproquement configurées et encroûtées comme elles d'une couche cartilagineuse; ces facettes sont unies entre elles :

1° Par des ligaments dorsaux, verticalement ou obliquement étendus des os du carpe aux métacarpiens correspondants ; ceux qui partent du trapézoïde et du grand os sont fortifiés par les tendons des muscles radiaux externes qui s'insèrent à l'extrémité supérieure du second et du troisième os du métacarpe.

2° Par des ligaments palmaires disposés comme les précédents, mais plus faibles. Le tendon du radial antérieur, qui s'insère à la partie supérieure du second métacarpien, remplace pour cet os le ligament palmaire.

La synoviale qui occupe ces articulations est une dépendance de la synoviale générale.

ARTICULATIONS MÉTACARPIENNES.

Les quatre derniers métacarpiens, distants les uns des autres par leur partie moyenne, s'articulent par leur extrémité supérieure, et s'unissent par leur partie inférieure.

Pour l'articulation de leur extrémité carpienne, ils présentent des facettes latérales, encroûtées de cartilages qui se continuent avec celui des faces supérieures, et revêtues par des prolongements de la synoviale commune. Ces facettes sont maintenues dans leur contiguïté :

1° Par des ligaments dorsaux et palmaires transversalement étendus de l'un à l'autre métacarpien ;

2° Par des ligaments interosseux courts, serrés et résistants.

Par leur extrémité inférieure les métacarpiens ne sont pas en contact ; ils sont simplement unis par une bandelette qui s'applique sur leur partie antérieure, et les relie en se portant transversalement de l'un à l'autre. Cette bandelette fibreuse, appelée *ligament transverse*, se confond en bas avec les fibro-cartilages des articulations métacarpo-phalangiennes.

ARTICULATIONS MÉTACARPO-PHALANGIENNES.

Énarthroses.

Surfaces articulaires. Du côté des métacarpiens, une tête aplatie transversalement, revêtue d'un cartilage beaucoup plus prolongé sur la face palmaire que sur la face dorsale ; — du côté des premières phalanges, une cavité superficielle, dont l'étendue représente le tiers environ de celle de la facette opposée, qu'elle serait dans l'impossibilité de contenir, si elle n'était considérablement agrandie par un fibro-cartilage, analogue à celui qui borde la circonférence des cavités glénoïde et cotyloïde.

Ce *fibro-cartilage glénoïdien*, décrit par Bichat et ses successeurs sous le nom de *ligament antérieur*, est cylindrique en avant, où il se moule sur les tendons fléchisseurs des doigts, et sphérique en arrière, où il s'applique sur la tête du métacarpien correspondant ; par son bord inférieur, il adhère de la manière la plus intime à la moitié antérieure du pourtour de la surface articulaire de la phalange : la lame cartilagineuse qui tapisse cette surface se prolonge sur lui.

Moyens d'union. Deux *ligaments latéraux*, fasciculés et très résistants, unissent les métacarpiens aux premières phalanges, en se portant obliquement de haut en bas, et d'arrière en avant, du tubercule postérieur de l'extrémité inférieure des premiers au tubercule antérieur de l'extrémité supérieure des secondes et aux parties latérales du fibro-cartilage correspondant.

Une petite synoviale, plus lâche du côté de l'extension, occupe ces articulations, que fortifient en avant les gaînes des tendons fléchisseurs, et en arrière le tendon des extenseurs.

Le fibro-cartilage qui appartient à l'articulation du pouce diffère de celui des autres articulations métacarpo-phalangiennes par la présence de deux os sésamoïdes, l'un interne, l'autre externe, destinés à l'insertion des muscles de l'éminence thénar.

ARTICULATIONS PHALANGIENNES.

Articulations trochléennes.

Surfaces articulaires. Du côté de l'extrémité inférieure des premières et des secondes phalanges, une poulie, aplatie de la face dorsale à la face palmaire, et encroûtée d'un cartilage qui se prolonge beaucoup plus sur la face antérieure ; — du côté de l'extrémité supérieure des secondes et des troisièmes phalanges, deux petites cavités glénoïdes, séparées par une crête antéro-postérieure, et complétées en avant par un fibro-cartilage semblable à celui des articulations métacarpo-phalangiennes, et appelé aussi, mais improprement, ligament antérieur.

Fig. 62.

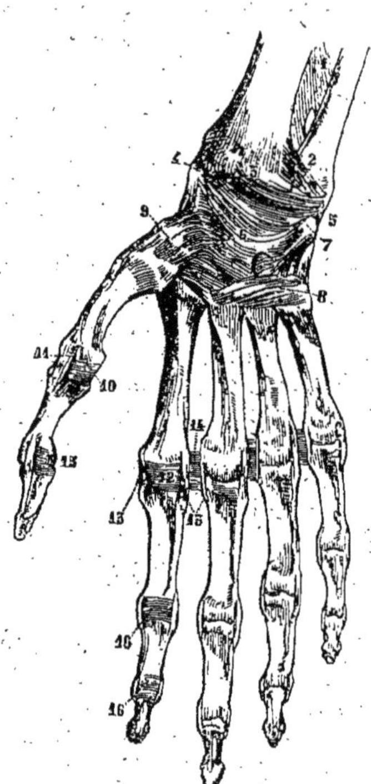

FIG. 62.

Articulations de la main.

1. Partie inférieure du ligament interosseux. — 2. Ligament antérieur de l'articulation radio-cubitale inférieure. — 3. Ligament antérieur de l'articulation radio-carpienne. — 4. Apophyse styloïde du radius et ligament latéral externe de l'articulation du poignet. — 5. Ligament latéral interne de la même articulation. — 6. Ligament étendu de l'os pisiforme à l'os crochu. — 7. Os pisiforme. — 8. Ligaments métacarpiens antérieurs. — 9. Ligament antérieur de l'articulation du trapèze avec le premier métacarpien. — 10. Fibro-cartilage glénoïdien de la première articulation métacarpo-phalangienne. — 11. Ligament latéral externe de la même articulation. — 12, 12. Fibro-cartilages glénoïdiens des phalanges de l'index. — 13, 13. Ligaments latéraux des articulations métacarpo-phalangiennes. — 14. Ligament transverse unissant inférieurement les quatre derniers métacarpiens. — 15. Articulation de la première phalange du pouce avec la seconde. — 16,16. Ligaments latéraux des articulations phalangiennes.

Moyens d'union. Deux ligaments latéraux unissent ces phalanges, en se dirigeant obliquement de haut en bas, et d'arrière en avant, du tubercule postérieur de la phalange qui est au-dessus au tubercule antérieur de la phalange qui est au-dessous ; les fibres les plus antérieures de ces ligaments se fixent aux parties latérales du fibro-cartilage, qu'ils maintiennent dans un état de tension permanente.

La synoviale de ces articulations offre beaucoup moins de laxité que celle des articulations métacarpo-phalangiennes ; comme ces dernières, les articulations phalangiennes sont fortifiées en avant par la gaîne des tendons fléchisseurs, et en arrière par les tendons des extenseurs, qui s'insèrent au-dessus et en arrière des secondes phalanges par une languette médiane, et aux troisièmes par deux languettes juxtaposées qui jouent le rôle de ligaments postérieurs.

ARTICULATIONS DES MEMBRES INFÉRIEURS.

ARTICULATIONS DU BASSIN.

Le bassin nous présente à étudier l'articulation du sacrum avec l'os iliaque, et celle des os iliaques entre eux ou avec la symphyse pubienne.

1o Articulation sacro-iliaque.

Surfaces articulaires. Du côté du sacrum, la facette auriculaire, encroûtée d'un cartilage à surface granuleuse ; — du côté de l'os iliaque, une facette semblable, revêtue d'un cartilage plus mince et plus inégal encore.

Moyens d'union. Six ligaments :

1° *Un ligament sacro-iliaque antérieur*, couche fibreuse, mince et large, transversalement étendue du sacrum à l'os coxal ;

2° *Deux ligaments sacro-iliaques postérieurs :*

L'un *superficiel*, qui descend verticalement de l'épine iliaque postérieure et supérieure à un tubercule épais dépendant de la troisième vertèbre sacrée ;

L'autre *profond* et *interosseux*, composé de faisceaux multiples et très résistants qui se dirigent horizontalement de l'os iliaque au sacrum.

3° *Un ligament sacro-iliaque supérieur*, qui se porte de la base du sacrum à la partie adjacente de l'os coxal.

4° *Deux ligaments sacro-iliaques inférieurs*, appelés aussi *sacro-sciatiques*, et distingués en grand ou postérieur, et petit ou antérieur.

Le *grand ligament sacro-sciatique ou sacro-iliaque inférieur* est mince, aplati, plus étroit à sa partie moyenne qu'à ses extrémités ; il s'insère en dedans à la partie postérieure de la crête iliaque, aux parties latérales du sacrum et aux bords du coccyx, et en dehors à la tubérosité ischiatique ; sa face inférieure donne insertion au grand fessier ; sa face supérieure répond au petit ligament sacro-sciatique en dedans, et à la portion réfléchie de l'obturateur interne en dehors ; son bord externe se continue avec une lame fibreuse qui recouvre le pyramidal ; son bord interne fait partie du détroit inférieur. Les grands ligaments sacro-sciatiques ont beaucoup moins pour usage de consolider les rapports du sacrum avec l'os iliaque, que de soutenir le coccyx, prédisposé à se luxer en arrière par la position qu'il occupe et la faiblesse des liens qui l'unissent au sacrum.

Le *petit ligament sacro-sciatique ou sacro-iliaque inférieur* se fixe en dehors à l'épine sciatique, et en dedans, où il se confond avec l'extrémité interne du ligament précédent, aux bords du sacrum et du coccyx.

2o Articulation des os iliaques entre eux ou symphyse pubienne.

Surfaces articulaires. Elles sont planes, elliptiques, verticales, obliquement coupées d'avant en arrière et de dehors en dedans, revêtues l'une et l'autre d'une mince couche de cartilage.

Moyens d'union. Un ligament interosseux, et quatre ligaments périphériques :

1° *Ligament interosseux.* Très résistant, plus large en avant qu'en arrière, composé de fibres qui se portent obliquement de l'une à l'autre surface, en formant des plans entre-croisés.

2° *Ligament antérieur.* Couche fibreuse composée de deux plans obliques qui descendent des épines pubiennes pour s'insérer, celui du côté droit au pubis du côté gauche, et celui du côté gauche au pubis opposé; en arrière, cette couche adhère intimement au ligament interosseux.

3° *Ligament postérieur.* Extrêmement mince, transversalement étendu de l'un à l'autre pubis, recouvrant par sa partie moyenne et antérieure la saillie remarquable que la symphyse pubienne présente en arrière.

4° *Ligament supérieur.* Épais, résistant, adhérent par sa face inférieure aux deux pubis latéralement, et au ligament interosseux dans sa partie médiane.

5° *Ligament inférieur.* Il est disposé en croissant; sa convexité, tournée en haut, se confond au niveau de la symphyse avec le ligament interosseux, et se fixe par ses parties latérales aux branches du pubis; sa concavité, dirigée en bas, forme une arcade régulière, plus grande chez la femme, où elle constitue, au moment de l'accouchement, une poulie de réflexion pour la tête du fœtus.

ARTICULATION DE LA HANCHE OU COXO-FÉMORALE.

Elle appartient à la classe des énarthroses, dont elle représente le type.

Surfaces articulaires. Du côté de l'os coxal, la cavité cotyloïde, demi-sphérique, tournée en bas, en avant et en dehors, échancrée sur sa circonférence dans sa partie antérieure et inférieure, offrant profondément une dépression à contours irréguliers remplie d'un tissu adipeux; — du côté du fémur, une tête hémisphérique dont l'axe se dirige en haut, en dedans et en arrière, déprimée à son centre, et supportée par un col allongé, cylindrique, légèrement convexe en avant et concave en arrière.

La réception de ces deux surfaces est favorisée :

1° Par la disposition des cartilages qui les revêtent, celui de la cavité cotyloïde étant plus mince dans sa partie profonde qu'au niveau de sa circonférence, et celui de la tête fémorale plus épais à son centre qu'à sa périphérie;

2° *Par le bourrelet cotyloïdien*, fibro-cartilage prismatique et triangulaire, inséré par sa base sur le pourtour de la cavité cotyloïde qu'il nivelle, fibreux en dehors où il répond au ligament capsulaire, encroûté en dedans d'une lame cartilagineuse continue à celle qui revêt la surface osseuse. Au niveau de l'échancrure que présente la circonférence de la cavité articulaire, les fibres ligamenteuses s'étendent de l'un des bords de la solution de continuité au bord opposé, en s'entre-croisant obliquement, et la transforment en trou, qui donne passage aux vaisseaux de l'articulation.

Moyens d'union. Deux ligaments, l'un capsulaire, l'autre interarticulaire.

1° *Ligament capsulaire.* (Fig. 63.) Il s'insère en haut au pourtour de la cavité cotyloïde, au-delà du fibro-cartilage cotyloïdien, et en bas au col du fémur.

L'insertion fémorale a lieu en avant à la ligne rugueuse qui s'étend du grand au petit trochanter, et en arrière sur le col du fémur, à l'union de son tiers externe avec ses deux tiers internes; par conséquent cette capsule offre plus d'étendue en avant, où elle s'attache aussi plus solidement, qu'en arrière, où elle se fixe par quelques fibres seulement au col fémoral.

Fig. 63.

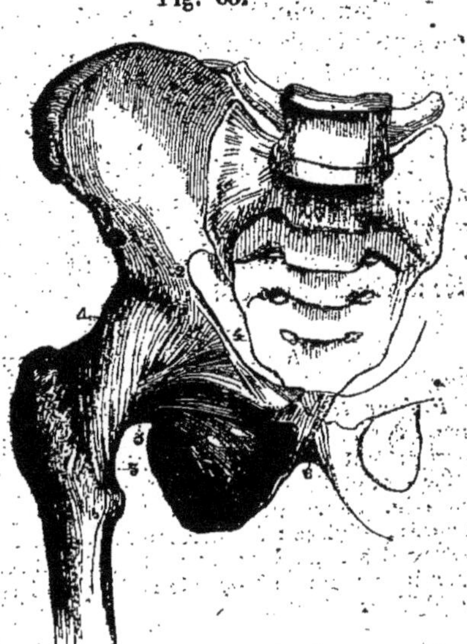

FIG. 63.

1. Capsule fibreuse de l'articulation coxo-fémorale.
2. Insertion cotyloïdienne de cette capsule.
3. Insertion fémorale.
4. Articulation sacro-iliaque.
5. Muscle obturateur externe.
6. Symphyse pubienne.

Le ligament capsulaire est fortifié en avant par un faisceau qui s'étend depuis l'épine iliaque antérieure et inférieure où il prend naissance, jusqu'à la base du petit trochanter où il se termine; ce faisceau, en s'appliquant sur la capsule, confond ses fibres avec les siennes; il est connu sous le nom de *ligament antérieur* ou *de Bertin*.

Par sa face interne la capsule est unie à la synoviale; par sa face externe elle répond : en arrière aux muscles jumeaux, pyramidal et obturateur interne; en avant aux muscles psoas, iliaque et droit antérieur; en dehors au petit fessier; en dedans à l'obturateur externe et au pectiné.

2° *Ligament interarticulaire.* Ce cordon fibreux, appelé aussi *ligament rond*, s'étend de la dépression qu'on observe au centre de la surface articulaire du fémur, à la dépression correspondante de la cavité cotyloïde, au niveau de laquelle il se décompose en trois bandelettes : l'une plus courte qui s'insère à la partie la plus interne de cette dépression, les deux autres plus longues qui s'attachent aux bords de l'échancrure destinée au passage des vaisseaux de l'articulation; ainsi disposé ce cordon constitue une gaîne infundibuliforme qui a pour usage, moins d'unir le fémur au bassin, que de loger et de protéger les vaisseaux intra-articulaires dans le trajet qu'ils parcourent depuis l'échancrure de la cavité cotyloïde jusqu'à la tête fémorale; car en l'absence de cet étui protecteur les vaisseaux fémoraux deviendraient évidemment impossibles; comment des vaisseaux aussi grêles supporteraient-ils les tractions violentes auxquelles ce ligament est soumis dans certains mouvements? ils se rompraient et disparaîtraient bientôt. Mais ces efforts étant supportés par une enveloppe fibreuse qui offre moins de longueur, ils demeurent intacts et le sang les parcourt librement.

Le tissu cellulo-graisseux qui occupe la dépression de la cavité cotyloïde est une sorte de coussinet sur lequel le ligament rond s'étale dans les divers mouvements du membre inférieur, et où il se trouve à l'abri de toute compression capable de suspendre la circulation dans les vaisseaux qu'il renferme.

La *synoviale* de l'articulation coxo-fémorale entoure ce ligament interarticulaire, lui forme une sorte de petit mésentère, et se prolonge ensuite sur la face interne de la capsule fibreuse; elle est lâche en arrière et communique souvent en avant avec la bourse séreuse située au-dessous des muscles psoas et iliaque.

ARTICULATION DU GENOU OU TIBIO-FÉMORALE.

Préparation. Après avoir enlevé les téguments et l'aponévrose qui recouvrent l'articulation, ainsi que le tissu cellulaire, les vaisseaux et les nerfs qui remplissent le creux poplité, incisez les muscles à une petite distance de leurs attaches, et disséquez leurs tendons avec ménagement pour ne pas ouvrir la synoviale. Pour étudier les fibro-cartilages interarticulaires et les ligaments croisés, divisez : 1o horizontalement l'extrémité inférieure du fémur au-dessus des condyles ; 2o verticalement et d'avant en arrière cette même extrémité par un trait de scie correspondant à la partie moyenne de l'espace intercondylien.

Le genou appartient à la classe des articulations trochléennes ou ginglymes angulaires.

Surfaces articulaires. Du côté du fémur, les *condyles*, séparés en arrière par l'espace intercondylien, rapprochés et confondus en avant où ils constituent une véritable poulie, encroûtés d'une lame cartilagineuse plus épaisse sur leur partie moyenne que sur leurs bords. — Du côté du tibia, les *tubérosités*, légèrement concaves dans leur partie supérieure, séparées l'une de l'autre par l'épine du tibia et les enfoncements situés en avant et en arrière de cette épine, revêtues d'un cartilage plus mince au centre qu'à la circonférence. — Du côté de la rotule, une surface divisée en deux parties inégales par une crête mousse et verticale qui répond à la gorge de la poulie fémorale, et dont les parties latérales sont en rapport l'une avec le condyle interne, l'autre avec le condyle externe.

Fibro-cartilages interarticulaires, semi-lunaires ou *falciformes.* Au nombre de deux, l'un interne et l'autre externe.

Le *fibro cartilage interarticulaire externe*, de forme circulaire, recouvre la plus grande partie de la cavité glénoïde de la tubérosité tibiale correspondante, et s'attache par ses extrémités, qui sont exclusivement fibreuses, d'une part en dehors de l'insertion du ligament croisé antérieur, immédiatement au-devant de l'épine du tibia, de l'autre à l'intervalle des deux saillies qui constituent cette épine.

Le *fibro-cartilage interarticulaire interne*, de forme demi-circulaire, ne recouvre qu'une partie peu considérable de la tubérosité tibiale à laquelle il appartient, et se fixe par ses extrémités, purement fibreuses aussi, en avant et en arrière des extrémités antérieure et postérieure du fibro-cartilage opposé, de telle sorte que ses deux insertions semblent s'éloigner pour recevoir entre elles celles du fibro-cartilage externe.

Ces fibro-cartilages, concaves en haut, minces et tranchants en dedans, épais en dehors, sont manifestement composés d'une couche de tissu fibreux doublée de deux couches cartilagineuses, l'une supérieure, l'autre inférieure; ces deux couches s'isolent nettement à leur base où ils sont exclusivement fibreux, et se confondent à leur sommet, où ils deviennent exclusivement cartilagineux.

Moyens d'union. Les ligaments qui assurent la contiguité des surfaces articulaires sont : un ligament antérieur ou rotulien ; un ligament postérieur ; deux ligaments latéraux, l'un interne, l'autre externe ; et deux ligaments croisés ou interosseux.

1° *Ligament antérieur* ou *rotulien.* (Fig. 64.) Le plus long, le plus épais et le plus résistant de tous les ligaments ; il est vertical ; sa forme est

Fig. 64.

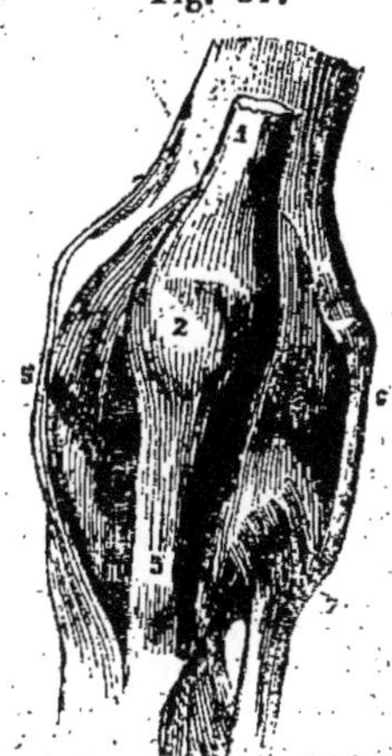

Fig. 64.

1. Tendon des extenseurs de la jambe.
2. Rotule.
3. Ligament rotulien.
4, 4. Partie antérieure de la capsule synoviale.
5. Ligament latéral interne.
6. Ligament latéral externe.
7. Ligament antérieur de l'articulation péronéo-tibiale supérieure.

celle d'un triangle dont la base tournée en haut s'insère soit au sommet, soit à la face antérieure de la rotule, et dont le sommet tronqué se fixe à la tubérosité antérieure du tibia ; en avant il répond à l'aponévrose de la cuisse qui se prolonge sur l'articulation du genou et qui le sépare des téguments ; en arrière et en haut il est en rapport avec une masse adipeuse constante qui l'éloigne de la synoviale articulaire ; en arrière et en bas il répond à la partie antérieure des tubérosités du tibia dont il est séparé par une synoviale particulière.

2° *Ligament postérieur*. (Fig. 65.) Il est le plus faible de tous ceux qui appartiennent à cette articulation ; une bande fibreuse, obliquement étendue de la tubérosité interne du tibia au condyle externe du fémur, le constitue. Ce plan oblique est composé de deux ordres de fibres : les unes, réellement ligamenteuses, naissant du tibia pour se porter au fémur ; les autres, sur-ajoutées, provenant de la portion réfléchie du tendon du demi-membraneux ; les premières prédominent chez les sujets d'une faible constitution ; les secondes, au contraire, semblent former exclusivement ce ligament chez les hommes d'un tempérament athlétique.

Fig. 65.

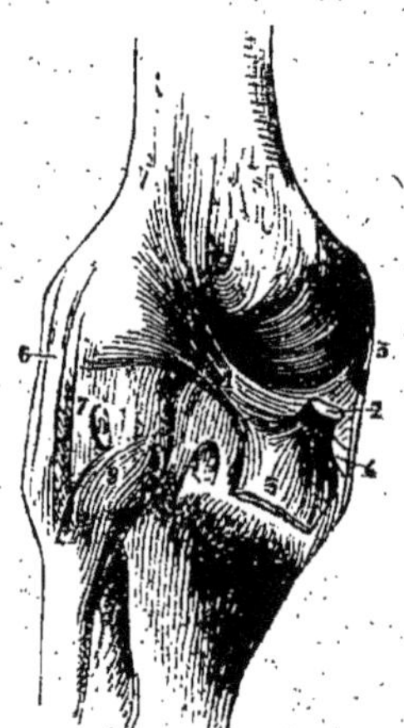

FIG. 65.

Vue postérieure de l'articulation du genou.

1. Ligament postérieur.
2. Tendon du muscle demi-membraneux.
3. Partie de ce tendon qui s'insère en arrière de la tubérosité interne du tibia.
4. Partie antérieure ou réfléchie de ce même tendon.
5. Ligament latéral interne.
6, 7. Ligament latéral externe.
8. Tendon du muscle poplité.
9. Ligament postérieur de l'articulation tibio-péronéale supérieure.

On trouve encore à la partie postérieure de cette articulation : 1° quelques fibres irrégulières, qui croisent sous des angles divers le ligament postérieur ; 2° deux fibro-cartilages hémisphériques qui coiffent la partie la plus reculée des condyles, et qui ont pour usage, non de consolider les rapports des extrémités osseuses, mais d'offrir par leur convexité une surface d'implantation aux tendons des muscles jumeaux.

3° *Ligament latéral externe*. Il est cylindrique, vertical, plus rapproché de la partie postérieure de l'articulation que de l'antérieure, inséré en haut à la tubérosité externe du fémur, immédiatement au-dessus du tendon du muscle poplité, en bas à l'apophyse styloïde du péroné.

4° *Ligament latéral interne*. Il est vertical et plus rapproché aussi de la partie postérieure des surfaces articulaires ; sa forme est celle d'une bandelette fibreuse qui s'élargit graduellement de haut en bas ; ses insertions ont lieu : supérieurement, à la tubérosité interne du fémur, au-dessous de l'attache du tendon de la longue portion du troisième adducteur ; inférieurement, à la face interne du tibia. Il est recouvert par les tendons des muscles couturier, grêle interne et demi-tendineux qui glissent sur lui à l'aide d'une synoviale. Par sa face profonde, il recouvre le fibro-cartilage inter-articulaire interne auquel il adhère, ainsi que les vaisseaux articulaires inférieurs internes, et le tendon réfléchi du demi-membraneux.

5° *Ligaments croisés ou interosseux.* (Fig. 66.) Ils occupent l'espace intercondylien et sont distingués en antérieur et postérieur. Le premier se porte de la paroi externe de cet espace à la dépression anguleuse qu'on observe au-devant de l'épine du tibia, le second de la paroi interne à une dépression semblable située en arrière de la même épine. Ces ligaments se présentent sous l'aspect de deux faisceaux arrondis, obliquement dirigés, l'antérieur en bas, en avant et en dedans, le postérieur en bas, en arrière et en dehors, de telle sorte qu'ils s'entre-croisent : 1° d'avant en arrière, 2° transversalement ; mais l'entre-croisement antéro-postérieur est beaucoup plus caractérisé ; l'entrecroisement transversal se prononce davantage lorsque la jambe, après avoir été préalablement fléchie, exécute des mouvements de rotation.

Fig. 66.

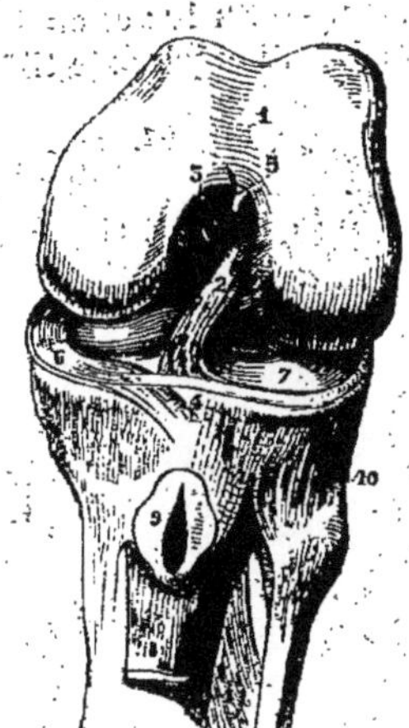

Fig. 66.

1. Extrémité inférieure du fémur.
2. Ligament croisé antérieur.
3. Insertion supérieure du ligament croisé postérieur.
4. Bandelette fibreuse unissant en avant les deux fibro-cartilages interarticulaires.
5. Insertion fémorale du ligament adipeux.
6. Fibro-cartilage interarticulaire interne.
7. Fibro-cartilage interarticulaire externe.
8. Ligament rotulien renversé en avant.
9. Synoviale particulière à ce ligament.
10. Ligament antérieur de l'articulation péronéo-tibiale supérieure.
11. Extrémité supérieure du ligament interosseux de la jambe.

Les ligaments croisés ne sont antérieur et postérieur que par leur extrémité inférieure, car supérieurement ils s'insèrent au même niveau, c'est-à-dire sur le prolongement d'une ligne qui passerait par les deux tubérosités des condyles du fémur ; il n'est pas sans intérêt de remarquer :

1° Que cette ligne, qui traverse les ligaments interosseux par sa partie moyenne, répond aux ligaments latéraux par ses extrémités.

2° Qu'elle constitue le diamètre le plus étendu de l'extrémité inférieure de l'os de la cuisse.

3° Qu'elle représente l'axe idéal autour duquel se meuvent les tubérosités du tibia dans les mouvements de la jambe sur la cuisse, axe bien connu dans l'art de la squelettopée, où on le réalise par une tige métallique d'où partent les liens destinés à suppléer les ligaments croisés et latéraux.

Les insertions respectives des ligaments croisés se fixent difficilement dans l'esprit; en considérant que l'antérieur s'attache au condyle externe et le postérieur à l'interne, si l'on rassemble les quatre initiales des mots : antérieur externe, postérieur interne, on formera le mot AEPI, dans lequel on trouvera un moyen mnémotechnique simple et sûr pour dissiper les incertitudes de la mémoire.

Synoviale. (Fig. 67.) Elle présente une vaste étendue et un trajet assez compliqué; en haut et en avant, au niveau du tendon des extenseurs, elle forme un prolongement considérable auquel s'insèrent quelques fibres du triceps crural; ce prolongement est quelquefois constitué par une synoviale particulière; mais alors presque constamment elle communique avec la synoviale générale par un orifice plus ou moins large.— En bas et en avant elle est séparée du ligament rotulien par une masse adipeuse, de laquelle partent quelques filaments cellulo-fibreux qui vont s'attacher à la partie antérieure de l'espace intercondylien; la synoviale, en formant un repli autour de ces fibres, les relie entre elles et les transforme en une bandelette demi-transparente qui a reçu le nom tout-à-fait impropre de *ligament adipeux.* — En bas et en dehors elle communique quelquefois avec celle de l'articulation péronéo-tibiale supérieure.

Fig. 67.

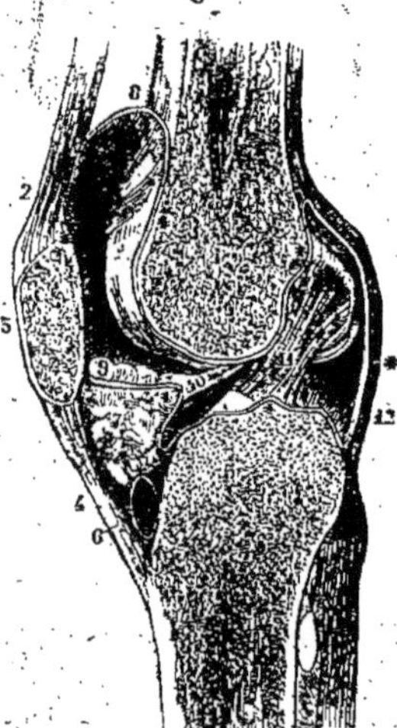

FIG. 67.

Moitie externe de l'articulation du genou.

1. Coupe du fémur.
2. Tendon des extenseurs de la jambe.
3. Rotule.
4. Ligament rotulien.
5. Coupe du tibia.
6. Synoviale du ligament rotulien.
7. Tissu adipeux sous-rotulien.
8. Prolongement supérieur de la synoviale du genou.
9, 10. Ligament adipeux.
11. Ligament croisé antérieur.
12. Ligament postérieur.

Indépendamment des ligaments que nous avons indiqués, cette articulation possède des moyens d'union accessoires constitués : 1° par l'aponévrose de la cuisse qui recouvre et emboîte solidement toutes les parties ligamenteuses antérieures et latérales; 2° par les tendons ambiants :

en avant par le tendon si puissant des extenseurs, en arrière par les tendons des deux jumeaux, en dehors par le tendon du biceps qui forme une gaîne au ligament latéral externe, en dedans par le tendon du demi-membraneux.

ARTICULATIONS PÉRONÉO-TIBIALES.

Le péroné et le tibia s'articulent par leurs extrémités et s'unissent par leur partie moyenne.

1° Articulation péronéo-tibiale supérieure.

Arthrodie.

Surfaces articulaires. Du côté du péroné, une facette plane, circulaire, tournée en haut et en dedans; — du côté du tibia, une facette semblable, située sur la tubérosité externe du tibia, à l'union de la face postérieure avec la face latérale, inclinée à l'horizon sous un angle de 45°, regardant en bas, en dehors et un peu en arrièree.

Moyens d'union. Deux ligaments, l'un antérieur, l'autre postérieur, tous deux transversalement dirigés de la tête du péroné vers la tubérosité externe du tibia, et composés de fibres parallèles peu serrées.

Une *synoviale* qui communique quelquefois avec celle du genou.

2° Articulation péronéo-tibiale inférieure.

Amphiarthrose.

Surfaces articulaires. Du côté du péroné, une facette anguleuse, convexe, encroûtée de cartilage à sa base qui répond à la malléole; — du côté du tibia, une facette verticale concave, plus large à sa partie inférieure, sur laquelle s'étale une lame cartilagineuse continue à celle de l'articulation tibio-tarsienne.

Moyens d'union. Deux ligaments périphériques et un ligament interosseux.

Les ligaments périphériques, situés l'un en avant et l'autre en arrière, se dirigent obliquement de haut en bas, et du tibia vers le péroné; ils offrent un reflet nacré, et se composent de fibres parallèles et serrées.

Le ligament interosseux occupe toute la partie supérieure des facettes anguleuses; il est extrêmement résistant, et formé de faisceaux entremêlés de tissu adipeux.

La synoviale qu'on observe au niveau des surfaces contiguës est un prolongement de celle qui appartient à l'articulation du pied avec la jambe.

3° Union des os de la jambe dans leur partie moyenne.

L'espace elliptique compris entre le tibia et le péroné est occupé, comme celui qu'interceptent les deux os de l'avant-bras, par une membrane fibreuse, destinée aussi à des insertions musculaires; cette membrane interosseuse, formée par des fibres parallèles, étendues de haut en bas et de dedans en dehors, du bord externe du tibia à la crête longitudinale qui existe sur la face interne du péroné, est perforée à sa partie supérieure pour le passage de l'artère et des veines tibiales antérieures, et en bas pour celui de l'artère et des veines péronières.

ARTICULATION TIBIO-TARSIENNE.

Préparation. 1° Enlevez tous les tendons et toutes les gaînes tendineuses qui entourent cette articulation; 2° faites disparaître le tissu cellulaire graisseux qui occupe la partie postérieure de l'angle péronéo-tibial : le ligament latéral externe postérieur, qui est le plus difficile à découvrir, apparaîtra aussitôt; 3° divisez transversalement le tibia et l'astragale, de manière à ce que le trait de scie passe par la partie moyenne de la malléole interne : cette coupe montrera les fibres profondes et la grande épaisseur du ligament latéral interne.

Articulation trochléenne.

Surfaces articulaires. Du côté des os de la jambe, une mortaise composée en dedans par le tibia, en dehors par le péroné; la face supérieure de cette mortaise, formée exclusivement par l'extrémité inférieure du tibia, offre dans sa partie médiane une légère saillie antéro-postérieure, qui répond à la gorge de la poulie astragalienne; les parties latérales, constituées en dedans par la malléole interne, en dehors par la malléole externe, sont revêtues l'une et l'autre, ainsi que la face supérieure, d'une couche cartilagineuse; — du côté de l'astragale, une facette supérieure, convexe d'avant en arrière, concave transversalement, et deux facettes latérales et verticales, l'une interne, plus petite, qui correspond à la malléole tibiale, l'autre externe, plus grande, en rapport avec la malléole péronéale. Une lame cartilagineuse commune revêt ces trois facettes.

Moyens d'union. Un ligament latéral interne et trois ligaments latéraux externes :

Fig. 68.

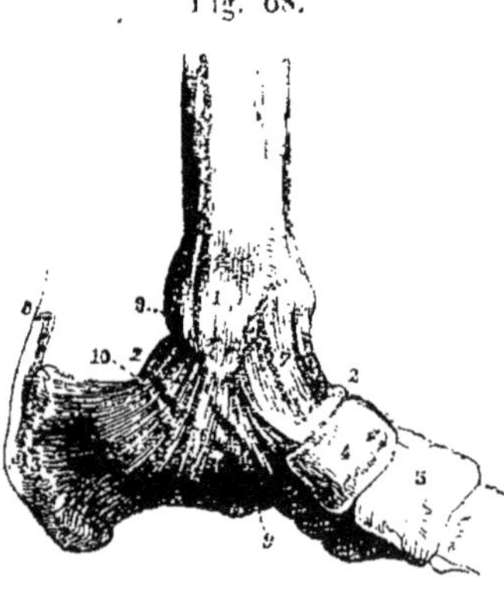

Fig. 68.

1. Malléole interne ou tibiale.
2,2. Extrémités antérieure et postérieure de l'astragale.
3. Calcanéum.
4. Scaphoïde.
5. Grand cunéiforme.
6. Ligament latéral interne de l'articulation tibio-tarsienne.
7. Couche superficielle de ce ligament.
8. Tendon d'Achille.

1° *Ligament latéral interne.* (Fig. 68.) Il est extrêmement résistan et formé de trois couches : la première, plus superficielle, s'étend verticalement du sommet de la malléole à la petite apophyse du calcanéum ; la seconde, oblique, composée d'un plus grand nombre de fibres, se porte au bord inférieur de la face interne de l'astragale; la troisième, transversale, constituée par des fibres très courtes, s'étend directement de la partie non articulaire de la face externe de la malléole à la face interne de l'astragale; ce dernier plan de fibres représente un véritable ligament interosseux.

2° *Ligament latéral externe moyen* (fig. 69) ou *péronéo-calcanéen*. Il se porte du sommet de la malléole externe à la face externe du calcanéen; sa forme est cylindrique, et sa direction à peu près verticale.

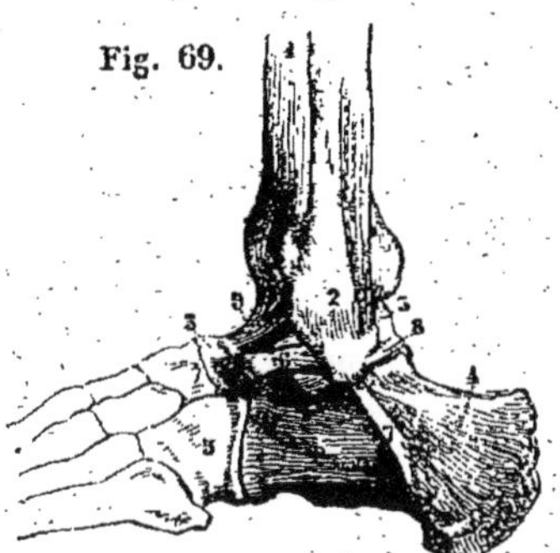
Fig. 69.

FIG. 69.

1. Tibia.
2. Malléole externe ou péronéale.
3, 3. Astragale.
4. Calcanéum.
5. Cuboïde.
6. Ligament latéral externe antérieur.
7. Ligament latéral externe moyen.
8. Ligament latéral externe postérieur.
9. Fibres irrégulières appliquées sur la partie antérieure de la synoviale.

3° *Ligament latéral externe antérieur* ou *péronéo-astragalien antérieur*. Il naît du bord antérieur de la malléole péronéale, et se dirige obliquement en bas et en avant pour se fixer à la face externe de l'astragale, au-devant de la facette latérale correspondante.

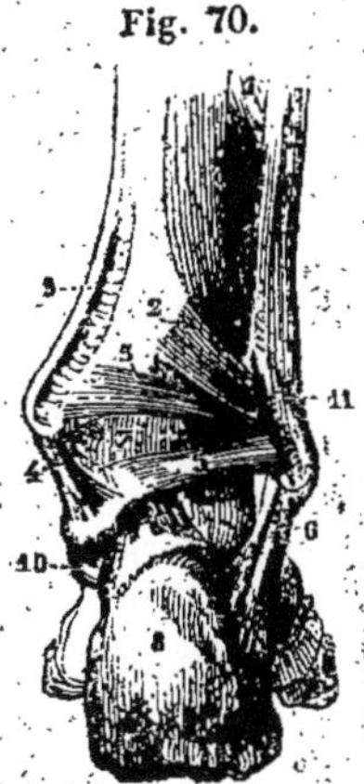
Fig. 70.

FIG. 70.

1. Partie inférieure du ligament interosseux de la jambe.
2, 3. Ligament postérieur de l'articulation tibio-péronéale inférieure.
4. Ligament latéral interne de l'articulation tibio-tarsienne.
5. Ligament latéral externe postérieur de la même articulation.
6. Ligament latéral externe moyen de l'articulation précédente.
7. Partie postérieure de la synoviale.
8. Calcanéum.
9. Tibia.
10. Astragale.
11. Péroné.

4° *Ligament latéral externe postérieur* ou *péronéo-astragalien postérieur*. (Fig. 70.) Très profondément situé, ce ligament s'étend de l'excavation que présente en dedans et en arrière la malléole externe, à la face postérieure de l'astragale; sa direction est presque transversale.

La synoviale, extrêmement lâche en avant où elle est recouverte de quelques fibres irrégulièrement disposées, et en arrière où elle revêt le ligament péronéo-astragalien, se prolonge en haut entre le tibia et le péroné.

Les tendons multipliés qui glissent en avant et en arrière de cette articulation remplacent avec avantage les ligaments antérieur et postérieur.

ARTICULATIONS DU TARSE.

Elles comprennent les articulations des os de chaque rangée entre eux et l'articulation des deux rangées entre elles.

1° Articulation des os de la première rangée entre eux, ou articulation astragalo-calcanéenne.

Double arthrodie.

Surfaces articulaires. Du côté de l'astragale, deux facettes appartenant à sa face inférieure, l'une postérieure et concave plus grande, l'autre antérieure et convexe, séparée de la précédente par une rainure profonde obliquement dirigée en avant et en dehors; — du côté du calcanéum, deux facettes taillées sur sa face supérieure, l'une en arrière, convexe, l'autre en avant, concave, séparées aussi par une rainure profonde semblablement dirigée.

Moyen d'union. Un ligament interosseux extrêmement fort, composé de faisceaux les uns perpendiculaires les autres obliques, étendus de la rainure du calcanéum à celle de l'astragale.

Une double synoviale revêt les surfaces articulaires antérieures et postérieures au ligament interosseux; la postérieure est lâche surtout en arrière, l'antérieure se continue avec celle qui appartient à l'articulation des deux rangées entre elles.

2° Articulations des os de la seconde rangée entre eux.

Ces articulations constituent des arthrodies très serrées pour lesquelles les trois cunéiformes, le scaphoïde et le cuboïde se correspondent par des facettes planes, encroûtées de cartilages et revêtues d'une synoviale commune.

Les ligaments qui unissent ces facettes sont :

1° *Des ligaments dorsaux*, étendus transversalement ou obliquement, de la face supérieure ou dorsale de chacun des os de cette rangée à la face correspondante de l'os adjacent, et composés de fibres parallèles à reflet nacré qui répondent inférieurement aux os qu'ils unissent, et supérieurement au muscle pédieux.

2° *Des ligaments plantaires ou interosseux*, extrêmement forts et résistants, situés dans les interstices profonds que le tarse présente sur sa face plantaire.

3° *Un ligament interne et inférieur* très épais, horizontalement dirigé du tubercule du scaphoïde au tubercule placé sous la base du premier cunéiforme; il se confond en partie avec le tendon du jambier postérieur qui, en s'insérant à l'os scaphoïde, envoie constamment un prolongement au grand cunéiforme.

5° Articulation des deux rangées entre elles.

Preparation. 1° Enlever les muscles, les tendons et les gaînes tendineuses qui entourent les articulations du tarse; 2° désarticuler l'astragale, et le sortir de la boîte en partie osseuse et en partie fibreuse qu'il occupe.

Surfaces articulaires. Du côté de la première rangée : 1° la tête de l'astragale, revêtue d'une lame cartilagineuse qui se prolonge inférieurement et se continue avec celle de la facette antérieure et inférieure du même os; 2° l'extrémité antérieure du calcanéum, concave de haut en bas, convexe transversalement; — du côté de la seconde rangée, en dedans la face postérieure du scaphoïde, constituant une cavité de réception pour la tête de l'astragale, en dehors une facette verticale du cuboïde, légèrement concave dans le sens transversal, pour s'adapter à la facette correspondante du calcanéum, convexe et concave en sens opposé.

La direction générale de ces surfaces articulaires est transversale ou perpendiculaire à l'axe du pied.

Moyens d'union. Ils se composent de deux ligaments dorsaux, l'un interne et l'autre externe, de deux ligaments plantaires, situés aussi l'un en dedans et l'autre en dehors, et d'un ligament interarticulaire.

1° *Ligament dorsal interne* ou *astragalo-scaphoïdien.* Il est formé de fibres antéro-postérieures, parallèles et peu nombreuses, étendues du col de l'astragale au pourtour de la facette du scaphoïde.

2° *Ligament dorsal externe* ou *calcanéo-cuboïdien supérieur.* Il se porte, sous la forme d'une bandelette fibreuse très mince, du calcanéum au cuboïde.

3° *Ligament plantaire interne* ou *calcanéo-scaphoïdien.* Il est fibro-cartilagineux, de forme triangulaire, extrêmement résistant, inséré en arrière à la partie antérieure et interne du calcanéum, et en avant à la tubérosité du scaphoïde; en bas ce ligament répond au tendon du muscle jambier postérieur; en haut, à la tête de l'astragale dont il complète la cavité de réception.

4° *Ligament plantaire externe* ou *calcanéo-cuboïdien inférieur.* Le plus fort de tous les ligaments après celui de la rotule; il offre l'aspect d'une bande fibreuse épaisse et large composée de fibres antéro-postérieures, parallèles et nacrées, qui se fixent d'une part à la face inférieure du calcanéum immédiatement au-devant de ses tubérosités, de l'autre au bord postérieur de la coulisse du cuboïde; les fibres les plus superficielles se prolongent au-delà de ce bord et vont s'insérer aux deux derniers métatarsiens en complétant la coulisse destinée au tendon du long péronier latéral.

5° *Ligament interarticulaire* ou *calcanéo-scaphoïdo-cuboïdien.* Il est situé à la partie antérieure et interne de l'excavation calcanéo-astragalienne; simple en arrière où il s'attache au calcanéum, immédiatement au-dessus de la facette cuboïdienne de cet os, il se dédouble en avant pour aller se fixer d'une part à l'extrémité externe du scaphoïde, de l'autre à l'extrémité interne du cuboïde ; le dédoublement de ce ligament dans sa moitié antérieure lui donne la forme d'un Y.

La synoviale qui appartient à cette articulation présente une laxité supérieure à celle des autres synoviales du tarse, et plus prononcée du côté dorsal ; en bas cette capsule se prolonge au-dessous de l'astragale et se continue avec celle qui lubrifie les facettes antérieures de l'articulation astragalo-calcanéenne.

ARTICULATIONS TARSO-MÉTATARSIENNES. (Fig. 71.)

Arthrodies.

Surfaces articulaires. Les trois premiers os du métatarse s'articulent avec les trois cunéiformes, et les deux derniers avec le cuboïde. Les cinq facettes métatarsiennes forment une surface concave tournée en arrière et un peu en dedans ; les quatre facettes tarsiennes forment une surface convexe qui regarde en avant et un peu en dehors ; l'une et l'autre de ces

Fig. 71.

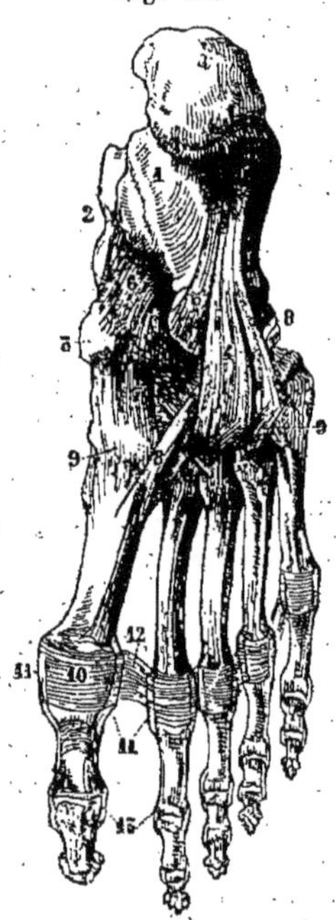

FIG. 71.

Articulations du pied.

1. Calcanéum.
2. Astragale.
3. Scaphoïde.
4. Fibres superficielles du ligament calcanéo-cuboïdien inférieur.
5. Fibres profondes du même ligament.
6. Ligament calcanéo-scaphoïdien.
7. Ligament plantaire, étendu du scaphoïde au premier cunéiforme.
8, 8. Tendon du long péronier latéral.
9, 9. Métatarse.
10. Fibro-cartilage de la première articulation métatarso-phalangienne.
11, 11. Ligaments latéraux des articulations métatarso-phalangiennes.
12. Ligament transverse.
13. Ligaments latéraux des articulations phalangiennes.

surfaces se trouve interrompue vers son tiers interne, la première ou la surface concave par une saillie que forme le second métatarsien, la seconde ou la surface convexe par une dépression quadrilatère due à la longueur moindre du cunéiforme moyen ; de là il résulte que ces deux surfaces ne sont pas simplement juxtaposées, mais engrenées, la saillie de l'une étant reçue dans l'échancrure de l'autre. Toutes sont revêtues de cartilages, et lubrifiées par une synoviale commune.

Moyens d'union. Ce sont des ligaments dorsaux et des ligaments plantaires.

1° *Ligaments dorsaux.* Au nombre de sept, deux obliques qui s'étendent du premier et du troisième cunéiforme au second métatarsien ; les autres horizontalement dirigés d'arrière en avant, des os du tarse aux métatarsiens correspondants.

2° *Ligaments plantaires.* Au nombre de trois :

Le premier, très fort, se porte de la base du grand cunéiforme à l'extrémité postérieure du premier métatarsien ; il est fortifié en dedans par un prolongement du tendon du muscle jambier antérieur, et en dehors par l'insertion du long péronier latéral.

Le second, situé profondément, s'étend du grand cunéiforme à la partie interne du deuxième métatarsien.

Le troisième naît de la face interne du dernier cunéiforme et s'insère en avant, soit à la face externe du troisième métatarsien, soit à la face interne du quatrième.

Le dernier métatarsien est dépourvu de ligament plantaire ; les fibres les plus superficielles et les plus longues du ligament calcanéo-cuboïdien inférieur, qui passent au-dessous du bord postérieur de la gouttière du cuboïde, et qui se prolongent jusqu'aux quatrième et cinquième métatarsiens, peuvent être considérées comme suppléant ce ligament.

ARTICULATIONS MÉTATARSIENNES.

Les métatarsiens s'articulent par leur extrémité tarsienne et sont unis par leur extrémité digitale.

1° *Articulation des extrémités tarsiennes.* Les facettes articulaires placées sur les parties latérales de ces extrémités, au nombre de deux de chaque côté, sont revêtues de lames cartilagineuses et lubrifiées par des synoviales qui se continuent avec celles des articulations tarso-métatarsiennes ; les ligaments qui les unissent sont les uns dorsaux, les autres plantaires.

Les *ligaments dorsaux* se portent transversalement d'un métatarsien au métatarsien adjacent ; ils sont serrés et composés de fibres parallèles peu nombreuses.

Les *ligaments plantaires*, beaucoup plus résistants, occupent les espaces anguleux qu'interceptent les sommets de ces extrémités, toutes configurées à la manière d'un coin dont la base est tournée en haut ; il résulte de cette disposition que les ligaments plantaires présentent la même configuration, avec cette différence que leur base est en bas : cette partie inférieure des ligaments a été considérée comme un ligament périphérique ou plantaire proprement dit, et la partie plus étroite comme un ligament interosseux ; mais cette distinction est sans utilité ; il n'existe réellement pour ces os, comme pour tous ceux du tarse, que deux ordres de ligaments, les uns supérieurs ou dorsaux, les autres inférieurs ou plantaires.

2° *Union des extrémités digitales.* En avant les métatarsiens ne se touchent pas; ils sont enchaînés les uns aux autres par une simple bandelette fibreuse, appelée *ligament transverse;* cette bandelette est disposée sur les os du métatarse de la même manière que sur les os du métacarpe.

ARTICULATIONS MÉTATARSO-PHALANGIENNES.

Énarthroses.

Surfaces articulaires. Du côté des métatarsiens, une tête aplatie transversalement, et revêtue d'un cartilage qui se prolonge beaucoup plus vers la face plantaire que vers la face dorsale; — du côté des premières phalanges, une cavité glénoïde considérablement agrandie par un fibro-cartilage qui embrasse la moitié inférieure de sa circonférence.

Ce fibro-cartilage, tout-à-fait semblable à celui des articulations métacarpo-phalangiennes, considéré aussi comme un ligament, mais improprement puisqu'il s'insère exclusivement à l'une des surfaces articulaires, est cylindrique inférieurement où il répond aux tendons fléchisseurs des orteils, sphérique en haut où il se moule sur la tête du métatarsien correspondant, et continu en arrière, soit avec le ligament transverse, soit avec la gaîne des fléchisseurs, soit avec les ligaments latéraux de l'articulation à laquelle il appartient.

Moyens d'union. Deux ligaments latéraux, disposés comme ceux des articulations métacarpo-phalangiennes.

L'articulation métatarso-phalangienne du gros orteil, comme l'articulation métacarpo-phalangienne du pouce, se distingue des autres articulations de la même classe par la présence de deux os sésamoïdes développés dans l'épaisseur de son fibro-cartilage; mais les sésamoïdes plantaires sont beaucoup plus volumineux que les palmaires, d'où il suit qu'ils se creusent chacun une petite poulie sur la partie inférieure de la tête du premier métatarsien; ces deux poulies, analogues à la poulie rotulienne, sont séparées l'une de l'autre par une crête saillante.

ARTICULATIONS PHALANGIENNES.

Entièrement semblables à celles des phalanges digitales.

MYOLOGIE.

Les muscles sont des organes composés de fibres rouges, molles et parallèles, remarquables par leur nature éminemment fibrineuse et la propriété qu'elles possèdent de se contracter, c'est-à-dire de diminuer de longueur sous l'influence d'un stimulus.

Parmi ces organes, les uns se fixent aux leviers osseux, et leur impriment des mouvements que la volonté coordonne et dirige selon le but que nous nous proposons : on les nomme *muscles de la vie animale, muscles volontaires, muscles extérieurs ;* les autres s'enroulent autour des viscères creux contenus dans la grande cavité du tronc, et président au déplacement des substances qui les parcourent : ils sont appelés *muscles de la vie organique, muscles involontaires, muscles intérieurs ou viscéraux.*

Les premiers constituent une grande famille ou un système dont toutes les parties sont liées entre elles par la plus étroite parenté.

Les seconds, cessant en quelque sorte d'exister par eux-mêmes, pour appartenir à des viscères de structure et de fonctions différentes, se modifient dans chacun de ces viscères selon le rôle qu'ils sont destinés à remplir, d'où il suit qu'ils offrent entre eux une analogie *générale* beaucoup moins prononcée. Leur histoire sera rattachée à la description des organes auxquels ils sont annexés (1).

Les muscles volontaires ou extérieurs présentent des caractères qui leur sont communs et des caractères propres à chacun d'eux.

CARACTÈRES GÉNÉRAUX DES MUSCLES EXTÉRIEURS.

Comme les os, auxquels ils impriment le mouvement, ces muscles composent des groupes dont toutes les parties, parfaitement déterminées et bien distinctes les unes des autres, sont unies entre elles par des liens

(1) Pour l'étude comparative de ces deux ordres de muscles, le lecteur consultera avec avantage la thèse que M. le professeur Denonvilliers a fait paraître en 1846 à l'occasion du concours pour la chaire d'anatomie. Dans cette monographie, qui renferme un exposé fidèle et complet de l'état actuel de la science, le principe de subordination de la fibre musculaire aux fonctions qu'elle est appelée à servir, et les conséquences qui en découlent pour l'aspect, la forme et l'arrangement de cette fibre, ont été développés avec une grande puissance d'induction.

Du parallèle des muscles extérieurs et intérieurs, M. Denonvilliers conclut :

1o Que ces deux ordres de muscles diffèrent surtout par leur conformation extérieure ;

2o Que l'identité de nature de la fibre qui les constitue est un fait sinon complétement démontré, du moins en voie de démonstration ;

3o Que les différences portant sur la forme, et les analogies sur la constitution de la fibre, il n'existerait en réalité qu'un seul système musculaire ;

4o Que la fibre contractile est un agent que la nature a partout employé dans le même but, et dont elle a seulement diversifié la forme afin d'en multiplier les usages.

fibreux, de même que les leviers osseux le sont par des ligaments ; ces liens, qui constituent les annexes du système musculaire, comprennent les aponévroses, les gaînes tendineuses et les séreuses qui favorisent le mouvement des muscles et des tendons : nous les décrirons après avoir exposé la conformation extérieure et la structure des muscles.

1° CONFORMATION EXTÉRIEURE DES MUSCLES.

Volume. Il n'est aucun système d'organes qui occupe dans l'économie une place aussi considérable que le système musculaire, et qui varie autant selon l'âge, le sexe, l'individu, l'état de santé ou de maladie, et les diverses professions ; très grêles chez l'enfant et chez la femme, chez le convalescent et chez l'homme dont la vie est sédentaire et spéculative, les muscles volontaires acquièrent, dans le portefaix, le cultivateur et tous les individus qui les soumettent à des exercices fréquents, des dimensions qui impriment aux formes extérieures un aspect tout-à-fait différent de celui qu'on observe dans les conditions opposées : cet aspect, bien connu des peintres et des statuaires, s'annonce par des reliefs que trahissent les téguments et des dépressions qui correspondent aux saillies osseuses.

Nombre. Quelques anatomistes évaluent le nombre des muscles à 400, Chaussier le porte à 368, Theile à 346. Ces différences nous laissent pressentir que le dénombrement des organes musculaires ne peut conduire à une évaluation rigoureuse ; un grand nombre de muscles, en effet, se confondent par une de leurs extrémités : ces muscles qui ont une insertion commune seront-ils considérés comme un seul muscle ou comme des muscles indépendants l'un de l'autre? Tant que cette difficulté ne sera point résolue, il sera impossible de déterminer d'une manière exacte le nombre des muscles ; or, cette solution repose et reposera toujours sur des données esentiellement arbitraires.

Forme. Les muscles peuvent revêtir les formes les plus diverses, ainsi que le témoignent les dénominations de muscles carré, triangulaire, scalène, rhomboïde, trapèze, pyramidal, deltoïde, lombricaux, etc. ; toutefois, comme les organes passifs de la locomotion, ils ont été ramenés à trois types principaux, fournis par leurs dimensions, et divisés en muscles longs, larges et courts :

Muscles longs. Ils occupent les membres, et se pressent autour des leviers osseux, qu'ils environnent de deux couches : l'une profonde et plus courte, immédiatement appliquée sur l'axe que forment ces leviers ; l'autre superficielle, plus longue et plus rétractile, qui entoure la première comme celle-ci entoure leur axe commun, et dont les extrémités dépassent le plus souvent celles de cet axe pour aller se fixer à des os plus rapprochés ou plus éloignés du tronc.

La plupart des muscles longs présentent la forme d'une pyramide dont la base regarde en haut et dont le sommet se dirige vers la partie terminale des membres ; cette configuration, diamétralement opposée à celle des colonnes osseuses, qui constituent une pyramide à base inférieure, a pour effet : 1° de juxtaposer les masses musculaires les plus volumineuses aux parties les plus grêles du squelette des membres, et de donner ainsi aux extrémités thoraciques et abdominales une conformation plus régulière et plus en harmonie avec la conformation générale du corps; 2° de transformer les saillies osseuses en poulie de réflexion, disposition qui détruit le parallélisme des organes actifs et passifs de la locomotion, et favorise l'action musculaire; 3° de faciliter les insertions, puisque les renflements que présente de distance en distance la colonne brisée des membres correspondent aux extrémités des muscles.

Muscles larges. Ils s'étalent sur la périphérie et dans la cavité du tronc, soit pour compléter l'enceinte de cette cavité, soit pour la diviser en deux cavités secondaires, l'une supérieure ou thoracique, l'autre inférieure ou abdominale. De leur participation inégale à la formation des grandes cavités du corps résultent pour chacune de celles-ci des caractères bien différents: la cavité du crâne, exclusivement formée par les os, est invariable dans ses dimensions; le thorax, dont les parois sont constituées à la fois par des os, des cartilages et des muscles larges, se dilate et se resserre alternativement; l'abdomen, dont les parois sont essentiellement musculaires, se prête à une extensibilité en quelque sorte indéfinie.

Les muscles qui s'étendent en surface se distinguent par les deux caractères suivants: 1° ils sont curvilignes: tels sont le diaphragme, le transverse, les deux obliques, les intercostaux interne et externe, le releveur de l'anus, l'occipito-frontal, etc.; 2° ils forment des plans superposés et toujours entre-croisés: ainsi se superposent et s'entre-croisent les trois plans musculaires de l'abdomen, les deux plans intercostaux, le releveur et le sphincter de l'anus. Par cette disposition les muscles larges se rapprochent des muscles viscéraux qui présentent au plus haut degré ce caractère d'entre-croisement; et il est digne de remarque que la plupart de ces muscles, distribués autour de l'abdomen, appartiennent autant, par la nature de leurs fonctions, à la vie nutritive qu'à la vie animale.

Muscles courts. On les observe dans toutes les régions où les os courts sont multipliés, à la paume des mains, à la plante des pieds, à la partie postérieure du rachis. Les plus remarquables sont ceux qui président aux mouvements d'élévation de la mâchoire inférieure; quelquefois ils s'ajoutent et forment par leur enchaînement des muscles qu'un examen superficiel ferait classer parmi les muscles longs: tels sont ceux qui occupent les gouttières vertébrales.

Insertions. Les muscles se fixent par leurs extrémités sur les parties correspondantes du squelette; la détermination précise de leurs attaches est sans contredit le point le plus important de leur étude, car à l'aide de cette donnée il devient facile d'établir leur étendue, leur direction, leur forme et les usages qu'ils remplissent; aussi les anatomistes qui ont cherché à réformer le langage anatomique ont-ils pris cette détermination pour base de leur nouvelle nomenclature du système musculaire.

Quelques muscles s'insèrent par une extrémité sur un os, et par l'autre, tantôt sur un cartilage, tantôt sur une aponévrose, et tantôt sur un organe comme les muscles de l'œil, ou sur la peau comme la plupart des muscles de la face. Mais le plus grand nombre s'attachent par leurs deux extrémités aux leviers osseux ; les crêtes, les saillies, les inégalités qui hérissent la surface du squelette sont destinées à recueillir ces insertions.

Il est rare que les deux attaches d'un muscle soient également mobiles ; en général l'une d'elles a lieu sur un os habituellement immobile, et l'autre sur un levier qui s'articule avec le précédent et se meut sur lui en le prenant pour point d'appui. La première, ou l'*insertion fixe*, est remarquable par l'étendue qu'elle occupe, et par sa tendance à s'unir avec celles des muscles adjacents, qui souvent se confondent dans une attache commune ; la seconde, ou l'*insertion mobile*, est au contraire caractérisée par le peu d'étendue qu'elle présente, par sa forme bien déterminée et sa complète indépendance.

Direction. La plupart des muscles, étant rectilignes, possèdent un axe auquel on peut rapporter l'effet de leur contraction. Ceux qui se dévient dans leur trajet présentent un axe brisé ; pour apprécier leur action, il faut avoir égard seulement à la portion réfléchie. Dans les muscles curvilignes, le premier effet de la contraction est de redresser les fibres ; après ce redressement, si leur action n'est pas épuisée, ils se comportent comme ceux dont les fibres sont rectilignes. La direction d'un muscle étant donnée, on peut donc arriver à la notion de ses usages.

L'axe des muscles doit être aussi considéré relativement à l'axe des leviers sur lesquels ils agissent ; sous ce point de vue ils offrent des différences nombreuses : ainsi les muscles longs suivent une direction sensiblement parallèle à celles des os qui composent le squelette des membres ; ils éprouvent seulement une légère déviation au niveau des renflements articulaires de ces os. Les muscles larges et les muscles courts se rapprochent au contraire de la direction perpendiculaire : tels sont, parmi les premiers, le grand droit abdominal, les intercostaux, le diaphragme, le carré des lombes, etc. ; et parmi les seconds, les masséters, les ptérygoïdiens, la série des faisceaux qui composent les spinaux, les inter-épineux du cou, le carré crural, etc.

2° STRUCTURE DES MUSCLES.

Les muscles comprennent dans leur structure : 1° des fibres rouges, molles et contractiles qui les constituent essentiellement ; 2° des fibres blanches, résistantes, qui forment les tendons et les aponévroses d'insertion, organes passifs, comme les os auxquels ils transmettent le résultat de la contraction musculaire ; 3° les éléments généraux de toute organisation, tissu cellulaire, artère, veine, lymphatiques, nerfs.

Tissu musculaire. Il se distingue au milieu de tous les autres tissus de l'économie, et surtout au milieu des tissus osseux et fibreux qui lui servent de cadre, par sa forme fasciculée et sa couleur d'un rouge vif, très prononcée dans l'adulte et les individus d'un tempérament athlétique, pâle au contraire chez l'enfant, la femme et l'homme affaibli par une longue maladie ou une alimentation insuffisante.

Sa consistance, assez considérable pendant la vie pour résister aux plus violents efforts, s'affaiblit tellement lorsqu'il est privé de l'influence vitale qu'on le déchire alors avec la plus grande facilité. La décomposition putride dépouille promptement ce tissu de la plupart de ses attributs ; et dans la perte successive de ses propriétés, sa consistance est celle qui disparaît la première.

Le tissu musculaire se compose de faisceaux prismatiques, qu'on peut diviser et subdiviser en faisceaux graduellement décroissants, jusqu'à ce qu'on soit arrivé à la fibre élémentaire.

Cette fibre élémentaire, appelée aussi par les observateurs qui l'ont soumise à l'analyse microscopique fibre striée, articulée, variqueuse, ne paraît pas être le dernier terme de décomposition du tissu musculaire; on pense généralement qu'elle peut se partager en fibres plus déliées, que Henlè a proposé d'appeler *fibres primitives* ou *fibrilles*.

Vue au microscope, la fibre élémentaire se présente sous l'aspect d'un filament, plus volumineux chez l'homme que chez la femme, cylindrique ou prismatique, strié dans le sens transversal, plus rarement dans le sens longitudinal, et quelquefois dans les deux sens simultanément.

Les fibres primitives ou fibrilles sont nombreuses, parallèles, non anastomosées, et renflées de distance en distance de manière à ressembler à autant de petits grains olivaires disposés bout à bout sur une même ligne; c'est la succession de ces petits grains placés à la même hauteur qui donne lieu à la striation transversale, de même que l'accolement des fibrilles produit les stries longitudinales.

Une enveloppe générale entoure les fibrilles qui composent la fibre élémentaire; on la démontre, soit par l'acide acétique affaibli, qui dissout les fibrilles en laissant la gaîne intacte, soit par l'alcool, qui durcit les fibrilles et produit le plissement de la gaîne, soit par des pressions ou des tiraillements, qui rompent les fibrilles sans déchirer la membrane. Cette enveloppe commune des fibrilles, d'après les observations de Bowmann, ne s'appliquerait pas sur l'extrémité ou plutôt sur le disque terminal de la fibre élémentaire; ce disque se soude immédiatement à la fibre tendineuse qui lui correspond, et la membrane, abandonnant alors l'élément contractile du muscle, se prolonge sur l'élément fibreux auquel elle s'unit, en formant au niveau de la fusion de ces deux éléments une sorte de virole. Quelle est la nature de cette gaîne? L'observation directe n'a pas encore résolu cette question dont la solution semble résider aux limites les plus reculées que puissent atteindre nos instruments d'optique; M. le professeur Denonvilliers incline à penser qu'elle est d'une nature celluleuse; cette opinion éminemment rationnelle nous paraît destinée à rallier un grand nombre de partisans; elle est ainsi formulée: « Si j'osais, dans un sujet de cette nature, émettre une opinion, je dirais que j'ai une certaine tendance à voir dans cette membrane les premiers rudiments du tissu cellulaire unissant des muscles; n'est-il pas en effet reconnu et universellement admis que ce tissu environne tous les organes, pénètre dans leur intérieur, envoie entre leurs parties constituantes des prolongements ténus qui arrivent jusqu'à leurs derniers éléments, et les enlace dans un réseau partout continu à lui-même? Ce ne serait donc là qu'un cas particulier, qu'une application spéciale de la loi générale. »

Le tissu musculaire a été l'objet d'un grand nombre de recherches chimiques; mais dans ces recherches on n'a pas isolé ce tissu des éléments qui entrent accessoirement dans sa composition, tels que les artères, les veines, les nerfs, le tissu cellulaire; par conséquent les résultats de toutes ces analyses sont complexes et ne présentent qu'une valeur approximative.

Fourcroy a démontré que la fibrine en constitue la base et le caractérise d'une manière spéciale ; les autres éléments énumérés par M. Orfila sont : l'eau, la gélatine, l'albumine, une matière grasse composée d'oléine et de stéarine, la cérébrote, la créatine, l'acide lactique, le chlorure de sodium et de potassium, le phosphate de soude, d'ammoniaque et de chaux, le sulfate de potasse, l'oxyde de fer, et peut-être la soude et l'oxyde de manganèse.

Berzélius donne les chiffres suivants :

Fibrine.	0,1580
Cruor et albumine	0,0220
Gélatine.	0,0190
Osmazome.	0,0180
Ptyaline.	0,0015
Phosphate de soude.	0,0090
Phosphate de chaux	0,0008
Eau	0,7717
	1,0000

Les analyses, d'ailleurs incomplètes, de Braconnot et de Schlossberger ne sont pas sensiblement différentes.

Des tendons et des aponévroses d'insertion. Les fibres blanches ou albuginées qui continuent les fibres musculaires sont remarquables par cette alliance de la flexibilité, de l'inextensibilité et de la résistance qui caractérise le tissu fibreux. Tantôt elles se groupent autour d'un axe pour former un cône ou un cylindre qui prend le nom de *tendon*, et tantôt elles se disposent en membrane, pour donner naissance aux *aponévroses d'insertion*, lames fibreuses bien différentes de celles qui entourent les muscles et les brident dans leur position respective, en ce qu'elles résultent de la simple juxtaposition des fibres albuginées, tandis que les aponévroses ambiantes ou contentives représentent de véritables toiles composées de fibres réciproquement perpendiculaires.

Les tendons se montrent surtout à l'extrémité inférieure des muscles longs, et les aponévroses d'insertion aux bords des muscles larges. Quant aux muscles courts, ils s'insèrent comme l'extrémité supérieure des muscles longs par des faisceaux tendineux ou aponévrotiques, ordinairement multiples, d'où il suit que leur attache occupe toujours une large surface ; de là l'épaisseur plus considérable que présentent les premiers, et la forme pyramidale à base supérieure qui appartient aux seconds.

L'élément fibreux et l'élément contractile offrent entre eux des rapports dont la loi a été clairement formulée depuis quelques années, en France par M. Gerdy, et en Allemagne par Theile. Cette loi peut être ainsi énoncée : le tissu fibreux affecte, relativement au tissu musculaire, une disposition inverse aux deux extrémités d'un même muscle : ainsi, lorsqu'un tendon revêt la forme d'un cône creux qui donne attache aux fibres contractiles par sa surface interne, le tendon opposé présente la forme d'un cône plein dont le sommet se prolonge au milieu des fibres musculaires pour recueillir leurs insertions par sa surface externe ; si une lame aponévrotique revêt la face postérieure d'un muscle, l'aponévrose située à l'extrémité opposée occupera sa face antérieure. Il résulte de cette disposition inverse de l'élément actif et de l'élément passif aux extrémités opposées d'un même muscle :

1° Que toutes les fibres musculaires possèdent la même longueur ;

2° Que les fibres tendineuses correspondantes de l'une et de l'autre extrémité, présentent une longueur inverse ;

3° Que les premières s'insèrent le plus souvent obliquement sur les secondes ;

4° Que l'élément albuginé est moins abondant que l'élément contractile, puisque plusieurs fibres musculaires s'insèrent à une même fibre tendineuse ;

5° Que les tendons n'ont pas seulement pour fonction de transmettre aux leviers osseux le résultat de la contraction des muscles, mais aussi de concentrer sur un petit espace les fibres musculaires qui étaient trop multipliées pour occuper chacune une place distincte sur la surface du squelette, et de transformer toutes ces forces élémentaires en une force unique dont l'action devient plus précise.

Du tissu cellulaire. Chaque muscle est entouré d'une gaine celluleuse, qui donne naissance, par sa face interne, à un grand nombre de prolongements ou de cloisons. Ces prolongements, après avoir pénétré entre les faisceaux principaux, se dédoublent pour pénétrer entre les faisceaux secondaires, et produisent ainsi une série d'étuis décroissants, dont les derniers renferment les fibres élémentaires; cette disposition a pour effet d'établir entre toutes les parties intégrantes d'un même muscle une solidarité qui se concilie avec leur indépendance, et qui leur permet d'agir tantôt simultanément, tantôt isolément.

Assez abondant dans les muscles, le tissu cellulaire devient rare dans les tendons, où il n'est bien évident qu'à leur surface. La gaine qui entoure les fibres élémentaires, en s'unissant d'une manière intime aux fibres tendineuses, au niveau du point de jonction de ces deux ordres de fibres, semble concourir à la formation de l'élément fibreux, de telle sorte que les tendons ne seraient, en partie au moins, qu'une transformation, une sorte de condensation du tissu cellulaire intermusculaire.

Artères. Elles sont volumineuses et le plus souvent multiples; sous le double rapport de leurs dimensions et de leur nombre, on peut dire que ces vaisseaux sont proportionnels soit à la longueur, soit à l'étendue superficielle des muscles; en multipliant ainsi le nombre aux dépens du volume, dans les artères destinées aux muscles longs et aux musles larges, « la nature, dit M. le professeur Denonvilliers, paraît avoir eu pour but de prévenir les effets fâcheux qui auraient pu résulter de la compression momentanée d'une branche unique, en imprimant à l'afflux du sang artériel un caractère de permanence éminemment favorable à l'action musculaire. »

Les artères plongent dans le tissu des muscles, tantôt obliquement et tantôt perpendiculairement; le premier mode d'incidence est celui qu'on observe dans la plupart des muscles larges, et dans les muscles longs du bras et de la cuisse; le second appartient surtout aux muscles situés autour de l'avant-bras et de la jambe. Parvenus à la surface de ces organes, les troncs artériels se divisent en branches, en rameaux, et en ramifications extrémement ténues : les branches parcourent les sillons musculaires en croisant quelquefois leur direction; les rameaux suivent les interstices des faisceaux secondaires dans toute leur longueur, en communiquant entre eux par des anastomoses transversales, qui forment un réseau à mailles allongées ; les dernières divisions de l'artère paraissent destinées aux fibres élémentaires, dans lesquelles elles s'épuisent en affectant un mode de distribution qui est encore inconnu.

Au niveau du point d'adhésion des fibres tendineuses et contractiles, les artérioles semblent se réfléchir pour former un plexus à mailles serrées, qui s'interpose à l'élément fibreux et à l'élément musculaire ; ce réseau embrasse chaque fibre élémentaire ; il est vraisemblable que parmi les capillaires qui en partent pour remonter vers le muscle, quelques uns pénètrent au dedans de la gaîne de ces fibres et s'épuisent dans les fibrilles.

Veines. Deux vaisseaux veineux accompagnent, en général, les artères musculaires, dont ils suivent la distribution; ces veines collatérales sont munies de valvules qui paraissent plus multipliées que celles qu'on observe dans les veines superficielles. « De nombreuses valvules, dit M. Blandin, étaient nécessaires dans les veines profondes des membres, parce que ces veines ont des parois très faibles; parce que, pressées par les muscles dans les interstices desquels elles sont placées, le sang avait à vaincre, dans la circulation, des frottements considérables. » Cette opinion, déjà professée par Haller, a été combattue par Bichat, qui fonda son opposition sur la facilité avec laquelle on parvient souvent à injecter les veines profondes des branches vers les rameaux, et sur le soutien que ces veines reçoivent du contact des fibres musculaires. Mais ces deux arguments trouvent une réfutation complète dans les faits incontestables signalés par M. Blandin. Les parois des veines musculaires, étant beaucoup plus faibles que celles des veines sous-cutanées, se laissent distendre après la mort, parce qu'elles ne sont plus soutenues par les muscles privés de leur consistance ; dès lors leurs valvules deviennent insuffisantes, et l'injection les envahit. D'une autre part, tous les muscles d'une région n'entrent pas en action simultanément; les veines de ceux qui se contractent étant affaissées, celles des muscles qui ne se contractent pas, et qui se jettent dans les premières, deviendront le siége d'un reflux, qui nécessite un appareil valvuleux plus développé que celui des veines superficielles, sur lesquelles l'action musculaire exerce une influence opposée.

Vaisseaux lymphatiques. On observe, autour des principaux troncs artériels et veineux qui parcourent les membres, un plexus de vaisseaux lymphatiques très développé. Quelle est la source de ces vaisseaux? La solution de ce point de science présente des difficultés contre lesquelles tous les anatomistes ont échoué jusqu'à ce jour. Cependant, si l'on considère : 1° que les lymphatiques profonds des membres ne peuvent provenir que des artères, des veines, des nerfs, et de l'appareil locomoteur ; 2° que les ramifications vasculaires et nerveuses n'occupent qu'une place excessivement limitée dans les membres, dont le volume est surtout constitué par les os et les muscles ; 3° que les systèmes osseux et musculaire sont de tous les organes ceux qui présentent les phénomènes d'absorption les plus manifestes, ainsi que le démontrent, pour le premier, le rapide accroissement de tous les canalicules osseux sous l'influence de l'inflammation, et pour le second, les réductions si considérables qu'il éprouve dans son volume à la suite d'une longue maladie : on inclinera à penser que ces vaisseaux ont leur origine principale et peut-être exclusive dans les organes actifs et passifs de l'appareil locomoteur. Cette proposition nous paraît extrêmement vraisemblable ; cependant elle commande quelque réserve jusqu'à l'époque où elle sera définitivement confirmée ou repoussée par l'observation. Fohmann et Tiedmann ont fait de louables efforts pour arriver à ce résultat ; mais ils ont réussi seulement à injecter quelques lymphatiques sur les faces supérieure et inférieure du diaphragme de l'homme et de certains mammifères ; et ces résultats, dans lesquels il est difficile de faire la part de ce qui appartient au muscle et de ce qui appartient aux séreuses qui le tapissent, ne peuvent être acceptés comme des faits concluants.

Nerfs. Ils émanent surtout du centre encéphalo-rachidien, et plongent dans les muscles sous des incidences diverses, en se divisant en filets décroissants ; les premières branches suivent l'interstice des principaux faisceaux, et fournissent dans leur trajet des rameaux qui se partagent en ramuscules destinés à de petits groupes de fibres contractiles ; car ces filaments nerveux paraissent moins nombreux que les fibres élémentaires des muscles.

Le mode de terminaison des ramifications nerveuses a été le sujet d'un grand nombre de travaux ; et comme ces ramifications se dérobent à nos sens par leur ténuité, on a eu recours au microscope ; de toutes ces recherches sont résultées deux opinions qui comptent l'une et l'autre beaucoup de partisans : l'une d'elles, produite d'abord par MM. Prévost et Dumas, affirme que toutes les fibres nerveuses parvenues à leur dernière division se réfléchissent autour des fibres contractiles, pour former des anses, et retourner ensuite à leur point de départ ; l'autre consiste à admettre que tous les filaments nerveux, arrivés à leur destination, s'épuisent dans le tissu musculaire.

DES ANNEXES DU SYSTÈME MUSCULAIRE.

Ces annexes comprennent les *aponévroses*, les *gaînes tendineuses* et les *membranes synoviales* qui facilitent le glissement des muscles et des tendons réfléchis.

1° DES APONÉVROSES.

Les muscles sont fixés dans la place qu'ils occupent par l'adhérence intime de leurs tendons au périoste et aux saillies osseuses. Lorsque cette adhérence revêt une large surface, elle suffit pour prévenir tout déplacement, surtout si le muscle affecte de courtes dimensions. Mais la plupart de ces organes se présentent sous des conditions opposées, et se distinguent d'une part par leur longueur, de l'autre par le peu d'étendue de leur surface d'implantation ; ils sont libres par conséquent dans la plus grande partie du trajet qu'ils parcourent ; dès lors ils étaient exposés à perdre leurs rapports mutuels, à se luxer comme les surfaces articulaires, au milieu des efforts dont ils sont le siége, et surtout à imprimer aux ramifications vasculaires et nerveuses qui leur sont destinées de funestes tiraillements. Des liens capables de les retenir dans leur position respective sans nuire à leurs fonctions, n'étaient donc pas moins nécessaires aux organes actifs qu'aux organes passifs de la locomotion ; telles sont les fonctions des aponévroses, véritables toiles fibreuses qui s'enroulent comme un vêtement sur les couches musculaires les plus superficielles et leur forment une gaîne commune.

Ces gaînes, très développées et très résistantes autour des muscles longs, deviennent moins fortes à la surface des muscles larges, où elles dégénèrent souvent en un tissu cellulaire plus ou moins condensé, et disparaissent presque entièrement autour des muscles courts ; une grande étendue superficielle, ainsi que la brièveté, rendaient en effet toute déviation impossible : aussi les aponévroses ont-elles leur siége de prédilection sur les membres, où elles offrent un développement proportionnel au nombre et à la puissance des muscles qu'elles recouvrent. — Les aponévroses palmaires et plantaires présentent une résistance qui contraste, il est vrai, avec la faiblesse des muscles de la main et du pied ; mais ces deux plans aponévrotiques ont pour usage beaucoup moins de contenir les muscles sous-jacents, que de brider les tendons multiples qui se portent aux doigts et aux orteils en leur constituant des poulies de réflexion ; ils appartiennent à l'ordre des gaînes tendineuses.

Les aponévroses qui entourent les muscles des membres revêtent la forme de cylindres creux, et présentent par conséquent : deux surfaces, l'une externe et l'autre interne ; et deux extrémités, l'une supérieure, qu'on désigne quelquefois sous le nom d'*origine*, l'autre inférieure, qui constitue alors sa terminaison.

Surface externe. Elle est unie, d'un blanc nacré, et recouverte par les téguments, le tissu cellulo-graisseux, les nerfs, les veines et les lymphatiques superficiels. Ces branches nerveuses et vasculaires ne reposent pas immédiatement sur le plan aponévrotique ; elles sont contenues dans l'épaisseur du tissu adipeux, qui est lui-même renfermé dans les aréoles du tissu cellulaire. La disposition de ce dernier tissu est la suivante : de la face interne de la peau se détachent des prolongements qui se portent obliquement vers l'aponévrose et qui s'entre-croisent pour former des loges de capacité inégale ; toutes ces loges, en se juxtaposant d'une part au-dessous de la couche tégumentaire, de l'autre au-dessus de la membrane aponévrotique produisent deux plans celluleux ou cellulo-fibreux qui ont été décrits depuis quelques années sous le nom collectif de *fascia superficialis* ; des deux lames, l'une superficielle et l'autre profonde, qui composent ce fascia, la première n'est rien autre chose qu'une dépendance de la peau dont elle a été à tort détachée, la seconde est plus réelle ; mais il faut reconnaître aussi que sa structure est purement celluleuse, qu'elle n'existe point par elle-même, et qu'on a beaucoup exagéré l'importance qu'il convenait de lui attribuer. Dans ce grand nombre de fascia qui ont été minutieusement décrits depuis une quinzaine d'années, il en est peu qui resteront dans la science comme une acquisition positive.

Surface interne. Elle correspond aux couches musculaires les plus superficielles, dont elle est séparée par un tissu cellulaire lamelleux, et diffère de la précédente par les prolongements qu'elle envoie de la circonférence au centre des membres. Ces prolongements, qui affectent la forme de cloisons longitudinales, n'offrent pas une égale résistance : les plus considérables séparent les uns des autres les principaux groupes de muscles, les fléchisseurs des extenseurs, les adducteurs des abducteurs; les plus faibles ou les cloisons secondaires pénètrent entre les divers muscles d'un même groupe, en sorte que les aponévroses se comportent relativement aux muscles des membres, comme l'enveloppe celluleuse des muscles relativement aux faisceaux et aux fibres qui les composent; ici encore nous retrouvons une gaîne générale, qui renferme une série de gaînes décroissantes; et cette décroissance s'applique non seulement aux dimensions, mais aussi à la solidité : ainsi les prolongements qui isolent les groupes musculaires sont complets et très solides, bien qu'ils soient moins résistants que le plan générateur; ceux qui occupent les interstices des divers muscles forment des enveloppes incomplètes, beaucoup plus faibles, et dégénèrent sur un grand nombre de points en une simple lame celluleuse.

Les prolongements qui se détachent de la face interne des aponévroses s'insèrent au périoste des os longs par un entre-croisement réciproque de fibres; de ces adhérences il suit que les cloisons intermusculaires ont pour usage non seulement d'engaîner les muscles profonds et de les maintenir dans la place qu'ils habitent, mais aussi de consolider l'enveloppe commune; ce dernier usage paraît même le plus important, car l'enveloppe commune étant douée de la force nécessaire pour contenir dans leur contraction les muscles superficiels, ceux-ci efficacement maintenus deviendront à leur tour pour les couches profondes un moyen de contention.

Origine et terminaison. L'extrémité supérieure ou l'origine des aponévroses, et leur extrémité inférieure ou leur terminaison, s'insèrent aux saillies osseuses qui occupent le voisinage des articulations; au niveau de ces insertions, les plans aponévrotiques s'unissent et se confondent soit entre eux, soit avec les ligaments, soit avec les tendons, soit enfin avec le périoste, vaste centre d'irradiation de toutes les dépendances du système fibreux.

Chaque aponévrose possède un muscle tenseur.

Structure. Les aponévroses de contention ou *engaînantes* se composent, en général, de deux ordres de fibres, les unes parallèles et les autres perpendiculaires à l'axe des membres; quelquefois les fibres longitudinales prédominent sur les transversales, mais c'est, en général, la disposition inverse qu'on observe; il est rare que l'un de ces plans disparaisse entièrement, et cette absence, lorsqu'elle se manifeste, demeure toujours partielle; on voit plus souvent à ces deux ordres de fibres s'en ajouter un troisième qui les croise obliquement.

Sur quelques points les fibres aponévrotiques s'écartent et circonscriven des orifices qui livrent passage aux branches vasculaires et nerveuses.

Comme les autres éléments du système fibreux, les aponévroses paraissent constituées par un tissu cellulaire condensé; elles contiennent peu de vaisseaux; l'existence des nerfs dans leur épaisseur est vraisemblable, mais elle n'a pas encore été clairement démontrée.

2° DES GAÎNES TENDINEUSES.

Les gaînes tendineuses ont pour usage, soit de fixer les tendons réfléchis dans les coulisses qu'ils occupent, soit de constituer pour ces tendons des poulies de réflexion.

Elles sont particulières ou générales.

Les gaînes particulières affectent la forme de demi-cylindres, dont la concavité est opposée aux demi-cylindres osseux sur lesquels glissent les extrémités fibreuses des muscles ; elles complètent par conséquent la cavité de réception des tendons, en sorte que dans toutes les régions où ces organes subissent des réflexions soit permanentes, soit intermittentes, ils nous représentent des cylindres pleins, glissant librement dans des cylindres creux moitié osseux et moitié fibreux. Les fibres qui constituent ces gaînes sont demi-circulaires, fortement pressées les unes contre les autres, et insérées de chaque côté des tendons aux lèvres qui bordent les gouttières osseuses.

Les gaînes générales ou communes à plusieurs tendons sont situées autour des articulations de l'avant-bras avec la main, et de la jambe avec le pied, où elles forment des ceintures connues sous le nom de *ligaments annulaires*; elles diffèrent, suivant qu'elles répondent aux tendons des muscles extenseurs ou aux tendons des muscles fléchisseurs : — celles des tendons extenseurs se composent de plusieurs ordres de fibres superposées et parallèles, les unes superficielles qui forment une gaîne générale, les autres profondes qui forment à chaque corde tendineuse une gaîne particulière ; — celles des tendons fléchisseurs ne se décomposent pas en gaînes secondaires ; elles s'unissent solidement aux os du carpe et du tarse par leurs extrémités, et produisent par cette union des anneaux ostéo-fibreux dont les parois osseuse et fibreuse servent tour à tour de poulie de renvoi suivant l'attitude que présente la main ou le pied ; elles se distinguent des précédentes par la grande étendue qu'elles présentent. — L'aponévrose palmaire n'est que le prolongement du ligament annulaire antérieur du carpe ; l'aponévrose plantaire représente le ligament annulaire inférieur du tarse. — Les ligaments annulaires se continuent par leurs fibres superficielles avec les aponévroses des membres dont ils paraissent de véritables dépendances, et par leurs fibres profondes avec les liens articulaires qu'ils fortifient.

3° DES SYNOVIALES TENDINEUSES.

Le glissement des tendons dans les cavités cylindriques qu'ils traversent est facilité par des membranes synoviales, analogues à celles qui favorisent le mouvement des surfaces articulaires ; la plus compliquée de toutes ces membranes est celle qui entoure les tendons fléchisseurs des doigts.

Lorsque les muscles se réfléchissent, les surfaces osseuses sur lesquelles ils se dévient sont tapissées aussi par des synoviales qui ont été improprement désignées sous le nom de *bourses muqueuses ;* ces membranes, que nous appellerons *bourses séreuses* ou *synoviales ;* ne diffèrent nullement des précédentes ; M. Chassaignac a, en effet, très bien démontré que dans tous les muscles réfléchis, l'insertion des fibres contractiles se fait sur la face du tendon opposée à celle qui subit le frottement; par conséquent, les synoviales qu'on trouve sous quelques muscles ne peuvent pas être considérées comme étant sous-musculaires; toutes correspondent à des tendons, et offrent la même disposition générale.

PRÉPARATION DES MUSCLES ET DES APONÉVROSES.

Les sujets les plus favorables pour l'étude du système musculaire sont les adultes d'une constitution sèche et maigre.

Les muscles doivent être préparés par groupe : ainsi on préparera avant de les étudier tous les muscles fléchisseurs de la cuisse, tous les extenseurs, tous les adducteurs, etc.; en procédant ainsi, il suffit le plus souvent, pour observer les rapports de chacun de ces organes, de les écarter les uns des autres.

La préparation d'un muscle consiste à le dépouiller de son enveloppe celluleuse et à l'isoler de toutes les parties ambiantes, en conservant ses rapports les plus importants. Pour obtenir ce résultat, il convient :

1o D'inciser les téguments parallèlement aux fibres musculaires, en comprenant dans cette incision toutes les parties qui les recouvrent.

2o De soulever avec les mors d'une pince l'une des lèvres de l'incision, en portant dans l'angle qu'elle forme avec la surface du muscle le tranchant de l'instrument.

3o De faire agir ce tranchant non par sa pointe, mais par la plus grande partie de son étendue, en le maintenant dans une direction parallèle à l'incision et aux fibres musculaires.

4o D'abandonner la pince aussitôt qu'une petite partie des téguments a été isolée, et de saisir ces téguments avec les doigts de la main gauche qui les tendront sur une plus grande longueur et d'une manière plus régulière et plus complète.

5o Après avoir découvert la face superficielle du muscle, de le soulever et de le séparer des parties profondes, en respectant ses principaux rapports.

6o D'isoler avec beaucoup de soin ses extrémités tendineuses, afin d'observer le point précis de ses attaches.

Lorsqu'il est nécessaire de diviser les muscles superficiels pour étudier les muscles profonds, il y a toujours avantage à faire porter la section sur la partie moyenne du muscle, dont les deux moitiés, après avoir été divisées, pourront être réappliquées; cette réapplication permettra d'étudier les rapports de la face profonde avec les parties correspondantes, et ceux des tendons avec les extrémités articulaires.

Pour la préparation des aponévroses, il faut procéder de la même manière : inciser la peau et la couche graisseuse sous-cutanée jusqu'au plan aponévrotique exclusivement, et parallèlement à l'axe des membres; saisir les téguments avec les doigts; étudier la surface externe de l'aponévrose dès qu'elle est mise à nu, et l'inciser ensuite longitudinalement sur les principaux muscles pour suivre les prolongements qu'elle fournit et les gaînes qu'elle forme.

DES MUSCLES EN PARTICULIER.

MUSCLES DE LA RÉGION POSTÉRIEURE DU TRONC. (Fig. 72.)

Ces muscles forment plusieurs couches successives, qui sont, en procédant des superficielles vers les profondes : le trapèze, le grand dorsal, le rhomboïde; les petits dentelés, divisés en supérieur et inférieur; l'angulaire, le splénius, le grand complexus, le petit complexus, le transversaire du cou; les muscles spinaux postérieurs, divisés en sacro-lombaire, long dorsal et transversaire épineux; les interépineux du cou, le grand et le petit droits, le grand et le petit obliques postérieurs de la tête.

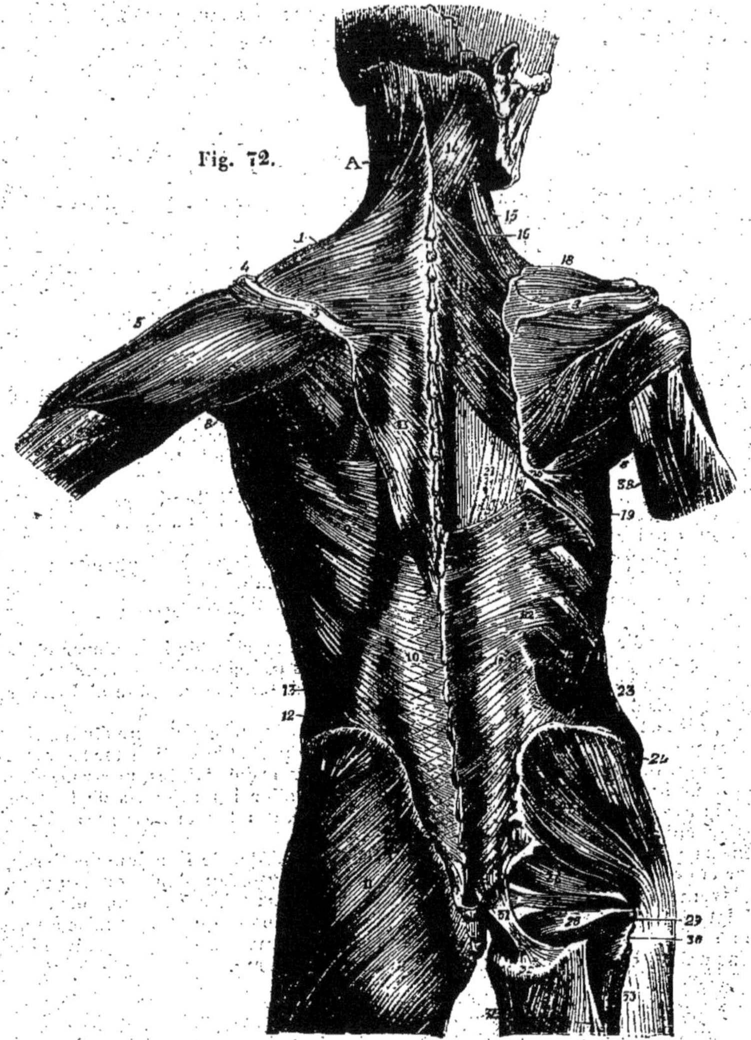

Fig. 72.— *Muscles superficiels du dos et du cou.* — 1. Trapèze. — 2. Occipital. 3. Épine de l'omoplate. — 4. Acromion. — 5. Deltoïde — 6. Sous-épineux. — 7. Petit rond. — 8. Grand rond. — 9. Grand dorsal. — 10. Aponévrose du grand dorsal. — 11. Grand fessier. — 12. Espace triangulaire limité en arrière par le grand dorsal, et en avant par le grand oblique. — 13. Grand oblique. — 14 Splénius. — 15. Angulaire. — 16. Petit rhomboïde. — 17. Rhomboïde. — 18. Sus-épineux. — 19. Grand dentelé. — 20. Angle inférieur de l'omoplate. 21. Aponévrose des petits dentelés. — 22. Petit dentelé inférieur. — 23. Petit oblique. — 24. Crête iliaque. — 25. Moyen fessier. — 26. Pyramidal. — 27. Jumeau supérieur. — 28. Obturateur interne. — 29. Jumeau inférieur. — 30. Carré crural. — 31. Grand ligament sacro-sciatique. — 32. Tubérosité sciatique. — 33. Insertion du grand fessier. — 34. Demi-membraneux.

TRAPÈZE.

Préparation. 1o Placer un billot sous le thorax, de manière que la tête et les membres supérieurs, en s'affaissant, tendent le muscle et rendent sa dissection plus facile. 2o Pratiquer deux incisions, l'une longitudinale et médiane, étendue de la protubérance de l'occipital aux premières vertèbres lombaires; l'autre transversale, dirigée de l'acromion à l'apophyse épineuse de la septième vertèbre cervicale. 3o Soulever la lèvre supérieure de l'incision transversale, en ayant soin de détacher comme une seule couche toutes les parties molles qui recouvrent le muscle. 4o Conduire le tranchant de l'instrument dans une direction parallèle à celles des fibres musculaires, qui se portent obliquement en haut et en dedans. 5o Disséquer ensuite les téguments qui recouvrent la moitié inférieure du muscle, en ayant égard aussi au trajet de ses fibres qui sont obliques de haut en bas et de dehors en dedans, c'est-à-dire en sens inverse des précédentes. 6o Après avoir pris connaissance des insertions, diviser le plan musculaire en deux parties, par une section faite parallèlement à la crête des apophyses épineuses, à égale distance de cette crête et de l'épine de l'omoplate. 7o Enfin isoler chacune des parties résultant de cette section, afin de pouvoir étudier les rapports du trapèze avec les muscles qu'il recouvre, et ensuite ces muscles eux-mêmes.

Situation. Le trapèze est situé à la partie postérieure du cou et supérieure du dos.

Figure. Très large, aplati et triangulaire plutôt que trapézoïde.

Attaches. En dedans, au tiers interne de la ligne courbe supérieure de l'occipital, à l'entre-croisement fibreux qui constitue le ligament cervical postérieur, aux apophyses épineuses de la sixième et de la septième vertèbre cervicale, à celles des dix premières et quelquefois des douze vertèbres dorsales et au ligament interépineux correspondant; — en dehors, au tiers externe du bord postérieur de la clavicule, au bord postérieur de l'acromion et à toute l'étendue du bord postérieur de l'épine de l'omoplate.

Direction. Les fibres supérieures se portent obliquement en bas, en dehors et en avant vers la clavicule, les inférieures obliquement en haut et en dehors vers l'épine de l'omoplate, les moyennes transversalement en dehors vers l'acromion.

Structure. Charnu dans la plus grande partie de son étendue, et aponévrotique : 1° dans son angle supérieur ou céphalique, qui adhère intimement aux téguments correspondants; 2° dans son angle inférieur ou lombaire, qui est composé de fibres blanches et nacrées dont la longueur diminue progressivement de bas en haut; 3° au niveau de ses insertions aux deux dernières vertèbres du cou et aux deux premières du dos, auxquelles il se fixe par des fibres resplendissantes formant une demi-ellipse qui s'adosse par son axe à celle du côté opposé pour constituer une ellipse entière; 4° à l'origine de l'épine de l'omoplate, où ses fibres se juxtaposent sous la forme d'un petit triangle qui glisse sur la surface également triangulaire de cette épine, à l'aide d'une petite synoviale constante, mais quelquefois rudimentaire.

Rapports. En arrière, avec la peau, à laquelle il est uni par un tissu cellulaire serré; en avant, avec les muscles complexus, splénius, angulaire, rhomboïde, petit dentelé supérieur, sus-épineux, grand dorsal et spinaux.

Usages. Lorsque toutes les fibres de ce muscle se contractent simultanément, l'épaule se rapproche du plan médian en se portant un peu en arrière; les fibres supérieures, agissant isolément, attirent le moignon de l'épaule en haut, en arrière et en dedans; les fibres inférieures abaissent l'omoplate; si l'épaule est fixée, les premières impriment à la tête un triple mouvement d'extension, d'inclinaison latérale et de rotation.

GRAND DORSAL.

Préparation. 1o Tendre ce muscle de la même manière que le trapèze; seulement, au lieu de laisser pendre le membre antérieur, on le portera en haut et en avant; 2o faire une incision médiane étendue des dernières vertèbres dorsales au sacrum; 3o faire tomber sur la partie moyenne de cette incision longitudinale une incision oblique partant du bord postérieur du creux de l'aisselle; 4o disséquer l'insertion humérale avec soin, et préparer en même temps le muscle grand rond qui offre des rapports intimes avec son angle supérieur.

Situation. A la partie postérieure, inférieure et un peu latérale du tronc.

Figure. Large, aplati et quadrilatère dans sa partie inférieure, étroit et anguleux supérieurement.

Attaches. D'une part, en dedans, aux apophyses épineuses des six ou sept dernières vertèbres du dos, à toutes celles des lombes et du sacrum; en bas, au tiers postérieur de la crête iliaque; en dehors, aux trois ou quatre dernières côtes par autant de languettes qui s'entre-croisent avec celles du grand oblique.— De l'autre, dans la coulisse bicipitale de l'humérus, entre le tendon du grand pectoral qui s'insère à la lèvre antérieure de cette coulisse et le grand rond qui se fixe à la lèvre postérieure; quelquefois à l'angle inférieur de l'omoplate.

Direction. Les fibres internes se portent d'abord horizontalement en dehors, les inférieures obliquement, les externes verticalement; parvenues au niveau de l'angle inférieur du scapulum, toutes ces fibres se réunissent pour former un seul faisceau qui devient graduellement plus étroit, et se dirige vers le creux axillaire dont il contribue à former le bord postérieur.

Structure. Charnu dans la plus grande partie de son étendue; fibreux dans sa partie inférieure et interne, où il est constitué par une aponévrose triangulaire qui se confond avec celle du petit dentelé inférieur, celle du petit oblique, et le feuillet postérieur de celle du muscle transverse, aponévrose qui bride et contient les muscles spinaux; tendineux à son insertion humérale, où il fournit une expansion fibreuse à l'aponévrose du bras.

Rapports. En arrière, avec la peau dont il est séparé supérieurement par l'angle inférieur du trapèze; en avant, avec les muscles spinaux postérieurs, le petit dentelé inférieur, les intercostaux externes, le grand dentelé, l'angle inférieur de l'omoplate, et enfin le grand rond par lequel il est ensuite recouvert.

Usages. Il attire le bras en dedans et en arrière; si le bras est porté en haut et fixé, il élève le tronc et les côtes et devient alors inspirateur.

MUSCLE RHOMBOÏDE.

Situation. A la partie supérieure du dos.

Figure. Large, mince, quadrilatère, plus épais à sa partie supérieure, qui est souvent distincte, et qui a été désignée par quelques anatomistes sous le nom de *petit rhomboïde*.

Attaches. En dedans, à l'entre-croisement fibreux qui forme le ligament cervical postérieur, aux apophyses épineuses des deux dernières vertèbres du cou, à celles des quatre ou cinq premières vertèbres du dos, et aux ligaments interépineux correspondants; — en dehors, aux trois quarts inférieurs du bord spinal de l'omoplate.

Direction. Oblique de haut en bas et de dedans en dehors.

Structure. Aponévrotique à ses insertions, charnu dans le reste de son étendue.

Rapports. En arrière, avec le trapèze, et par une très minime partie de sa surface avec le grand dorsal; en avant, avec le petit dentelé supérieur, les spinaux postérieurs, les côtes et les intercostaux correspondants.

Usage. Il porte l'omoplate en arrière et un peu en haut, en lui imprimant un mouvement de bascule qui a pour effet d'abaisser l'angle externe de cet os.

PETIT DENTELÉ SUPÉRIEUR.

Situation. A la partie supérieure du dos.

Figure. Aplati, mince, quadrilatère.

Attaches. En dedans, au tiers inférieur du ligament cervical postérieur, aux apophyses épineuses des deux dernières vertèbres cervicales, et à celles des trois premières dorsales;—en dehors, à la surface externe et au bord supérieur des seconde, troisième, quatrième et cinquième côtes.

Direction. Oblique de haut en bas et de dedans en dehors.

Structure. Charnu dans sa moitié externe, aponévrotique dans sa moitié interne.

Rapports. En arrière, avec le rhomboïde et le trapèze; en avant, avec les spinaux postérieurs, les côtes et les intercostaux correspondants.

Usage. Élévateur des côtes, et par conséquent inspirateur.

PETIT DENTELÉ INFÉRIEUR.

Préparation. 1o Inciser le grand dorsal et disséquer la partie inférieure et interne de ce muscle avec beaucoup d'attention, son aponévrose se confondant avec celle du petit dentelé; 2o conserver une lame aponévrotique mince qui s'étend du petit dentelé supérieur à l'inférieur.

Situation. A la partie inférieure du dos et supérieure des lombes.

Figure. Aplati, mince et quadrilatère.

Attaches. En dedans, aux apophyses épineuses des deux dernières vertèbres dorsales et des trois premières lombaires;— en dehors, au bord inférieur des quatre dernières côtes.

Direction. Un peu oblique de dedans en dehors et de bas en haut.

Structure. Aponévrotique dans sa moitié interne, charnu dans sa moitié externe.

Rapports. En arrière, avec le grand dorsal qui se confond avec lui par sa portion fibreuse; en avant, avec les trois dernières côtes, les intercostaux correspondants, et le feuillet postérieur du muscle transverse de l'abdomen.

Usage. Abaisseur des côtes ou expirateur.

Les deux petits dentelés sont liés entre eux par une aponévrose quadrilatère, insérée en dedans aux apophyses épineuses des vertèbres du dos, en dehors à l'angle des côtes, en haut et en bas aux bords correspondants des deux muscles; cette lame aponévrotique, mince et composée de fibres transversalement dirigées comme celles des muscles qu'elle réunit, a pour usage essentiel non d'unir ces muscles, mais de les associer au rôle de contention qu'elle remplit relativement aux spinaux postérieurs.

ANGULAIRE.

Preparation. 1o Diviser le trapèze sur une ligne parallèle à la série des apophyses épineuses, et située à égale distance de ces apophyses et de l'épine de l'omoplate; 2o disséquer et relever chaque moitié de ce muscle en les repoussant l'une en dedans et l'autre en dehors; 3o détacher en partie l'insertion du sterno-mastoïdien à l'occipital, afin de pouvoir étudier l'extrémité supérieure de l'angulaire.

Situation. A la partie postérieure et latérale du cou, et supérieure du dos.

Figure. Allongé, aplati transversalement, plus large en bas où il est simple, étroit en haut où il se divise en plusieurs languettes.

Attaches. En bas, à l'angle supérieur de l'omoplate et à toute la portion du bord interne de cet os qui est située au-dessus de l'épine scapulaire; — en haut, aux tubercules postérieurs des trois, quatre et quelquefois des cinq premières vertèbres cervicales, en dehors du splénius, en arrière des insertions du scalène postérieur.

Direction. Oblique de dedans en dehors et de haut en bas.

Structure. Charnu dans ses trois quarts inférieurs, aponévrotique dans les languettes par lesquelles il se fixe aux apophyses transverses.

Rapports. En arrière et en dehors, avec le trapèze, le sterno-mastoïdien et la peau; en avant et en dedans, avec le splénius, le sacro-lombaire, le transversaire et le petit dentelé supérieur.

Usages. Lorsque l'insertion supérieure est fixe, il porte l'angle postérieur de l'omoplate en haut, en dedans et un peu en avant, en lui imprimant un mouvement de bascule qui abaisse l'angle antérieur de cet os, et, avec lui le moignon de l'épaule. Lorsque l'angulaire prend son point fixe en bas, il imprime à la colonne cervicale un double mouvement d'extension et d'inclinaison latérale.

SPLÉNIUS.

Preparation. La même que la précédente, qui sera complétée par l'incision longitudinale des muscles rhomboïde et petit dentelé supérieur, faite sur leur partie moyenne.

Situation. A la partie postérieure du cou et supérieure du dos.

Figure. Allongé, aplati, simple et terminé en pointe inférieurement; large et divisé à son extrémité supérieure en deux parties, l'une inférieure et externe connue sous le nom de *splénius du cou*, l'autre supérieure et interne, plus considérable, appelée *splénius de la tête*.

Attaches. En bas et en dedans, à la moitié inférieure du ligament cervical postérieur, aux apophyses épineuses des deux dernières vertèbres du cou, à celles des quatre ou cinq premières du dos et aux ligaments interépineux correspondants. — En haut et en dedans, aux apophyses transverses de l'atlas et de l'axis, à la partie postérieure de l'apophyse mastoïde, et à la portion externe de l'empreinte rugueuse comprise entre les deux lignes courbes de l'occipital.

Direction. Oblique de bas en haut et de dedans en dehors.

Structure. Aponévrotique à ses extrémités, charnu dans le reste de son étendue.

Rapports. En arrière et en bas, avec le trapèze, dont il est séparé en partie par le petit dentelé supérieur et le rhomboïde ; en arrière et en haut, avec l'angulaire et le sterno-mastoïdien. — En avant, avec le grand complexus, le long dorsal, le transversaire et le petit complexus.

Usages. Il imprime à la tête un mouvement d'extension, d'inclinaison latérale, et de rotation en vertu duquel la face est ramenée de son côté; lorsque les deux muscles agissent simultanément, ils sont simplement extenseurs de la tête et du cou.

GRAND COMPLEXUS.

Préparation. Inciser le splénius perpendiculairement à la direction de ses fibres; renverser ses deux moitiés, l'une en haut, l'autre en bas, et déjeter en dehors la partie supérieure du long dorsal, le transversaire et le petit complexus.

Situation. A la partie postérieure du cou et supérieure du dos.

Figure. Allongé, un peu aplati d'avant en arrière, plus large à son extrémité supérieure, terminé en pointe inférieurement.

Attaches. En bas, aux apophyses transverses et articulaires des six dernières vertèbres du cou, aux apophyses transverses des quatre ou cinq premières vertèbres du dos, et quelquefois, par un faisceau particulier extrêmement grêle, à l'apophyse épineuse de la seconde ou de la troisième vertèbre dorsale. — En haut, à la moitié interne de l'empreinte rugueuse qu'on remarque entre les deux lignes courbes de l'occipital.

Direction. Un peu oblique de bas en haut, de dehors en dedans, et d'avant en arrière.

Structure. Charnu dans la plus grande partie de son étendue, coupé en dedans et en dehors par des intersections aponévrotiques.

Rapports. En arrière, avec le trapèze, le splénius, le long dorsal, le transversaire et le petit complexus; — en avant, avec le transversaire épineux, les muscles droits et grand oblique postérieurs de la tête.

Usages. Il porte la tête dans l'extension, en lui imprimant un léger mouvement de rotation du côté opposé; lorsque les deux muscles se contractent à la fois, ils sont seulement extenseurs de la tête et du cou.

PETIT COMPLEXUS.

Préparation. Découvrir le splénius, le diviser en deux moitiés perpendiculairement à la direction de ses fibres, déjeter en bas la moitié inférieure et en haut la moitié supérieure; il convient de procéder avec beaucoup de ménagement dans l'isolement de cette seconde partie, à laquelle le petit complexus adhère par un tissu cellulaire très fin : dans ce but on séparera d'abord du grand complexus les faisceaux réunis du splénius, du transversaire et du petit complexus; on ira ensuite à la recherche de ce dernier muscle, près de l'apophyse mastoïde; après avoir trouvé son extrémité supérieure, on la suivra de haut en bas, et on achèvera de l'isoler du splénius et du transversaire, dont elle se distingue par la direction opposée de ses fibres.

Situation. A la partie postérieure et latérale du cou.

Figure. Fasciculé dans sa partie supérieure où il est indivis, aplati inférieurement où il se décompose en quatre parties.

Attaches. En bas, aux tubercules postérieurs des quatre dernières vertèbres cervicales; — en haut, au sommet de l'apophyse mastoïde.

Direction. Vertical.

Structure. Charnu en haut, aponévrotique en bas, offrant quelquefois une intersection fibreuse incomplète près de son extrémité supérieure.

Rapports. En arrière et en dehors, avec le splénius et le transversaire, dont il croise perpendiculairement les fibres; en avant et en dedans, avec le grand complexus.

Usages. Il incline la tête de son côté, et la renverse un peu en arrière.

TRANSVERSAIRE DU COU.

Préparation. 1° Diviser les muscles trapèze, rhomboïde, petit dentelé supérieur et splénius, et déjeter en dedans et en dehors leurs extrémités; 2° porter l'instrument dans l'interstice celluleux qui sépare le grand complexus des muscles situés à son côté externe; 3° repousser en dehors tous ces muscles, et les isoler ensuite dans l'ordre où ils se superposent, en procédant du côté interne au côté externe; on obtiendra ainsi successivement : le petit complexus qui repose sur le grand, le transversaire qui s'applique sur le petit, le sacro-lombaire qui s'appuie sur ce dernier, et enfin l'angulaire qui les recouvre tous.

Situation. A la partie postérieure et latérale du cou, et supérieure du dos.

Figure. Allongé, aplati de dehors en dedans, étroit à sa partie moyenne, terminé en pointe à ses extrémités.

Attaches. En bas, aux apophyses transverses des troisième, quatrième, cinquième, sixième, et quelquefois septième vertèbres dorsales; — en haut, aux tubercules postérieurs des cinq dernières vertèbres cervicales.

Direction. Un peu oblique de bas en haut et de dedans en dehors.

Structure. Charnu dans sa partie moyenne, terminé par cinq ou six languettes aponévrotiques à chacune de ses extrémités.

Rapports. En dedans, avec le petit et le grand complexus; en dehors, avec le long dorsal, le sacro-lombaire, le splénius et l'angulaire.

Usages. Extenseur et rotateur des vertèbres cervicales.

INTERÉPINEUX DU COU.

Situation. Dans les intervalles des apophyses épineuses des vertèbres cervicales, où ils sont disposés par paires, ce qui porte leur nombre à douze, la première vertèbre ou l'atlas étant dépourvue d'apophyse épineuse, et par conséquent de muscles épineux.

Figure. Petits, quadrilatères, un peu aplatis de dehors en dedans.

Attaches. En haut, au bord inférieur de l'apophyse épineuse de la vertèbre qui est au-dessus ; en bas, au bord inférieur de l'apophyse épineuse de la vertèbre qui est au-dessous.

Direction. Verticaux.

Structure. Presque entièrement charnus.

Rapports. En dedans, avec une lame celluleuse qui sépare ceux du côté droit de ceux du côté gauche ; en dehors, avec le transversaire épineux.

Usage. Extenseurs des vertèbres cervicales.

GRAND DROIT POSTÉRIEUR DE LA TÊTE.

Préparation. Pour mettre à découvert ce muscle, ainsi que le petit droit, le grand et le petit obliques, il convient : 1° d'enlever le grand complexus ; 2° d'élever le thorax et d'abandonner la tête à son propre poids, pour écarter les deux premières vertèbres et tendre les muscles qui s'y insèrent.

Fig. 73.

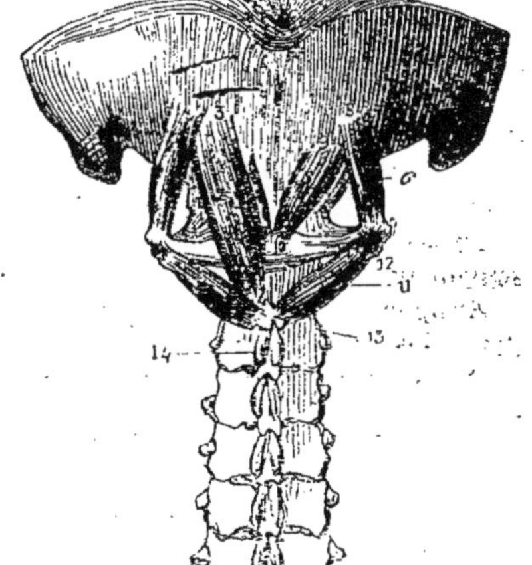

FIG. 73.

Muscles droits et obliques postérieurs de la tête.

1. Occipital.
2. Grand droit postérieur.
3, 4. Insertions du même muscle.
5. Petit droit postérieur.
6, 7, 8. Petit oblique, ou oblique supérieur de la tête.
9, 10. Insertions du petit droit postérieur.
11, 12, 13. Grand oblique, ou oblique inférieur de la tête.
14, 14. Interépineux du cou.

Situation. A la partie postérieure et supérieure du cou.

Figure. Triangulaire.

Attaches. En bas, au sommet de l'apophyse épineuse de l'axis ; — en haut, à la face externe de l'occipital, au-dessous de la ligne courbe inférieure.

Direction. Oblique de bas en haut, de dedans en dehors et un peu d'avant en arrière.

Structure. Essentiellement charnu.

Rapports. En arrière, avec le grand complexus ; en avant, avec l'occipital et l'arc postérieur de l'atlas.

Usages. Il est extenseur de la tête et de l'atlas sur l'axis, et rotateur de la première vertèbre sur la seconde.

PETIT DROIT POSTÉRIEUR DE LA TÊTE.

Situation. A la partie postérieure de la tête et du cou.
Figure. Aplati, triangulaire.
Attaches. En bas, aux tubercules postérieurs de l'atlas; — en haut, à l'occipital, au-dessous de la ligne courbe inférieure, sur le côté de la crête médiane.
Direction. Un peu oblique de bas en haut et d'avant en arrière.
Structure. Charnu à sa base, tendineux à son sommet.
Rapports. En arrière, avec le grand droit et le grand complexus; en avant, avec l'occipital et l'articulation occipito-atloïdienne.
Usages. Il étend la tête sur l'atlas.

GRAND OBLIQUE OU OBLIQUE INFÉRIEUR.

Situation. A la partie postérieure et supérieure du cou.
Figure. Cylindrique, un peu plus gros à sa partie moyenne qu'à ses extrémités.
Attaches. En bas et en dedans, au sommet de l'apophyse épineuse de l'axis; — en haut et en dehors, à l'apophyse transverse de l'atlas.
Direction. Oblique de bas en haut, de dedans en dehors et d'arrière en avant.
Structure. Presque entièrement composé de fibres charnues, offrant seulement à ses extrémités de courtes fibres aponévrotiques.
Rapports. En arrière, avec le grand et le petit complexus; en avant, avec l'arc postérieur de l'atlas.
Usages. Éminemment rotateur de la tête.

OBLIQUE SUPÉRIEUR OU PETIT OBLIQUE.

Situation. A la partie postérieure, supérieure et latérale du cou.
Figure. Allongé, aplati, plus étroit inférieurement que supérieurement.
Attaches. En bas, au sommet de l'apophyse transverse de l'atlas; — en haut, au-dessous de la ligne courbe supérieure de l'occipital, en dehors de l'insertion du grand complexus et au-dessous de celle du splénius.
Direction. Oblique de dehors en dedans, de bas en haut, et d'avant en arrière.
Structure. Charnu à sa partie moyenne, offrant de courtes fibres aponévrotiques à ses extrémités.
Rapports. En arrière, avec le splénius; en avant, avec l'occipital et l'extrémité supérieure du grand droit.
Usages. Il incline la tête sur l'atlas.

MUSCLE SACRO-LOMBAIRE.

Préparation. 1o Inciser les muscles trapèze, grand dorsal, rhomboïde, petits dentelés et splénius sur leur partie moyenne, et déjeter leurs extrémités en dedans et en dehors; 2o reconnaître le sacro-lombaire, aux longues bandelettes aponévrotiques, verticales, parallèles, d'un aspect nacré, et d'une forme rubanée, qui se fixent à l'angle des côtes; 3o chercher en dedans de la plus interne de ces

Fig. 74.

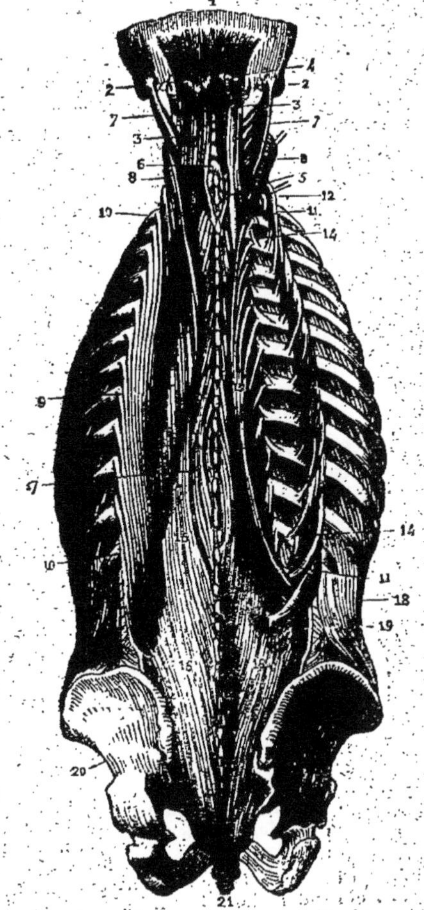

FIG. 74.

Muscles profonds du dos et de la partie postérieure du cou.

1. Occipital.
2. Apophyse mastoïde.
3. Grand complexus.
4. Intersection aponévrotique du même muscle.
5. Faisceaux du grand complexus allant quelquefois se fixer à l'apophyse épineuse de la seconde ou de la troisième vertèbre dorsale.
6. Apophyse épineuse de la septième vertèbre cervicale.
7,7. Petit complexus.
8,8. Transversaire du cou, tendu à gauche par une érigne.
9. Sacro-lombaire.
10,10. Ses insertions costales, qui ne s'élèvent pas ordinairement audelà de la cinquième côte, et qui ont été prolongées par erreur jusqu'à la première.
11,11. Ses faisceaux de renforcement.
12. Portion cervicale du même muscle, soulevée par une érigne.
13. Muscle long dorsal déjeté en dedans.
14,14. Ses faisceaux externes.
15,16. Aponévrose commune aux muscles sacro-lombaire et long dorsal.
17. Faisceaux épineux du long dorsal.
18. Grand oblique de l'abdomen.
19. Feuillet postérieur de l'aponévrose du transverse.
20. Os iliaque.
21. Coccyx.

bandelettes un interstice celluleux qui sépare ce muscle du long dorsal; 4o pénétrer dans cet espace en déjetant en dehors les faisceaux qui composent le sacro-lombaire; 5o après avoir renversé en dehors le muscle, diviser avec soin une série de branches vasculaires, qui croisent perpendiculairement chacun de ses faisceaux et les dérobent à la vue. Il existe un tendon et deux ou trois branches vasculaires au niveau de chaque espace intercostal, en dedans de l'angle des côtes; la division de tous ces vaisseaux est extrêmement importante pour l'étude de ce muscle: on les divisera d'autant mieux qu'on renversera davantage le sacro-lombaire en dehors.

Situation. A la partie postérieure du tronc, en arrière des apophyses transverses des vertèbres lombaires, et au côté interne de l'angle des côtes.

Forme. Celle d'une pyramide à base triangulaire dont l'axe très allongé mesure tout l'espace compris entre le bassin et la partie moyenne du cou.

Attaches. Elles diffèrent pour la portion inférieure ou fondamentale du muscle, et pour sa portion supérieure ou accessoire :

1° La portion fondamentale se fixe : en bas, à l'épine iliaque postérieure et supérieure, et à la partie correspondante de la crête iliaque ; — en haut, à la face externe de l'angle des six ou sept dernières côtes ;

2° La portion accessoire, appelée aussi par Diemerbroek et Albinus *cervical descendant*, est constituée par une série de dix ou douze faisceaux, connus sous le nom de *faisceaux de renforcement*; tous ces faisceaux se fixent, en bas, à l'angle supérieur des côtes ; — en haut, aux tubercules postérieurs des cinq dernières vertèbres cervicales.

Direction. Les fibres qui composent la portion fondamentale sont verticales ; celles qui constituent les faisceaux de renforcement sont au contraire obliques de bas en haut et de dehors en dedans, en sorte que chacun de ces faisceaux croise à angle aigu l'axe de la portion principale.

Structure. La portion fondamentale est essentiellement musculaire dans sa moitié inférieure, et aponévrotique dans sa moitié supérieure, où elle se décompose en longues bandelettes parallèles et presque juxtaposées. Les faisceaux de renforcement sont charnus à leur partie moyenne et tendineux à leurs extrémités.

Rapports. En arrière, avec les petits dentelés, le rhomboïde, l'angulaire, le grand dorsal et le trapèze ; — en avant, avec l'aponévrose moyenne du muscle transverse, les côtes et les muscles intercostaux ; — en dedans, avec le long dorsal qui, inférieurement, se confond avec lui, de telle sorte que ces deux muscles présentent une origine commune.

Usages. Lorsque les deux muscles sacro-lombaires se contractent à la fois, ils sont extenseurs de la colonne vertébrale ; s'ils agissent isolément, ils étendent le rachis et l'infléchissent latéralement. (Fig. 74.)

LONG DORSAL.

Préparation. 1° Découvrir les muscles spinaux en incisant sur leur partie moyenne les plans musculaires qui les recouvrent, et en déjetant en dehors et en dedans leurs extrémités ; 2° séparer le sacro-lombaire du long dorsal, en renversant le premier de ces muscles en dehors, par le procédé qui a été précédemment indiqué; 3° scier transversalement les apophyses épineuses de toutes les vertèbres dorsales à 5 millimètres au-dessous de leurs sommets; 4° diviser longitudinalement, à 5 millimètres en dehors des apophyses épineuses lombaires, l'aponévrose très forte qui s'y insère; 5° repousser en dehors cette aponévrose et la crête formée par les sommets des apophyses épineuses dorsales: on pénètre ainsi dans un interstice celluleux et vasculaire qui sépare le long dorsal du transversaire épineux; 6° parvenu dans cet interstice, diviser avec soin tous les vaisseaux qui recouvrent les tendons profonds, en les incisant perpendiculairement.

Ce mode de préparation permet d'étudier à la fois et les insertions qui se font aux apophyses épineuses, et celles qui ont lieu aux apophyses transverses; car pour l'étude des premières, il suffit de réappliquer dans leur position normale les sommets de ces apophyses, qu'on soulèvera au contraire pour examiner les secondes.

Situation. A la partie postérieure du tronc. (Fig. 74 et 75.)

Forme. Celle d'une pyramide quadrangulaire dont la base répond au bassin et le sommet à la première côte.

Attaches. En bas, où il est simple et confondu avec le sacro-lombaire, ce muscle s'insère à la tubérosité de l'os iliaque, à la crête du sacrum, aux sommets des apophyses épineuses de toutes les vertèbres lombaires et des dernières dorsales. — En haut, où il se décompose en trois ordres de faisceaux, il se fixe :

1° Par ses *faisceaux externes* ou *costaux*, au bord inférieur des côtes, sur la partie moyenne de l'espace qui sépare leur angle de leur tubérosité, et au sommet des apophyses transverses des vertèbres lombaires, apophyses qui représentent des côtes rudimentaires;

2° Par ses *faisceaux internes et superficiels* ou *épineux*, aux apophyses épineuses des trois, quatre ou cinq premières vertèbres dorsales;

3° Par ses *faisceaux internes et profonds* ou *transversaires*, aux apophyses transverses des vertèbres dorsales et aux tubercules des apophyses articulaires des vertèbres lombaires, tubercules qu'on peut considérer comme les analogues des apophyses transverses des vertèbres dorsales.

Direction. Les faisceaux costaux se dirigent un peu obliquement de bas en haut, d'arrière en avant et de dedans en dehors; — les faisceaux transversaires se portent directement de bas en haut et d'arrière en avant; — les faisceaux épineux qui naissent en bas des apophyses épineuses des dernières vertèbres dorsales, et qui se terminent en haut aux apophyses correspondantes des premières vertèbres de la même région, se composent de fibres curvilignes à concavité interne; par leur réunion ils donnent naissance à un petit muscle que Winslow a désigné sous le nom de *long épineux du dos*; ces deux muscles épineux, symétriquement disposés de chaque côté de la ligne médiane, forment un plan elliptique dont le grand axe est vertical et très allongé.

Considéré indépendamment des faisceaux qui le constituent ou dans son axe, le long dorsal est vertical.

Structure. Aponévrotique à sa partie inférieure et postérieure, tendineux à ses attaches aux côtes, aux apophyses épineuses et aux apophyses transverses, charnu dans le reste de son étendue.

Rapports. En arrière, avec les petits dentelés, le rhomboïde, le grand dorsal et le trapèze; en avant, avec les vertèbres lombaires, les vertèbres dorsales, les côtes et les intercostaux correspondants; en dehors, avec le sacro-lombaire dont il est séparé par du tissu cellulaire, des vaisseaux et des nerfs; en dedans, avec le transversaire épineux dont il est aussi séparé par une couche celluleuse et des branches vasculaires.

Usages. Lorsque les deux muscles agissent simultanément, ils sont extenseurs de la colonne vertébrale; lorsqu'ils se contractent isolément, en même temps qu'ils étendent le rachis, ils l'inclinent latéralement et lui impriment un mouvement de rotation qui ramène la face antérieure du tronc de leur côté.

TRANSVERSAIRE ÉPINEUX.

Situation. Dans les gouttières vertébrales, depuis l'axis jusqu'au sommet du sacrum.

Forme. Prismatique et triangulaire.

Attaches. En dehors, à la face postérieure du sacrum, aux tubercules articulaires des vertèbres lombaires, aux apophyses transverses des vertèbres dorsales, et aux apophyses articulaires des six dernières vertèbres cervicales; — en dedans, aux apophyses épineuses de toutes les vertèbres.

Fig. 75.

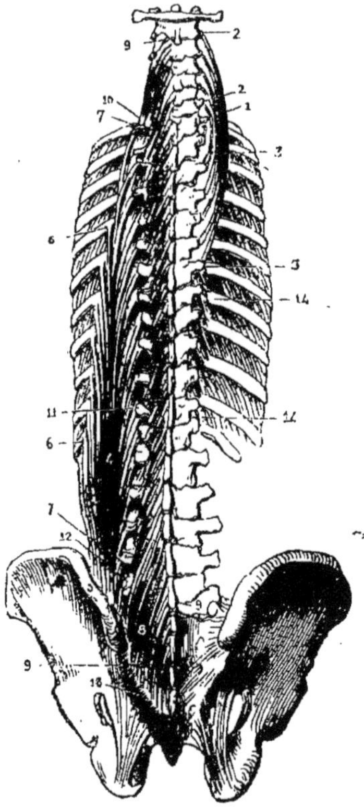

FIG. 75.

Muscles profonds du dos.

1. Muscle transversaire.
2, 2. Ses insertions cervicales.
3, 3. Ses insertions dorsales.
4. Muscle long dorsal, dont les faisceaux internes et superficiels ou épineux ont été divisés pour laisser voir les faisceaux profonds et le muscle transversaire épineux.
5. Son attache à l'os des iles.
6, 6. Ses faisceaux externes ou costaux.
7, 7. Ses faisceaux internes et profonds ou transversaires.
8, 8. Muscle transversaire épineux.
9, 9. Ses attaches aux apophyses épineuses.
10, 11. Ses attaches aux apophyses transverses des vertèbres du dos.
12, 12. Ses attaches aux tubercules articulaires des vertèbres lombaires.
13. Ses attaches à la face postérieure du sacrum.
14, 14. Muscles surcostaux.

Direction. Vertical.

Structure. Ce muscle se compose d'un grand nombre de faisceaux, obliquement dirigés de bas en haut et de dehors en dedans, des apophyses transverses et articulaires aux apophyses épineuses; tous ces faisceaux se superposent et se recouvrent; les plus superficiels sont les plus longs; chacun d'eux est charnu à sa partie moyenne et tendineux à ses extrémités.

Rapports. En arrière et en dehors, avec le long dorsal au dos, et le grand complexus au cou; en avant, avec les lames vertébrales; en dedans, avec la série des apophyses épineuses qui les séparent l'un de l'autre.

Usages. Si les deux muscles agissent en même temps, ils sont extenseurs; s'ils agissent séparément, ils deviennent extenseurs et rotateurs de la colonne vertébrale; par cette rotation ils dirigent la paroi antérieure du tronc du côté opposé à celui qu'ils occupent.

RÉGION ABDOMINALE ANTÉRIEURE.

Elle se compose de cinq muscles, qui sont : le *grand oblique*, le *petit oblique*, le *transverse*, le *grand droit* et le *pyramidal*.

GRAND OBLIQUE OU OBLIQUE EXTERNE.

Préparation. 1° Insuffler le péritoine à l'aide d'un tube introduit par l'ombilic; 2° tendre le muscle en plaçant un billot sous les lombes, du côté opposé à celui qu'il occupe, de manière à ce que le corps soit couché dans une position moyenne entre le décubitus dorsal et le décubitus latéral; 3° faire deux incisions, l'une longitudinale, étendue de l'appendice xyphoïde au pubis, l'autre obliquement dirigée de l'ombilic à la huitième côte; 4° commencer la dissection sur la partie charnue du muscle, et terminer par la préparation de son aponévrose, en procédant de dehors en dedans ou de haut en bas.

Situation. Sur les parties latérale et antérieure de l'abdomen.

Forme. Large, mince et quadrilatère.

Attaches. En haut, à la face externe et au bord inférieur des sept ou huit dernières côtes par des digitations qui s'entre-croisent avec celles des muscles grand dentelé et grand dorsal; — en bas, à la moitié antérieure de la lèvre externe de l'os iliaque, à toute l'étendue de l'arcade crurale et au pubis; — en dedans, à la ligne blanche.

Direction. Les fibres supérieures sont presque horizontales, les moyennes sont obliques de haut en bas et de dehors en dedans, les inférieures sont verticales.

Structure. Charnu dans sa moitié supérieure et externe, aponévrotique dans sa moitié inférieure et interne; cette aponévrose d'insertion, plus large en bas qu'en haut, est une dépendance de l'aponévrose abdominale dont elle représente l'élément le plus important, et avec laquelle elle sera décrite.

Rapports. En avant, avec la peau; en arrière, avec le petit oblique, la partie antérieure des sept ou huit dernières côtes, leurs cartilages et les muscles intercostaux correspondants; — son bord postérieur répond au bord antérieur du grand dorsal, qui tantôt le recouvre et tantôt en est séparé par un espace triangulaire, auquel J.-L. Petit et ses successeurs ont attaché une importance tout-à-fait exagérée, en le considérant comme une prédisposition aux hernies intestinales, hypothèse que l'observation n'a pas confirmée.

Usages. 1° Il comprime les viscères abdominaux en les repoussant en haut et en arrière; 2° il fléchit la colonne vertébrale; 3° il imprime au thorax un mouvement de rotation en vertu duquel la face antérieure du tronc est tournée du côté opposé. Lorsque les deux muscles se contractent à la fois, ils sont exclusivement fléchisseurs.

Fig. 76.

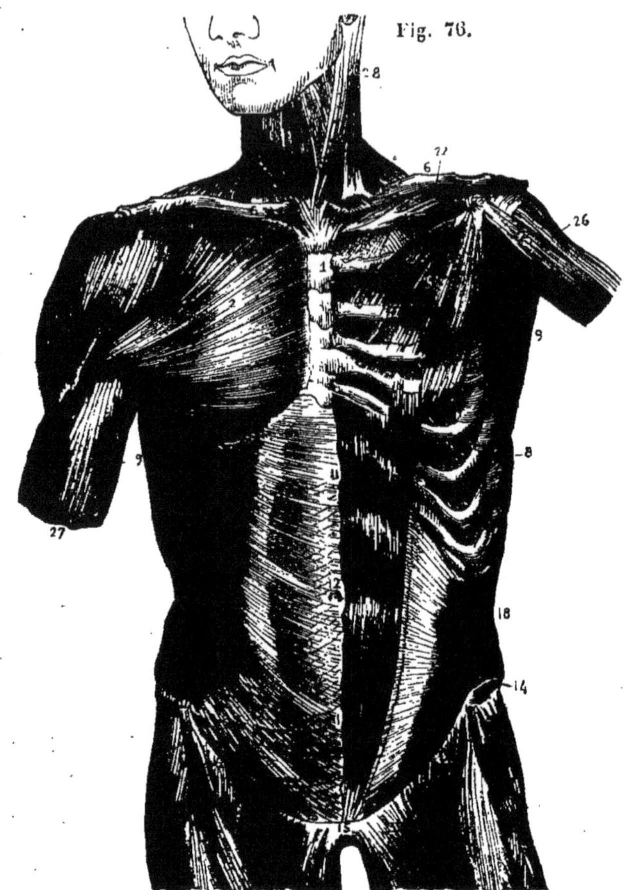

Muscles superficiels de la ace anterieure du tronc.

1. Sternum. — 2. Portion sternale du grand pectoral. — 3. Portion claviculaire du même muscle. — 4. Interstice celluleux des muscles deltoïde et grand pectoral. — 5. M. deltoïde. — 6, 6. Clavicules. — 7. M. grand oblique. — 8,8. Digitations du M. grand dentelé. — 9,9. M. grand dorsal. — 10. Aponévrose du grand oblique. — 11,11. Ligne blanche. — 12. Ombilic. — 13. Anneau inguinal inférieur. — 14,14. Crêtes iliaques. — 15. Symphyse du pubis. — 16, 16. Arcades crurales. — 17. M. grand droit. — 18. M. petit oblique. — 19. M. petit pectoral. — 20. M. intercostal interne. — 21. M. intercostal externe. — 22. M. sous-clavier. — 23. Apophyse coracoïde. — 24. Bord inférieur des muscles petit oblique et transverse. — 25. Courte portion du biceps. — 26. Longue portion du biceps. — 27. M. biceps. — 28, M. sterno-mastoïdien.

PETIT OBLIQUE OU OBLIQUE INTERNE.

Préparation. Le grand oblique étant préparé et étudié, il suffit, pour mettre à découvert l'oblique interne, d'inciser le premier dans sa partie moyenne, perpendiculairement à la direction de ses fibres, et de déjeter en haut et en bas ses deux moitiés, en procédant comme s'il s'agissait des téguments.

Situation. Sur les parties antérieure, latérale et postérieure de l'abdomen.

Forme. Large, mince et triangulaire.

Attaches. En haut, au bord inférieur des cartilages des neuvième, dixième, onzième et douzième côtes, par des fibres qui font suite à celle des intercostaux internes ; — en bas, aux apophyses épineuses des deux dernières vertèbres lombaires par une aponévrose qui se confond dans la plus grande partie de son étendue avec celle du grand dorsal, aux trois quarts antérieurs de l'interstice de la crête iliaque, et au tiers externe de l'arcade crurale par de courtes fibres aponévrotiques ; — en avant, à la ligne blanche par une large aponévrose qui fait partie de celle de l'abdomen.

Direction. Les fibres supérieures sont obliques de bas en haut et d'arrière en avant, les moyennes horizontales, les inférieures obliques en bas et en avant.

Structure. Aponévrotique en avant et en arrière, charnu dans sa partie moyenne.

Rapports. En dehors avec le grand oblique, en dedans avec le transverse.

Son bord inférieur, confondu en avant avec le bord correspondant de ce dernier muscle, répond au cordon des vaisseaux spermatiques sur lequel il se prolonge en formant des anses à concavité supérieure, dont la disposition, l'origine et le trajet ont été très bien décrits par M. J. Cloquet ; ces anses contribuent à la formation du muscle crémaster.

Usages. 1° Il comprime les viscères abdominaux en les refoulant directement en arrière ; 2° il attire les côtes en bas et fléchit la colonne vertébrale ; 3° il imprime au thorax un mouvement de rotation en vertu duquel la face antérieure du tronc est ramenée de son côté.

TRANSVERSE DE L'ABDOMEN.

Préparation. Diviser le petit oblique horizontalement au niveau de l'ombilic.

Situation. Sur les parties antérieure, latérale et postérieure de l'abdomen.

Forme. Large, mince, quadrilatère.

Attaches. En haut, à la face interne des six dernières côtes, par des digitations qui s'entre-croisent avec celles du diaphragme ; — en bas, aux trois quarts antérieurs de la lèvre interne de la crête iliaque, et à la moitié externe de l'arcade crurale ; — en dedans, à la ligne blanche ; — en arrière, 1° aux apophyses épineuses des vertèbres lombaires par un feuillet aponévrotique superficiel ou postérieur qui se confond avec l'aponévrose des muscles petit oblique et grand dorsal, 2° au sommet des apophyses transverses des mêmes vertèbres par un feuillet aponévrotique moyen qui sépare les spinaux du carré des lombes, 3° à la partie antérieure de ces apophyses par un troisième feuillet, ou feuillet antérieur, qui sépare le carré lombaire du psoas; ces trois feuillets, par leur écartement angulaire, constituent deux gaînes : l'une postérieure, prismatique et triangulaire, plus considérable, destinée aux muscles spinaux; l'autre antérieure, plus petite, occupée par le carré des lombes.

Direction. Transversal.

Structure. Charnu dans sa partie moyenne, terminé en avant par une lame aponévrotique très étendue qui fait partie de l'aponévrose abdominale, et en arrière par une triple aponévrose qui constitue une double gaîne musculaire.

Rapports. En dehors, avec le petit oblique; en dedans, avec le péritoine dont il est séparé par une lame fibro-celluleuse connue sous le nom de *fascia propria*.

Fig. 77.

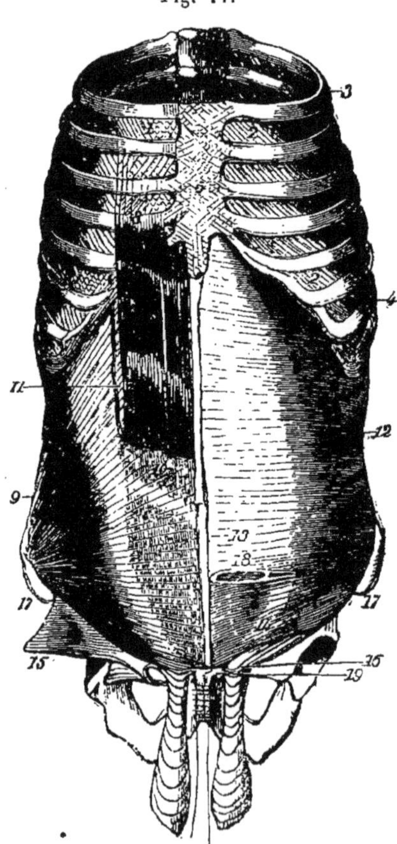

FIG. 77.

Muscles profonds de la face antérieure du tronc.

1, 1. Intercostaux externes.
2, 2. Intercostaux internes.
3. Troisième côte.
4. Neuvième côte.
5. Sternum.
6. Muscle droit de l'abdomen.
7. Son attache à l'appendice xyphoïde.
8. Son attache à la sixième côte.
9. Muscle petit oblique.
10. Feuillet superficiel ou antérieur du petit oblique.
11. Coupe du feuillet superficiel laissant voir le feuillet profond, qui passe derrière le muscle droit.
12. Muscle transverse.
13. Les deux tiers supérieurs de son aponévrose passant derrière le muscle droit.
14. Son tiers inférieur passant au devant du même muscle.
15. Aponévrose renversée du grand oblique.
16. Bord inférieur du transverse.
17. Épine iliaque antérieure et supérieure.
18. Coupe du muscle droit.
19. Fibres arciformes dépendantes des muscles petit oblique et transverse, descendant sur le cordon des vaisseaux spermatiques, et contribuant à former le crémaster.

Usages. Il comprime les viscères abdominaux en les refoulant vers la colonne vertébrale.

GRAND DROIT DE L'ABDOMEN.

Préparation. 1o Tendre le muscle en plaçant un billot sous la région lombaire ; 2o diviser les téguments, de l'appendice xyphoïde au pubis, et découvrir l'aponévrose abdominale ; 3o fendre cette aponévrose longitudinalement et dans toute son étendue ; à trois centimètres en dehors de la ligne médiane ; 4o diviser les adhérences de cette même aponévrose aux intersections fibreuses du muscle.

Situation. A la partie antérieure de l'abdomen, sur les côtés de la ligne blanche.

Figure. Celle d'un plan très allongé, large et mince à sa partie supérieure, étroit et plus épais inférieurement.

Attaches. En bas, au bord supérieur du pubis, dans l'intervalle compris entre l'épine et la symphyse ; — en haut, aux cartilages des cinquième, sixième, septième côtes, et par quelques fibres au sternum.

Direction. Un peu oblique de bas en haut et de dedans en dehors.

Structure. Tendineux à son extrémité inférieure, coupé par des intersections fibreuses, transversales ou flexueuses, incomplètes, très adhérentes à l'aponévrose abdominale, variables dans leur nombre et occupant en général la moitié supérieure du muscle.

Rapports. Ce muscle, situé dans une gaine fibreuse très forte, constituée par l'aponévrose abdominale, répond médiatement, en avant aux téguments de l'abdomen, en arrière au péritoine et à l'artère épigastrique.

Action. Il abaisse le thorax en fléchissant le tronc, et comprime les viscères abdominaux en les refoulant en haut et en arrière.

Les intersections paraissent avoir pour usage de conserver au muscle la forme qui lui est propre ; car les fibres qui le composent, occupant supérieurement une large surface d'insertion, et inférieurement une surface assez étroite, tendraient, si elles étaient abandonnées à elles-mêmes, à se rassembler en faisceau et à former un cône au lieu d'un plan ; mais enchaînées comme elles le sont dans leur juxtaposition latérale, toute fasciculation devient impossible. Les intersections aponévrotiques du grand droit de l'abdomen rempliraient donc relativement aux fibres qui le constituent le rôle de ces tiges transversales qui, dans la construction des grilles, relient toute la série de tiges verticales et les maintiennent dans leur situation respective.

PYRAMIDAL.

Situation. Sur les parties latérale et inférieure de la ligne blanche, lorsqu'il existe.

Forme. Celle d'une pyramide à base triangulaire.

Attaches. En bas, au bord supérieur du pubis, en avant et en dedans du grand droit de l'abdomen ; — en haut, à la ligne blanche.

Direction. Les fibres internes sont verticales, les externes obliques en haut et en dedans.

Structure. Charnu dans sa partie moyenne, aponévrotique à sa base et tendineux à son sommet.

Rapports. En avant avec l'aponévrose abdominale, en arrière avec le grand droit, en dedans avec la ligne blanche.

Usage. Tenseur de la ligne blanche.

APONÉVROSE ABDOMINALE.

Les muscles grand oblique, petit oblique et transverse se terminent à leur partie antérieure par des aponévroses qui convergent vers la ligne médiane, où elles se réunissent en se continuant avec celle du côté opposé; de la réunion de toutes ces aponévroses en une seule, résulte un appareil fibreux, simple dans sa partie centrale, décomposé en plusieurs lames sur les parties latérales : cet appareil constitue l'aponévrose abdominale.

Un livre largement ouvert exprime assez bien la disposition la plus générale de cette aponévrose, le sillon médian de ce livre représentant sa partie médiane ou indivise, et les feuillets qui divergent à droite et à gauche, ses feuillets latéraux.

Nous avons donc à considérer dans l'aponévrose abdominale une partie médiane ou la ligne blanche, et des parties latérales ou les divers feuillets qui se portent aux muscles de l'abdomen.

DE LA PARTIE MÉDIANE DE L'APONÉVROSE ABDOMINALE, OU DE LA LIGNE BLANCHE.

Situation. A la partie antérieure et moyenne de l'abdomen, entre les deux muscles droits.

Figure. Celle d'une bande fibreuse, plus large dans sa moitié supérieure que dans sa moitié inférieure.

Attaches. En haut à l'appendice xyphoïde, en bas à la symphyse pubienne.

Rapports. En avant, avec les téguments qui lui adhèrent d'une manière assez intime, principalement au voisinage de l'ombilic; en arrière, avec le péritoine dans la plus grande partie de son étendue.

Lorsque la vessie se dilate par l'accumulation du liquide urinaire, elle s'élève au-dessus des pubis, refoule le péritoine en arrière, et s'applique immédiatement à la paroi antérieure de l'abdomen; ce rapport important permet de parvenir jusqu'à la cavité vésicale à travers la ligne blanche sans léser la séreuse abdominale : de là ce précepte chirurgical qui prescrit, dans certaines rétentions d'urine, la ponction de la vessie à travers l'hypogastre; de là aussi la taille hypogastrique.

Direction. Verticale.

Structure. La partie médiane de l'aponévrose abdominale est constituée par des fibres qui s'entre-croisent en passant d'un côté à l'autre, de telle sorte que les fibres aponévrotiques du grand oblique du côté droit deviennent les fibres aponévrotiques du petit oblique du côté gauche; par conséquent l'entre-croisement a lieu non seulement d'un côté à l'autre, mais aussi d'avant en arrière.

Les six muscles qui concourent à former cette partie médiane pourraient être considérés comme trois muscles digastriques.

Sur divers points de son étendue la ligne blanche présente des perforations qui livrent passage à des branches vasculaires et nerveuses. Entre tous ces orifices, le plus remarquable est celui que traversent la veine et les artères ombilicales pendant la durée de la vie intra-utérine : il est circulaire, et s'oblitère après la naissance en contractant avec la cicatrice des téguments correspondants une adhérence intime. Cet orifice, ou l'anneau ombilical, est d'abord plus rapproché de l'extrémité supérieure que de l'extrémité inférieure de l'axe du corps; mais la cicatrice qui lui succède, ou l'ombilic, s'élève peu à peu à mesure que les membres abdominaux se développent, et devient supérieure chez l'adulte à la partie moyenne de cet axe.

DES FEUILLETS DE L'APONÉVROSE ABDOMINALE.

De la ligne blanche partent de chaque côté deux lames aponévrotiques, qui passent l'une en avant, l'autre en arrière du muscle droit.

La lame antérieure, parvenue près du bord externe de ce muscle, se divise en deux lamelles ou feuillets : un feuillet superficiel, qui forme l'aponévrose du grand oblique ; un feuillet profond, qui constitue le feuillet antérieur de l'aponévrose du petit oblique.

La lame postérieure, simple jusqu'au bord externe du muscle droit, se partage comme la précédente au niveau de ce bord en deux feuillets : l'un antérieur, qui représente le feuillet postérieur de l'aponévrose du petit oblique ; l'autre postérieur, qui forme l'aponévrose du transverse.

Nous décrirons successivement ces trois aponévroses.

1° Aponévrose du grand oblique.

Elle est quadrilatère, plus large en bas qu'en haut, et correspond : en avant, au fascia superficialis et à la peau ; en arrière, au feuillet antérieur de l'aponévrose du petit oblique, auquel elle adhère d'une manière intime dans ses trois quarts supérieurs et dont elle se sépare seulement au niveau du bord externe du muscle droit.

Son bord externe s'étend de l'épine iliaque antérieure et supérieure au cartilage de la huitième côte. — Son bord interne s'entre-croise avec le bord correspondant de l'aponévrose du côté opposé pour concourir à la formation de la ligne blanche.—Son bord supérieur, très court, est oblique de haut en bas et de dehors en dedans; il donne insertion à quelques fibres du muscle grand pectoral. — Son bord inférieur répond au pli de l'aine, région d'une structure compliquée, résultant de la jonction de l'abdomen avec le membre abdominal ; il contribue à former : 1° l'arcade crurale, 2° le canal inguinal.

Arcade crurale.

L'*arcade crurale ou fémorale*, appelée aussi *ligament de Fallope*, *ligament de Poupart*, est une bandelette fibreuse obliquement étendue de l'épine iliaque antérieure et supérieure à l'épine du pubis et à la crête pectinée; elle se compose de deux ordres de fibres, les unes propres et les autres accessoires : les premières, qui constituent essentiellement l'arcade crurale, s'étendent de l'épine iliaque antérieure et supérieure à l'épine pubienne; les secondes, dépendantes de l'aponévrose du grand oblique, marchent d'abord parallèlement aux précédentes et les contournent ensuite en se réfléchissant autour d'elles, comme des spirales autour d'un cylindre, pour aller s'insérer à la crête pectinéale. L'arcade crurale présente donc une portion directe et une portion réfléchie.

Portion directe. Elle affecte la forme d'un ruban très étroit dont les bords regardent l'un en avant et l'autre en arrière, et les faces l'une en haut et l'autre en bas.

Le bord antérieur se continue supérieurement avec l'aponévrose du grand oblique, et inférieurement avec l'aponévrose fémorale.

Le bord postérieur se confond en dehors avec le fascia iliaca, et en dedans avec le fascia transversalis.

La face supérieure, inclinée en avant, donne insertion dans son tiers externe à quelques fibres des muscles petit oblique et transverse ; dans le reste de son étendue elle est libre et en rapport avec le cordon des vaisseaux spermatiques chez l'homme, et le ligament rond chez la femme.

La face inférieure, un peu tournée en arrière, répond dans sa moitié externe aux muscles psoas et iliaque, dans son quart interne aux fibres réfléchies qui s'enroulent autour d'elle pour se rendre à la crête pectinée, et dans le reste de son étendue à l'artère et à la veine crurales; au niveau de ces deux troncs vasculaires, elle devient complétement libre et forme la base d'un orifice triangulaire, dont les muscles psoas et iliaque constituent le côté externe, et le muscle pectiné le côté interne; cet orifice, destiné au passage des vaisseaux cruraux, a reçu le nom d'*anneau crural.*

Portion réfléchie ou *ligament de Gimbernat.* Elle occupe l'espace angulaire qui sépare la portion directe de la crête du pubis. Sa figure triangulaire permet de lui considérer deux faces et trois bords.

La face supérieure regarde en haut et un peu en avant;

La face inférieure est tournée en bas et un peu en arrière;

Le bord antérieur se confond avec la portion directe de l'arcade crurale;

Le bord postérieur s'insère à la crête pubienne;

Le bord interne concave forme l'angle interne de l'anneau crural; lorsqu'une anse intestinale envahit cet anneau, elle s'introduit entre les vaisseaux fémoraux qu'elle repousse en dehors et en arrière, et ce bord à la fois immobile, inextensible et tranchant, qui peut devenir pour elle une cause d'étranglement.

Canal inguinal.

Nous avons vu précédemment que la face supérieure de la portion directe de l'arcade crurale est complétement libre dans ses deux tiers internes; nous avons vu également que cette même portion directe se continue par son bord antérieur avec l'aponévrose du grand oblique, et par son bord postérieur avec le fascia transversalis; de la continuité établie entre ces trois plans fibreux résulte une gouttière que les fibres les plus inférieures des muscles petit oblique et transverse transforment en un conduit; ce conduit, qui a reçu le nom de *canal inguinal*, s'ouvre d'une part dans l'abdomen, et de l'autre au-dessus du pubis pour permettre soit au testicule, soit au ligament rond, de franchir l'enceinte abdominale, et de se porter au dehors sous les téguments. Nous avons donc à examiner le canal inguinal proprement dit et ses deux orifices.

Le *canal inguinal* s'étend obliquement de haut en bas, de dehors en dedans, et d'avant en arrière; sa longueur varie de 4 à 6 centimètres.

Ses parois sont formées : l'antérieure, par l'aponévrose du grand oblique; la postérieure, par le fascia transversalis; l'inférieure, par l'arcade crurale; la supérieure, par les fibres confondues des muscles petit oblique et transverse.

L'orifice inférieur ou cutané du canal inguinal, appelé aussi *anneau inguinal inférieur*, occupe l'angle inférieur et interne de l'aponévrose du grand oblique. Sa forme, qui présente quelques variétés, est celle d'un ovale dont le grand diamètre se dirige obliquement de haut en bas et de dehors en dedans.

L'extrémité inférieure de cet orifice répond à l'intervalle qui sépare la symphyse de l'épine du pubis; — son extrémité supérieure, fortifiée par des fibres qui croisent perpendiculairement celles de l'aponévrose du grand oblique, est arrondie.

Les bandelettes qui le circonscrivent ont été comparées aux piliers d'une arcade, et distinguées en supérieure ou interne et inférieure ou externe. — Le pilier interne, un peu plus large, s'entre-croise au-devant de la symphyse du pubis, avec celui du côté opposé; — le pilier externe se fixe, soit au corps, soit à la symphyse du pubis.

Fig. 78.

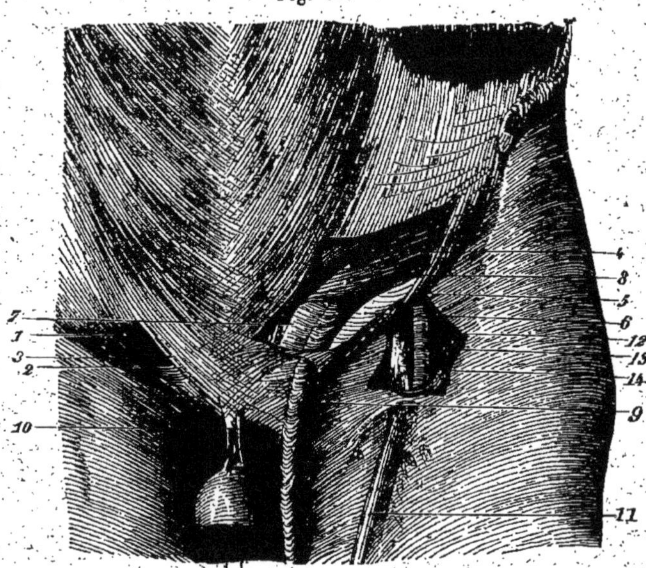

Canal inguinal.

1. Orifice inférieur du canal inguinal. — 2. Pilier externe de cet orifice. — 3. Pilier interne. — 4. Aponévrose du grand oblique, formant la paroi antérieure du canal inguinal, incisée un peu au-dessous de l'arcade crurale, pour montrer l'intérieur de ce canal. — 5. Arcade crurale, formant la paroi inférieure du canal. — 6. Fascia transversalis, formant sa paroi postérieure. — 7. Bord externe du muscle droit. — 8. Bord inférieur des muscles petit oblique et transverse, constituant la paroi supérieure du canal inguinal, et abandonnant au cordon des vaisseaux spermatiques des fibres arciformes qui contribuent à la formation du crémaster. — 9. Cordon des vaisseaux spermatiques. — 10. Ligament suspenseur de la verge. — 11. Veine saphène interne. — 12. Aponévrose crurale divisée pour montrer les rapports des vaisseaux fémoraux avec l'arcade crurale. — 13. Artère crurale. — 14. Veine crurale.

L'orifice supérieur ou *péritonéal*, situé à 12 millimètres au-dessus de la partie moyenne de l'arcade crurale et en dehors de l'artère épigastrique, présente une forme demi-circulaire; son côté interne, limité par le fascia transversalis, est seul bien déterminé.

Le canal inguinal donne passage chez l'homme au cordon des vaisseaux spermatiques, et chez la femme au ligament rond. Son obliquité si remarquable se rattache à une loi générale de l'organisation; cette loi est celle-ci: tout conduit excréteur qui traverse une paroi musculeuse pour se porter, soit vers une muqueuse, soit vers la peau, traverse cette paroi très obliquement; ainsi le conduit excréteur des glandes salivaires chemine obliquement dans l'épaisseur des parois de la bouche, le conduit excréteur du foie se porte obliquement à la surface du canal intestinal, le conduit excréteur des reins s'ouvre obliquement dans la vessie; de même le conduit excréteur du sperme traverse obliquement les parois de l'abdomen. Le but de cette constante obliquité est de protéger tous ces conduits contre l'envahissement des corps étrangers, et le canal inguinal contre la tendance des viscères abdominaux à se porter au dehors.

2° Aponévrose du petit oblique.

Elle naît de la ligne blanche, et diffère suivant qu'on l'examine dans ses trois quarts supérieurs ou dans son quart inférieur.

Dans ses trois quarts supérieurs, elle se divise dès son origine en deux feuillets, l'un antérieur au muscle droit, l'autre postérieur à ce muscle; le premier adhère d'une manière intime à l'aponévrose du grand oblique, dont il se distingue seulement par la direction de ses fibres; le second contracte avec l'aponévrose du transverse une adhésion tout-à-fait semblable. Parvenus au niveau du bord externe du grand droit de l'abdomen, ces deux feuillets se séparent des aponévroses du grand oblique et du transverse, se rapprochent l'un de l'autre, et se confondent en un seul plan d'où partent les fibres musculaires du petit oblique.

Dans son quart inférieur, l'aponévrose du petit oblique ne se dédouble pas; le feuillet unique qui la compose passe au-devant du muscle droit, sans adhérer à l'aponévrose du grand oblique.

3° Aponévrose du transverse.

Elle se divise aussi en deux parties, à l'union de son quart inférieur avec ses trois quarts supérieurs.

Sa partie inférieure passe au-devant du muscle droit, comme la portion correspondante de l'oblique interne avec laquelle elle se confond.

Sa portion supérieure passe en arrière du même muscle; intimement unie en avant au feuillet postérieur de l'aponévrose du petit oblique, elle répond en arrière au péritoine, qui lui adhère par un tissu cellulaire plus serré sur la ligne médiane que dans le reste de son étendue.

DU FASCIA TRANSVERSALIS.

A. Cooper en Angleterre, et M. J. Cloquet en France, ont décrit sous ce nom une lame aponévrotique qui occupe la partie postérieure et inférieure du muscle transverse, et qui contribue puissamment à fortifier la paroi abdominale antérieure au niveau du trajet que parcourt le canal inguinal. La forme de cette aponévrose est triangulaire.

Sa face antérieure répond au transverse, et plus bas au canal inguinal dont elle forme la paroi postérieure.

Sa face postérieure est en rapport avec le péritoine.

Son bord supérieur, mal déterminé, dégénère en tissu cellulaire au niveau d'une ligne horizontale tirée du muscle droit à l'épine iliaque antérieure et supérieure.

Son bord inférieur se confond dans sa moitié externe avec l'arcade crurale et le fascia iliaca; dans sa moitié interne il se continue avec le bord postérieur de la portion directe de l'arcade crurale, de telle sorte que cette arcade et le fascia transversalis ont été considérés comme deux dépendances de l'aponévrose du grand oblique qui, parvenue au niveau du pli de l'aine, ne se terminerait pas dans cette région, mais se réfléchirait d'avant en arrière pour remonter sur la face postérieure des muscles abdominaux; de là le nom de *feuillet réfléchi*, de *portion réfléchie de l'aponévrose du grand oblique*, sous lequel le fascia transversalis a été quelquefois désigné.

Son bord interne répond au bord externe du droit abdominal, et semble s'y attacher; mais il ne s'y fixe en aucune manière; parvenu au niveau de ce bord, le fascia transversalis se comporte exactement comme les aponévroses des muscles obliques et transverse. Pourquoi ces trois aponévroses passent-elles au-devant ou en arrière du muscle droit, et ne s'insèrent-elles pas à son bord externe? Parce que ce bord est musculaire et qu'une fibre aponévrotique ne peut se fixer qu'à d'autres fibres de même nature, en l'absence d'une surface osseuse ou cartilagineuse; ne pouvant s'attacher à ce bord, elles se prolongent donc au-delà, jusqu'à ce qu'elles rencontrent une surface d'insertion convenable; or, cette surface, elles ne la trouvent que sur la ligne médiane où elles se l'empruntent en quelque sorte mutuellement en se continuant avec celles du côté opposé. De même le fascia transversalis, arrivé au bord externe du muscle droit, se divise en deux feuillets, l'un extrêmement mince, qui se prolonge en arrière du muscle jusqu'à la ligne médiane, l'autre plus fort, qui se confond en avant avec la partie correspondante des aponévroses du petit oblique et du transverse. Le bord externe du muscle droit répond à l'angle d'écartement de ces deux feuillets, de même qu'il répond à l'angle d'écartement des deux feuillets du petit oblique.

Mince et faible en dehors, le fascia transversalis devient très résistant en dedans, où sa présence était plus nécessaire, puisque dans ce point les muscles abdominaux cessent d'exister. Au niveau de l'orifice supérieur ou péritonéal du canal inguinal, il est perforé pour le passage des vaisseaux spermatiques. La plupart des anatomistes admettent, il est vrai, que cette aponévrose, au lieu de s'ouvrir pour laisser passer le testicule lorsqu'il sort de l'abdomen, est seulement déprimée en doigt de gant, de telle sorte qu'elle formerait une gaîne complète à cet organe et aux vaisseaux spermatiques; le muscle crémaster serait situé en dehors de cette gaîne, et appliqué immédiatement sur elle : nous avouerons qu'il nous a été impossible de la distinguer nettement et que son existence nous semble reposer sur des considérations purement théoriques.

RÉGION DIAPHRAGMATIQUE.

DIAPHRAGME.

Préparation. La paroi antérieure de l'abdomen étant incisée crucialement ou ovalairement, on enlèvera tous les viscères abdominaux en procédant de la manière suivante : 1o placer deux ligatures sur la partie inférieure de l'œsophage, à trois centimètres l'une de l'autre, et diviser entre elles l'œsophage ; 2o détacher le foie avec beaucoup de ménagement, afin de ne pas perforer le diaphragme, car alors, l'air pénétrant dans la cavité de la plèvre, ce muscle retombe vers l'abdomen, et présente un état de flaccidité très défavorable à son étude ; 3o détacher également la rate, les reins, le duodénum, le pancréas, et couper les vaisseaux mésentériques supérieurs, en attirant tous les organes abdominaux comme une seule masse vers le bassin ; 4o enfin, faire une double ligature à la partie supérieure du rectum, et enlever les viscères.

Après avoir mis à nu la face inférieure du diaphragme, le sang veineux reflue souvent du cœur vers l'abdomen par la veine cave inférieure qu'il faut nécessairement diviser pour enlever le foie ; laissez écouler la plus grande partie du sang qui se présente à l'orifice de cette veine, épongez ensuite le muscle, et, afin de prévenir un retour d'écoulement qui tacherait la préparation, placez sous les lombes un billot qui imprimera un mouvement de bascule au thorax, en abaissant son sommet et en élevant sa base ; dans cette position, le diaphragme devient très apparent et assez facile à préparer. Cette préparation sera faite d'avant en arrière et de haut en bas, ou du sternum vers le rachis ; le péritoine, peu adhérent, sera saisi avec les doigts aussitôt que le lambeau isolé le permettra ; les doigts et les ongles, ou les doigts et le manche du scalpel suffisent, en général, pour détacher cette membrane.

Situation. Dans la grande cavité du tronc qu'il divise en deux cavités secondaires : l'une supérieure ou le thorax, l'autre inférieure ou l'abdomen.

Forme. Hémisphérique.

Attaches. En avant, aux parties latérales du sternum, par des fibres courtes et peu nombreuses, qu'un intervalle triangulaire sépare de celles du côté opposé en établissant une libre cavité abdominale. — Sur les côtés, à la face postérieure et au bord supérieur des cartilages des six dernières côtes, par des digitations qui s'entre-croisent avec celles du muscle transverse de l'abdomen. — En arrière : 1° à une arcade fibreuse transversalement étendue du sommet de la dernière côte à la base de l'apophyse transverse de la première vertèbre des lombes, arcade qui a reçu le nom de *ligament cintré* du diaphragme ; 2° à une seconde arcade plus petite qui répond, en arrière, à l'extrémité interne de la précédente, en avant, au corps de la seconde vertèbre lombaire ; 3° à la partie antérieure du corps des seconde et troisième vertèbres des lombes, par des fibres tendineuses qui s'entre-croisent avec celles du grand ligament vertébral commun antérieur, et auxquelles succèdent deux gros faisceaux charnus qui constituent les *piliers du diaphragme.*

Ces piliers se portent verticalement en haut en s'élargissant et en s'unissant l'un à l'autre par l'échange de leurs fibres les plus internes. Le pilier droit, plus volumineux, recouvre le côté antérieur des vertèbres correspondantes ; le pilier opposé occupe la partie latérale gauche du corps des mêmes vertèbres. Les bandelettes qu'ils s'envoient réciproquement ne présentent pas des dimensions égales ; celle qui vient du pilier droit offre un volume plus considérable que celle qui émane du pilier gauche, et passe au-devant d'elle en la croisant à angle aigu ; cet entre-croisement a pour effet de transformer l'intervalle qui sépare les piliers en deux orifices, dont l'inférieur, fibreux et parabolique, donne passage à l'aorte, à la veine azygos, au canal thoracique, et quelquefois au nerf grand sympathique gauche, tandis que le supérieur de nature musculaire et de forme elliptique transmet dans l'abdomen l'œsophage et les nerfs pneumo-gastriques.

Direction. Toutes les fibres qui composent ce muscle se dirigent de la circonférence au centre, les antérieures et les postérieures de bas en haut, les latérales de dehors en dedans; toutes sont curvilignes même dans l'état de contraction, où la courbe qu'elles décrivent s'ouvre sans jamais se redresser complétement.

Structure. Charnu à la circonférence, fibreux dans sa partie centrale, qui porte le nom de *centre phrénique*, de *centre aponévrotique*, et qui présente la forme d'une feuille de trèfle, dans laquelle on distingue trois folioles, l'un médian un peu plus large, le second situé à gauche et très petit, le troisième situé à droite et perforé pour le passage de la veine cave inférieure ou ascendante. Cette ouverture présente une figure régulièrement quadrilatère qui dérive de la structure même du

Fig. 79.

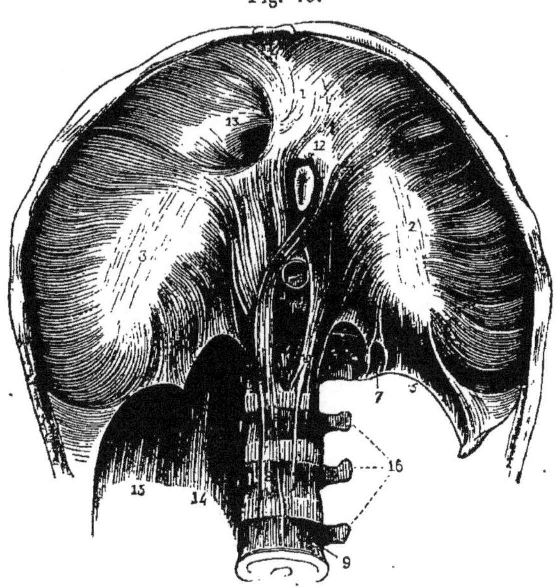

Diaphragme vu par sa face inférieure.

1. Foliole médian du centre phrénique. — 2. Foliole gauche. — 3. Foliole droit. — 4. Appendice xyphoïde. — 5. Arcade fibreuse externe ou ligament cintré. — 6. Arcade fibreuse interne. — 7. Ouverture pour le passage du nerf grand splanchnique. — 8. Pilier droit du diaphragme. — 9. Quatrième vertèbre lombaire. — 10. Pilier gauche du diaphragme. — 11. Ouverture aortique. — 12. Ouverture œsophagienne. — 13. Ouverture de la veine cave inférieure. — 14. Psoas. — 15. Carré des lombes. — 16. Apophyses transverses des vertèbres lombaires.

centre aponévrotique ; pour s'en rendre compte il faut se représenter chaque fibre du diaphragme comme un petit muscle digastrique : ainsi les fibres qui s'attachent au sternum sont d'abord musculaires, puis fibreuses à leur partie moyenne, et redeviennent musculaires en se portant au rachis ; de même celle qui naissent des côtes droites sont d'abord charnues, puis fibreuses à leur partie moyenne, et redeviennent charnues en approchant des côtes gauches ; les fibres antéro-postérieures et les fibres transversales s'entre-croisent donc par leur partie moyenne ou aponévrotique, et interceptent par conséquent de petits espaces quadrilatères très rapprochés les uns des autres : or l'orifice qui donne passage à la veine cave inférieure est un de ces espaces ; il ne diffère de tous les autres que par ses dimensions beaucoup plus grandes.

Rapports. En haut et par le centre aponévrotique, avec le péricarde auquel il est uni de la manière la plus intime ; latéralement, avec la base des poumons dont il est séparé par la plèvre. — En bas, avec l'estomac dans sa partie moyenne et antérieure, avec le foie à droite, la rate à gauche, le pancréas, le duodénum et les reins en arrière.

Usages. On a pensé jusqu'à cette époque que le diaphragme agrandit exclusivement le diamètre vertical de la poitrine, au moment où il se contracte. MM. Beau et Maissiat, par leurs recherches sur le mécanisme des mouvements respiratoires, ont été conduits à constater que ce muscle agrandit également, soit le diamètre transversal du thorax en portant les côtes en haut et en dehors, soit le diamètre antéro-postérieur en portant le sternum en avant. Cette opinion, nous l'avouerons, nous a paru d'abord éminemment paradoxale et presque impossible ; cependant une étude plus attentive de ce point de physiologie n'a pas tardé à nous convaincre que les faits avancés par ces deux observateurs sont rigoureusement vrais. Pour démontrer en peu de mots que le diaphragme en se contractant augmente simultanément les trois diamètres de la poitrine, il nous suffira de rappeler que lorsqu'un muscle se contracte, il agit avec la même intensité par ses deux extrémités : d'où il suit que si ces deux extrémités s'insèrent à des parties également mobiles, ces parties se déplaceront de la même quantité ; d'où il suit encore que si ces parties sont inégalement mobiles, elles se déplaceront chacune proportionnellement à leur mobilité. Or les fibres contractiles du diaphragme, se dirigeant obliquement de haut en bas, ou de la circonférence du centre phrénique vers la base de la poitrine, agissent par leur extrémité supérieure sur ce centre phrénique qu'elles tendent à abaisser, et par leur extrémité inférieure sur la base du thorax qu'elles tendent à élever ; de ces deux extrémités la première est plus mobile que la seconde, en sorte que le centre aponévrotique s'abaisse plus que les côtes ne s'élèvent.

L'abaissement du diaphragme produit l'allongement du diamètre vertical de la poitrine.

L'élévation des côtes détermine l'agrandissement du diamètre transversal de cette cavité.

MM. Beau et Maissiat, pour démontrer la réalité de ce dernier phénomène, ont fait intervenir les principes de la mécanique ; mais à une longue et laborieuse démonstration nous croyons qu'on peut substituer avec avantage un fait fort simple et incontestable ; ce fait est celui-ci : *Toute côte qui s'élève se porte en dehors*. Pour établir que le diaphragme imprime aux arcs costaux un mouvement de projection en dehors, il suffisait donc de prouver que ces arcs s'élèvent au moment de la contraction du muscle, et sous l'influence même de cette contraction ; or l'observation, les expériences faites sur des animaux vivants, et le raisonnement, démontrent de la manière la plus rigoureuse ce mouvement d'élévation.

De même que les côtes ne peuvent s'élever sans se porter en dehors, de même elles ne peuvent se porter en dehors sans repousser en avant le sternum auquel elles s'unissent, c'est-à-dire sans agrandir le diamètre antéro-postérieur de la poitrine.

Le diaphragme par ses contractions dilate donc le thorax dans tous les sens. Ce fait est un des résultats les plus importants, les plus inattendus, et nous sommes heureux de pouvoir ajouter un des plus irrécusables qui découlent des belles recherches de MM. Beau et Maissiat.

Nous ferons remarquer en terminant : 1° que les côtes s'élèvent d'autant plus que le centre phrénique est plus difficile à abaisser ; c'est pourquoi dans l'état de gestation, chez l'hydropique, après un repas copieux, etc., nous voyons le mouvement d'élévation des côtes devenir plus manifeste ; 2° que dans l'hypothèse où le centre phrénique jouirait de la plus grande mobilité possible, c'est-à-dire dans le cas où les viscères abdominaux seraient enlevés, le diaphragme en se contractant élèverait encore les côtes ; car l'élasticité des poumons, ainsi que l'ont fait observer MM. Beau et Maissiat, ne s'oppose pas moins à l'abaissement du centre aponévrotique que les viscères de l'abdomen : ce sont ces deux causes réunies qui assurent au diaphragme sa forme voûtée, et qui modèrent assez la mobilité de sa partie centrale pour que ses fibres charnues puissent agir sur les côtes.

Diaphragme des mammifères et des oiseaux. Dans les mammifères comme dans l'homme, ce muscle se présente sous la forme d'un plan qui sépare les poumons des viscères abdominaux en constituant à la fois un moyen de dilatation pour les organes de l'hématose, et un moyen de cloisonnement pour la cavité du tronc.

Dans les oiseaux, le diaphragme affecte une disposition si différente de celle qu'on observe dans les vertébrés supérieurs, que son existence, tour à tour constatée et méconnue, admise et réfutée, est encore problématique aujourd'hui pour un grand nombre d'anatomistes ; cependant ce muscle existe, et son développement est en parfaite harmonie avec l'importance de ses fonctions. Deux plans le composent ; confondus à leur point de départ, ces plans s'isolent bientôt pour suivre, l'un une direction transversale, l'autre une direction oblique : le plan transversal, de forme triangulaire, se porte horizontalement des côtes droites aux côtes gauches en s'appliquant sur la face inférieure des poumons ; le plan oblique, saillant en avant, concave en arrière, s'étend de la face dorsale du rachis au sternum, et divise la cavité du tronc en deux cavités secondaires, le thorax et l'abdomen.

Dans les oiseaux comme dans les mammifères, le diaphragme est donc appelé à remplir deux usages principaux ; seulement, pour réaliser cette double destination, dans les premiers, il a été en quelque sorte dédoublé. Loin d'être privés de ce muscle inspirateur ou de le posséder à un degré rudimentaire, les oiseaux sont donc réellement pourvus de deux diaphragmes :

1° D'un *diaphragme pulmonaire* qui préside à la dilatation des poumons ;

2° D'un *diaphragme thoracico-abdominal* qui cloisonne la grande cavité du tronc et concourt à l'aspiration de l'air atmosphérique en dilatant de vastes réservoirs aériens adossés à sa face antérieure.

De ces deux plans musculo-fibreux, le premier a pour analogue dans l'homme et les mammifères toute la partie du diaphragme qui s'insère au sternum et aux côtes, le second représente manifestement les piliers du diaphragme.

(Voy. mes *Recherches sur l'appareil respiratoire des oiseaux*, pl. II, fig. 1, 2 et 3.)

RÉGION LOMBAIRE.

Elle comprend le *grand psoas*, le *petit psoas*, l'*iliaque*, le *carré des lombes*, les *intertransversaires lombaires*, et une *aponévrose* commune qui a reçu le nom de *fascia iliaca*.

DU FASCIA ILIACA.

Préparation. Ouvrir l'abdomen, enlever les viscères abdominaux, et décoller le péritoine avec ménagement, au niveau des fosses iliaques internes.

Cette lame fibreuse, située en avant de la fosse iliaque interne dont elle est séparée par le muscle de même nom, présente une couleur blanche nacrée; elle est unie, régulièrement tendue, forte dans sa partie inférieure, et très faible supérieurement où elle dégénère en tissu cellulaire.

Attaches. En dehors, à la crête iliaque; en dedans, au détroit supérieur du bassin; en bas et en dehors elle se confond avec l'arcade crurale et le fascia transversalis; en bas et en dedans elle se continue avec la lame profonde de l'aponévrose crurale, et accompagne les muscles psoas et iliaque jusqu'à leur insertion au petit trochanter; en haut, le fascia iliaca se prolonge sur les muscles psoas en s'affaiblissant graduellement.

Rapports. En avant, avec le péritoine auquel elle adhère par un tissu cellulaire extrêmement lâche; en arrière, avec les muscles psoas et iliaque.

GRAND PSOAS.

Préparation. Après avoir étudié le fascia iliaca, inciser cette aponévrose de haut en bas, dans sa partie moyenne; pour examiner l'insertion inférieure du muscle, divisez l'arcade ainsi que l'aponévrose crurales, et isolez les muscles qui occupent la partie supérieure de la cuisse.

Situation. Sur les parties latérales des vertèbres lombaires, au-dessus du détroit supérieur du bassin, et à la partie supérieure de la cuisse.

Forme. Celle de deux cônes adossés base à base.

Attaches. En haut, à la douzième vertèbre dorsale, aux corps de toutes les vertèbres lombaires, aux disques intervertébraux correspondants, et à la base des apophyses transverses des mêmes vertèbres; — en bas, au sommet du petit trochanter par un tendon qui lui est commun avec le muscle iliaque.

Direction. Oblique de haut en bas et de dedans en dehors dans ses deux tiers supérieurs; oblique de haut en bas, d'avant en arrière et un peu de dehors en dedans dans son tiers inférieur, en sorte qu'il appartient à la classe des muscles réfléchis.

Structure. Charnu dans la plus grande partie de son étendue, offrant à son extrémité inférieure un tendon qui se prolonge très haut sur sa face postérieure, et à son extrémité supérieure de petites arcades fibreuses destinées à protéger les vaisseaux et les nerfs qui occupent les parties latérales du corps des vertèbres lombaires.

Rapports. En avant, avec le petit psoas et le fascia iliaca qui le sépare du péritoine; en arrière, avec les vertèbres lombaires, l'os iliaque et l'articulation coxo-fémorale, sur laquelle il glisse à l'aide d'une synoviale communiquant quelquefois avec celle qui tapisse les surfaces articulaires.

Usages. Fléchisseur et rotateur de la cuisse en dehors.

PETIT PSOAS.

Situation. A la partie antérieure du précédent, lorsqu'il existe.

Forme. Celle d'un cône dont l'axe serait très allongé.

Attaches. En haut, au corps de la dernière vertèbre dorsale, à celui de la première lombaire, et au ligament intervertébral qui les unit ; — en bas, à l'éminence iléo-pectinée, à la partie correspondante du détroit supérieur, et à l'aponévrose fascia iliaca avec laquelle il se confond par son bord externe.

Direction. Presque vertical.

Structure. Charnu dans son tiers supérieur, tendineux dans ses deux tiers inférieurs.

Rapports. En arrière avec le grand psoas qu'il croise à angle aigu, en avant avec le fascia iliaca.

Usage. Ce petit muscle nous parait destiné à tendre et surtout à fortifier le fascia iliaca au niveau de l'anneau crural ; car le grand psoas, décrivant une courbe à concavité interne, tend au moment où il se contracte à se redresser, à envahir l'anneau crural et par conséquent à refouler en dedans les troncs vasculaires qui le traversent. Or, il importait au plus haut degré que ces vaisseaux ne fussent exposés à aucune compression ; en fortifiant le fascia iliaca au niveau de l'anneau, le tendon du petit psoas, contribue à éloigner ce danger. Lorsque l'aponévrose iliaque est très développée, ce muscle n'existe pas ; alors, en effet, sa présence devenait inutile.

ILIAQUE.

Situation. Dans la fosse iliaque interne et à la partie supérieure de la cuisse.

Forme. Rayonnée et triangulaire.

Attaches. En haut, aux deux tiers supérieurs de la fosse iliaque, au ligament iléo-lombaire, à la crête iliaque, et aux épines iliaques antérieure et inférieure ; — en bas, au petit trochanter.

Direction. Un peu oblique de haut en bas et de dehors en dedans.

Structure. Charnu dans la plus grande partie de son étendue, tendineux dans sa portion inférieure où il se confond avec le grand psoas.

Rapports. En avant, avec l'aponévrose iliaque, et plus bas avec les vaisseaux cruraux qui le croisent à angle aigu ; en arrière, avec la fosse iliaque, le bord antérieur de l'os coxal et l'articulation coxo-fémorale sur laquelle il se réfléchit et glisse à l'aide d'une synoviale qui lui est commune avec le grand psoas

Usages. Comme le grand psoas auquel il parait constamment associé dans son action, ce muscle fléchit la cuisse sur le bassin et lui imprime un mouvement de rotation en dehors.

CARRÉ LOMBAIRE.

Situation. Sur les parties latérales de la colonne lombaire, entre la dernière côte et le bassin.

Forme. Quadrilatère.

Attaches. En bas, à la partie la plus reculée de la crête iliaque et au ligament iléo-lombaire ; — en haut, à la moitié interne du bord inférieur de la dernière côte, et au sommet des apophyses transverses des quatre premières vertèbres des lombes.

Direction. Les fibres externes ou iléo-costales sont presque verticales, les fibres internes ou iléo-transversaires se portent obliquement en haut et en dedans.

Structure. Ce muscle est composé de plusieurs faisceaux, dont les dimensions diminuent graduellement de dehors en dedans ; le faisceau iléo-costal est charnu dans ses trois quarts supérieurs, et aponévrotique dans son quart inférieur. Les faisceaux iléo-transversaires, charnus à leur partie moyenne, deviennent aponévrotiques à leurs extrémités.

Rapports. En avant, avec le feuillet antérieur de l'aponévrose du transverse qui le sépare du grand psoas et du rein ; en arrière, avec le feuillet postérieur de la même aponévrose qui le sépare des muscles spinaux postérieurs.

Usages. Il abaisse la dernière côte et imprime aux vertèbres lombaires un mouvement d'inclinaison latérale.

INTERTRANSVERSAIRES DES LOMBES.

Très petits, au nombre de cinq de chaque côté, aplatis et quadrilatères ; insérés en haut au bord inférieur de l'apophyse transverse de la vertèbre qui est au-dessus, et inférieurement au bord supérieur de l'apophyse transverse de la vertèbre qui est au-dessous.

L'intertransversaire lombaire le plus élevé est situé entre l'apophyse transverse de la dernière vertèbre du dos et celle de la première vertèbre des lombes.

En se contractant, ces petits muscles rapprochent les apophyses transverses les unes des autres, et contribuent à incliner latéralement la colonne lombaire.

RÉGION THORACIQUE ANTÉRIEURE.

GRAND PECTORAL.

Préparation. 1o Élever le thorax ; 2o placer le bras dans l'abduction, afin de tendre le muscle ; 3o faire deux incisions tégumentaires, l'une verticale sur la partie médiane du sternum, l'autre horizontale, étendue de la partie moyenne de la première à la partie supérieure du bras ; 4o soulever successivement l'une et l'autre lèvre de cette dernière incision, et disséquer parallèlement aux fibres.

Situation. A la partie antérieure de la poitrine et du creux axillaire.

Forme. Triangulaire.

Attaches. En dedans, à la moitié interne du bord antérieur de la clavicule, à toute l'étendue de la face antérieure du sternum, aux cartilages des six premières côtes et à la partie la plus élevée de l'aponévrose abdominale ; — en dehors, à la lèvre antérieure de la coulisse bicipitale.

Direction. Les fibres supérieures ou claviculaires se portent obliquement en bas et en dehors ; elles sont séparées du bord antérieur du muscle deltoïde par un interstice celluleux que parcourent la veine céphalique et une petite artère. Les fibres moyennes ou sternales se dirigent horizontalement en dehors ; elles sont quelquefois séparées des précédentes par un intestice celluleux qui est en général peu apparent. Les fibres inférieures sont obliques en haut et en dehors. Ces trois ordres de fibres convergent donc, et leur convergence s'accomplit de telle manière que les inférieures remontent un peu pour se placer en arrière des supérieures, en sorte que le muscle, au niveau de son bord ascendant, semble se replier sur lui-même de bas en haut et d'avant en arrière.

Structure. Aponévrotique au-devant du sternum où ses fibres fortes et nacrées s'entre-croisent avec celles du muscle opposé, tendineux à son insertion humérale, et charnu dans le reste de son étendue.

Le tendon par lequel ce muscle se fixe à l'humérus se compose de deux lames, l'une antérieure qui reçoit l'insertion de toutes les fibres descendantes et d'une partie des fibres transversales ; l'autre postérieure, plus faible et moins considérable, à laquelle se rendent toutes les fibres ascendantes. Ces deux lames, en se continuant entre elles par leur bord inférieur, forment une gouttière dont la concavité regarde en haut.

Rapports. En avant, avec la peau, le paucier et la mamelle ; en arrière et dans sa portion thoracique, avec le sternum, les côtes, les cartilages costaux, le petit pectoral, le grand dentelé, le sous-clavier et les intercostaux ; en arrière et dans sa portion axillaire, avec le biceps, le coraco-huméral et les vaisseaux de l'aisselle qu'ils protégent contre les violences extérieures, de même que les muscles grand dorsal et grand rond les protégent en arrière.

Usages. Adducteur et rotateur du bras en dedans, lorsque l'humérus est mobile, ce muscle frappe d'immobilité le sternum et les côtes lorsque le bras devient fixe ; et comme cette fixité de l'humérus a lieu dans un grand nombre d'efforts, on voit que dans toutes ces circonstances le grand pectoral contribue à paralyser le jeu des côtes et à suspendre les mouvements respiratoires (1).

MM. Beau et Maissiat ont constaté que ce muscle est à la fois inspirateur et expirateur : il est inspirateur seulement par les fibres qui forment son quart inférieur ; par ses autres fibres il est au contraire expirateur. Les

(1) Dans les oiseaux, où le grand pectoral présente un volume qui égale celui de tous les autres muscles réunis, il importait au plus haut degré que cette influence du muscle sur les mouvements respiratoires fût abolie, car elle eût rendu le vol complétement impossible ; elle l'est, en effet, par une modification fort simple : dans tous les vertébrés de cet ordre, le grand pectoral s'attache exclusivement au sternum, qui présente dans sa partie médiane une crête destinée à suppléer les côtes dans l'insertion qu'elles ne présentent pas à ce muscle ; cette crête a donc pour effet de conserver aux côtes leur mobilité pendant la durée de l'effort, et de rendre ainsi indépendantes l'une de l'autre les fonctions du vol et de la respiration.

grands pectoraux constituent en effet une demi-ceinture qui ne peut se contracter sans refouler le sternum en arrière, et sans déprimer par le même mécanisme les cartilages costaux et les côtes qui forment avec cet os un seul système.

Si les humérus étaient portés en haut et en dehors, et maintenus dans cette position, le grand pectoral deviendrait alors inspirateur par l'ensemble de ses fibres; loin de déprimer le sternum, il le soulèverait et l'attirerait en avant; cette condition, qui se réalise exceptionnellement dans l'homme et les mammifères, est constante dans les oiseaux au moment du vol, en sorte que dans cette classe de vertébrés non seulement ce muscle puissant s'attache exclusivement au sternum pour laisser aux côtes toute leur mobilité, mais il l'abaisse et par cet abaissement augmente encore le libre mouvement des arcs costaux.

PETIT PECTORAL.

Situation. A la partie antérieure et supérieure du thorax, en arrière du précédent.

Forme. Triangulaire.

Attaches. En bas, au bord supérieur et à la face externe des troisième, quatrième et cinquième côtes; — en haut, à la partie antérieure du bord interne de l'apophyse coracoïde.

Direction. Oblique en haut, en arrière et en dehors.

Structure. Aponévrotique à ses insertions costales, tendineux à son insertion coracoïdienne où il se confond avec l'attache correspondante du coraco-huméral, charnu dans le reste de son étendue.

Rapports. En avant, avec le grand pectoral; en arrière, avec les côtes, les muscles intercostaux, le grand dentelé, et enfin avec les nerfs et les vaisseaux axillaires.

Usages. Il abaisse le moignon de l'épaule lorsqu'il prend son point fixe sur les côtes, et élève les côtes lorsque l'épaule devient immobile par la contraction des muscles qui l'entourent.

SOUS-CLAVIER.

Situation. Entre la clavicule et la première côte.

Forme. Renflé à sa partie moyenne, effilé à ses extrémités.

Attaches. En dedans, à la face supérieure du cartilage de la première côte; — en dehors, à la face inférieure de la clavicule.

Direction. Un peu oblique en haut, en dehors et en arrière.

Structure. Tendineux à son insertion costale, offrant de courtes fibres aponévrotiques à son attache claviculaire, charnu dans le reste de son étendue.

Rapports. En haut et en arrière, avec la clavicule, qui est creusée en gouttière pour le recevoir; en bas, avec la première côte dont il est séparé par les vaisseaux axillaires et les cordons nerveux qui forment le plexus brachial; en avant, avec une aponévrose très forte, qui s'étend de la clavicule à l'omoplate. Cette lame fibreuse, dont M. Gerdy a bien fait ressortir l'importance, complète la loge qu'occupe le sous-clavier, et protége les vaisseaux et les nerfs qui se portent vers l'aisselle.

Usages. Lorsque l'épaule a été portée en arrière et en haut par une cause quelconque, il la ramène en avant et en bas en appliquant l'extrémité interne de la clavicule contre la facette sternale ; par ce mode d'action il protége et consolide l'articulation sterno-claviculaire.

RÉGION THORACIQUE LATÉRALE.

GRAND DENTELÉ.

Préparation. 1° Enlever le grand et le petit pectoral, et diviser la clavicule à sa partie moyenne, ainsi que le sous-clavier; 2° renverser l'omoplate en arrière et en dehors; 3° isoler le muscle du tissu cellulaire et des vaisseaux qui le recouvrent. (Fig. 80.)

Situation. Sur les parties latérales du thorax.

Forme. Très large, quadrilatère, dentelé sur l'un de ses bords.

Attaches. En avant, au bord supérieur et à la face externe des neuf premières côtes, par autant de digitations, disposées sur une ligne courbe dont la convexité regarde en avant, et entre-croisées inférieurement avec celles du grand oblique ; — en arrière, à toute l'étendue du bord spinal de l'omoplate, ainsi qu'aux angles supérieurs et inférieurs de cet os.

Direction. Les fibres qui naissent de la première et de la seconde côte forment un faisceau bien distinct qui se porte horizontalement en arrière et en dehors pour s'attacher à la lèvre interne de l'angle supérieur et postérieur de l'omoplate, au niveau de l'angulaire ; ce faisceau porte le nom de *portion supérieure* du grand dentelé. — Les fibres qui prennent naissance sur les seconde, troisième et quatrième côtes, se dirigent un peu obliquement de haut en bas et d'avant en arrière ; elles se fixent à toute l'étendue du bord spinal de l'omoplate, et composent un second faisceau, qui constitue la *portion moyenne* du muscle. — Les fibres insérées sur les cinquième, sixième, septième, huitième et neuvième côtes, sont très obliques de bas en haut et d'avant en arrière ; elles s'implantent sur la lèvre interne de l'angle inférieur du scapulum, et forment la *portion inférieure.*

Structure. Fixé aux côtes et à l'omoplate par de courtes fibres aponévrotiques, charnu dans le reste de son étendue.

Rapports. En dehors, avec le grand pectoral, le petit pectoral, le sous-scapulaire, les nerfs et les vaisseaux axillaires, et dans sa partie inférieure avec la peau sous laquelle ses digitations se dessinnent chez les sujets athlétiques : en dedans, avec les côtes et les muscles intercostaux.

Usages. Il porte l'épaule en avant, et concourt à la maintenir solidement appliquée sur les parties du thorax pendant l'élévation du bras. Sur un jeune homme qui présentait une paralysie du grand dentelé du côté droit, MM. Beau et Maissiat ont constaté que le malade ne pouvait élever le bras correspondant jusqu'à la tête ; aussitôt que le deltoïde se contractait, la partie supérieure de l'omoplate était entraînée en avant, tandis que sa partie inférieure ou sa pointe éprouvait un mouvement de bascule qui la faisait monter en l'écartant de plus en plus du thorax.

Les mêmes physiologistes ont aussi observé que le grand dentelé ne participe pas aux inspirations ordinaires; sa portion inférieure se contracte seulement dans les grandes inspirations, comme celles par exemple qu'on remarque chez quelques malades pendant une violente attaque d'asthme.

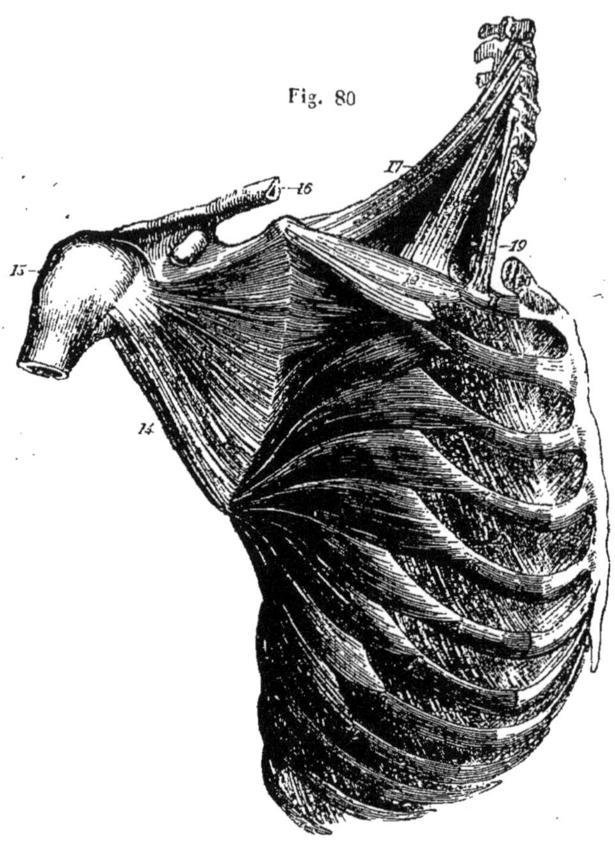

Muscles lateraux du tronc et du cou.

1. Muscle grand dentelé.— 2, 3, 4, 5, 6, 7, 8, 9. Digitations formant son bord antérieur. — 10. Faisceau supérieur du même muscle.— 11. Insertion du scalène antérieur à la première côte. — 12. Neuvième côte. — 13. M. sous-scapulaire. —14. Petit rond.— 15. Tête de l'humérus.— 16. Extrémité externe de la clavicule. — 17. Angulaire de l'omoplate. — 18. Scalène postérieur. —19. Scalène antérieur. — 20. Extrémité interne de la clavicule. — 21, 21. Intercostaux externes. — 22, 22. Intercostaux internes.

INTERCOSTAUX EXTERNES.

Situation. Entre les côtes dont ils remplissent les intervalles.

Forme. Minces, aplatis et quadrilatères.

Attaches. En haut, au bord inférieur de la côte qui est au-dessus; en bas, au bord supérieur de la côte qui est au-dessous.

Direction. Toutes les fibres qui composent ces muscles se portent obliquement de haut en bas et d'arrière en avant.

Structure. Les intercostaux externes se composent de fibres charnues et de fibres tendineuses irrégulièrement mêlées ; les premières prédominent sur les secondes par leur nombre et leur étendue. Dans les intervalles des cartilages costaux, les fibres aponévrotiques existent seules, et prolongent le muscle jusqu'au sternum.

Rapports. En dehors, avec les muscles qui revêtent le thorax ; en dedans, avec les intercostaux internes.

INTERCOSTAUX INTERNES.

Situation. Entre les côtes et les cartilages costaux.

Forme. Semblable à celle des intercostaux externes.

Attaches. En haut, à la face interne de la côte et du cartilage costal qui sont au-dessus ;—en bas, au bord supérieur de la côte et du cartilage costal qui sont au-dessous.

Direction. Contrairement aux précédents, ils se portent obliquement de haut en bas et d'avant en arrière, en sorte que les fibres des deux plans musculaires se croisent en sautoir, de même que le grand oblique de l'abdomen, dont la direction rappelle celle des intercostaux externes, croise à angle aigu le petit oblique qui se dirige comme les intercostaux internes.

Structure. Ils sont composés comme les précédents de fibres charnues et de fibres aponévrotiques irrégulièrement mélangées ; les dernières constituent exclusivement les intercostaux internes dans l'intervalle compris entre les angles des côtes et le rachis.

Usages. Il n'existe aucun muscle dans l'économie dont les usages aient été plus contestés que ceux des intercostaux externes et internes ; toutes les hypothèses qu'on pouvait présenter sur leur action ont été émises, et ont trouvé des physiologistes célèbres pour les soutenir ; ainsi on a avancé : 1° que les muscles intercostaux externes et internes sont les uns et les autres inspirateurs (Borelli, Senac, Boerhaave, Winslow, Haller, Cuvier, etc.) ; 2° qu'ils sont les uns et les autres expirateurs (Vésale, Diemerbroeck, Sabatier); 3° que les intercostaux externes sont expirateurs, et les internes inspirateurs (Galien, Bartholin); 4° que les intercostaux externes sont inspirateurs, et les internes expirateurs (Spigel, Vesling, Hamberger) ; 5° que les intercostaux externes et internes sont à la fois inspirateurs et expirateurs (Mayow, Magendie); 6° que les deux intercostaux sont passifs dans les mouvements d'inspiration et d'expiration, et font l'office d'une paroi immobile (Van Helmont, Arantius, Cruveilhier).

En présence de toutes ces opinions contradictoires, il devenait tout-à-fait nécessaire de recourir à de nouvelles observations ; c'est ce qu'ont fait MM. Beau et Maissiat, qui ont constaté :

1° Que les espaces intercostaux augmentent réellement dans l'inspiration ; 2° que les fibres des deux muscles s'allongent au moment de cet écartement, bien que la théorie semble indiquer que celles des intercostaux externes se racourcissent ; 3° qu'une côte s'élève avec la même énergie lorsque les deux couches musculaires ont été incisées au-dessus d'elle, dans toute l'étendue de l'espace intercostal, ce qui prouve que l'élévation des côtes ne s'opère pas sous l'influence de la contraction des intercostaux, puisque leur élévation demeure entière après la suppression de cette influence; 4° que dans l'expiration complexe, telle que le cri, la toux, etc., les fibres qui composent ces deux muscles se redressent et se durcissent, tandis que dans l'inspiration elles se dépriment en se portant vers le poumon.

De tous ces faits, MM. Beau et Maissiat concluent que les intercostaux externes et internes sont expirateurs; ils se rangent par conséquent à l'opinion de Vésale, de Diemerbroek et de Sabatier, qu'ils acceptent toutefois avec restriction, en avançant que ces muscles agissent seulement dans l'expiration complexe, et ont alors pour usage non seulement de rapprocher les côtes, mais de former une paroi rigide qui résiste efficacement à l'impulsion excentrique des poumons.

SURCOSTAUX.

Situés à la partie postérieure des articulations costo-transversaires, au nombre de douze de chaque côté, aplatis et triangulaires, d'autant plus longs qu'ils sont plus inférieurs, ces petits muscles semblent constituer des faisceaux accessoires pour les intercostaux externes.

Attaches. En haut, au sommet des apophyses transverses des vertèbres dorsales;— en bas, au bord supérieur et à la face externe de la côte qui est immédiatement au-dessous de chacune de ces apophyses. Les surcostaux inférieurs s'étendent en général au-delà de cette première côte et se prolongent jusqu'à la face externe de la côte suivante à laquelle ils s'attachent; de là, la dénomination de longs surcostaux qui leur a été imposée, par opposition aux supérieurs dont la longueur est beaucoup moins considérable.

Direction. Obliques de haut en bas et de dedans en dehors.

Structure. Composés de fibres charnues et aponévrotiques entremêlées comme celles qui forment les intercostaux.

Usages. La plupart des physiologistes les considèrent comme des élévateurs des côtes; MM. Beau et Maissiat pensent que leur action est plutôt relative à l'extension du rachis : dans cette opinion, ils seraient encore élévateurs des côtes, mais seulement au moment où ils se contractent pour ramener le tronc dans la rectitude verticale et l'y maintenir.

SOUS-COSTAUX.

Languettes musculaires variables dans leur nombre et leur longueur, situées à la face interne des côtes, en dehors des articulations costo-vertébrales, insérées en haut à la face interne de la côte qui est au-dessus, en bas à la face interne de la côte qui est au-dessous.

Ces languettes sont tantôt verticales, tantôt un peu obliques en bas et en dedans comme les intercostaux internes, dont elles paraissent une dépendance.

TRIANGULAIRE DU STERNUM.

Préparation. 1° Scier les côtes en dehors de leur union avec les cartilages costaux, et enlever ces cartilages et le sternum; 2° détacher la plèvre qui revêt la face postérieure du muscle.

Situation. Sur la face postérieure du sternum et des cartilages costaux.

Figure. Triangulaire, et dentelé en dehors.

Attaches. En dedans, sur les parties latérales de la face postérieure du sternum; — en dehors, par autant de languettes distinctes, sur la face postérieure des sixième, cinquième, quatrième et troisième cartilages costaux.

Direction. Les fibres inférieures sont horizontales, les autres obliques en haut et en dehors.

Structure. Aponévrotique à ses insertions sternale et cartilagineuse, charnu dans le reste de son étendue.

Rapports. En avant, avec le sternum, les cartilages costaux, et les muscles intercostaux internes; en arrière, avec la plèvre.

Usages. Il abaisse les cartilages costaux et concourt à l'expiration.

RÉGION CERVICALE LATÉRALE ET SUPERFICIELLE.

PEAUCIER.

Préparation. 1o Élever les épaules et abandonner la tête à son propre poids, afin de tendre le muscle; 2o faire une incision très superficielle, étendue de la partie moyenne de la base de la mâchoire inférieure à la partie moyenne de la clavicule.

Situation. A la partie antérieure et latérale du cou.

Forme. Large, extrêmement mince et quadrilatère.

Attaches. En bas, ce muscle adhère d'une manière assez intime à la peau qui recouvre la partie supérieure de la poitrine et les parties latérales du cou; — en haut, il s'attache: 1° sur la ligne médiane, aux téguments de la symphyse du menton, par des fibres qui s'entre-croisent avec celles du muscle opposé; 2° sur les côtés, aux téguments de la lèvre inférieure, par des fibres qui traversent de petites arcades fibreuses placées à la base du muscle triangulaire, et qui contribuent à former le muscle carré; 3° plus en dehors, à la commissure des lèvres par un petit faisceau connu sous le nom de *risorius de Santorini;* 4° enfin, en arrière, à la peau qui recouvre le masséter et la glande parotide, par des fibres extrêmement pâles et d'inégales longueurs.

Direction. Oblique de haut en bas et de dedans en dehors.

Structure. Entièrement composé de fibres charnues dont la couleur d'un rose pâle contraste avec la coloration très prononcée des autres muscles.

Rapports. En dehors, avec la peau; en dedans et en procédant de bas en haut, avec le deltoïde, le grand pectoral et la clavicule; plus haut, avec le sterno-mastoïdien, l'omoplat-hyoïdien, les veines jugulaires externes, le mylo-hyoïdien et la glande sous-maxillaire; à la face, avec le maxillaire inférieur, le buccinateur, le masséter et la glande parotide.

Le bord antérieur est séparé du bord correspondant du muscle opposé par un intervalle triangulaire à base inférieure, dans lequel on aperçoit les muscles de la région hyoïdienne inférieure, le corps thyroïde et le larynx.

Le bord postérieur est remarquable par la présence d'un grand nombre de branches nerveuses dont les ramifications rayonnent dans tous les sens, sous la face profonde.

Usages. 1° Il concourt à la mastication par le mouvement d'abaissement qu'il imprime à la lèvre inférieure, mouvement qui permet à la lèvre ainsi abaissée de saisir les aliments tombés au-devant de l'arcade dentaire pour les reporter sur cette arcade, et qui est d'autant plus prononcé que les fibres du peaucier présentent une grande longueur; 2° il contribue à l'expression de la physionomie par l'action qu'il exerce sur la commissure des lèvres; 3° il est antagoniste de la houppe du menton par ses fibres médianes qui abaissent les téguments que ce petit muscle élève.

STERNO-MASTOÏDIEN.

Situation. Sur les parties latérales du cou.

Forme. Allongé, aplati de dehors en dedans, simple à son extrémité supérieure, bifide inférieurement.

Attaches. En bas, à la partie supérieure et antérieure du sternum, et à la partie interne du bord postérieur de la clavicule; — en haut, à la base de l'apophyse mastoïde du temporal, et au tiers externe de la ligne courbe supérieure de l'occipital.

Direction. Oblique de haut en bas, de dehors en dedans et d'arrière en avant.

Structure. Tendineux à son insertion sternale, aponévrotique à ses attaches claviculaire et céphalique, charnu dans le reste de son étendue.

Les fibres qui naissent du sternum et celles qui partent de la clavicule forment deux faisceaux bien distincts, dont l'antérieur est très oblique et arrondi et le postérieur presque vertical et aplati; ces deux faisceaux, séparés par un interstice celluleux plus ou moins apparent, se confondent à l'union du tiers supérieur du muscle avec ses deux tiers inférieurs.

Rapports. En dehors, avec le peaucier et la peau; en dedans, avec l'articulation sterno-claviculaire, les muscles de la région hyoïdienne inférieure, le digastrique, le stylo-hyoïdien, le splénius; avec le nerf spinal qui le traverse; et enfin avec la veine jugulaire interne et la carotide primitive qu'il croise à angle aigu inférieurement.

Son bord antérieur, qui fait saillie sous les téguments, répond en haut à la glande parotide, et plus bas à la veine jugulaire externe antérieure; — son bord postérieur est enlacé par des branches nerveuses qui le contournent et se portent en avant où elles se ramifient pour donner naissance au plexus cervical. Ce bord forme le côté antérieur d'un triangle, dont le côté postérieur est formé par le bord supérieur du trapèze et le côté inférieur ou la base par la clavicule; l'espace circonscrit par ces trois bords constitue la région ou le creux sus-claviculaire, région importante que traversent un grand nombre de branches vasculaires et nerveuses.

Usages. Ces muscles sont fléchisseurs et rotateurs de la tête lorsqu'ils se contractent isolément; dans leur action simultanée, les effets opposés se détruisant, ils deviennent simplement fléchisseurs; cependant si la tête est fortement étendue, leur point mobile étant alors rejeté en arrière du point d'appui du levier que représente le crâne, ils ne peuvent plus agir comme fléchisseurs; et s'ils se contractaient dans cette condition, ils agiraient dans le même sens que les extenseurs.

MUSCLES DE LA RÉGION HYOIDIENNE INFÉRIEURE.

Préparation. 1° Diviser les clavicules à leur partie moyenne; 2° couper les deux premières côtes un peu en dehors de leur union avec leur cartilage; 3° scier le sternum de manière à détacher son tiers supérieur; 4° renverser ensuite vers la face la pièce quadrilatère ainsi isolée, et préparer les insertions des muscles qui s'attachent au sternum et à la clavicule. Pour rétablir les rapports naturels de ces muscles, il suffira de ramener dans leur position primitive les parties osseuses qui ont été divisées et déviées.

STERNO-HYOÏDIEN.

Situation. A la partie antérieure et moyenne du cou.

Forme. Mince, long, étroit et comme rubané.

Attaches. En bas, à l'extrémité interne de la clavicule, au ligament postérieur de l'articulation sterno-claviculaire, et à la partie correspondante de la face postérieure du sternum; — en haut, au bord inférieur du corps de l'os hyoïde.

Direction. Vertical.

Structure. Presqu'entièrement charnu, coupé vers sa partie inférieure par une intersection aponévrotique transversale.

Rapports. En avant, avec le peaucier, le sterno-mastoïdien et la peau; en arrière, avec le sterno-thyroïdien et le thyro-hyoïdien.

Usage. Il abaisse l'os hyoïde.

OMOPLAT- OU SCAPULO-HYOÏDIEN.

Situation. Sur les parties latérale, antérieure et inférieure du cou.

Forme. Allongé, arrondi, plus épais à ses extrémités qu'à sa partie moyenne.

Attaches. En bas, au bord supérieur de l'omoplate, derrière l'échancrure coracoïdienne;—en haut, au bord inférieur du corps de l'os hyoïde, en dehors du sterno-hyoïdien.

Direction. En partant de l'omoplate ce muscle marche parallèlement à la clavicule, en arrière de laquelle il est placé; parvenu vers la partie moyenne de cet os, il se réfléchit pour se porter en haut, en dedans et en avant, de telle sorte qu'il décrit une courbe dont la concavité regarde en haut, en arrière et en dehors; cette courbe des deux omoplat-hyoïdiens est maintenue par une aponévrose qui d'une part unit ces deux muscles l'un à l'autre en comblant l'espace angulaire qui les sépare, et de l'autre se fixe en bas au bord postérieur de la clavicule; cette lame aponévrotique n'est qu'une dépendance de l'aponévrose cervicale.

Structure. Charnu à ses extrémités, tendineux à sa partie moyenne.

Rapports. En dehors, avec le trapèze, la clavicule, le sterno-mastoïdien et la peau; en dedans, avec les scalènes, les cordons nerveux qui forment le plexus brachial, la veine jugulaire interne et l'artère carotide primitive.

Usage. Si les deux muscles agissent à la fois, ils abaissent l'os hyoïde et le portent en arrière; s'ils agissent isolément, ils abaissent cet os en l'inclinant du côté qu'ils occupent.

STERNO-THYROÏDIEN.

Situation. A la partie antérieure et moyenne du cou, en arrière du sterno-hyoïdien.

Forme. Très mince et allongé.

Attaches. En bas, à la partie supérieure de la face postérieure du sternum, au niveau ou un peu au-dessus du cartilage de la première côte, et à toute l'étendue du bord postérieur de ce cartilage; — en haut, au cartilage thyroïde par une arcade aponévrotique obliquement dirigée de haut en bas et de dehors en dedans, arcade dont les extrémités se fixent à deux tubercules situés sur la face externe ou antérieure de ce cartilage.

Direction. Vertical.

Structure. Presque entièrement charnu, coupé par une intersection aponévrotique au niveau de la fourchette du sternum.

Rapports. En avant, avec le sterno-hyoïdien, l'omoplat-hyoïdien et la clavicule; en arrière, avec le corps thyroïde, la trachée-artère, et le tronc veineux brachio-céphalique.

THYRO-HYOÏDIEN.

Situation. A la partie antérieure et moyenne du cou, entre le larynx et l'os hyoïde.

Forme. Court, aplati et quadrilatère.

Attaches. En bas, à la ligne oblique que présente la face externe du cartilage thyroïde, et aux tubercules qui occupent les extrémités de cette ligne; —en haut, à la partie inférieure du corps, et d'une partie de la grande corne de l'os hyoïde.

Direction. Vertical.

Structure. Entièrement charnu.

Rapports. En avant, avec le sterno-hyoïdien; en arrière, avec le cartilage thyroïde et la membrane thyro-hyoïdienne.

Usage. Il élève le larynx lorsqu'il prend son point fixe sur l'os hyoïde, et abaisse ce dernier os lorsque le larynx est fixé par les muscles sterno-thyroïdiens.

RÉGION SUS-HYOIDIENNE.

DIGASTRIQUE.

Préparation. 1° Élever les épaules et renverser la tête en arrière; 2° enlever la peau et le peaucier; 3° diviser le sterno-mastoïdien à sa partie moyenne et renverser en haut sa portion mastoïdienne; 4° repousser en haut les glandes parotide et sous-maxillaire.

Situation. Sur les parties latérale et supérieure du cou.

Forme. Celle de deux cônes réunis par leur sommet.

Attaches. En arrière, à la rainure digastrique ou mastoïdienne; en avant, à la base de l'os maxillaire inférieur, sur les côtés de la symphyse du menton, dans une fossette destinée à cette insertion.

Direction. Oblique de haut en bas, d'arrière en avant et de dehors en dedans dans sa partie postérieure; oblique en haut, en avant et en dedans dans sa partie antérieure; ces deux parties en se réunissant forment un angle obtus ouvert en haut.

Structure. Charnu à ses deux extrémités, tendineux à sa partie moyenne, qui traverse ordinairement le stylo-hyoïdien, et fournit une expansion fibreuse par laquelle le digastrique se fixe à l'os hyoïde; cette expansion fibreuse joue le rôle d'une poulie de renvoi.

Rapports. En dehors, avec le peaucier, le sterno-mastoïdien, la glande parotide, et surtout la glande sous-maxillaire qu'il embrasse par sa concavité; en dedans, avec les muscles qui partent de l'apophyse styloïde, le mylo-hyoïdien, la veine jugulaire interne et les artères carotides externe et interne.

Usages. Le ventre postérieur porte l'os hyoïde en arrière et en haut; l'antérieur l'attire en haut et en avant; les deux muscles contractés simultanément élèvent directement cet os. Lorsque l'hyoïde est fixé, le ventre

Fig. 81.

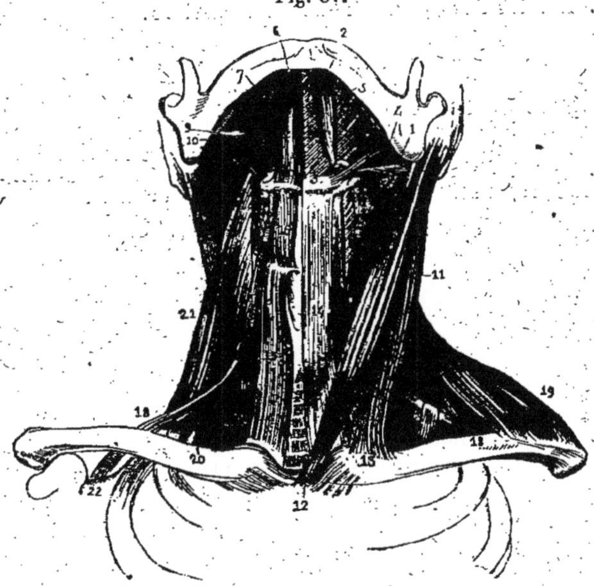

Muscles des régions sus et sous-hyoïdiennes.

1. Ventre postérieur du digastrique. — 2. Ventre antérieur du digastrique. — 3. Poulie de renvoi du digastrique. — 4. M. stylo-hyoïdien. — 5. Moitié gauche du muscle mylo-hyoïdien. — 6. M. génio-hyoïdien. — 7. M. stylo-glosse. — 8. M. hyo-glosse. — 9. Apophyse styloïde. — 10. M. stylo-pharyngien. — 11. M. sterno-mastoïdien. — 12. Son faisceau sternal. — 13. Son faisceau claviculaire. — 14. M. sterno-hyoïdien. — 15. M. sterno-thyroïdien. — 16. M. thyro-hyoïdien. — 17. Portion supérieure de l'omoplat-hyoïdien. — 18. Portion inférieure du même muscle. — 19. M. trapèze. — 20. M. scalène antérieur. — 21. M. scalène postérieur. — 22. Insertion scapulaire de l'omoplat-hyoïdien.

postérieur tend à porter la tête dans l'extension et l'antérieur à abaisser la mâchoire.

STYLO-HYOÏDIEN.

Situation. A la partie supérieure et latérale du cou, en dedans du précédent.

Forme. Allongé, grêle et cylindrique.

Attaches. En haut et en arrière, à l'apophyse styloïde; en bas et en avant, au corps de l'os hyoïde.

Direction. Oblique de haut en bas et d'arrière en avant.

Structure. Tendineux à son insertion supérieure, charnu dans le reste de son étendue, traversé dans sa partie moyenne par le tendon du digastrique.

Rapports. En dehors, avec le ventre postérieur du digastrique; en dedans, avec le muscle stylo-glosse, l'hyo-glosse, la veine jugulaire interne et les artères carotides externe et interne.

Usage. Il attire l'os hyoïde en haut et en arrière.

MYLO-HYOÏDIEN.

Préparation. 1° Isoler les ventres antérieurs des deux muscles digastriques, les diviser à leurs insertions au maxillaire et les renverser en bas; 2° enlever les deux glandes sous-maxillaires; 3° diviser la mâchoire inférieure de chaque côté, au-devant de l'attache des masséters; 4° renverser en avant toute la partie médiane de cet os, et mettre à nu la face supérieure du muscle.

Situation. A la partie supérieure et médiane du cou.

Forme. Aplati, quadrilatère et curviligne.

Attaches. En bas, au corps de l'os hyoïde; — en haut, à une courbe demi-circulaire formée sur la face postérieure de la mâchoire par les deux lignes obliques ou maxillaires internes.

Direction. Toutes les fibres qui naissent des lignes obliques internes se portent en convergeant en bas et en dedans; — les supérieures se continuent sans lignes de démarcation avec celles du côté opposé; les moyennes se terminent sur la ligne médiane, à un raphé rudimentaire; les inférieures viennent s'insérer à l'os hyoïde: le plan général résultant de la réunion de toutes ces fibres s'incline de haut en bas et d'avant en arrière, en formant une sorte de plancher musculeux qui ferme la cavité buccale dans sa partie inférieure, antérieure et médiane.

Structure. Essentiellement charnu, divisé sur la ligne médiane par un raphé fibreux, peu apparent, en deux moitiés symétriques qui ont été considérées à tort comme deux muscles distincts.

Rapports. En avant et en bas, avec le peaucier et la peau, le ventre antérieur des digastriques et les glandes sous-maxillaires; en arrière et en haut, avec les glandes sublingnales et les muscles génio-hyoïdiens, hyo-glosses et stylo-glosses.

Usages. Lorsque la mâchoire inférieure est fixe, il élève l'os hyoïde en le portant un peu en avant, et concourt alors à l'acte de la déglutition; si l'os hyoïde est fixé, il abaisse la mâchoire inférieure.

GÉNIO-HYOÏDIEN.

Préparation. Incisez le raphé du mylo-hyoïdien avec beaucoup de ménagement; les génio-hyoïdiens sont immédiatement au-dessous; on les distingue du muscle précédent par la direction de leurs fibres qui sont longitudinales, tandis que celles du mylo-hyoïdien sont transversales ou obliques.

Situation. A la partie moyenne et supérieure du cou, au-dessus du mylo-hyoïdien.

Forme. Allongé et cylindrique.

Attaches. En haut, à l'apophyse géni; en bas, à la partie supérieure du corps de l'os hyoïde.

Direction. Oblique de haut en bas et d'avant en arrière.

Structure. Presque entièrement charnu.

Rapports. En bas et en dehors, avec le mylo-hyoïdien; en haut, avec le génio-glosse; en dedans, les deux muscles sont contigus l'un à l'autre, et séparés par un interstice celluleux peu apparent.

Usage. Élévateur de l'os hyoïde lorsque la mâchoire est fixe; abaisseur de la mâchoire si l'os hyoïde est immobile. Fléchisseur de la tête si l'hyoïde et la mâchoire sont l'un et l'autre fixés dans leur position.

APONÉVROSE CERVICALE.

Elle s'étend de la base de la mâchoire au sternum et aux clavicules; latéralement elle se perd d'une manière insensible au niveau du bord antérieur des trapèzes.

Simple sur la ligne médiane où elle présente une disposition analogue à la ligne blanche, elle se décompose de chaque côté en deux feuillets, l'un superficiel et l'autre profond.

Le *feuillet superficiel*, appelé aussi *aponévrose cervicale superficielle*, présente la forme d'un demi-cylindre qui embrasse la moitié antérieure de la surface du cou.—Dans sa partie médiane ou intermédiaire aux deux peauciers, il est sous-cutané; plus loin, il s'applique sur la face externe du sterno-mastoïdien, pour former la lame externe de sa gaîne; au-delà de ce muscle il revêt le creux sus-claviculaire et sert de surface d'appui aux fibres du peaucier, qui en son absence se déprimeraient et tomberaient en quelque sorte dans cette excavation qu'il est destiné à compléter en la dissimulant en partie.—En bas, ce feuillet se perd dans le tissu cellulaire qui revêt la face antérieure du grand pectoral.—En haut, il se fixe à la base de la mâchoire, excepté en dehors où il se continue soit avec la lame aponévrotique qui revêt le muscle masséter, soit avec la gaîne fibreuse de la glande parotide.

La veine jugulaire externe postérieure est située en dehors de ce feuillet, et la veine jugulaire externe antérieure en dedans; de cette différence de situation résultent la saillie sous-cutanée de la première, et le défaut de manifestation de la seconde.

Le *feuillet profond* offre la même étendue que le précédent; mais il en diffère à la fois par son siége et sa résistance plus grande. Il passe au-dessous du sterno-mastoïdien, s'unit en arrière de ce muscle avec le feuillet superficiel, et recouvre la veine jugulaire interne, l'artère carotide primitive, les nerfs pneumo-gastriques, le grand symphathique et les ganglions cervicaux. — Son bord supérieur s'insère à la base de la mâchoire ; l'inférieur se fixe à la lèvre postérieure de la fourchette du sternum et au bord postérieur de la clavicule ; tous les foyers purulents qui ont leur siége en avant de ce feuillet fusent vers la peau ; ceux qui résident en arrière tendent au contraire à se porter dans la cavité de la poitrine, vers le médiastin.

Ce feuillet doit être considéré dans sa portion supérieure ou sus-hyoïdienne et dans sa portion inférieure ou sous-hyoïdienne.

La *portion sus-hyoïdienne* répond : dans sa partie moyenne à l'espace triangulaire qui sépare les ventres antérieurs des digastriques auxquels elle est unie, ainsi qu'à l'os hyoïde ;—et par ses parties latérales aux glandes sous-maxillaires dont elle tapisse la face interne, de même que le feuillet superficiel tapisse leur face externe, en sorte que ces deux feuillet forment à cette glande une gaîne complète qui se confond en dehors avec une gaîne analogue appartenant à la parotide.

La *portion sous-hyoïdienne* présente aussi une partie moyenne et deux latérales. — La partie moyenne, qui est la plus résistante, remplit l'espace triangulaire qu'interceptent les deux omoplat-hyoïdiens dont elle lie les tendons aux clavicules, et auxquels elle constitue ainsi une sorte de poulie de renvoi, de même que la partie moyenne de la portion sus-hyoïdienne, en fixant les tendons des digastriques à l'os hyoïde, consolide l'expansion fibreuse qui sert de poulie de réflexion à ces deux muscles. — Les parties latérales forment la face interne de la gaîne du sterno-mastoïdien, et s'appliquent, au-delà du bord postérieur de ce muscle, au feuillet superficiel pour accroître la résistance de l'aponévrose sus-claviculaire.

Indépendamment de ces feuillets, il en existe deux autres dans la région sous-hyoïdienne, l'un qui est situé entre les couches superficielle et profonde de cette région, et qui est extrêmement mince, l'autre placé sous la couche profonde au-devant de la trachée et du larynx ; ce dernier constitue non une gaîne musculaire, mais une gaîne viscérale destinée à fixer l'organe de la voix et la trachée dans la situation médiane qu'ils occupent.

RÉGION PRÉVERTÉBRALE.

Préparation. La coupe qu'il est nécessaire de pratiquer pour l'étude des muscles de cette région mérite d'être étudiée avec attention, car elle est utile non seulement pour la préparation des muscles prévertébraux et des scalènes, mais aussi pour celle des muscles constricteurs du pharynx, et pour celle du voile du palais; elle est connue sous le nom de *coupe du pharynx;* son exécution repose sur les données suivantes :

1º Incisez les téguments du crâne sur la circonférence d'un plan transversal qui passerait par les bosses nasale et occipitale, et enlevez le cuir chevelu.

2º Divisez les os, à l'aide d'une scie ou d'un marteau, au niveau de la section circulaire des parties molles, et détachez ensuite la voûte du crâne de la dure mère à laquelle elle adhère quelquefois d'une manière très intime.

3º Coupez la dure-mère sur les côtés de la ligne médiane, et d'avant en arrière; incisez ensuite transversalement vers sa partie antérieure la zone fibreuse qui résulte de cette double incision ; vous pourrez alors renverser d'avant en arrière cette partie médiane, et rabattre de chaque côté les parties latérales de la dure-mère.

4° Le cerveau étant découvert, soulevez cet organe par sa partie antérieure, divisez tous les liens vasculaires ou nerveux qui le fixent à la base du crâne, incisez au niveau du trou occipital le prolongement qu'il envoie dans le canal vertébral, et, après l'avoir extrait, renversez-le dans la voûte osseuse qui a été préalablement détachée.

5° Incisez, immédiatement au-dessus du sternum et transversalement, les téguments, l'aponévrose cervicale, les muscles sterno-mastoïdiens, ceux de la région hyoïdienne inférieure, la trachée, l'œsophage, et enfin les vaisseaux et les nerfs du cou.

6° De cette incision transversale faites partir deux incisions verticales qui remonteront jusqu'à la base du crâne, en passant en arrière des apophyses styloïdes, et qui comprendront la peau, le peaucier et les sterno-mastoïdiens.

7° Prolongez ces deux incisions verticales à travers la base du crâne, de manière à partager cette base en deux moitiés, l'une antérieure, l'autre postérieure; dans ce but, pratiquez deux traits de scie, dirigés de dehors en dedans et un peu d'arrière en avant, en ayant soin de placer la lame en arrière des apophyses styloïdes; ces deux traits de scie obliques devront se rencontrer à quelques millimètres en arrière de la fosse pituitaire; s'ils n'arrivent pas au contact, on les réunira à l'aide d'un ciseau et d'un maillet.

Lorsque cette coupe a été pratiquée d'après les données précédentes, on isole d'une part le pharynx qu'on peut facilement étudier, de l'autre les muscles de la région prévertébrale et ceux de la région cervicale latérale et profonde.

GRAND DROIT ANTÉRIEUR.

Situation. Au-devant des apophyses transverses des six premières vertèbres cervicales.

Forme. Allongé, aplati d'avant en arrière dans ses deux tiers inférieurs, arrondi supérieurement.

Attaches. En bas, aux tubercules antérieurs des apophyses transverses des sixième, cinquième, quatrième et troisième vertèbres cervicales; — en haut, à l'apophyse basilaire, au-devant du trou occipital.

Direction. Oblique de bas en haut et de dehors en dedans.

Structure. Simple supérieurement, le grand droit antérieur se décompose inférieurement en quatre faisceaux qui s'attachent aux tubercules des apophyses transverses par autant de petits tendons; en outre, ce muscle présente dans sa partie moyenne une aponévrose qui occupe surtout sa partie antérieure et qui pourrait le faire ranger au nombre des muscles digastriques.

Rapports. En avant, avec le pharynx, les vaisseaux du cou, le pneumo-gastrique et le grand sympathique; en arrière, avec les apophyses transverses des vertèbres cervicales.

Usage. Il fléchit la tête, en lui imprimant un léger mouvement de rotation en vertu duquel la face est dirigée de son côté. Si les deux muscles se contractent à la fois, les effets contraires se neutralisant, ils deviennent exclusivement fléchisseurs.

PETIT DROIT ANTÉRIEUR.

Situation. A la partie antérieure de l'articulation occipito-atloïdienne.

Forme. Aplati, mince et quadrilatère.

Attaches. En bas, à la partie antérieure de la masse latérale de l'atlas; — en haut, à l'apophyse basilaire, en arrière de l'insertion du grand droit et immédiatement au-devant du trou occipital.

Direction. Oblique de bas en haut et de dehors en dedans.

Structure. Essentiellement charnu.

Rapports. En avant, avec le grand droit antérieur et l'artère carotide interne; en arrière, avec le ligament occipito-atloïdien antérieur et latéral.

Usage. L'atlas formant avec l'occipital ou mieux avec le crâne un seul et même système qui pivote autour de l'apophyse odontoïde de l'axis, on comprend difficilement les usages de ce petit muscle, qui semble plutôt constituer un ligament actif qu'un agent moteur; on pense généralement cependant qu'il peut contribuer à fléchir la tête.

LONG DU COU.

Situation. Sur les parties latérales du corps des trois premières vertèbres dorsales et des six dernières cervicales.

Forme. Allongé et plus large à sa partie moyenne qu'à ses extrémités qui se terminent en pointe.

Direction. Ses fibres inférieures se portent obliquement de bas en haut et de dedans en dehors; les supérieures obliquement de dedans en dehors et de haut en bas, en convergeant vers les premières; les moyennes sont verticales et légèrement curvilignes.

Attaches. Les fibres inférieures ou ascendantes se fixent en bas au corps des vertèbres dorsales, et en haut aux tubercules antérieurs des apophyses transverses des quatrième et troisième vertèbres cervicales; — les fibres supérieures ou descendantes s'insèrent en haut au tubercule antérieur de l'atlas et en bas aux tubercules antérieurs des apophyses transverses des cinquième, quatrième et troisième vertèbres cervicales; — les fibres moyennes ou longitudinales naissent, en bas, du corps des trois premières vertèbres dorsales, de celui des septième, sixième, cinquième et quatrième vertèbres cervicales, et se terminent en haut aux crêtes de la troisième et de la seconde vertèbres du cou.

Structure. Aponévrotique à toutes ses insertions, en sorte que les fibres charnues et tendineuses qui le composent paraissent mélangées.

Usages. Les fibres supérieures impriment à l'atlas et à la tête un mouvement de rotation en vertu duquel la face est tournée de leur côté; les fibres inférieures impriment aussi aux vertèbres cervicales un léger mouvement de rotation qui porte la face du côté opposé; en outre ces deux ordres de fibres, conjointement avec les moyennes, fléchissent la colonne cervicale.

RÉGION CERVICALE LATÉRALE ET PROFONDE.

Préparation. La coupe pratiquée pour l'étude des muscles de la région prévertébrale découvre ceux de la région cervicale latérale et profonde dans la plus grande partie de leur étendue; pour achever de les mettre à nu, on désarticulera la clavicule à son extrémité sternale, puis on détachera à leur insertion interne le sous-clavier et le grand pectoral; après avoir repoussé cet os et ces muscles en dehors, il sera facile d'isoler les scalènes dans leur attache inférieure.

SCALÈNE ANTÉRIEUR.

Situation. A la partie latérale, inférieure et profonde du cou.

Forme. Conoïde.

Attaches. En bas, à un tubercule qui occupe la partie moyenne de la face supérieure de la première côte, par un cône aponévrotique de l'intérieur duquel naissent les fibres charnues; — en haut, à l'échancrure que présente le sommet des apophyses transverses des sixième, cinquième, quatrième et troisième vertèbres cervicales, par autant de petits tendons.

Direction. Un peu oblique de bas en haut et de dehors en dedans.

Rapports. En avant, avec la veine sous-clavière, le muscle sous-clavier, le sterno-mastoïdien, le scapulo-hyoïdien, le nerf diaphragmatique et les artères cervicales transverse et ascendante; en arrière, avec le scalène postérieur dont il est séparé inférieurement par l'artère sous-clavière, et plus haut par les cordons qui donnent naissance au plexus brachial.

Usages. Il élève la première côte, lorsqu'il prend son point fixe sur les vertèbres cervicales, et fléchit ces vertèbres en les inclinant de son côté lorsque son insertion costale devient immobile.

Fig. 82

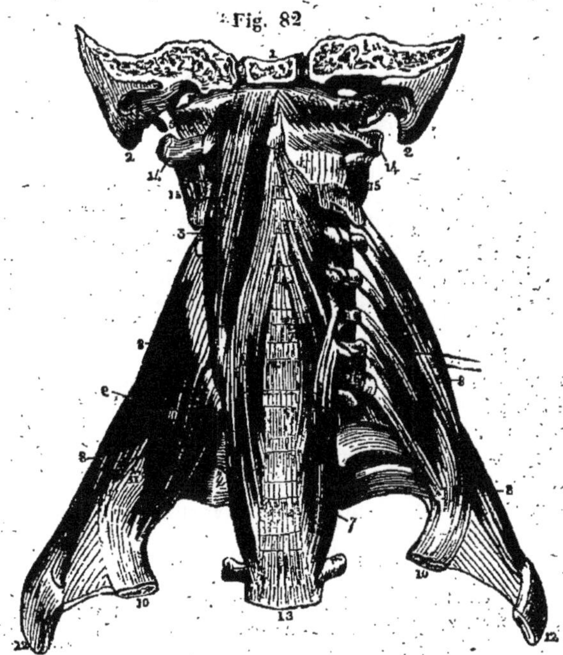

Regions prevertébrale et cervicale laterale profonde.

1. Apophyse basilaire. — 2,2. Apophyses mastoïdes. — 3. M. grand droit antérieur de la tête. — 4. M. petit droit antérieur — 5. M. droit latéral. — 6. M. long du cou. — 7,7. M. long du cou dont les tendons ont été un peu écartés pour montrer ses trois ordres de faisceaux. — 8,8,8,8. M. scalène postérieur. — 9. M. scalène antérieur. — 10, 10. Premières côtes. — 11. Passage de l'artère sous-clavière. — 12, 12. Secondes côtes. — 13. Troisième vertèbre dorsale. — 14, 14. Apophyses transverses de l'atlas. — 15. Premier muscle intertransversaire. — 16. Sixième muscle intertransversaire.

19

SCALÈNE POSTÉRIEUR.

Situation. Sur les parties latérales du cou, en arrière du précédent.

Forme. Aplati d'avant en arrière et triangulaire.

Attaches. En bas, au bord supérieur de la seconde côte, et à la face supérieure de la première, en arrière de la dépression qui répond au passage de l'artère sous-clavière ; — en haut, aux tubercules postérieurs des apophyses transverses des six dernières vertèbres cervicales, par autant de faisceaux distincts.

Direction. Oblique de bas en haut et de dehors en dedans.

Structure. Le scalène postérieur se compose de faisceaux juxtaposés, aponévrotiques à leurs extrémités, charnus dans leur partie moyenne, et variables dans leur nombre ; de là les divergences qu'on remarque dans les descriptions qui ont été faites de ce muscle : ainsi Albinus admettait cinq scalènes de chaque côté ; Chaussier en admettait trois ; aujourd'hui on en admet généralement deux, et cette distinction est fondée : 1° sur l'indépendance réelle des deux scalènes ; 2° sur les rapports importants qu'ils affectent avec l'artère sous-clavière, l'un étant situé en avant de ce vaisseau, et l'autre en arrière.

Usages. Semblables à ceux du précédent.

INTERTRANSVERSAIRES DU COU.

Situation. Entre les apophyses transverses des vertèbres cervicales où ils sont disposés par paires.

Forme. Aplatis d'avant en arrière et quadrilatères.

Attaches. En bas, aux bords antérieur et postérieur de la gouttière que présente l'apophyse transverse située au-dessous ; — en haut, à la face inférieure de l'apophyse transverse qui est au-dessus.

Direction. Verticaux.

Structure. Entièrement charnus.

Rapports. Les intertransversaires correspondants, séparés l'un de l'autre par les branches antérieures des nerfs cervicaux, et par l'artère vertébrale dont ils complètent le canal, répondent en avant au grand droit antérieur de la tête, et en arrière aux muscles transversaire et angulaire.

Usages. Ils rapprochent les apophyses transverses des vertèbres du cou, et opèrent par ce rapprochement l'inclinaison latérale de la tête.

DROIT LATÉRAL DE LA TÊTE.

Situation. Sur les parties latérales de l'articulation occipito-atloïdienne où il représente un véritable inter-transversaire.

Forme. Aplati et quadrilatère.

Attaches. En bas, à l'apophyse transverse de l'atlas ; — en haut, à l'apophyse jugulaire de l'occipital.

Direction. Vertical.

Structure. Essentiellement charnu.

Rapports. En avant, avec la veine jugulaire interne ; en arrière, avec l'artère vertébrale.

Usages. Il consolide les rapports de l'atlas avec l'occipital, et incline légèrement la tête de son côté.

MUSCLES DE LA TÊTE.

Ils forment neuf régions, qui président chacune au mouvement d'un organe différent; ces neuf régions ou groupes musculaires sont, en procédant de la partie supérieure vers la partie inférieure de la tête :

1° La région épicrânienne, composée des muscles moteurs du cuir chevelu ;

2° La région auriculaire, composée des muscles moteurs du pavillon de l'oreille ;

3° La région sourcilière, composée essentiellement du sourcilier, agent principal des mouvements du sourcil ;

4° La région palpébrale, composée de deux muscles, l'un qui rapproche et l'autre qui éloigne les paupières.

5° La région oculaire, composée des muscles moteurs du globe de l'œil.

6° La région nasale, composée des muscles moteurs de l'aile du nez.

7° La région labiale, composée des muscles qui impriment aux lèvres les mouvements si variés qu'elles présentent.

8° La région temporo-maxillaire, composée des muscles élévateurs directs de la mâchoire.

9° La région ptérygoïdienne, composée des muscles ptérygoïdiens ou triturateurs.

1° MUSCLES MOTEURS DU CUIR CHEVELU OU ÉPICRANIENS.

Au nombre de trois : l'occipital, le frontal et le pyramidal.

Préparation. 1o Placer le sujet dans le décubitus abdominal, et porter la tête dans l'extension en élevant et soutenant le menton; 2o couper les cheveux en arrière et sur toute l'étendue de la ligne médiane; 3o inciser le cuir chevelu d'arrière en avant, depuis la protubérance occipitale externe jusqu'à la racine du nez, et transversalement, en arrière, au niveau de la protubérance occipitale; 4° soulever les angles qui résultent de cette double incision, et découvrir d'abord le muscle occipital, en procédant de dedans en dehors; 5o continuer ensuite la dissection, en remontant vers le muscle frontal, et en procédant également de la ligne médiane vers les parties latérales.

Il importe de procéder à la section des téguments avec beaucoup de ménagement, afin de ne pas diviser les plans musculaires qui sont très minces, et de suivre exactement la direction des fibres qui adhèrent au cuir chevelu d'une manière intime.

OCCIPITAL.

Situation. A la partie postérieure de la tête, au-dessus de la ligne courbe supérieure de l'occipital.

Forme. Aplati, très mince et quadrilatère.

Attaches. En bas, aux deux tiers externes de la ligne courbe supérieure de l'occipital ; — en haut, au bord postérieur de l'*aponévrose épicrânienne.*

Direction. Un peu oblique de bas en haut et de dedans en dehors.

Rapports. En arrière, avec le cuir chevelu qui lui adhère fortement ; en avant, avec l'occipital et le pariétal. Son bord interne, un peu oblique en haut et en dedans, est séparé de celui du côté opposé par un espace triangulaire à base inférieure; l'externe, plus long, est presque horizontal.

Usages. Il porte le cuir chevelu en arrière et tend l'aponévrose épicrânienne qui, ainsi soutenue, sert de point fixe au muscle frontal, dont l'action devient alors plus énergique et plus manifeste.

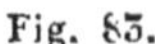

Fig. 83.

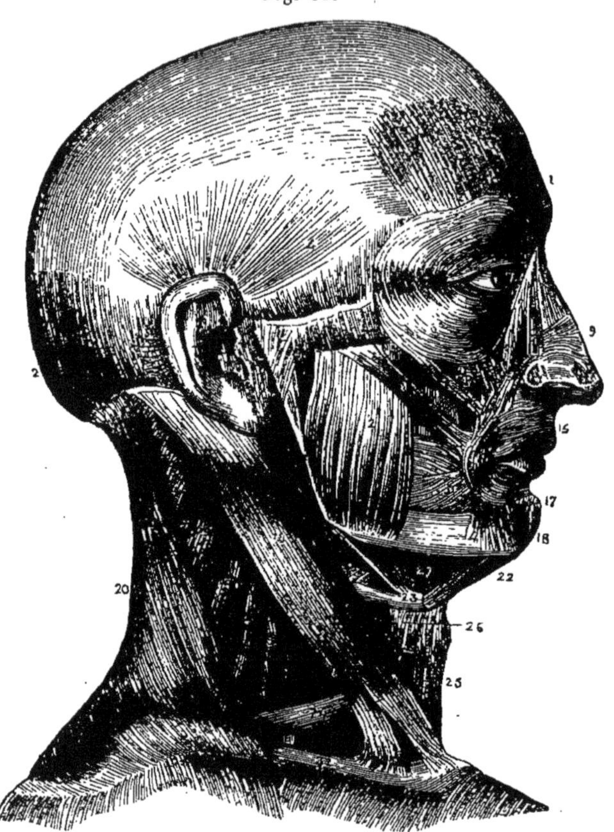

Muscles superficiels de la tête et du cou.

1. M. frontal. — 2. M. occipital. — 3 et 4. Auriculaire supérieur. — 5. Auriculaire postérieur. — 6. Sphincter des paupières. — 7. Élévateur commun de l'aile du nez et de la lèvre supérieure. — 8. Élévateur propre. — 9. Transverse ou élévateur de l'aile du nez. — 10. Petit zygomatique. — 11. Grand zygomatique. — 12. Masséter. — 13. Buccinateur. — 14. Triangulaire des lèvres. — 15. Orbiculaire des lèvres. — 16. Canin. — 17. Carré. — 18. Houppe du menton. — 19. Sterno-mastoïdien. — 20. Faisceau supérieur du trapèze. — 21. Ventre postérieur du digastrique. — 22. Ventre antérieur du digastrique. — 23. Os hyoïde. — 24, 24. Scapulo-hyoïdien. — 25. Sterno-hyoïdien. — 26. Thyro-hyoïdien. — 27. Mylo-hyoïdien. — 28. Splénius. — 29. Angulaire. — 30. Scalène postérieur. — 31. Scalène antérieur. — 32. Clavicule.

FRONTAL.

Situation. Sur la face antérieure de l'os coronal, au-dessus de la racine du nez et des sourcils ; il est impair, médian et symétrique.

Forme. Large, mince, quadrilatère, simple inférieurement, bifide à sa partie supérieure.

Attaches. En bas, 1° aux cartilages latéraux et aux os propres du nez par deux faisceaux qui constituent les muscles pyramidaux ; 2° à la peau des sourcils par des fibres pâles qui s'entre-croisent avec les fibres correspondantes des muscles orbiculaires ou sphincters des paupières ; — en haut, à l'aponévrose épicrânienne par deux digitations, l'une droite et l'autre gauche.

Direction. Les fibres moyennes sont verticales, les externes obliques en haut en dehors.

Rapports. En avant, avec les téguments du front qui lui adhèrent d'une manière intime ; en arrière, avec l'os frontal.

Usages. Pour bien concevoir les usages de ce muscle, il importe de remarquer que ses insertions inférieures, ayant lieu principalement aux téguments de la région sourcilière, conservent toujours une grande mobilité, et que son attache à l'aponévrose épicrânienne représente constamment son point fixe.

Ce fait posé, la détermination de ses usages devient facile : s'il se contracte indépendamment de l'occipital, il agit d'une part sur l'aponévrose épicrânienne qu'il tend, de l'autre sur les sourcils qu'il élève faiblement, son action étant alors décomposée ; mais si les deux muscles se contractent à la fois, l'aponévrose épicrânienne sera tendue par l'occipital ; sur cette aponévrose préalablement tendue le frontal trouvera un point fixe, et ses contractions offrant alors une plus grande énergie, ses dimensions verticales deviendront sensiblement moindres que celle des téguments correspondants, qui se plisseront transversalement pendant que les sourcils s'élèveront. Pour constater la fixité du bord supérieur de ce dernier muscle au moment où ce plissement s'accomplit, il suffit d'appliquer légèrement un doigt sur l'occipital, et un autre sur le frontal ; on pourra alors se convaincre : 1° que le muscle postérieur se soulève et s'affaisse alternativement suivant que la peau du front se plisse ou se déplisse ; 2° que ce plissement s'opère de bas en haut ou par ascension, c'est-à-dire en sens inverse de ce qui devrait alors avoir lieu si le muscle antérieur prenait son point fixe inférieurement.

De ces faits il résulte que le frontal participe à l'expression de deux ordres de sentiments bien différents : à la joie, à la surprise, à l'étonnement, à l'extase, en élevant les sourcils lorsqu'il se contracte isolément ; — à la colère, à l'indignation, à la haine, en un mot à des sentiments violents, lorsqu'il se contracte en même temps que l'occipital et plisse les téguments de la région frontale : ce plissement ondulatoire, reflet des mouvements les plus tumultueux de l'âme, prenant son point de départ sur une aponévrose tendue par l'occipital, on voit que ce dernier muscle n'est pas sans influence sur le jeu de la physionomie, et que ses contractions pourraient être considérées comme le signe révélateur des orages qui éclatent dans l'empire de l'intelligence.

Aponévrose épicrânienne. Située entre le frontal, l'occipital et les auriculaires supérieurs, cette aponévrose affecte la forme d'un segment de sphère auquel on peut considérer deux faces et une circonférence.

La face supérieure répond au cuir chevelu qui lui adhère dans toute son étendue, par des prolongements cellulo-fibreux dont les mailles renferment un tissu adipeux plus abondant sur la ligne médiane, et sont traversées soit par des branches nerveuses très multipliées, soit par des artères volumineuses.

La face inférieure s'applique sur les os de la voûte du crâne auxquels elle adhère par un tissu cellulaire filamenteux et lâche, qui lui permet d'exécuter de légers mouvements.

La circonférence se continue en avant avec le frontal, et descend sur la ligne médiane dans l'espace angulaire qui sépare supérieurement les deux moitiés de ce muscle.— Elle répond en arrière aux muscles occipitaux. — Ses bords latéraux reçoivent l'insertion des muscles auriculaires supérieurs, dont les fibres les plus antérieures s'étendent jusqu'au frontal, et les postérieures jusqu'à l'occipital. De cette disposition il résulte que l'aponévrose épicrânienne est un centre d'irradiation qu'on peut comparer avec M. Cruveilhier au centre phrénique du diaphragme; et de même que ce dernier est composé de deux ordres principaux de fibres qui se croisent perpendiculairement, de même le *centre* épicrânien se compose de fibres antéro-postérieures et de fibres transversales ; seulement les fibres musculaires qui se dirigent d'avant en arrière étant ici beaucoup plus nombreuses que celles qui se portent d'un côté à l'autre, on conçoit que les fibres albuginées qui suivent la première direction affectent une prédominance marquée sur celles qui suivent la seconde; les faisceaux fibreux les plus remarquables sont ceux qui reçoivent l'attache des muscles occipitaux.

L'aponévrose épicrânienne paraît avoir pour usage de lier entre eux tous les muscles qui s'insèrent à sa circonférence, et particulièrement l'occipital et le frontal, afin de donner au dernier une plus grande puissance d'action; ainsi unis, ces deux muscles ont été considérés comme un muscle digastrique qui a reçu le nom d'*occipito-frontal*.

PYRAMIDAL.

Les muscles pyramidaux font partie intégrante du frontal dont ils constituent la portion médiane et inférieure ; M. Cruveilhier a bien défini leur disposition générale en les considérant comme l'une des origines ou comme les piliers de ce muscle.

Situation. Sur la bosse nasale, la racine et les parties latérales du nez.

Forme. Aplati, mince, large à ses extrémités, étranglé à sa partie moyenne, il semble composé de deux plans triangulaires réunis par leurs sommets tronqués.

Attaches. En bas, au cartilage latéral et au bord inférieur de l'os propre du nez par de courtes fibres aponévrotiques; — en haut, à l'aponévrose épicrânienne par des fibres musculaires qui constituent la partie médiane du frontal et qui se confondent avec les fibres voisines.

Direction. Vertical.

Rapports. En avant, avec la peau ; en arrière, avec le frontal et les os propres du nez.

Usages. Les faisceaux ou les piliers pyramidaux du frontal déterminent le plissement transversal des téguments compris entre les deux sourcils. Leur extrémité inférieure représente constamment leur insertion fixe : aussi, tandis que les plis occasionnés par les contractions du frontal s'effectuent de bas en haut ou par ascension, ceux que produisent les pyramidaux se forment de haut en bas ou par abaissement ; pendant l'action du premier, les pyramidaux s'allongent consécutivement à l'ascension de la membrane tégumentaire ; pendant l'action des derniers, le frontal subit une élongation analogue due à l'abaissement de ces mêmes téguments ; par conséquent ces muscles sont éminemment antagonistes, et sous ce point de vue la distinction anciennement établie entre le frontal et les pyramidaux mérite d'être conservée.

2° MUSCLES MOTEURS DU PAVILLON DE L'OREILLE OU AURICULAIRES.

Au nombre de trois : le supérieur ou élévateur, l'antérieur qui attire le pavillon en avant, et le postérieur qui l'attire en arrière.

Préparation. 1° Élever les épaules et la tête en plaçant un billot sous la partie postérieure du cou ; 2° couper les cheveux qui couvrent la tempe et faire une incision très superficielle étendue du tubercule de l'apophyse zygomatique vers la ligne médiane ; 3° faire tomber sur cette incision transversale une incision antéro-postérieure, qui passera immédiatement au-dessus du pavillon de l'oreille ; 4° après avoir renversé en bas et en dehors ce pavillon, soulever le sommet des lambeaux qui résultent de la double division, et procéder dans leur dissection avec les plus grands ménagements, afin de ne pas enlever les auriculaires supérieur et antérieur qui sont extrêmement pâles et minces ; 5° disséquer ensuite les téguments qui occupent la partie postérieure de l'oreille, afin de découvrir l'auriculaire postérieur.

AURICULAIRE SUPÉRIEUR OU ÉLÉVATEUR.

Situation. Sur les parties latérales du crâne, au-dessus du pavillon de l'oreille.

Figure. Extrêmement mince, triangulaire et rayonné.

Attaches. En bas, à la partie supérieure de la conque du pavillon ; — en haut, au bord latéral de l'aponévrose épicrânienne.

Direction. Les fibres postérieures sont un peu obliques en haut et en arrière ; les suivantes sont verticales, les antérieures obliques en haut et en avant. Par la divergence de ses fibres, l'auriculaire supérieur se rapproche beaucoup en arrière de l'occipital, et se confond en avant avec le frontal ; il complète ainsi la couronne musculaire qui occupe la circonférence de l'aponévrose épicrânienne.

Rapports. En dehors, avec la peau et les vaisseaux temporaux ; en dedans, avec l'aponévrose qui recouvre le muscle temporal.

Action. L'élévation qu'il imprime au pavillon de l'oreille ne devient manifeste que lorsque l'aponévrose épicrânienne a été préalablement tendue par les muscles occipital et frontal.

AURICULAIRE ANTÉRIEUR.

Situation. Dans l'espace compris entre le pavillon et la racine de l'apophyse zygomatique, sur un plan plus profond que le précédent.

Figure. Quadrilatère.

Attaches. En arrière, au tragus, saillie cartilagineuse et triangulaire qui s'incline sur l'orifice du conduit auditif externe ; — en avant, au tubercule de l'apophyse zygomatique.

Direction. Horizontal et antéro-postérieur.

Usage. En portant en avant la saillie cartilagineuse qui lui donne attache, il dilate légèrement l'entrée du conduit auditif externe.

AURICULAIRE POSTÉRIEUR.

Situation. Sur la portion mastoïdienne de l'os temporal.

Forme. Cylindrique et composé ordinairement de plusieurs faisceaux.

Attaches. En arrière, à la base de l'apophyse mastoïde ; — en avant, à la partie postérieure et inférieure de la conque de l'oreille.

Direction. Horizontale et antéro-postérieure.

Rapports. En dehors, avec les téguments ; en dedans, avec le temporal.

Usage. Il porte la conque de l'oreille en arrière, et contribue à dilater par ce mouvement l'entrée du conduit auditif externe.

3° MUSCLE MOTEUR DU SOURCIL OU SOURCILIER.

Préparation. Incisez le frontal au niveau de son attache à l'aponévrose épicrânienne, et renversez ensuite ce muscle en avant.

Situation. Sur l'arcade sourcilière dont il recouvre la moitié interne.

Forme. Très court et aplati d'avant en arrière.

Attaches. En arrière et en dedans, à la partie interne de l'arcade sourcilière ; — en avant et en dehors, à la peau du sourcil par des fibres extrêmement pâles qui se tamisent en quelque sorte à travers celles des muscles frontal et orbiculaire des paupières, en coupant perpendiculairement les premières et en marchant parallèlement aux secondes.

Direction. Un peu oblique de dedans en dehors et d'arrière en avant.

Rapports. En arrière, avec l'arcade sourcilière ; en avant, avec le pyramidal, le frontal et le palpébral qui le recouvrent entièrement, en sorte que ses fibres, pour parvenir jusqu'aux téguments du sourcil, doivent traverser les interstices de celles qui composent ces muscles.

Usages. Il rapproche les deux sourcils et plisse verticalement les téguments qui correspondent à la bosse nasale. Lorsque le frontal et le sourcilier se contractent en même temps, le sourcil se porte en haut et en dedans, et les plis transversaux qui sillonnent le front sont coupés par des plis verticaux ; si les contractions des sourciliers s'associent à celles des pyramidaux, les sourcils se portent en bas et en dedans, et les plis réciproquement perpendiculaires qui se forment occupent seulement la partie médiane et inférieure de la région frontale : cette simultanéité d'action caractérise particulièrement l'explosion des passions violentes.

4° MUSCLES MOTEURS DES PAUPIÈRES.

Deux muscles seulement président au mouvement des paupières : l'un est un sphincter qui ferme l'orifice palpébral, et l'autre une sorte de corde contractile qui dilate cet orifice en élevant la paupière supérieure.

SPHINCTER OU ORBICULAIRE DES PAUPIÈRES.

Préparation. 1° Inciser les téguments, depuis le bord inférieur des os du nez jusqu'à la bosse nasale, et de cette incision en faire partir deux autres perpendiculaires qui passeront, l'une au-dessus du sourcil, et l'autre au-dessous de l'os malaire; puis réunir ces deux dernières par une section pratiquée à douze millimètres en dehors de la base de l'orbite; 2° procéder dans la dissection de ce muscle, en allant de sa circonférence vers le bord libre des paupières; 3° redoubler d'attention au niveau des paupières où les fibres musculaires deviennent extrêmement pâles.

Situation. Sur la base de l'orbite et dans l'épaisseur des paupières.

Forme. Large, mince, circulaire, offrant à sa partie centrale une ouverture elliptique correspondante à l'écartement des paupières et variable comme cet écartement.

Attaches. 1° A l'apophyse orbitaire interne du frontal ; 2° à la face externe de l'apophyse montante du maxillaire supérieur ; 3° au tiers interne et inférieur de la base de l'orbite ; 4° aux lèvres antérieure et postérieure de la gouttière lacrymale par un tendon qui se porte directement en dehors. — Ce tendon, dont la longueur est de six millimètres environ, croise perpendiculairement le sac lacrymal, tantôt au niveau de sa partie moyenne, tantôt à l'union de son tiers supérieur avec ses deux tiers inférieurs ; il est un peu aplati de haut en bas, et prend naissance par deux racines : l'une *antérieure* ou *directe*, qui part de l'apophyse montante du maxillaire supérieur et particulièrement de la lèvre antérieure de la gouttière lacrymale ; l'autre *postérieure* ou *réfléchie*, plus large et plus mince, qui part de la lèvre postérieure de la même gouttière, c'est-à-dire de la crête médiane de l'os unguis. A son extrémité opposée, il se termine par une bifurcation dont les deux branches, à la fois courtes et grêles, se fixent à l'angle interne des lames cartilagineuses situées dans l'épaisseur du bord libre des paupières.

Direction. Toutes les fibres qui naissent de l'apophyse montante de l'os maxillaire, de l'apophyse orbitaire interne du frontal et de la partie inférieure interne de la base de l'orbite, forment une zone qui est située en dehors des paupières ; — celles qui émanent des faces supérieure et inférieure du tendon produisent une seconde zone inscrite dans la précédente dont elle diffère par son siége intra-palpébral ; — celles qui proviennent de la racine réfléchie du tendon constituent un petit faisceau à part, connu sous le nom de *muscle de Horner*.

La portion périphérique ou extra-palpébrale, plus volumineuse et composée de fibres circulaires d'une rougeur assez prononcée, se confond en dedans avec le pyramidal, en haut avec le frontal et le sourcilier, et en bas avec le grand zygomatique auquel elle donne quelques fibres, ainsi qu'aux téguments correspondants.

La portion centrale ou palpébrale proprement dite est très mince, très pâle et formée de fibres arciformes.

La portion profonde, ou le muscle de Horner, est réduite à de très petites dimensions ; pour l'apercevoir il faut détacher le palpébral de dehors en dedans et le renverser vers la racine du nez. On aperçoit alors sur la face postérieure du tendon de ce muscle un très petit faisceau musculaire, simple en dedans où il s'attache à la crête de l'os unguis, bifurqué en dehors où il se termine au niveau des points lacrymaux.

Rapports. En avant, avec la peau à laquelle il adhère par un tissu cellulaire assez serré dans sa portion périphérique, mais très faible sur la portion palpébrale où les infiltrations séreuses l'envahissent facilement ; — en arrière, avec le sourcilier, le coronal, l'os propre du nez, l'apophyse montante du maxillaire supérieur et le malaire.

Usages. Protéger et conserver le sens de la vue, en le couvrant d'un double voile qui le dérobe à l'action de toutes les causes capables de compromettre l'intégrité de ses fonctions, telle est la destination principale mais non exclusive de ce muscle, qui joue, en outre, un rôle très important, soit dans l'absorption des larmes, soit dans la production du sommeil, soit dans l'acte du clignement.

Le sphincter des paupières favorise l'absorption des larmes : 1° en les dirigeant vers le grand angle de l'œil, car toutes ses insertions ayant lieu au niveau de cet angle, il ne peut se contracter sans glisser sur le globe oculaire de dehors en dedans ; 2° en dilatant par le redressement de son tendon le sac lacrymal, qui ainsi dilaté agit sur les larmes à la manière d'une petite pompe aspirante, en les attirant dans sa cavité par le double canal d'aspiration que lui forment les points et les conduits lacrymaux ; 3° en comprimant d'avant en arrière le fluide lacrymal, répandu au-devant du globe de l'œil, de telle sorte que ce fluide pénètre dans les canaux qui le transmettent sur la muqueuse des fosses nasales, d'une part par aspiration, et de l'autre par refoulement ; 4° en attirant les points lacrymaux en arrière et en plongeant leur bouche absorbante au milieu des larmes accumulées dans le grand angle de l'œil, phénomène qui s'opère sous l'influence spéciale du muscle de Horner.

Le constricteur de l'orifice palpébral coopère à la production du sommeil en interceptant le passage des rayons lumineux pendant la durée nécessaire au repos des fonctions. Alors, la volonté cessant d'agir, les muscles qu'elle tient sous sa dépendance cessent de se contracter, sans perdre cependant toute action sur les organes auxquels ils s'insèrent ; mais les faibles mouvements qu'ils conservent la faculté de produire sont dus à leur *contractilité organique* ou à *leur tonicité* ; et comme la force tonique d'un muscle est en raison directe du nombre des fibres qui le composent, il en résulte : 1° que cette force diffère dans les différents muscles ; 2° que lorsque deux muscles sont antagonistes, celui qui est le plus volumineux est doué d'une tonicité prédominante en vertu de laquelle il entraîne de son côté l'organe qui lui fournit une surface d'insertion ; 3° que les mouvements communiqués à cet organe ont pour limites l'équilibre qui s'établit entre les forces toniques des deux muscles antagonistes : ainsi les diverses positions que prennent nos membres pendant le sommeil sont le résultat de l'équilibre de tonicité des extenseurs et des fléchisseurs, des adducteurs et des abducteurs, des rotateurs en dedans et des rotateurs en dehors. De même le rapprochement des voiles palpébraux est un état d'équilibre pour les forces toniques des muscles qui président à l'occlusion et à la dilatation alternatives de l'orifice palpébral; car ces deux muscles sont éminemment antagonistes: dans l'état de veille, l'orifice palpébral est dilaté parce que son muscle dilatateur se contracte; mais au moment où le sommeil commence, ce dilatateur se relâche, les deux muscles antagonistes tombent sous l'influence de leurs forces toniques respectives, et la tonicité du sphincter étant supérieure à celle de l'élévateur, les paupières se rapprochent. L'occlusion de l'orifice palpébral s'opère donc, *non parce que le sphincter se contracte, mais parce que le dilatateur de cet orifice cesse de se contracter.*

Le clignement, qui a pour but de disséminer le fluide lacrymal au-devant de l'œil et qui a lieu plusieurs fois dans une minute, est un phénomène de même nature que le précédent, bien qu'il ait été complétement méconnu jusqu'à cette époque; si l'on consulte, en effet, sur ce sujet, nos traités de physiologie les plus estimés, on voit que ce phénomène serait caractérisé: 1° par la sensation du besoin de cligner; 2° par la contraction du sphincter des paupières, sur lequel le cerveau averti par la cinquième paire réagit à l'aide du nerf facial; 3° par la contraction consécutive de l'élévateur de la paupière supérieure, qui agit sous l'influence de la troisième paire. Ainsi le clignement serait le résultat de la contraction active du sphincter palpébral, et nécessiterait l'intervention du cerveau, de trois paires de nerfs et de deux muscles. Dans cette théorie, le caractère distinctif de l'action musculaire a été évidemment méconnu: *toute contraction est essentiellement intermittente.* Quel est le muscle qui demeure contracté et tendu depuis le moment du réveil jusqu'à l'instant où nous retombons sous l'influence du sommeil? Quel est celui qui demeure contracté et tendu même pendant une heure? Le cœur se repose soixante-dix fois dans une minute; dans le même laps de temps le diaphragme se repose dix-huit ou vingt fois; et l'élévateur de la paupière supérieure resterait en permanence de contraction quinze ou dix-huit heures consécutives il ne recevait du cerveau l'ordre de se relâcher! Non, ce muscle est soumis dans son action à la loi commune; ses contractions sont intermittentes comme celles de tous les agents musculaires; il se relâche environ une ou deux fois par minute; et, au moment de chacune de ses détentes, le sphincter, en vertu de sa force tonique prédominante, ferme l'orifice palpébral, que les contractions aussitôt renaissantes de son antagoniste dilatent de nouveau, sans que la durée de cette occlusion ait été sensible pour nous. Tel est le mécanisme de ce phénomène, qui offrait trop d'importance pour être confié à la volonté, dont l'intervention dans l'accomplissement des actes qui se répètent fréquemment aurait pu devenir périlleuse.

Lorsque la mort approche, la tonicité des muscles disparaît comme leur contractilité: aussi le relâchement de tous les sphincters est-il l'un des premiers phénomènes par lesquels elle s'annonce; de là ces évacuations alvines et urinaires si fréquentes chez l'agonisant; de là cette dilatation que présentent les orifices et les conduits musculeux sur le cadavre; de là cet aspect étrange de la bouche à demi entr'ouverte et cette décomposition des traits de la face chez l'homme que la vie abandonne; de là aussi l'impossibilité du rapprochement des paupières et la persistance de leur écartement après la mort, phénomène dont l'observation a inspiré la pieuse pensée de suppléer à l'impuissance des mourants.

ÉLÉVATEUR DE LA PAUPIÈRE SUPÉRIEURE.

Préparation. 1o Enlever la voûte du crâne et le cerveau ; 2o retrancher la voûte et la partie correspondante de la paroi externe de l'orbite à l'aide d'une gouge et d'un maillet, ou mieux par deux traits de scie qui se réuniront au-devant du trou optique ; 3o isoler les insertions du muscle.

Situation. A la partie supérieure de l'orbite, et dans l'épaisseur de la paupière supérieure.

Forme. Allongé, aplati de haut en bas, large et mince en avant, arrondi et étroit en arrière.

Attaches. En arrière, à la face inférieure de l'apophyse d'Ingrassias, au-devant du trou optique ;— en avant, au bord supérieur du cartilage tarse de la paupière supérieure, par une aponévrose triangulaire.

Direction. Antéro-postérieur et horizontal dans sa portion orbitaire, oblique en bas et en avant dans sa portion palpébrale.

Rapports. En haut, avec la voûte de l'orbite ; en bas, avec le muscle élévateur de la pupille.

Action. En élevant la paupière supérieure, il la porte un peu en arrière et l'applique sur la partie correspondante du globe de l'œil, qui lui sert de point d'appui. Essentiellement actif dans l'état de veille, ce muscle est un de ceux qui se fatiguent le plus ; il est aussi celui qui manifeste cette fatigue le premier et qui sollicite le repos de la manière la plus impérieuse, puisque sa détente a pour effet de supprimer l'un de nos rapports les plus importants avec le monde extérieur en occasionnant l'occlusion des paupières.

5° MUSCLES MOTEURS DU GLOBE DE L'ŒIL OU OCULAIRES.

Au nombre de six, quatre droits qui président à l'élévation, à l'abaissement, à l'adduction et à l'abduction de la pupille ; deux obliques qui impriment à l'ouverture pupillaire des mouvements complexes.

Préparation. La coupe pratiquée pour découvrir l'élévateur de la paupière supérieure permettra aussi d'étudier les muscles de l'œil ; il suffira, pour les mettre complétement à nu, de faire disparaître le tissu cellulo-adipeux qui les environne, et qui occupe surtout le sommet de la cavité orbitaire.

DROIT SUPÉRIEUR OU ÉLÉVATEUR DE LA PUPILLE.

Situation. A la partie supérieure de l'orbite, au-dessous du releveur de la paupière.

Forme. Celle d'un triangle isocèle très allongé.

Attaches. En arrière, à la gaîne fibreuse du nerf optique et au bord interne de la fente sphénoïdale par des fibres aponévrotiques qui se confondent avec l'origine du droit externe ; — en avant, sur le globe de l'œil, à une petite distance de la cornée, par une aponévrose large et mince.

Direction. Toutes les fibres de ce muscle se portent d'arrière en avant jusqu'au globe oculaire, sur lequel elles se réfléchissent pour aller se fixer à sa partie antérieure.

Rapports. En haut, avec la paroi supérieure de l'orbite et l'élévateur de la paupière supérieure; en bas, avec le nerf optique et le globe de l'œil.

Fig. 84.

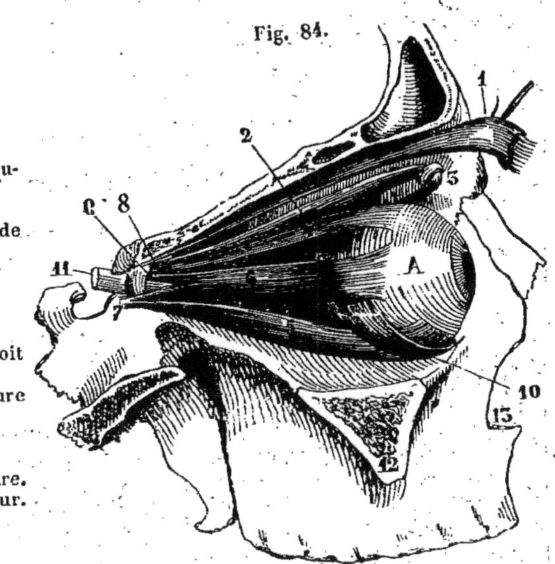

FIG. 84.

Muscles de l'œil.

A. Globe de l'œil.
1. M. élévateur de la paupière supérieure.
2. M. grand oblique.
3. Poulie de réflexion de ce muscle.
4. M. droit supérieur.
5. M. droit inférieur.
6. M. droit externe.
7. Tendon de Zinn.
8. Insertion du M. droit supérieur.
9. Insertion supérieure du M. droit externe.
10. M. petit oblique.
11. Nerf optique.
12. Coupe de l'os malaire.
13. Maxillaire supérieur.

Action. Pendant la contraction de ce muscle, le globe de l'œil tourne sur son axe transversal, de bas en haut et d'avant en arrière; ce mouvement a pour effet nécessaire l'élévation de la pupille.

DROIT INFÉRIEUR OU ABAISSEUR DE LA PUPILLE.

Situation. A la partie inférieure de l'orbite, immédiatement au-dessus du plancher de cette cavité.

Forme. Celle d'une bandelette musculaire aplatie de haut en bas, et plus large à son extrémité antérieure.

Attaches. En arrière, dans une dépression située à la partie interne de la fente sphénoïdale, par un tendon qui lui est commun avec les muscles droits interne et externe, et qui porte le nom de *ligament de Zinn*; — en avant, à la partie antérieure du globe de l'œil, par une aponévrose mince et triangulaire.

Direction. Antéro-postérieur et horizontal dans ses deux tiers postérieurs; oblique en haut et en avant dans son tiers antérieur.

Rapports. En haut, avec le nerf optique et le globe oculaire; en bas, avec le plancher de l'orbite et la paupière inférieure.

Action. Il imprime au globe de l'œil un mouvement de rotation qui s'accomplit autour de son diamètre transverse, de haut en bas et d'avant en arrière, et qui a pour conséquence l'abaissement de la pupille.

20

DROIT INTERNE OU ADDUCTEUR DE LA PUPILLE.

Situation. Sur la paroi interne de l'orbite, à laquelle il est adossé.

Forme. Allongé et aplati de dehors en dedans.

Attaches. En arrière, au ligament de Zinn, et à la partie interne de la circonférence du trou optique; — en avant, à la partie antérieure et interne du globe de l'œil.

Direction. Antéro-postérieur et horizontal dans la plus grande partie de son étendue, oblique ou réfléchi en avant.

Rapports. En dedans, avec la paroi interne de l'orbite; en dehors, avec le nerf optique et le globe oculaire.

Action. Il attire la pupille en dedans en imprimant au globe de l'œil un mouvement de rotation qui s'opère autour du diamètre vertical de dehors en dedans et d'avant en arrière.

DROIT EXTERNE OU ABDUCTEUR DE LA PUPILLE.

Situation. Sur la paroi externe de l'orbite.

Forme. Semblable à celle du précédent.

Attaches. En arrière, au ligament de Zinn; — en avant, à la partie antérieure et externe du globe oculaire, à une distance un peu plus grande de la circonférence de la cornée que le précédent.

Direction. Horizontal en arrière, réfléchi en avant.

Rapports. En dehors, avec la paroi externe de l'orbite; en dedans, avec le nerf optique et le globe oculaire.

Action. Il porte la pupille en dehors en communiquant au globe de l'œil un mouvement de rotation qui s'accomplit autour de son diamètre vertical, de dedans en dehors et d'avant en arrière.

GRAND OBLIQUE OU OBLIQUE SUPÉRIEUR.

Situation. Dans l'angle supérieur et interne de l'orbite.

Forme. Allongé, très étroit, aplati à ses extrémités, arrondi à sa partie moyenne.

Attaches. D'une part, à la partie interne de la circonférence du trou optique, entre le droit supérieur et le droit interne; — de l'autre, à la postérieure et externe du globe de l'œil par un tendon qui s'épanouit au niveau de son insertion.

Direction. Il se porte d'arrière en avant jusqu'à l'apophyse orbitaire interne du coronal, où il traverse un anneau moitié cartilagineux, moitié fibreux, sur lequel il se réfléchit, pour se diriger ensuite de haut en bas, d'avant en arrière et de dedans en dehors.

Cet anneau, appelé *poulie de réflexion du grand oblique*, est lubrifié par une petite synoviale qui se prolonge sur le tendon du muscle.

Rapports. Dans sa portion directe, il répond, en dedans à la paroi interne de l'orbite, en dehors au nerf optique et à la sclérotique, en haut au droit supérieur, en bas au droit interne. — Dans sa portion réfléchie il est recouvert par l'élévateur de la pupille et recouvre le globe de l'œil.

Usages. Ils ont été et sont encore aujourd'hui un sujet de dissidence parmi les physiologistes. On pense généralement que ce muscle imprime au globe de l'œil un mouvement de rotation autour de son diamètre antéro-postérieur, en sorte qu'il serait exclusivement rotateur de la pupille. Mais si l'on considère que le grand oblique a son point fixe sur l'anneau qui lui sert de poulie de réflexion, et son insertion mobile sur la partie postérieure et externe du globe de l'œil, on constatera : 1° que la ligne perpendiculaire à la direction de cette partie réfléchie se porte obliquement d'avant en arrière et de dehors en dedans, en coupant sous un angle de 45° l'axe antéro-postérieur de l'œil ; 2° que cette ligne représente l'axe de rotation du globe oculaire pendant la contraction du muscle ; 3° que sous l'influence de cette rotation, la partie postérieure et externe de l'organe se portant en haut, en dedans et en avant, sa partie antérieure et interne doit nécessairement se diriger en bas, en dehors et en arrière, et entraîner l'orifice pupillaire dans le même sens ; 4° que cet orifice se trouvant très rapproché de l'un des pôles de rotation, il n'éprouvera qu'un faible déplacement. En attachant un fil à l'extrémité postérieure du grand oblique et en lui faisant subir des tractions, on voit, en effet, que la pupille se porte légèrement en bas et en dehors, ainsi que M. Bonnet l'a très bien démontré dans son remarquable traité des sections tendineuses.

PETIT OBLIQUE OU OBLIQUE INFÉRIEUR.

Situation. A la partie antérieure et inférieure de l'orbite.

Forme. Grêle, aplati, plus large à son extrémité postérieure.

Attaches. D'une part, à la partie inférieure et interne de la circonférence de la base de l'orbite ; — de l'autre, à la partie postérieure et externe du globe de l'œil, au-dessous de l'insertion du grand oblique.

Direction. Oblique d'avant en arrière, de dedans en dehors et de bas en haut.

Rapports. En bas, avec le plancher de l'orbite, le droit inférieur et le droit externe qu'il croise à angle aigu ; en haut, avec le globe oculaire sur lequel il s'enroule.

Usages. Comme l'oblique supérieur, le petit oblique fait tourner le globe de l'œil autour d'un axe qui se porte en dedans et en arrière ; mais tandis que le mouvement de rotation imprimé par le premier s'accomplit de bas en haut, celui que détermine le second s'opère de haut en bas, d'où il suit qu'il porte la pupille en haut et en dehors, ainsi que le démontre l'expérimentation.

Lorsque les muscles droits et obliques se contractent simultanément, ils agissent sur la surface externe du globe de l'œil, et la compriment avec assez de puissance pour en modifier la forme ; en soumettant à une traction simultanée les quatre muscles droits, on voit qu'ils allongent le diamètre antéro-postérieur de l'œil ; la coïncidence d'action des deux obliques diminue au contraire l'étendue de ce même diamètre : dans le premier cas il y a augmentation de la convexité de la cornée, et aplatissement dans le second. Mais cette simultanéité d'action des quatre droits ou des deux obliques est-elle réelle? Si elle l'était pour les deux obliques, elle aurait pour effet de porter la pupille directement en dehors, et nous expliquerait comment certains strabismes divergents résistent quelquefois à la section du droit externe.

APONÉVROSE ORBITAIRE.

Cette aponévrose est une lame cellulo-fibreuse qui se porte de l'orbite dans l'épaisseur des paupières, des paupières vers le globe de l'œil, et de ce globe sur les muscles qui le meuvent; on peut lui distinguer par conséquent trois portions : une portion antérieure ou palpébrale ; une portion moyenne, centrale ou oculaire ; et une portion postérieure ou musculaire.

La *portion palpébrale*, plus connue sous les noms de *ligaments larges des paupières* et de *ligaments palpébraux*, constitue l'aponévrose de l'orbiculaire ; sa forme est celle d'un diaphragme ; elle est verticale, confondue par sa circonférence externe avec le périoste orbitaire, et adhérente par sa circonférence interne au bord correspondant des cartilages tarses ; très faible en dedans, elle devient manifestement plus résistante en dehors, où elle se compose de faisceaux épars improprement comparés à de petits tendons.

La *portion oculaire* représente pour le globe de l'œil une tunique extrinsèque dans laquelle il est reçu comme le gland du chêne dans sa cupule. Elle offre deux surfaces, l'une interne et l'autre externe ; deux extrémités, l'une antérieure et l'autre postérieure :—sa surface interne répond à la sclérotique qu'elle entoure entièrement et à laquelle elle adhère par un tissu cellulaire séreux extrêmement lâche ; — sa surface externe est en rapport avec les muscles droits et obliques qui la traversent en avant pour aller s'insérer à l'œil et sur lesquels elle se prolonge en arrière ;— son extrémité postérieure se fixe au névrilème du nerf optique ; — son extrémité antérieure se divise en deux lames qui se portent : la première au-dessous de la conjonctive, vers la circonférence de la cornée, en dehors de laquelle elle se fixe au globe de l'œil ; la seconde vers la portion palpébrale à laquelle elle s'unit au voisinage des cartilages palpébraux ; l'angle de séparation de ces deux lames répond au sillon que forme la conjonctive en se réfléchissant de l'œil sur les paupières.

La *portion musculaire* se compose de gaînes destinées aux muscles droits et obliques. Chacune de ces gaînes part de la portion oculaire de l'aponévrose, et se prolonge sur le muscle qui lui correspond, en se dirigeant de la surface de l'œil vers les parois de la cavité orbitaire ; elles n'entourent d'une manière bien manifeste que le tiers antérieur des faisceaux musculaires; au-delà elles deviennent simplement celluleuses. Toutes présentent à leur origine une adhérence assez intime avec leurs muscles respectifs, ainsi que l'a très bien observé M. Bonnet ; cette adhérence nous explique pourquoi le muscle élévateur de la pupille élève aussi la paupière supérieure, et pourquoi le muscle droit inférieur abaisse un peu la paupière correspondante.

L'aponévrose orbitaire a pour usage de maintenir le globe de l'œil dans la place qu'il occupe, et de paralyser tous les mouvements de translation qu'il pourrait exécuter en facilitant au contraire ses mouvements de rotation ; ainsi suspendu et fixé au centre de l'orbite, ce globe tourne sur ses divers pôles avec une rapidité qui permet à la pupille de parcourir tous les points de l'horizon en un instant indivisible, et avec une précision si parfaite, que les axes autour desquels s'accomplissent les mouvements de rotation des deux sphères demeurent toujours rigoureusement parallèles.

6° MUSCLES MOTEURS DE L'AILE DU NEZ OU NASAUX.

Au nombre de deux : le transverse, qui lui imprime un mouvement de bascule en dehors afin de dilater la narine ; et le myrtiforme, qui l'abaisse en la rapprochant du plan médian pour resserrer le même orifice.

TRANSVERSE OU DILATATEUR DE LA NARINE.

Préparation. 1o Inciser la peau verticalement, de l'angle interne des paupières à la lèvre supérieure ; 2o disséquer les téguments qui recouvrent le nez et la joue ; 3° détacher l'élévateur commun de l'aile du nez et de la lèvre supérieure à son insertion orbitaire et le renverser en bas.

Situation. Sur les parties latérales de la base du nez.

Forme. Celle d'un triangle dont le sommet s'enroule autour de l'extrémité postérieure du cartilage de l'aile du nez.

Attaches. En avant, les deux muscles dilatateurs s'entre-croisent par leurs fibres aponévrotiques sur le dos du nez ; — de là ils se portent obliquement en bas et en arrière, et se fixent soit au bord supérieur, soit surtout à l'extrémité postérieure du cartilage de l'aile du nez.

Structure. Aponévrotique en avant, charnu en arrière.

Rapports. En dehors, avec la peau et l'élévateur commun de l'aile du nez et de la lèvre supérieure ; en dedans, avec les cartilages latéraux et les os propres du nez.

Action. Pour concevoir l'action de ce muscle, il faut remarquer : 1° qu'il a son insertion fixe en avant et son insertion mobile sur le bord supérieur et l'extrémité postérieure du cartilage de l'aile du nez ; 2° que ce cartilage circonscrit une ouverture elliptique dont le grand axe est antéro-postérieur ; 3° que le dilatateur de cette ouverture agit parallèlement à cet axe qu'il raccourcit en allongeant au contraire son diamètre transversal ; de là il suit que le bord inférieur des ailes du nez s'arrondit légèrement en se renversant un peu en dehors, et que l'ouverture des narines passe de la forme elliptique à la forme circulaire, en affectant une disposition infundibuliforme favorable à l'olfaction.

Pendant cette dilatation des narines, les deux muscles agissent par leurs bases entre-croisées sur le lobe du nez et le dépriment légèrement chez quelques individus.

MYRTIFORME OU CONSTRICTEUR DE LA NARINE.

Préparation. 1° Relever fortement la lèvre supérieure, inciser transversalement le repli ou le frein qui l'unit aux os maxillaires, et enlever la muqueuse ainsi que les glandules salivaires qui le recouvrent ; 2° pour l'étudier dans ses rapports avec le muscle dilatateur, il convient, après avoir préparé ce dernier muscle, de diviser verticalement la lèvre supérieure au niveau de la dent canine.

Situation. Au-dessous de l'aile du nez, derrière la lèvre supérieure.

Forme. Mince, aplati et rayonné.

Attaches. En bas, à l'os maxillaire, dans une fossette située au-dessus des alvéoles qui logent les incisives ; — en haut, à la sous-cloison et à l'extrémité postérieure du cartilage de l'aile du nez.

Direction. Les fibres qui se portent à la sous-cloison sont courtes et verticales; celles qui s'insèrent à l'aile du nez sont obliques en haut et en dehors ou plutôt curvilignes; elles semblent se continuer avec celles du muscle dilatateur, en sorte que ces deux muscles décrivent une demi-circonférence dans laquelle l'aile du nez est inscrite.

Rapports. En avant, avec l'orbiculaire des lèvres et la muqueuse buccale; en arrière, avec le maxillaire supérieur.

Action. Ce muscle, prenant son point fixe sur le maxillaire, agit par ses fibres internes sur le lobe du nez qu'il attire en arrière en l'abaissant, et par ses fibres externes sur l'aile du nez qu'il porte en bas et en dedans.

7° MUSCLES MOTEURS DES LÈVRES OU LABIAUX.

Huit sont pairs et dilatateurs, savoir : l'élévateur commun de l'aile du nez et de la lèvre supérieure, l'élévateur propre, le canin ou élévateur oblique interne de la commissure, le grand zygomatique ou grand élévateur oblique externe de la commissure, le petit zygomatique ou petit élévateur oblique externe, le triangulaire ou abaisseur de la commissure, le carré ou abaisseur de la lèvre inférieure, et le buccinateur ou abducteur de l'angle des lèvres.

Le neuvième est impair, médian, et constricteur de l'orifice buccal.

A la description de ces muscles nous rattacherons celle de la houppe du menton, qui élève passivement la lèvre inférieure.

ÉLÉVATEUR COMMUN DE L'AILE DU NEZ ET DE LA LÈVRE SUPÉRIEURE.

Situation. Sur les côtes du nez.

Forme. Aplati d'avant en arrière, étroit en haut, plus large en bas.

Attaches. En haut, à la partie inférieure et interne de la circonférence de la base de l'orbite; — en bas, aux téguments de l'aile du nez et à ceux de la lèvre supérieure : cette insertion cutanée se fait par des fibres très pâles; pour bien l'étudier, il convient, après avoir examiné le muscle par sa face antérieure ou superficielle, de l'observer par sa face profonde.

Direction. Vertical.

Rapports. En avant, avec la peau; en arrière, avec le maxillaire, l'élévateur propre de la lèvre supérieure, et les muscles moteurs de l'aile du nez.

Action. Par ses fibres internes ou nasales, il élève l'aile du nez en la portant en dehors; par ses fibres internes, il élève directement la lèvre supérieure. Ces deux ordres de fibres se contractent toujours simultanément, en sorte que la lèvre supérieure ne peut s'élever sans que l'aile du nez ne s'élève également; il n'en est pas ainsi de cette aile, dont l'élévation coïncide fréquemment avec l'immobilité de la lèvre; mais alors ce n'est plus l'élévateur commun qui agit, c'est le dilatateur de la narine qui se contracte.

ÉLÉVATEUR PROPRE DE LA LÈVRE SUPÉRIEURE.

Situation. A la partie moyenne de la face.

Forme. Quadrilatère.

Attaches. En haut, à la moitié interne du bord inférieur de la base de l'orbite ; — en bas, aux téguments de la lèvre supérieure, et par quelques fibres à l'extrémité postérieure du cartilage de l'aile du nez.

Direction. Oblique de haut en bas et de dehors en dedans.

Rapports. En avant, avec le sphincter des paupières qui recouvre son insertion supérieure, et dans le reste de son étendue avec la peau ; en arrière, avec le maxillaire, le nerf sous-orbitaire, et l'origine du muscle canin.

Action. Par le plus grand nombre de ses fibres, il porte la lèvre supérieure en haut et un peu en dehors ; et par ses fibres les plus internes, il élève le cartilage de l'aile du nez en le portant en arrière.

Trois muscles participent donc à l'élévation de l'aile du nez : le transverse du nez qui l'attire en haut et en avant en lui imprimant un mouvement de bascule, l'élévateur commun qui l'élève directement, et l'élévateur propre de la lèvre supérieure qui l'attire en arrière ; de l'isolement ou de l'association d'action de ces divers muscles entre eux et avec le myrtiforme ou sphincter de la narine, résulte la variété des mouvements de l'aile du nez et l'influence remarquable que ces mouvements exercent sur l'expression de la physionomie chez quelques personnes.

GRAND ZYGOMATIQUE OU GRAND ÉLÉVATEUR OBLIQUE EXTERNE DE LA COMMISSURE DES LÈVRES.

Situation. A la partie moyenne de la face.

Forme. Allongé et très grêle.

Attaches. En haut, à la face externe de l'os de la pommette, près de son angle postérieur ;— en bas, aux téguments de la commissure des lèvres. Par ses fibres les plus externes, ce muscle se continue avec les fibres correspondantes du triangulaire des lèvres ; de cette continuité résulte une courbe dont la concavité regarde en arrière.

Direction. Oblique de haut en bas, d'arrière en avant et de dehors en dedans.

Rapports. En dehors, avec le sphincter palpébral supérieurement, et la peau dans le reste de son étendue ; en dedans, avec le masséter, le malaire et le buccinateur.

Action. Par la plus grande partie de ses fibres, il élève la commissure en la portant en dehors et en arrière ; par les fibres qui se continuent avec celles du triangulaire, il porte la commissure directement en arrière.

PETIT ZYGOMATIQUE OU PETIT ÉLÉVATEUR OBLIQUE EXTERNE DE LA COMMISSURE.

Situation. A la partie moyenne de la face, lorsqu'il existe.

Forme. Allongé, arrondi, extrêmement grêle.

Attaches. En haut, à la face externe de l'os malaire ; — en bas, aux téguments de la commissure des lèvres.

Souvent le petit zygomatique est renforcé par les fibres les plus inférieures du sphincter des paupières ; quelquefois même il est formé exclusivement par un faisceau qui se détache de ce dernier muscle pour se porter à la commissure.

Direction. Oblique de haut en bas, d'arrière en avant et de dehors en dedans, comme le grand zygomatique auquel il est antérieur et sensiblement parallèle.

Rapports. En dehors, avec la peau ; en dedans, avec le malaire et le muscle canin.

CANIN OU ÉLÉVATEUR OBLIQUE INTERNE DE LA COMMISSURE.

Situation. Dans la fosse canine.

Forme. Quadrilatère.

Attaches. En haut, à la partie la plus élevée de la fosse canine, immédiatement au-dessous du trou sous-orbitaire et à la base de l'apophyse montante du maxillaire ; — en bas, à la commissure où il se continue par la plupart de ses fibres avec le triangulaire des lèvres.

Direction. Oblique de haut en bas et de dedans en dehors.

Rapports. En avant, avec l'élévateur propre de la lèvre supérieure, dont le séparent les nerfs et les vaisseaux sous-orbitaires ; en arrière, avec le maxillaire supérieur, la muqueuse buccale et l'orbiculaire des lèvres.

TRIANGULAIRE DES LÈVRES OU ABAISSEUR DE LA COMMISSURE.

Situation. A la partie inférieure de la face.

Figure. Celle d'un triangle dont la base est en bas, et dont l'axe décrit une courbe à concavité interne.

Attaches. En bas, au tiers interne de la ligne maxillaire externe par des fibres aponévrotiques disposées en arcades sous lesquelles s'introduisent quelques fibres du peaucier pour se rendre à la lèvre inférieure ; — en haut, à la commissure où il se continue avec le canin par ses fibres internes et avec le grand zygomatique par ses fibres les plus externes.

Direction. Vertical.

Rapports. En dehors, avec la peau sous laquelle il se dessine nettement chez les sujets à constitution sèche ; en dedans, avec le peaucier, le carré et le buccinateur.

Action. Il abaisse directement l'angle des lèvres lorsqu'il se contracte indépendamment du canin et du grand zygomatique ; si son action coïncide avec celle du premier, il porte la commissure en dedans ; si elle coïncide avec celle du second, il porte cette commissure en dehors.

CARRÉ OU ABAISSEUR DE LA LÈVRE INFÉRIEURE.

Situation. A la partie inférieure et antérieure de la face.

Forme. Quadrilatère.

Attaches. En bas, ce muscle s'insère par un petit nombre de fibres à la ligne maxillaire externe comme le triangulaire, et se continue par le plus grand nombre avec le peaucier du cou qui le constitue essentiellement ; en haut, il se fixe aux téguments de la lèvre inférieure.

Direction. Oblique de bas en haut et de dehors en dedans.

Rapports. En avant, avec le triangulaire et la peau ; en arrière, avec la muqueuse buccale et le sphincter des lèvres.

Action. En abaissant la lèvre inférieure, ce muscle la porte un peu en dehors.

BUCCINATEUR.

Préparation. 1° Tendre les lèvres et les joues en dilatant la cavité buccale; 2° inciser les téguments, de la commissure vers le masséter, et les disséquer ensuite, de manière à découvrir l'ensemble des muscles qui convergent vers les lèvres; 3° scier l'arcade zygomatique à ses deux extrémités, et renverser cette arcade en bas, ainsi que le masséter; 4° diviser la branche de la mâchoire inférieure, et repousser cette branche en haut, ainsi que le temporal; 5° isoler l'intersection fibreuse commune au constricteur supérieur du pharynx et au buccinateur; 6° disséquer avec soin l'extrémité antérieure du même muscle, afin de suivre sa continuité avec le sphincter labial, et l'entre-croisement de ses fibres supérieures et inférieures.

Situation. Sur les parties latérales des arcades alvéolaires et dentaires.

Figure. Quadrilatère.

Attaches. En haut, au bord alvéolaire supérieur; — en bas, au bord alvéolaire inférieur, ou plutôt à la ligne oblique externe, depuis la dernière grosse molaire jusqu'au niveau du trou mentonnier; — en arrière, à une intersection fibreuse et verticale qui le sépare du muscle constricteur supérieur du pharynx, intersection que quelques auteurs ont désignée improprement sous le nom de *ligament sphéno-maxillaire*; — en avant, à la commissure des lèvres où ses fibres inférieures et supérieures s'entre-croisent, les premières se portant obliquement en haut et en dedans pour se continuer avec la portion supérieure du sphincter labial, les secondes se dirigeant en bas pour aller se continuer avec la portion inférieure du même muscle.

Direction. Toutes les fibres qui composent le buccinateur sont horizontales jusqu'à l'angle des lèvres, où elles changent de direction pour se porter les inférieures de bas en haut et les supérieures de haut en bas.

Rapports. En dehors, avec une lame aponévrotique qui semble produite par l'épanouissement de la gaîne fibreuse du canal de Sténon; cette aponévrose très adhérente au buccinateur le sépare du masséter, du grand zygomatique et d'une couche adipeuse plus ou moins considérable. En dedans, ce muscle répond à la muqueuse buccale et au conduit de Sténon, qui, après avoir traversé sa partie moyenne, s'applique sur sa face interne dans l'intervalle de quelques millimètres et s'ouvre ensuite dans la cavité de la bouche.

Action. Lorsque les deux muscles se contractent simultanément, ils éloignent les commissures en les portant en arrière, et font subir aux lèvres une élongation horizontale qui les rapproche l'une de l'autre; ils jouent un rôle important dans la mastication, en reportant sous la couronne des dents les aliments qui tombent en dehors des arcades alvéolaires; enfin ils concourent à l'articulation des sons et au jeu des instruments à vent.

SPHINCTER DE L'ORIFICE BUCCAL OU ORBICULAIRE DES LÈVRES.

Situation. Dans l'épaisseur des lèvres.

Figure. Elliptique.

Attaches. Les fibres qui composent le sphincter des lèvres ne sont pas circulaires, mais demi-elliptiques; celles qui occupent la lèvre supérieure forment une demi-ellipse dont la concavité regarde en bas, et celles qui appartiennent à la lèvre inférieure une demi-ellipse dont la concavité regarde en haut ; les unes et les autres, parvenues au niveau des commissures, s'entre-croisent à angle aigu pour se continuer, les premières avec les fibres inférieures du buccinateur et les secondes avec les fibres supérieures du même muscle.

Rapports. En avant, avec les extrémités convergentes des dilatateurs et avec la peau ; en arrière, avec la muqueuse buccale dont il est séparé par une couche de glandules salivaires.

Action. Le sphincter est antagoniste des dilatateurs de l'orifice buccal et particulièrement des buccinateurs ; il se contracte par conséquent indépendamment de ces derniers muscles, et cette indépendance d'action suffit pour démontrer que le constricteur des lèvres existe réellement par lui-même ; car s'il était une simple dépendance des buccinateurs dont il constituerait alors la partie moyenne, ainsi que le pense M. Cruveilhier, il ne pourrait ni agir isolément, ni remplir des fonctions diamétralement opposées à celles de ces muscles. Nous ne voyons nulle part les fibres musculaires se contracter tantôt par leur partie moyenne et tantôt par leurs extrémités ; ces fibres se contractent dans toute leur étendue simultanément ; si donc le sphincter des lèvres et les buccinateurs sont antagonistes, il faut reconnaître qu'ils constituent des muscles différents : tel est le motif qui nous a déterminé à maintenir la distinction anciennement admise. Nous ajouterons que la continuité des fibres de l'orbiculaire et des buccinateurs nous laisse quelques doutes ; l'observation semble la démontrer, mais la physiologie la repousse : comment concevoir que deux fibres soient d'une part continues l'une à l'autre, c'est-à-dire réunies en une seule, et de l'autre indépendantes dans leurs contractions ?

Le sphincter des lèvres ou de l'orifice buccal coopère : 1° à la succion ; aussi de tous les muscles de la face est-il un des plus développés chez l'enfant naissant ; 2° à la mastication, en ramenant sous les arcades dentaires les débris alimentaires qui tombent en avant ; 3° à l'articulation des sons ; 4° à l'expression de la physionomie.

Dans le jeu des instruments à vent, son action est associée à celle des buccinateurs.

HOUPPE DU MENTON OU ÉLÉVATEUR PASSIF DE LA LÈVRE INFÉRIEURE.

Préparation. 1° Renverser en avant la lèvre inférieure, diviser transversalement le frein qui l'unit à l'arcade alvéolaire, et enlever la muqueuse buccale qui correspond à la portion inférieure du sphincter labial et du carré ; 2° isoler les deux faisceaux coniques qui forment les houppes du menton, et les suivre jusqu'à leur insertion cutanée ; 3° pour faciliter l'étude de ces petits muscles, il est quelquefois avantageux d'inciser horizontalement les téguments au niveau de la partie antérieure de la base de la mâchoire, et de détacher l'extrémité inférieure des muscles carrés et triangulaires.

Situation. Sur les côtés de la symphyse.

Forme. Celle d'un cône dont le sommet est en haut et en arrière, et la base en bas et en avant.

Attaches. En arrière, à la fossette située au-dessous des incisives inférieures par de courtes fibres aponévrotiques ; — en avant, à la peau du menton par des fibres extrêmement pâles dont les plus internes s'entre-croisent sur la ligne médiane avec les fibres correspondantes du muscle opposé.

Direction. Oblique de haut en bas et d'arrière en avant.

Rapports. En haut, avec la muqueuse buccale et le sphincter des lèvres ; en bas, avec les fibres les plus internes du peaucier ; en dehors, avec le carré qui les recouvre ; en dedans, avec celui du côté opposé.

Action. Ce muscle attire les téguments de bas en haut en les appliquant contre la symphyse du menton ; par ce mécanisme, il repousse en haut les débris alimentaires qui tombent en avant des incisives, et il élève mécaniquement la partie médiane de la lèvre inférieure, en la renversant un peu en dehors, de manière à ouvrir un libre passage aux aliments qu'il repousse vers les arcades dentaires.

8° MUSCLES ÉLÉVATEURS DIRECTS DE LA MÂCHOIRE INFÉRIEURE.

Au nombre de deux : le masséter et le temporal.

MASSÉTER.

Situation. Au-dessous de l'arcade zygomatique, sur la branche du maxillaire inférieur.

Forme. Épais, court et quadrilatère.

Attaches. En haut, au bord inférieur et aux deux faces de l'arcade zygomatique par des fibres tendineuses qui se prolongent sur la partie antérieure et dans la profondeur du muscle sous la forme de faisceaux et de cloisons ; — en bas, à l'angle et à la face externe de la branche de la mâchoire.

Direction. Un peu oblique de haut en bas et d'avant en arrière.

Rapports. En dehors, avec une lame fibreuse très mince, l'*aponévrose massétérine*, qui le sépare du grand zygomatique, du canal de Sténon et des ramifications du nerf facial ; en dedans, avec la branche de la mâchoire, le muscle temporal et le buccinateur ; en arrière, avec la glande parotide qui se moule sur lui.

TEMPORAL OU CROTAPHYTE (de κροταφος, *tempe*).

Préparation. 1° Enlever l'aponévrose temporale ; 2° scier à ses deux extrémités et renverser en bas l'arcade zygomatique ; 3° enlever le tissu adipeux qui environne la partie inférieure du muscle.

Situation. Dans la fosse temporale qu'il remplit entièrement.

Figure. Aplati, rayonné et triangulaire.

Attaches. En haut, à toute l'étendue de la fosse temporale et à la face interne d'une lame fibreuse extrêmement forte, qui se fixe d'une part à la circonférence de cette fosse, et de l'autre au bord supérieur et à la face interne de l'arcade zygomatique par un dédoublement dans l'angle duquel on observe ordinairement une petite quantité de tissu cellulo-adipeux ; — en bas, par un tendon très fort et d'abord caché dans l'épaisseur du muscle, au sommet, aux bords et à la face interne de l'apophyse coronoïde.

Direction. Les fibres antérieures se portent un peu obliquement en bas et en arrière, les postérieures plus obliquement en bas et en avant, les moyennes verticalement en bas.

Rapports. En dehors, avec le masséter, l'arcade zygomatique, l'aponévrose temporale, l'aponévrose épicrânienne, les muscles auriculaires supérieur et antérieur, les artères, les veines et les nerfs temporaux superficiels, et enfin avec la peau ; en dedans, avec la fosse temporale, le ptérygoïdien externe et l'artère maxillaire interne.

Action des élévateurs directs de la mâchoire. Le masséter et le temporal sont deux muscles puissants dont l'énergie est encore doublée : 1° par la soudure des deux moitiés de la mâchoire inférieure au niveau de la symphyse, soudure qui a pour effet d'associer dans leur contraction les élévateurs du côté droit à ceux du côté gauche ; 2° par leur implantation perpendiculaire sur le levier qu'ils sont chargés de mouvoir.

Ces élévateurs acquièrent leur plus haut degré de développement dans les animaux carnassiers ; et comme la force des muscles est proportionnelle au nombre des fibres, et que les fibres qui naissent directement des surfaces convexes et concaves ne sauraient se multiplier qu'autant que ces surfaces s'étendent, il en résulte que dans les animaux de cette classe les arcades zygomatiques deviennent plus convexes, les fosses temporales plus concaves, les apophyses coronoïdes plus saillantes, et qu'on peut par la seule inspection de ces arcades, de ces fosses et de ces apophyses, reconnaître le volume des élévateurs, calculer leur énergie, déterminer les mœurs d'un animal, définir son mode d'alimentation, assigner à ses dents leurs dimensions respectives, et reconstruire, en un mot, sur cette seule donnée l'édifice entier de son organisation, en prenant pour guide la loi d'harmonie qui coordonne et enchaîne toutes les fonctions ; c'est par l'application habile de cette loi, et en résolvant des problèmes de cette nature, que G. Cuvier est parvenu à reconstituer avec de simples débris fossiles plusieurs espèces du règne antédiluvien.

9° MUSCLES TRITURATEURS OU PTÉRYGOIDIENS.

Au nombre de deux, l'un interne, l'autre externe.

Préparation. 1° Faire la coupe du pharynx (voy. p. 215, *Rég. prév.*); 2° diviser la face en deux moitiés par une coupe antéro-postérieure.

On peut aussi étudier ces muscles par leur partie antérieure et externe ; il faut alors enlever : 1° l'arcade zygomatique et le masséter ; 2° le muscle temporal, l'apophyse coronoïde et une partie de la branche du maxillaire inférieur, en laissant seulement le bord parotidien et l'angle de la mâchoire.

PTÉRIGOÏDIEN INTERNE.

Situation. Sur la face interne de la branche de la mâchoire.

Forme. Épais, court et quadrilatère.

Attaches. En haut, à la fosse ptérygoïde ; — en bas, à la face interne de l'angle de la mâchoire.

Direction. Oblique de haut en bas, de dedans en dehors et d'avant en arrière.

Rapports. En dedans, avec le péristaphylin externe et le pharynx, dont il est séparé par un espace triangulaire que traversent des vaisseaux et des nerfs ; en dehors, avec la branche de la mâchoire dont le séparent en haut les nerfs et les vaisseaux dentaires inférieurs ainsi que la lame fibreuse improprement appelée *ligament latéral interne de l'articulation temporo-maxillaire.*

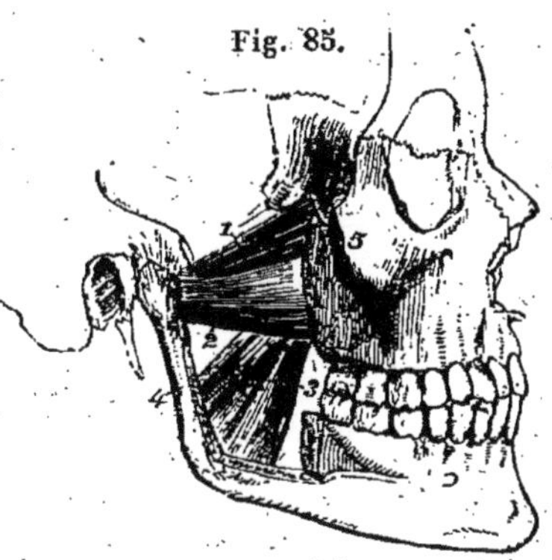

Fig. 85.

Muscles ptérygoïdiens.

1. Partie supérieure du ptérygoïdien externe.
2. Partie inférieure du même muscle.
3. Ptérygoïdien interne.
4. Branche du maxillaire inférieur échancrée pour montrer ces deux muscles.
5. Os malaire, divisé à son union avec l'apophyse zygomatique.

PTÉRIGOÏDIEN EXTERNE.

Situation. Dans la fosse zygomatique.

Forme. Celle d'un cône dont la base est en dedans et le sommet en dehors.

Attaches. En dedans, 1° par sa partie inférieure, à la face externe de l'apophyse ptérygoïde et à la facette correspondante de l'apophyse ptérygoïdienne du palatin; 2° par sa partie supérieure, à la moitié interne des faces latérales du sphénoïde; — en dehors, à la partie antérieure du col du condyle de la mâchoire, et à la partie correspondante du fibro-cartilage interarticulaire.

Direction. Horizontalement étendu de dedans en dehors et d'avant en arrière.

Rapports. En dehors, avec la branche de la mâchoire, le temporal, et l'artère maxillaire interne; en dedans, avec le ptérygoïdien interne; en haut, avec la paroi supérieure de la fosse zygomatique.

Action des muscles triturateurs. Le ptérygoïdien interne imprime deux mouvements à la mâchoire : 1° un mouvement d'élévation; 2° un mouvement latéral en vertu duquel la symphyse du menton se porte en avant et du côté opposé à celui qu'occupe le muscle. Lorsque les deux ptérygoïdiens internes se contractent à la fois, les effets opposés se détruisant, la mâchoire se porte directement en avant. Par ce triple mouvement ascendant, latéral et antéro-postérieur, dont l'effet se fait surtout sentir à la partie la plus reculée des arcades dentaires, on voit que les grosses molaires jouent les unes sur les autres dans tous les sens, et que les aliments placés entre les tubercules dont les couronnes des dents sont armées doivent subir une prompte et complète trituration.

Le ptérygoïdien externe n'imprime à la mâchoire que des mouvements latéraux et antéro-postérieurs; il est le muscle triturateur par excellence.

De même que les élévateurs directs de la mâchoire sont très développés dans les carnassiers, de même les triturateurs arrivent à leur plus haut degré de développement dans les ruminants, dont la mastication s'accomplit principalement par le mécanisme du broiement, tandis que dans les animaux qui vivent de chair elle s'opère essentiellement par lacération : aussi, tandis que dans ces derniers les apophyses zygomatiques sont saillantes, les fosses temporales profondes, les canines énormes, l'articulation de la mâchoire très serrée et les ptérygoïdiens très faibles, nous voyons dans les vertébrés qui se nourrissent de végétaux la tête s'aplatir latéralement, les canines disparaître, les molaires s'étendre en surface, les élévateurs s'affaiblir, les triturateurs se développer, et l'articulation de la mâchoire inférieure acquérir une grande mobilité, soit dans le sens latéral, soit dans le sens antéro-postérieur.

MUSCLES DES MEMBRES SUPÉRIEURS.

Comme les os qui composent le squelette de ces membres, on les divise en quatre groupes principaux : les muscles de l'épaule, du bras, de l'avant-bras et de la main.

MUSCLES DE L'ÉPAULE.

Au nombre de six : le deltoïde, le sus-épineux, le sous-épineux, le petit rond, le sous-scapulaire, et le grand rond. Ce dernier muscle a été décrit avec le grand dorsal, auquel il se rattache comme accessoire, soit par ses connexions, soit par la nature de ses usages.

DELTOÏDE.

Préparation. 1° Faire une incision horizontale et demi-circulaire, étendue de la partie moyenne de la clavicule à l'extrémité postérieure de l'épine de l'omoplate ; 2° sur cette incision en faire tomber une autre, verticalement dirigée du tiers supérieur et de la partie externe du bras vers le sommet de l'épaule ; 3° disséquer les deux lambeaux en ayant soin de suivre la direction des fibres qui divergent de bas en haut ; 4° porter l'extrémité inférieure du bras en dedans pour tendre les fibres moyennes, en arrière pour tendre les antérieures, et en avant pour les postérieures.

Situation. A la partie supérieure et externe du bras.

Figure. Celle d'un demi-cône creux dont la base regarde en haut et la concavité en dedans.

Attaches. En haut, au bord postérieur de l'épine de l'omoplate dans toute sa longueur, au bord externe de l'acromion, et au tiers externe du bord antérieur de la clavicule ; — en bas, à l'empreinte deltoïdienne de l'humérus, par trois tendons, dont l'antérieur et le postérieur, plus volumineux, sont fixés aux deux côtés de l'angle que représente l'empreinte osseuse, et le troisième au sommet de cet angle.

Il n'est pas rare de voir quelques fibres du grand pectoral s'insérer au tendon antérieur.

Direction. Les fibres moyennes sont verticales, les antérieures obliques de haut en bas et d'avant en arrière, et les postérieures obliques de haut en bas et d'arrière en avant.

Rapports. En dehors, avec la peau dont le sépare une lame aponévrotique très adhérente, cellulo-fibreuse en haut, et plus forte en bas où elle se continue avec l'aponévrose brachiale ; — en dedans, avec l'articulation scapulo-humérale, avec la grosse tubérosité ou le grand trochanter de l'humérus sur lequel il glisse à l'aide d'une synoviale rudimentaire, avec le tiers supérieur de l'humérus, l'apophyse coracoïde, le petit pectoral, le coraco-huméral, le biceps, le sous-épineux, le petit rond, le grand rond et les vaisseaux circonflexes postérieurs.

Fig. 86.

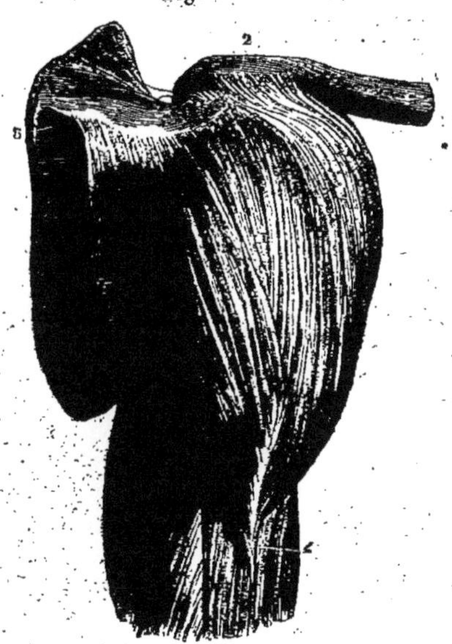

FIG. 86.

1. Muscle deltoïde.
2. Son insertion à la clavicule.
3. Son insertion à l'épine de l'omoplate.
4. Son insertion à l'humérus.

Son bord antérieur, oblique de haut en bas et d'avant en arrière, est séparé du bord supérieur du grand pectoral par un interstice celluleux qu'occupent la veine céphalique et une petite artère ;

Son bord postérieur, mince en haut où il est appliqué contre le sous-épineux par l'aponévrose de ce dernier muscle qui se prolonge sur sa face externe, devient plus épais et libre inférieurement ;

Son sommet est embrassé par le brachial antérieur.

Usages. Élévateur ou abducteur du bras.

Lorsqu'il prend son point fixe sur les os de l'épaule et se contracte, soit dans sa totalité, soit dans ses fibres moyennes, il est élévateur direct ; si les fibres antérieures seules se raccourcissent, le bras en s'élevant se porte en avant ; il se porte au contraire en haut et en arrière pendant la contraction exclusive des fibres postérieures.

L'humérus peut aussi servir de point fixe au deltoïde, comme l'action de grimper nous en présente un exemple ; alors ce muscle agit sur l'épaule dont il devient un élévateur.

SUS-ÉPINEUX.

Préparation. 1° Détacher le trapèze et le deltoïde à leur insertion scapulaire ; 2° scier l'acromion à sa base et l'enlever, ainsi que la clavicule et le ligament acromio-coracoïdien.

Situation. Dans la fosse sus-épineuse.

Forme. Celle d'une pyramide à base triangulaire dont le sommet se dirige en avant et en dehors.

Attaches. En dedans, aux deux tiers internes de la fosse sus-épineuse ; —en dehors, à la plus élevée des trois facettes que présente la grosse tubérosité de l'humérus, par un tendon dont les fibres s'entre-croisent et se confondent en partie avec celle du ligament capsulaire qu'il contribue puissamment à fortifier.

Fig. 87.

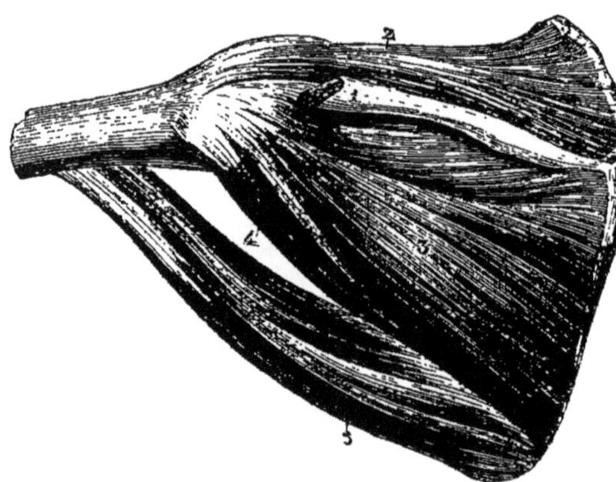

FIG. 87.

1. Épine de l'omoplate coupée à la base de l'acromion.
2. M. sus-épineux.
3. M. sous-épineux.
4. M. petit rond.
5. M. grand rond.
6. Humérus.

Direction. Il se porte horizontalement d'arrière en avant et de dedans en dehors.

Rapports. En haut, avec le trapèze, la clavicule, le ligament acromio-coracoïdien et une lame fibreuse qui complète la loge qu'il habite ; — en bas, avec la fosse sus-épineuse, les vaisseaux et le nerf sus-scapulaires, et la partie supérieure de l'articulation scapulo-humérale.

Usages. Élévateur du bras ; bien qu'il s'insère perpendiculairement au levier qu'il est chargé de mouvoir, il agit avec peu de puissance, parce que son insertion est extrêmement rapprochée du point d'appui ; mais en se contractant en même temps que le deltoïde pour produire l'élévation du bras, il fixe solidement la tête de l'humérus contre la cavité glénoïde, et s'oppose à son déplacement vers les fosses sous-scapulaire et sous-épineuse, déplacement d'autant plus à craindre dans cette circonstance que les muscles qui occupent ces fosses sont relâchés et en quelque sorte désarmés contre un semblable envahissement : par conséquent, le muscle sus-épineux a tous les avantages d'un ligament puissant, sans offrir les inconvénients qui naissent de l'inextensibilité des tissus fibreux.

SOUS-ÉPINEUX.

Situation. Dans la fosse sous-épineuse.

Forme. Épais, prismatique et triangulaire.

Attaches. En dedans, aux deux tiers internes de la fosse sous-épineuse par de très courtes fibres aponévrotiques ;—en dehors, à la facette moyenne de la grosse tubérosité de l'humérus par un tendon dont les fibres s'entre-croisent en partie avec celles du ligament capsulaire.

Direction. Les fibres supérieures sont horizontales, les suivantes d'autant plus obliques en haut et en dehors qu'elles sont plus inférieures.

Rapports. En avant, avec la fosse sous-épineuse qu'il remplit ;— en arrière, avec l'*aponévrose sous-épineuse,* qui complète son engaînement, et le sépare du deltoïde, du trapèze, du grand dorsal et de la peau ; cette aponévrose donne attache en arrière à quelques fibres du sous-épineux.

Usage. Il imprime à l'humérus un mouvement de rotation qui s'accomplit de dedans en dehors et contribue à consolider les rapports de la tête humérale avec la cavité glénoïde.

PETIT ROND.

Situation. Sur le bord axillaire ou externe de l'omoplate, au-dessous du précédent, dont il semble faire partie.

Forme. Allongé et très grêle.

Attaches. En dedans, à la fosse sous-épineuse, près du bord externe de l'omoplate, entre le grand rond qui est au-dessous et le sous-épineux qui est au-dessus, et à des cloisons fibreuses qui le séparent de ces deux muscles ; — en dehors, à la facette la plus inférieure de la grosse tubérosité de l'humérus, par un petit tendon.

Direction. Oblique de bas en haut et de dedans en dehors.

Usages. Rotateur en dehors de l'humérus.

SOUS-SCAPULAIRE.

Préparation. 1o Désarticuler la clavicule et détacher du tronc le membre supérieur; 2o enlever le tissu cellulaire abondant qui recouvre la face interne du muscle, ainsi que les vaisseaux, les nerfs et les ganglions lymphatiques compris dans ce tissu cellulo-adipeux.

Situation. Dans la fosse sous-scapulaire.

Figure. Triangulaire.

Attaches. En dedans, aux deux tiers internes de la fosse sous-scapulaire, par des lames aponévrotiques qui s'insèrent aux crêtes obliques que présente cette fosse, et à la lèvre antérieure du bord axillaire de l'omoplate, par une aponévrose qui sépare ce muscle du grand rond et de la longue portion du triceps brachial ; — en dehors, à la petite tubérosité de l'humérus, par un tendon dont les fibres les plus élevées s'entre-croisent avec celles du ligament capsulaire.

Direction. Les fibres supérieures se portent horizontalement en dehors, les suivantes se portent en haut et en dehors, d'autant plus obliquement qu'elles sont plus inférieures.

Rapports. En arrière, avec la fosse sous-scapulaire qu'il remplit; en avant, avec l'*aponévrose sous-scapulaire*, lame fibreuse peu résistante et triangulaire, qui l'engaîne et le sépare du grand dentelé, du coraco-huméral, de la courte portion du biceps, des vaisseaux et des nerfs axillaires.

Fig. 88.

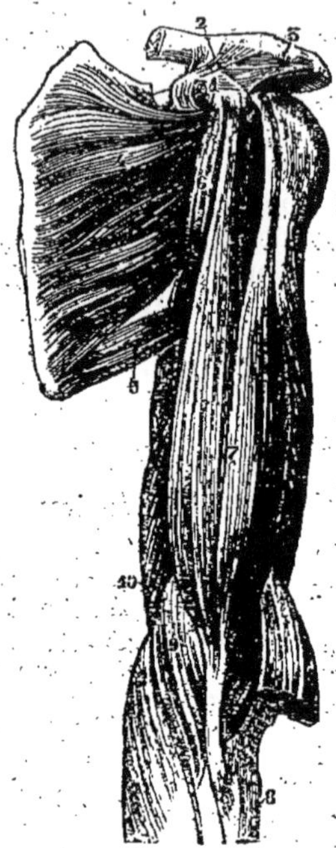

Fig. 88.

1. Apophyse coracoïde.
2. Ligament coraco-claviculaire antérieur.
3. Ligament coraco-claviculaire postérieur.
4. M. sous-scapulaire.
5. M. grand rond.
6. M. coraco-huméral.
7. M. biceps.
8. Insertion inférieure du biceps.
9. M. brachial antérieur.
10. Portion interne du triceps brachial.

Usages. Rotateur de l'humérus en dedans, et par conséquent antagoniste des sous-épineux et petit rond; comme ces muscles, il contribue à consolider les rapports de l'humérus avec la cavité glénoïde.

MUSCLES DU BRAS.

Ils forment deux régions : l'une antérieure, qui comprend le biceps, le coraco-huméral et le brachial antérieur; l'autre postérieure, qui se compose d'un seul muscle, le triceps brachial.

MUSCLES DE LA RÉGION BRACHIALE ANTÉRIEURE.

Préparation. 1° Inciser les téguments et l'aponévrose sous-jacente, depuis la partie moyenne de la clavicule jusqu'au milieu du pli du bras; 2° découvrir les muscles grand pectoral, deltoïde et biceps; 3° diviser le premier de ces muscles à sa partie moyenne, et ramener son tendon en dehors; 4° détacher le second à ses insertions scapulaires, et le renverser en bas; 5° fléchir l'avant-bras sur le bras, et écarter les muscles qui recouvrent le tendon inférieur du biceps, afin d'isoler complétement ce tendon; 6° enfin ouvrir l'articulation scapulo-humérale pour examiner le tendon de la longue portion de ce muscle.

BICEPS BRACHIAL.

Situation. A la partie antérieure du bras.

Forme. Allongé, épais et arrondi à sa partie moyenne, simple inférieurement, double supérieurement.

Attaches. En haut, par sa courte portion, au sommet de l'apophyse coracoïde où il se réunit avec le coraco-huméral, et par sa longue portion au sommet de la cavité glénoïde où il se confond avec le fibro-cartilage appelé *bourrelet glénoïdien*; — en bas, à la partie postérieure de la tubérosité bicipitale du radius.

Direction. Vertical.

Structure. Charnu dans sa partie moyenne, et tendineux à ses extrémités.

Des trois tendons du biceps, celui qui est commun à la courte portion et au coraco-huméral est aplati, très épais et dégénère bientôt en une aponévrose.

Celui de la longue portion, très étendu, grêle et cylindrique, occupe dès son origine l'intérieur de l'articulation scapulo-humérale qu'il traverse d'arrière en avant, en se réfléchissant sur la tête de l'humérus; il pénètre ensuite dans la coulisse bicipitale et s'épanouit après l'avoir parcourue en un cône de la face interne duquel partent les fibres charnues.

Le tendon terminal ou inférieur fournit par son bord interne une expansion fibreuse qui se porte en bas et en dedans où elle se confond avec l'aponévrose antibrachiale dont elle est une des origines; après avoir donné cette expansion, il disparaît au milieu des muscles qui occupent la partie supérieure et antérieure de l'avant-bras, en se réfléchissant de haut en bas, d'avant en arrière et un peu de dedans en dehors; parvenu à la tubérosité bicipitale du radius, il la contourne en glissant sur son bord antérieur à l'aide d'une synoviale, et se fixe exclusivement à son bord postérieur.

Rapports. La courte portion répond supérieurement : au grand pectoral en avant; au sous-scapulaire et aux tendons des grand dorsal et grand rond en arrière; au coraco-huméral en dedans; au deltoïde en dehors.

La longue portion est en rapport dans sa partie la plus élevée avec la tête de l'humérus sur laquelle elle appuie, et le ligament capsulaire qui la recouvre; plus bas, avec le tendon du grand pectoral en avant, et la coulisse bicipitale en arrière.

Lorsque les deux portions du biceps s'accolent et se confondent, elles sont contiguës : en avant et en dehors, à l'aponévrose brachiale et à la peau; en arrière, au brachial antérieur; en dedans, à l'artère brachiale, aux veines qui l'accompagnent et au nerf médian.

Usages. Il fléchit l'avant-bras sur le bras; en opérant cette flexion, le biceps imprime au radius un mouvement de rotation en dehors, mouvement qui est le résultat de l'espèce d'enroulement de son tendon autour de la tubérosité bicipitale. Lorsque le radius et le cubitus sont fixés, comme dans l'action de grimper, ce muscle rapproche l'épaule du pli du coude, et ce rapprochement opère la flexion du bras sur l'avant-bras.

Par l'expansion qu'il fournit à l'aponévrose antibrachiale, le biceps devient le muscle tenseur de cette aponévrose.

BRACHIAL ANTÉRIEUR.

Situation. A la partie antérieure et inférieure de l'humérus, en arrière du biceps.

Forme. Allongé, aplati et recourbé sur lui-même d'avant en arrière.

Attaches. En haut, aux faces externe et interne de l'humérus ; à ses bords interne, externe et antérieur, depuis l'attache du deltoïde jusqu'au voisinage de l'articulation du coude ; et aux aponévroses intermusculaires externe et interne ; — en bas, à la face inférieure de l'apophyse coronoïde du cubitus, par un tendon qui se porte obliquement en bas et en arrière, et qui représente un demi-cône ouvert en avant.

Direction. Vertical.

Rapports. En avant, avec le biceps, l'artère brachiale et le nerf médian ; en arrière, avec l'humérus qu'il embrasse à la manière d'un demi-cylindre ; en dedans, avec l'aponévrose intermusculaire interne qui le sépare du nerf cubital et du triceps brachial ; en dehors, avec le long supinateur et le premier radial externe.

Usage. Fléchisseur de l'avant-bras sur le bras, et dans certaines circonstances du bras sur l'avant-bras ; en s'enroulant sur la partie antérieure de l'articulation huméro-cubitale, il devient pour cette articulation un puissant moyen d'union.

CORACO-HUMÉRAL.

Situation. A la partie interne et supérieure du bras.

Forme. Allongé, arrondi supérieurement, aplati inférieurement.

Attaches. En haut, au sommet de l'apophyse coracoïde par un tendon qui lui est commun avec la courte portion du biceps ; — en bas, à la partie moyenne de la face et du bord internes de l'humérus.

Direction. Un peu oblique de haut en bas, d'avant en arrière et de dedans en dehors.

Rapports. En avant, avec le grand pectoral, le deltoïde et le biceps ; en arrière, avec le sous-scapulaire, le grand dorsal et le grand rond.

L'artère et les veines brachiales et le nerf médian, d'abord situés à sa partie postérieure, occupent ensuite son côté interne et lui deviennent antérieurs plus bas en le croisant à angle aigu. Le nerf musculo-cutané le traverse presque constamment ; de là la dénomination de *muscle perforé de Cassérius* sous laquelle il était autrefois désigné.

Usage. Il élève le bras en le portant en avant et en dedans.

RÉGION BRACHIALE POSTÉRIEURE.

TRICEPS BRACHIAL.

Préparation. 1° Renverser le sujet sur l'abdomen, et fléchir l'avant-bras sur le bras ; 2° inciser les téguments ainsi que l'aponévrose brachiale, depuis le sommet de l'épaule jusqu'à l'olécrâne, et enlever à la fois les deux enveloppes ; 3° détacher le deltoïde à ses insertions supérieure et le renverser en bas ; 4° isoler la portion moyenne du triceps à son insertion scapulaire, et descendre de cette insertion vers les portions interne et externe, afin de procéder à la séparation des trois parties du muscle.

Situation. A la partie postérieure du bras.

Forme. Allongé, très épais, aplati d'avant en arrière, simple à son extrémité inférieure, divisé supérieurement en trois parties : l'une moyenne ou *longue portion du triceps*, l'autre externe ou *vaste externe*, la troisième interne ou *vaste interne*.

Fig. 89.

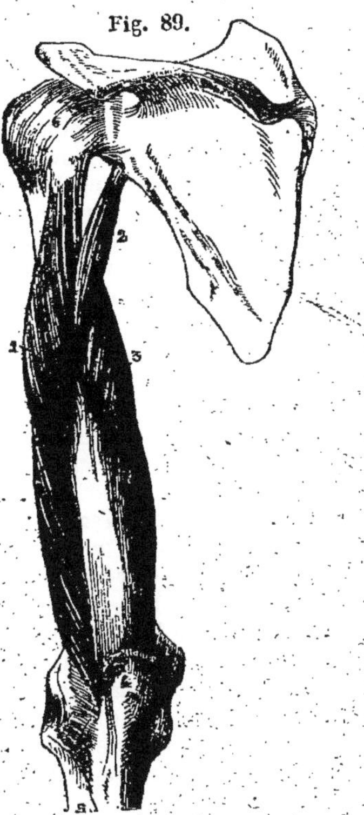

FIG. 89,

Triceps brachial.

1. Portion externe du triceps, ou vaste externe.
2. Longue portion, ou portion moyenne du triceps.
3. Portion interne, ou vaste interne.
4. Olécrâne.
5. Radius.
6. Articulation scapulo-humérale.

Attaches. Supérieurement : 1° par sa longue portion, au bord axillaire de l'omoplate, dans une dépression rugueuse et triangulaire située immédiatement au-dessous de la cavité glénoïde ; 2° par sa portion externe, à toute cette partie de la face postérieure de l'humérus qui est au-dessus de la gouttière radiale et à l'aponévrose intermusculaire externe ; 3° par sa portion interne, à toute la partie de la face postérieure de l'humérus qui est au-dessous de la gouttière radiale et à l'aponévrose intermusculaire interne.—Inférieurement, à la partie postérieure et supérieure de l'olécrâne, par un tendon extrêmement solide, qu'une synoviale sépare du sommet de cette apophyse.

Direction. Les fibres qui composent la longue portion sont verticales ; celles du vaste externe se portent obliquement en bas et en dedans, et celles du vaste interne obliquement en bas et en dehors.

Rapports. En arrière, avec l'aponévrose brachiale et la peau ; en avant, avec l'humérus, l'articulation du coude, le nerf radial et l'artère humérale profonde ; en dedans, avec le brachial antérieur, dont il est séparé par l'aponévrose intermusculaire interne ; en dehors, avec le même muscle, dont le sépare l'aponévrose intermusculaire externe.

Usage. Extenseur de l'avant-bras sur le bras.

APONÉVROSE BRACHIALE.

Origine. L'aponévrose du bras naît, en haut et en dehors, de l'épine de l'omoplate ; en bas et en dedans, du tissu cellulaire de l'aisselle ; en avant, du tendon du grand pectoral ; et en arrière, du tendon du grand dorsal.

Terminaison. Inférieurement elle s'insère : en dedans, à la tubérosité interne de l'humérus ; en dehors, à la tubérosité externe du même os ; en arrière, à l'olécrâne. Par sa partie inférieure et antérieure, elle se continue avec l'aponévrose de l'avant-bras.

Sa *surface externe* répond à la peau, dont la séparent, en avant, les veines céphalique et basilique et les ramifications des nerfs cutané interne et musculo-cutané.

Sa *surface interne*, exactement moulée sur les muscles qu'elle entoure, donne naissance à deux prolongements intermusculaires qui s'insèrent à toute l'étendue des bords interne et externe de l'humérus, et qui divisent la gaîne principale en deux gaînes secondaires, l'une antérieure, plus considérable, qui loge le biceps et le brachial antérieur ; l'autre postérieure, qui contient le triceps.

La *cloison intermusculaire externe*, étroite en haut où elle répond au bord antérieur de la coulisse bicipitale, plus large en bas où elle sépare le brachial antérieur du triceps en fournissant des insertions à l'un et à l'autre, est traversée par le nerf radial qui passe obliquement de la gaîne postérieure dans l'antérieure.

La *cloison intermusculaire interne*, plus large et plus forte que la précédente, triangulaire comme elle, commence en haut sur la lèvre postérieure de la coulisse bicipitale où elle est recouverte par le tendon du grand rond ; plus bas elle s'unit au tendon du coraco-huméral, et se place entre les muscles brachial antérieur et triceps auxquels elle donne attache ; le nerf cubital est accolé à sa face postérieure.

La gaîne antérieure fournit deux cloisons minces et faibles, qui sont destinées : a supérieure au deltoïde, dont la face interne comme l'externe est revêtue d'une lame cellulo-fibreuse ; l'inférieure aux vaisseaux du bras et au nerf médian, qu'elle isole des muscles voisins en leur formant un long canal cylindrique.

L'aponévrose brachiale est formée de fibres circulaires reliées entre elles par des fibres verticales moins fortes, moins nombreuses et plus espacées.

Le grand pectoral et le grand dorsal représentent ses muscles tenseurs.

MUSCLES DE L'AVANT-BRAS.

Ils forment cinq régions : une région antérieure et superficielle, une région antérieure et profonde, une région externe, une région postérieure et superficielle, une région postérieure et profonde.

MUSCLES DE LA RÉGION ANTIBRACHIALE ANTÉRIEURE ET SUPERFICIELLE.

Au nombre de quatre, le grand ou rond pronateur, le grand palmaire ou radial antérieur, le petit palmaire, et le cubital antérieur.

Fig. 90.

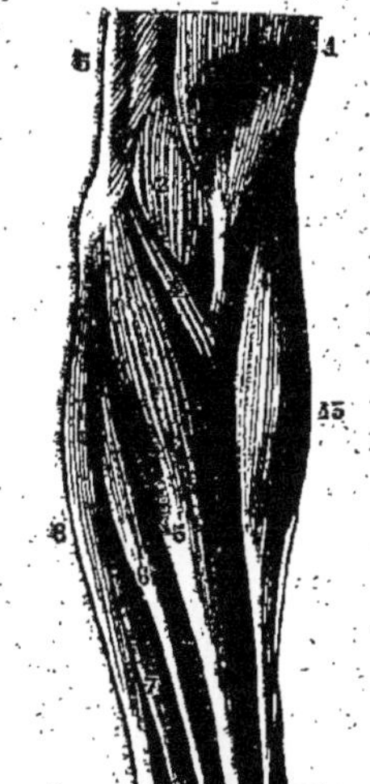

FIG. 90.

Muscles de l'avant-bras. (Région antérieure et superficielle.)

1. Extrémité inférieure du biceps.
2. Brachial antérieur.
3. Portion du triceps.
4. Grand rond.
5. Grand palmaire.
6. Petit palmaire.
7. Fléchisseur superficiel des doigts.
8. Cubital antérieur.
9. Aponévrose palmaire.
10. Palmaire cutané.
11. Opposant du pouce.
12. Court abducteur du pouce.
13. Grand supinateur.
14. Tendon du grand abducteur du pouce.

Préparation. 1° Inciser les téguments et le plan aponévrotique sous-jacent, depuis la partie moyenne et antérieure du bras jusqu'à la partie inférieure de la paume de la main ; 2° disséquer la peau et l'aponévrose, en les déjetant vers les parties latérales de l'avant-bras.

ROND-PRONATEUR.

Situation. A la partie antérieure, supérieure et moyenne de l'avant-bras.

Forme. Allongé et arrondi.

Attaches. En haut, à la partie inférieure du bord interne de l'humérus; à la partie antérieure de la tubérosité interne du même os; à une aponévrose intermusculaire qui le sépare du grand palmaire et du fléchisseur superficiel; et enfin à l'apophyse coronoïde du cubitus, en dedans du brachial antérieur, par un faisceau aponévrotique et charnu séparé du reste du muscle par le nerf médian; — en bas, à la partie moyenne de la face externe du radius, par un tendon aplati qui s'enroule autour de cet os.

Direction. Oblique de haut en bas et de dedans en dehors.

Rapports. En avant, avec l'aponévrose antibrachiale, le long supinateur, les radiaux externes, l'artère radiale et le nerf radial; en arrière, avec l'articulation du coude, le brachial antérieur, les fléchisseurs des doigts, le nerf médian et l'artère cubitale; en dedans, avec le grand palmaire; en dehors, avec le tendon du biceps.

Usages. Il communique au radius un double mouvement : à son extrémité supérieure, un mouvement de rotation autour de son axe; à son extrémité inférieure, un mouvement de translation autour de l'axe du cubitus. Ce mouvement complexe a pour effet de détruire le parallélisme des deux os de l'avant-bras, et de tourner la paume de la main en dedans et en arrière, position qui a reçu le nom de *pronation.*

GRAND PALMAIRE OU RADIAL ANTÉRIEUR.

Situation. A la partie antérieure et moyenne de l'avant-bras.

Forme. Celle d'un cône dont la base est en haut et le sommet très prolongé en bas.

Attaches. En haut, à la partie inférieure du bord interne de l'humérus et à la tubérosité interne du même os; — en bas, au-devant de l'extrémité supérieure du deuxième métacarpien, par un tendon qui forme la moitié environ de la longueur du muscle.

Au niveau du carpe ce tendon traverse un canal formé, en arrière, par le scaphoïde et le trapèze, et en avant, par une gaîne fibreuse; ce canal est lubrifié par une synoviale.

Direction. Un peu oblique de haut en bas et de dedans en dehors.

Rapports. En avant, avec l'aponévrose et la peau; en arrière, avec le fléchisseur superficiel des doigts et le fléchisseur propre du pouce; en dedans, avec le petit palmaire; en dehors, avec le grand pronateur et l'artère radiale.

Usages. Fléchisseur de la main sur l'avant-bras. Pour produire ce résultat, il agit d'abord sur la seconde rangée des os du carpe, qu'il fléchit sur la première; celle-ci se fléchit ensuite sur le radius et le cubitus.

PETIT PALMAIRE OU PALMAIRE GRÊLE.

Situation. A la partie antérieure et moyenne de l'avant-bras, en dedans du grand palmaire.

Forme. Celle d'un cône très allongé.

Attaches. En haut, à la tubérosité interne de l'humérus, par un tendon conique, de l'intérieur duquel naissent les fibres charnues; — en bas, au-devant du ligament annulaire antérieur du carpe, par un tendon qui forme les deux tiers de la longueur du muscle.

Direction. Un peu oblique de haut en bas et de dedans en dehors.

Rapports. En avant, avec l'aponévrose et la peau ; en arrière, avec le fléchisseur superficiel ; en dehors, avec le grand palmaire ; en dedans, avec le cubital antérieur.

Usages. Comme le précédent, dont il est l'accessoire, il fléchit la main sur l'avant-bras ; pendant cette flexion il tend l'aponévrose palmaire avec laquelle il se continue ; mais il ne se contracte pas pour opérer la tension d'un plan fibreux aussi fortement constitué, et sur la résistance duquel ses faibles contractions ne sauraient exercer aucune influence.

CUBITAL ANTÉRIEUR.

Situation. A la partie antérieure et interne de l'avant-bras.

Forme. Allongé, aplati et volumineux à son extrémité supérieure, grêle et arrondi inférieurement.

Attaches. En haut, à la tubérosité interne de l'humérus et au bord interne de l'olécrâne, double insertion qui forme une arcade sous laquelle passe le nerf cubital ; — en bas, à l'os pisiforme par un tendon qui se continue avec le ligament vertical inférieur de l'articulation de cet os avec le pyramidal.

Rapports. En avant et en dedans, avec l'aponévrose de l'avant-bras, à laquelle il est uni dans son tiers supérieur par les insertions qu'il prend sur elle ; — en arrière et en dehors, avec les muscles fléchisseur sublime, fléchisseur profond et carré pronateur ; avec le nerf cubital qui le croise de dedans en dehors, et l'artère cubitale qui le croise de dehors en dedans, pour se placer l'un et l'autre à son côté interne, situation qu'ils conservent dans toute l'étendue de ses deux tiers inférieurs. — Il suit de ce rapport important que lorsqu'on se propose de lier l'artère cubitale dans sa moitié supérieure, il faut la chercher entre le fléchisseur superficiel et le cubital antérieur, en pénétrant dans l'interstice de ces deux muscles ; cet interstice est indiqué : 1° par une ligne qui s'étend de la tubérosité interne de l'humérus au pisiforme, et qui guide l'instrument dans l'incision de la peau ; 2° par une cloison jaunâtre ou blanchâtre qui est parallèle à cette ligne, et qui guide l'instrument dans la section de l'aponévrose.

Usages. Fléchisseur et adducteur de la main. Par ses contractions il agit, non sur le pisiforme qui joue, relativement au cubital antérieur, le rôle de la rotule relativement au triceps fémoral, mais sur l'extrémité supérieure du cinquième métacarpien. Il est congénère du grand palmaire ; et de même que ce dernier muscle se réfléchit de haut en bas et d'avant en arrière pour gagner le deuxième métacarpien, de même le cubital antérieur se réfléchit à l'aide du pisiforme pour se porter dans la même direction : ainsi réfléchis, ces deux muscles sont doués d'une plus grande puissance ; le grand palmaire est un peu abducteur de la main ; le cubital antérieur est un adducteur très prononcé.

MUSCLES DE LA RÉGION ANTIBRACHIALE ANTÉRIEURE ET PROFONDE.

Au nombre de quatre : le fléchisseur superficiel des doigts, le fléchisseur profond, le long fléchisseur du pouce, et le carré pronateur.

Préparation. 1° Diviser transversalement à leur partie moyenne les muscles rond pronateur, grand et petit palmaires, et les déjeter vers leurs insertions; 2° inciser les téguments de la main, depuis l'articulation du poignet jusqu'à l'extrémité du doigt annulaire; 3° de cette incision en faire partir une seconde qui occupera la face correspondante du pouce dans toute son étendue; 4° enlever ces téguments ainsi que l'aponévrose palmaire, et ouvrir la gaîne des tendons fléchisseurs.

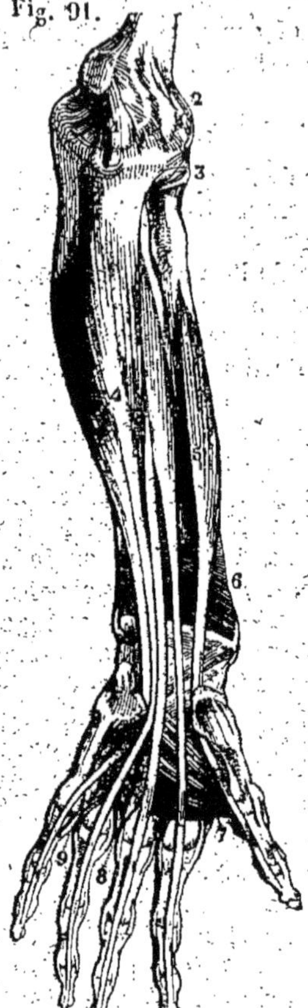

FIG. 91.

Muscles antérieurs et profonds de l'avant-bras.

1. Ligament latéral interne de l'articulation du coude.
2. Ligament antérieur de la même articulation.
3. Ligament annulaire de l'articulation radio-humérale.
4. Fléchisseur profond des doigts.
5. Long fléchisseur du pouce.
6. Carré pronateur.
7. Adducteur du pouce.
8. Muscles interosseux abducteur médius, et adducteur de l'annulaire.
9. Muscles interosseux abducteur de l'annulaire, et adducteur du petit doigt.

FLÉCHISSEUR SUPERFICIEL OU SUBLIME.

Situation. A la partie moyenne et antérieure de l'avant-bras, dans la paume de la main, et au-devant des phalanges.

Forme. Allongé, aplati, simple supérieurement, divisé en quatre parties inférieurement.

Attaches. En haut, à la tubérosité interne de l'humérus, à l'apophyse coronoïde du cubitus, et à la partie la plus élevée du bord antérieur du radius; — en bas, à la face antérieure des secondes phalanges des quatre derniers doigts par autant de tendons qui forment la moitié environ de la longueur du muscle, et qui affectent les rapports les plus intimes avec ceux du fléchisseur profond.

Direction. Vertical.

Rapports. 1° A l'avant-bras : en avant, avec les muscles rond pronateur, grand palmaire, petit palmaire et cubital antérieur; en arrière, avec le fléchisseur profond des doigts, dont le séparent l'artère cubitale, le nerf cubital et le nerf médian. — 2° A la main : en avant, avec l'arcade palmaire superficielle, les nerfs médian et cubital, l'aponévrose palmaire et la peau; en arrière, avec les tendons des fléchisseurs profonds.

FLÉCHISSEUR PROFOND DES DOIGTS.

Situation. A la partie moyenne et profonde de l'avant-bras, immédiatement au-devant du ligament interosseux, à la partie moyenne de la paume de la main, et au-devant des phalanges.

Forme. Allongé, aplati, simple supérieurement, décomposé en quatre parties inférieurement.

Attaches. En haut, aux trois quarts supérieurs des faces antérieure et interne du cubitus, au côté interne de l'apophyse coronoïde, aux deux tiers internes du ligament interosseux, et par quelques fibres à la partie supérieure du radius; — en bas, à la face antérieure des dernières phalanges des quatre derniers doigts.

Direction. Vertical.

Rapports. 1° A l'avant-bras : en avant, avec le fléchisseur superficiel dont le séparent l'artère cubitale et le nerf médian; en arrière, avec le cubitus, le ligament interosseux et le carré pronateur; en dedans, avec le cubital antérieur; en dehors, avec le long fléchisseur propre du pouce.

2° A la paume de la main : en avant, avec les tendons du fléchisseur sublime et les lombricaux auxquels ils donnent attache; en arrière, avec l'arcade palmaire profonde, les muscles interosseux et l'adducteur du pouce.

3° Au-devant des phalanges : en avant, avec la gaîne fibreuse qui transforme en canal les gouttières phalangiennes; en arrière, avec ces gouttières, avec les articulations métacarpo-phalangiennes et phalangiennes.

Les rapports qu'affectent les tendons des fléchisseurs superficiel et profond dans leurs gaînes respectives sont les suivants : au-devant de l'articulation métacarpo-phalangienne, le tendon du fléchisseur sublime s'aplatit, se creuse en demi-cylindre à concavité postérieure, et se bifurque au niveau de la partie moyenne de la première phalange; les deux bandelettes qui résultent de cette bifurcation contournent obliquement le tendon du fléchisseur profond, et se réunissent en arrière de ce tendon, en formant une gouttière à concavité antérieure; après s'être ainsi réunies, ces deux bandelettes se séparent de nouveau et vont se fixer aux bords rugueux de la seconde phalange. De cette disposition il suit que les tendons du fléchisseur superficiel sont traversés par les tendons du fléchisseur profond; de là le nom de *perforé* qui a été donné au premier de ces muscles, et celui de *perforant* qui a été donné au second.

Action des fléchisseurs. Le fléchisseur profond fléchit les troisièmes phalanges sur les secondes, les secondes sur les premières, les premières sur les métacarpiens correspondants, les métacarpiens et la rangée métacarpienne sur la rangée antibrachiale, et enfin cette rangée sur l'avant-bras.

Le fléchisseur superficiel produit les mêmes mouvements, à l'exception de ceux qui sont relatifs aux troisièmes phalanges, sur lesquelles il ne possède aucune action. La perforation des tendons de ce muscle par les tendons du fléchisseur profond paraît avoir pour usage de consolider la gaîne fibreuse qui sert de poulie de réflexion aux deux cordes tendineuses ; dans les grands efforts de flexion, où cette poulie pourrait devenir insuffisante, le tendon perforé se transforme pour le tendon perforant en une gaîne active qui bridera d'autant mieux ce tendon que les contractions du muscle seront plus énergiques.

LONG FLÉCHISSEUR DU POUCE.

Situation. Au-devant du radius.

Forme. Allongé, aplati et plus volumineux à sa partie supérieure, étroit et arrondi inférieurement.

Attaches. En haut, aux trois quarts supérieurs de la face antérieure du radius et à la partie voisine du ligament interosseux ; — en bas, à la partie supérieure de la face antérieure de la dernière phalange du pouce, par un tendon qui forme la moitié de la longueur du muscle.

Direction. Vertical à l'avant-bras, oblique en bas et en dehors à la main.

Rapports. 1° A l'avant-bras : en avant, avec le fléchisseur superficiel, le grand palmaire, le long supinateur et l'artère radiale ; en arrière, avec le radius, le ligament interosseux et le carré pronateur. — 2° A la main : en avant, avec le ligament annulaire antérieur du carpe et le court fléchisseur du pouce ; en arrière, avec le trapèze et l'adducteur du pouce. — 3° Au niveau du pouce : en dehors, avec la gouttière de la première phalange ; en dedans, avec une gaîne fibreuse, semblable à celles qui contiennent les tendons fléchisseurs des quatre derniers doigts.

Action. Il fléchit la seconde phalange du pouce sur la première, et celle-ci sur le premier métacarpien, qui est à son tour attiré en bas et en dedans ; le long fléchisseur n'agit donc pas seulement sur les phalanges, il est un des agents les plus puissants du mouvement d'opposition du pouce.

CARRÉ PRONATEUR.

Situation. A la partie antérieure et inférieure de l'avant-bras.

Figure. Régulièrement quadrilatère.

Attaches. En dedans, au quart inférieur du bord interne et de la face antérieure du cubitus ; — en dehors, au quart inférieur de la face antérieure et du bord externe du radius.

Direction. Transversal.

Rapports. En avant, avec le fléchisseur profond des doigts, le long fléchisseur du pouce, le grand palmaire, le cubital antérieur et les artères radiale et cubitale ; en arrière, avec les os de l'avant-bras et le ligament interosseux.

Action. Il imprime à l'extrémité inférieure du radius un mouvement de translation autour de la tête du cubitus, et dirige la paume de la main en dedans et en arrière ; cette position, dans laquelle les deux os de l'avant-bras se croisent à angle aigu, a pris le nom de *pronation*, par opposition à celle qui est caractérisée par le parallélisme de ces os, qu'on appelle *supination.*

MUSCLES DE LA RÉGION ANTIBRACHIALE EXTERNE.

Au nombre de quatre : le long supinateur, le premier radial externe, le second radial externe, et le court supinateur.

LONG SUPINATEUR.

Situation. A la partie externe de l'avant-bras, immédiatement au-dessous de l'aponévrose de l'avant-bras.

Forme. Allongé, aplati d'avant en arrière dans son quart supérieur, et de dehors en dedans dans ses trois quarts inférieurs.

Attaches. En haut, au quart ou au tiers inférieur du bord externe de l'humérus et de l'aponévrose intermusculaire externe ;— inférieurement, à la base de l'apophyse styloïde du radius, par un tendon aplati.

Direction. Vertical.

Rapports. 1° Au bras : en avant, avec le brachial antérieur et le nerf radial ; en arrière, avec l'aponévrose intermusculaire externe qui le sépare du triceps brachial. 2° A l'avant-bras : en dehors, avec l'aponévrose et la peau ; en dedans, avec le premier radial externe, le rond pronateur et le radius.

Le bord interne ou antérieur de ce muscle répond à l'artère radiale qu'il longe dans toute son étendue et qu'il recouvre dans son tiers supérieur chez les sujets musculeux.

Action. Lorsque l'avant-bras et la main sont dans la pronation, c'est-à-dire lorsque le radius croise à angle aigu le cubitus, le long supinateur en se contractant ramène le premier de ces os dans une situation parallèle au second : il est donc essentiellement supinateur ; si les deux os sont parallèles, ce muscle concourt à la flexion de l'avant-bras sur le bras.

PREMIER RADIAL EXTERNE.

Situation. A la partie externe de l'avant-bras, au-dessous du long supinateur.

Forme. Allongé, aplati de dehors en dedans dans ses deux tiers supérieurs qui sont charnus, grêle et arrondi dans son tiers inférieur qui est tendineux.

Attaches. En haut, à la partie inférieure du bord externe de l'humérus et à la partie supérieure de sa tubérosité externe ; — en bas, à la partie postérieure de l'extrémité supérieure du second métacarpien, par un tendon qui glisse dans une gouttière du radius et qui est fixé dans cette gouttière à l'aide d'une gaîne commune aux deux radiaux.

Direction. Vertical à l'avant-bras, oblique de haut en bas et d'avant en arrière au niveau du carpe et de l'extrémité inférieure du radius.

Rapports. En dehors, avec le long supinateur, et plus bas avec les tendons des muscles long abducteur, court extenseur et long extenseur du pouce qui le croisent obliquement ; — en dedans, avec l'articulation du

22.

coude, le second radial externe, et la partie postérieure de l'articulation du poignet.

Usages. Il étend la seconde rangée du carpe sur la première, et celle-ci sur l'avant-bras, en les inclinant l'une et l'autre en dehors; par conséquent il est à la fois extenseur et abducteur de la main.

SECOND RADIAL EXTERNE.

Situation. A la partie externe et postérieure du radius.

Forme. Allongé, aplati, plus épais et moins long que le précédent.

Attaches. En haut, à la tubérosité externe de l'humérus, par un tendon qui se confond avec celui de l'extenseur commun des doigts; — en bas, à la partie postérieure de l'extrémité supérieure du troisième métacarpien, par un tendon contenu dans la même coulisse que celui du premier radial, et maintenu dans cette coulisse commune par une gaîne commune aussi.

Direction. Un peu oblique de haut en bas et d'avant en arrière.

Rapports. En dehors, avec le premier radial externe et les tendons des muscles long abducteur, court et long extenseurs du pouce qui le croisent à angle aigu; — en dedans, avec le radius, dont il est séparé en haut par le court supinateur, et au milieu par le rond pronateur; plus bas, avec l'articulation du poignet et les os du carpe.

Usages. Extenseur et abducteur de la main comme le précédent auquel il est constamment associé dans son action.

COURT SUPINATEUR.

Situation. A la partie supérieure du radius sur laquelle il s'enroule.

Forme. Aplati et recourbé en cylindre.

Attaches. D'une part, à la tubérosité externe de l'humérus, au ligament latéral externe de l'articulation du coude, au bord externe du cubitus, et dans une excavation triangulaire située sur la face postérieure du même os, immédiatement au-dessous de la cavité sigmoïde; — d'une autre part, aux faces postérieure, externe et antérieure du radius.

Direction. Les fibres qui composent ce muscle sont d'autant plus obliques en bas, en avant et en dedans qu'elles sont plus inférieures.

Rapports. En dehors, avec les radiaux externes, le long supinateur, le rond pronateur, l'extenseur commun des doigts, l'extenseur propre du petit doigt, le cubital postérieur et l'anconé; — en dedans, avec le tiers supérieur du radius, l'articulation du coude, le ligament annulaire et le ligament interosseux.

Action. En imprimant au radius un mouvement qui le fait tourner sur son axe de dedans en dehors, il ramène cet os dans une direction parallèle à celle du cubitus; par conséquent, il contribue à placer l'avant-bras et la main dans la supination; ses fibres, s'enroulant autour du radius de manière à embrasser les trois quarts de sa circonférence, et sous une incidence plus ou moins rapprochée de la perpendiculaire, agissent sur ce levier avec plus de puissance que le grand supinateur qui lui est presque parallèle.

MUSCLES DE LA RÉGION ANTIBRACHIALE POSTÉRIEURE ET SUPERFICIELLE.

Au nombre de quatre : l'extenseur commun des doigts, l'extenseur propre du petit doigt, le cubital postérieur, et l'anconé.

EXTENSEUR COMMUN DES DOIGTS.

Situation. A la partie postérieure de l'avant-bras et de la main.
Forme. Allongé, simple supérieurement, divisé en quatre parties inférieurement.

Fig. 92.

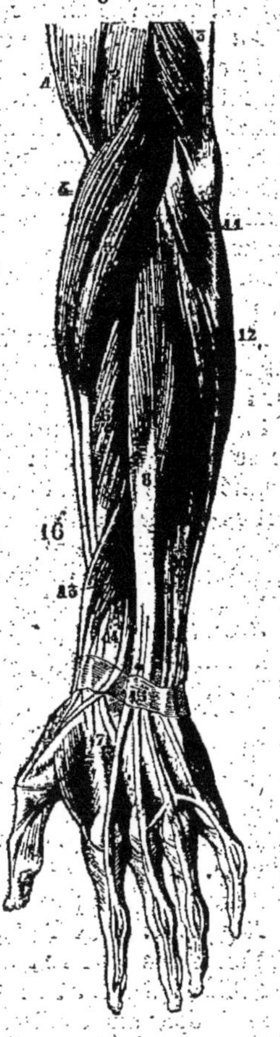

FIG. 92.

Muscles externes et postérieurs de l'avant-bras.

1. M. biceps.
2. M. brachial antérieur.
3. M. triceps.
4. M. grand supinateur.
5. M. premier radial externe.
6. M. second radial externe.
7. Insertions des deux radiaux externes.
8. M. extenseur commun des doigts.
9. M. extenseur propre du petit doigt.
10. M. cubital postérieur.
11. M. anconé.
12. M. cubital postérieur.
13. M. court extenseur du pouce.
14. M. grand extenseur du pouce.
15. Ligament annulaire postérieur du carpe.
16. M. grand abducteur du pouce.

Attaches. En haut, à la tubérosité externe de l'humérus, par un tendon taillé en pyramide quadrangulaire, de l'intérieur duquel naissent les fibres musculaires ; — en bas, aux secondes et aux troisièmes phalanges des quatre derniers doigts, par autant de tendons qui, après avoir communiqué entre eux en arrière du métacarpe, s'aplatissent en arrivant sur la face postérieure des premières phalanges, où ils reçoivent l'insertion des lombricaux et se divisent en trois languettes : une moyenne qui se fixe à l'extrémité supérieure des secondes phalanges, deux latérales qui longent les côtés de la deuxième phalange, se rapprochent, s'unissent par leur bord voisin et s'insèrent à l'extrémité supérieure de la troisième.

Direction. Vertical.

Rapports. 1° A l'avant-bras : en arrière, avec l'aponévrose antibrachiale qui lui fournit des insertions ; en avant, avec le court supinateur, les muscles long abducteur, court et long extenseurs du pouce et l'extenseur propre de l'indicateur ; en dehors, avec le second radial externe ; en dedans, avec l'extenseur propre du petit doigt et le cubital postérieur. — 2° Au poignet : en avant, avec une coulisse du radius et l'articulation radio-carpienne ; en arrière, avec le ligament annulaire dorsal du carpe, qui lui forme une gaîne particulière, dans laquelle il glisse à l'aide d'une synoviale. — 3° Sur le métacarpe : en avant, avec les métacarpiens et les muscles interosseux ; en arrière, avec la peau dont le sépare une lame cellulo-fibreuse. — 4° Aux doigts : en avant, où ses tendons sont creusés en demi-cylindres, avec les phalanges et les articulations phalangiennes pour lesquelles ses languettes d'insertion moyennes et latérales deviennent de véritables ligaments postérieurs ; en arrière, avec la peau dont il est séparé par un plexus veineux.

Action. Il étend les troisièmes phalanges sur les secondes, les secondes sur les premières, les premières sur le métacarpe, le métacarpe et le carpe sur l'avant-bras, et enfin la seconde rangée du carpe sur la première.

Dans le mouvement d'extension modérée, la seconde rangée du carpe ne se meut pas sur la première ; ce mouvement de la rangée métacarpienne est en général consécutif à celui de la rangée antibrachiale, et lui sert en quelque sorte de complément dans les grandes extensions.

EXTENSEUR PROPRE DU PETIT DOIGT.

Situation. A la partie postérieure de l'avant-bras.

Forme. Allongé, plus volumineux à sa partie supérieure où il est charnu, qu'inférieurement où il est tendineux.

Attaches. En haut, à la tubérosité externe de l'humérus, à l'aponévrose antibrachiale et aux cloisons qui le séparent des muscles extenseur commun des doigts et cubital postérieur ; — en bas, aux deux dernières phalanges du petit doigt, par un tendon qui se réunit avec celui qui vient de l'extenseur commun et se comporte comme les autres tendons du même muscle.

Direction. Un peu oblique de haut en bas et de dehors en dedans.

Rapports. 1° A l'avant-bras : en avant, avec les muscles de la couche profonde ; en arrière, avec l'aponévrose antibrachiale ; en dedans, avec le cubital antérieur ; en dehors, avec l'extenseur commun. — 2° Au poignet il glisse dans une coulisse que lui offre la tête du cubitus et dans laquelle il est maintenu par une gaîne fibreuse spéciale. — 3° A la main ses rapports ne diffèrent pas de ceux des tendons de l'extenseur commun.

Action. Semblable à celle de l'extenseur commun.

CUBITAL POSTÉRIEUR.

Situation. A la partie postérieure et interne de l'avant-bras.

Forme. Allongé, plus volumineux à sa partie moyenne qu'à ses extrémités.

Attaches. En haut, à la tubérosité externe de l'humérus, à la face et au bord postérieurs du cubitus ; — en bas, à la partie postérieure de l'extrémité supérieure du cinquième métacarpien.

Direction. Vertical.

Rapports. 1° A l'avant-bras : en arrière, avec l'aponévrose antibrachiale ; en avant, avec le cubitus, le court supinateur et les muscles de la couche profonde. — 2° Au poignet, il est reçu dans une coulisse oblique creusée sur la tête du cubitus et maintenue dans cette coulisse par une gaîne fibreuse qui se prolonge jusqu'au cinquième métacarpien.

Usages. Extenseur et adducteur de la main.

ANCONÉ.

Situation. A la partie postérieure et supérieure de l'avant-bras, au-dessous du vaste externe du triceps dont il n'est séparé que par une ligne celluleuse extrêmement mince.

Forme. Celle d'une pyramide à base triangulaire.

Attaches. D'une part, à la partie postérieure de la tubérosité externe de l'humérus, par un tendon distinct de celui qui est commun aux muscles postérieurs de l'avant-bras ; — de l'autre, au côté externe de l'olécrâne, et au quart supérieur de la face et du bord postérieurs du cubitus.

Direction. Les fibres supérieures sont transversales ; les suivantes d'autant plus obliques en bas et en dedans qu'elles sont plus inférieures.

Rapports. En arrière, avec l'aponévrose et la peau ; en avant, avec l'articulation radio-humérale, le ligament annulaire, le cubitus et le court supinateur.

Usages. Extenseur de l'avant-bras sur le bras.

MUSCLES DE LA RÉGION ANTIBRACHIALE POSTÉRIEURE ET PROFONDE. (Fig. 93.)

Au nombre de quatre : le long abducteur du pouce, le court extenseur du pouce, le long extenseur du pouce, et l'extenseur propre de l'index.

LONG ABDUCTEUR DU POUCE.

Situation. A la partie postérieure et externe de l'avant-bras.

Forme. Allongé, aplati supérieurement, grêle et tendineux inférieurement.

Attaches. En haut, au cubitus, au-dessous de l'insertion du court supinateur, au ligament interosseux et au radius ; — en bas, au côté externe de l'extrémité supérieure du premier métacarpien.

Direction. Oblique de haut en bas et de dedans en dehors.

Rapports. En arrière et en dehors, avec les muscles extenseur commun et extenseur propre du petit doigt, l'aponévrose antibrachiale et la peau ; — en avant et en dedans, avec le ligament interosseux, le radius, les tendons des radiaux externes qu'il croise obliquement, et le côté externe de l'articulation du poignet, où il glisse dans une coulisse que lui présente le radius, conjointement avec le tendon du court extenseur du pouce dont il est séparé par une petite cloison fibreuse.

Action. Elle est complexe : 1° il porte le premier métacarpien en dehors en lui imprimant un léger mouvement de rotation sur son axe ; 2° après avoir attiré le premier os du métacarpe dans l'abduction, il peut concourir à la supination ; 3° il peut aussi étendre la main sur l'avant-bras ; 4° enfin il est abducteur de la main.

Fig. 93.

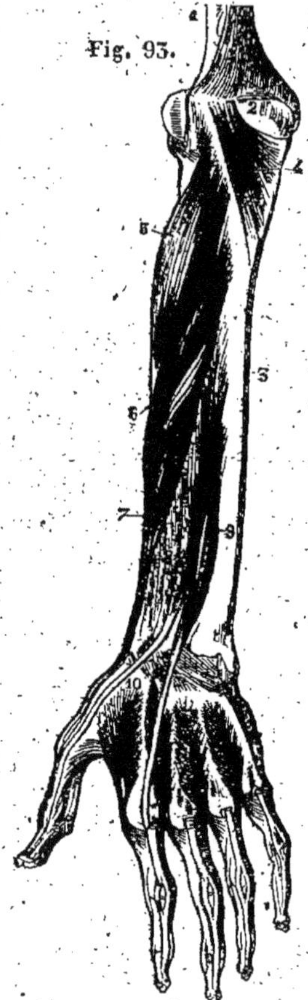

FIG. 93.

Muscles postérieurs et profonds de l'avant-bras.

1. Humérus.
2. Olécrâne.
3. Cubitus.
4. M. anconé.
5. M. court supinateur.
6. M. long abducteur du pouce.
7. M. court extenseur du pouce.
8. M. long extenseur du pouce.
9. M. extenseur propre de l'indicateur.
10. M. premier interosseux dorsal.

COURT EXTENSEUR DU POUCE.

Situation. A la partie postérieure de l'avant-bras, du premier métacarpien et du pouce, au-dessous du précédent auquel il est parallèle.

Forme. Allongé, étroit, plus épais à sa partie moyenne qu'à ses extrémités.

Attaches. En haut, à la face postérieure du cubitus et du ligament interosseux ; — en bas, à la partie postérieure de l'extrémité supérieure de la première phalange du pouce, par un tendon extrêmement grêle, qui glisse dans la même coulisse que celui du long abducteur dont il est séparé par une cloison.

Direction. Oblique de haut en bas et de dedans en dehors.

Rapports. Semblables à ceux du long abducteur.

Action. Il étend la première phalange du pouce sur le métacarpien correspondant, et celui-ci sur le carpe ; après cette double extension, si son action n'est pas épuisée, il peut étendre la main en la portant dans l'abduction.

LONG EXTENSEUR DU POUCE.

Situation. A la partie postérieure de l'avant-bras et de la main, en dedans du court extenseur.

Forme. Allongé, étroit, plus épais à sa partie moyenne qu'à ses extrémités.

Attaches. En haut, à la face postérieure du cubitus et du ligament interosseux ; — en bas, au côté postérieur de l'extrémité supérieure de la seconde phalange du pouce.

Direction. Oblique de haut en bas et de dedans en dehors. Au niveau de l'articulation du poignet le tendon du muscle traverse une petite gaîne qui lui est propre, croise à angle très aigu les tendons des radiaux externes, et marche parallèlement aux tendons des muscles long abducteur et court extenseur du pouce, dont il est séparé par un intervalle connu sous le nom de *tabatière anatomique;* cet intervalle devient très manifeste lorsque le premier métacarpien est porté dans une forte abduction.

Rapports. Semblables à ceux des muscles long abducteur et court exsenseur du pouce.

Action. Il étend la seconde phalange du pouce sur la première, et agit ensuite sur celle-ci, sur le métacarpien correspondant, et sur la main, comme le court extenseur.

EXTENSEUR PROPRE DE L'INDEX.

Situation. A la partie postérieure de l'avant-bras et de la main.

Forme. Allongé, plus épais à sa partie moyenne qu'à ses extrémités.

Attaches. En haut, à la face postérieure du cubitus et du ligament interosseux ; — en bas, aux deux dernières phalanges de l'index, par un tendon qui se confond avec celui de l'extenseur.

Direction. Vertical à l'avant-bras ; parvenu au niveau de la gaîne de l'extenseur commun, il s'y engage et se réfléchit pour se porter obliquement en bas et en dehors, en croisant le deuxième espace interosseux.

Rapports. Semblables à ceux des extenseurs du pouce.

Action. Il imprime aux phalanges du doigt indicateur un mouvement d'extension indépendant de celui que détermine l'extenseur commun.

ANNEXES DES MUSCLES DE L'AVANT-BRAS.

Ces annexes comprennent : 1° l'aponévrose antibrachiale ; 2° le ligament annulaire postérieur du carpe; 3° l'aponévrose dorsale du métacarpe; 4° le ligament annulaire antérieur du carpe, ou gaîne carpienne des tendons fléchisseurs des doigts ; 5° l'aponévrose palmaire, ou gaîne métacarpienne des mêmes tendons; 6° enfin les gaînes digitales.

APONÉVROSE ANTIBRACHIALE.

Elle se moule exactement sur les muscles qu'elle entoure, et contracte avec les plus superficiels des adhérences intimes par les insertions qu'elle leur fournit.

Extrémité supérieure. Au niveau du pli du coude, l'aponévrose antibrachiale, considérablement renforcée par l'expansion fibreuse du biceps, se continue avec celle du bras ; en arrière de l'articulation huméro-cubitale, elle s'insère à l'olécrâne et au bord postérieur du cubitus; latéralement elle se fixe aux tubérosités interne et externe de l'humérus, et se confond avec les tendons des muscles qui s'y attachent.

Extrémité inférieure. En avant, elle se confond avec le bord supérieur du ligament annulaire antérieur du carpe, et en arrière avec celui du ligament annulaire postérieur.

Surface externe. Elle présente dans sa partie supérieure un grand nombre de lignes blanchâtres, opaques et verticales, qui correspondent aux cloisons émanées de sa face profonde. Une couche cellulo-graisseuse dans laquelle rampent des veines, des vaisseaux lymphatiques et des ramifications nerveuses, l'entoure immédiatement et la sépare de la peau.

Surface interne. Elle est en rapport avec les muscles de l'avant-bras, au milieu desquels elle envoie de nombreux prolongements qui les séparent en leur fournissant des surfaces d'implantation. Parmi ces prolongements, deux, plus étendus, sont parallèles au ligament interosseux, et intermédiaires, l'un aux couches musculaires antérieures, l'autre aux couches musculaires postérieures. Les cloisons les plus fortes sont celles qu'on observe entre les muscles qui partent des tubérosités interne et externe; par leur incidence sous des angles divers, ces cloisons constituent des pyramides à base triangulaire ou quadrilatérale, qui s'enroulent sur l'extrémité supérieure des muscles de l'avant-bras et les emboîte à la manière de cornets. M. Gerdy, le premier, a bien décrit cette disposition, qui est surtout remarquable à la partie postérieure et supérieure de l'avant-bras.

Structure. Les fibres transversales ou circulaires prédominent manifestement sur les longitudinales, qui sont surtout apparentes en avant et en haut où elles proviennent de l'expansion du biceps. Ces fibres circulaires, dans la moitié supérieure de l'avant-bras, semblent reliées entre elles principalement par les cloisons qui séparent les muscles superficiels; inférieurement, où la plupart de ces cloisons cessent d'exister et où les fibres longitudinales disparaissent aussi, les transversales se rapprochent et se serrent davantage. Le ligament annulaire postérieur est une simple condensation de ces dernières.

LIGAMENT ANNULAIRE POSTÉRIEUR OU DORSAL DU CARPE.

Ce ligament est une sorte de bracelet fibreux, demi-circulaire, obliquement jeté sur les coulisses qui occupent la partie postérieure et inférieure des os de l'avant-bras. et sur les tendons qui glissent dans ces coulisses.

Son extrémité externe s'attache à la partie inférieure du bord externe du radius ; l'interne à la tête du cubitus, au pyramidal et au pisiforme.

Son bord supérieur se continue avec l'aponévrose de l'avant-bras ; l'inférieur, avec l'aponévrose dorsale du métacarpe.

Sa face postérieure, unie et convexe dans le sens transversal, répond à la peau qui lui adhère par un tissu cellulaire filamenteux.

Sa face antérieure présente une série de prolongements ou de cloisons verticales qui s'insèrent aux bords correspondants des gouttières du radius et du cubitus, et transforment toutes ces gouttières en autant de canaux moitié osseux, moitié fibreux. Ces canaux sont destinés, en procédant de dehors en dedans :

Le premier, aux tendons réunis des long abducteur et court extenseur du pouce ;

Le second, aux tendons réunis des deux radiaux externes ;

Le troisième, au tendon du long extenseur du pouce ;

Le quatrième, qui est le plus considérable, aux tendons de l'extenseur commun des doigts et à celui de l'extenseur propre de l'indicateur ;

Le cinquième, entièrement fibreux, au tendon de l'extenseur propre du petit doigt ;

Le sixième, qui se prolonge jusqu'au cinquième métacarpien, au tendon du cubital postérieur.

Tous ces canaux sont tapissés par des synoviales qui se prolongent au-dessus et au-dessous du ligament annulaire, dans une étendue rigoureusement proportionnelle au raccourcissement que les divers muscles éprouvent pendant leur contraction.

APONÉVROSE DORSALE DU MÉTACARPE.

Lame fibro-celluleuse, très mince, qui continue le ligament annulaire postérieur du carpe, de même que ce ligament continue l'aponévrose de l'avant-bras, en sorte qu'il n'existe depuis l'olécrâne jusqu'à la base des doigts qu'un seul et même plan aponévrotique, dont les fibres élémentaires se condensent ou se raréfient, suivant que l'effort qu'elles ont à supporter augmente ou diminue.

L'aponévrose du métacarpe, composée aussi de fibres transversales, sépare les tendons extenseurs des vaisseaux et des nerfs sous-cutanés.

LIGAMENT ANNULAIRE ANTÉRIEUR DU CARPE.

Il revêt la forme d'un plan fibreux, quadrilatère, extrêmement résistant, qui complète l'anneau ou plutôt le cylindre que le carpe présente en avant aux tendons des muscles fléchisseurs des doigts.

Par son extrémité interne, ce plan fibreux s'insère au pisiforme et à l'os crochu ; par l'externe, au scaphoïde et au trapèze.

Son bord supérieur se continue avec l'aponévrose de l'avant-bras; son bord inférieur, avec l'aponévrose palmaire.

Sa face antérieure répond : dans sa partie moyenne, au tendon du petit palmaire ; en dehors, aux muscles de l'éminence thénar, qui s'implantent sur elle ; en dedans, aux muscles de l'éminence hypothénar, auxquels elle fournit aussi des insertions. — Sa face postérieure, concave, est tapissée par la synoviale commune des tendons fléchisseurs.

La structure du ligament annulaire antérieur du carpe comprend deux ordres de fibres : les unes transversales, plus profondes, qui le composent essentiellement ; les autres longitudinales, qui forment une couche plus superficielle et font suite au tendon du petit palmaire. Ces deux couches sont liées l'une à l'autre par l'entremêlement de celles de leurs fibres qui se touchent immédiatement.

Le canal cylindrique que circonscrivent ce ligament en avant et les os du carpe en arrière, est lubrifié le plus souvent par une synoviale unique qui entoure chaque tendon et qui se prolonge au-delà de ses limites supérieure et inférieure : pour bien voir les prolongements qu'elle envoie inférieurement autour des tendons fléchisseurs, il convient d'inciser d'une part le ligament annulaire, de l'autre tous ces tendons un peu au-dessus de l'articulation du poignet, et de les soulever en les portant vers la paume de la main ; on aperçoit alors quatre prolongements qui semblent se terminer en culs-de-sac au niveau de la partie moyenne des métacarpiens. Mais ce mode de terminaison n'est pas constant ; il n'est pas rare de voir la synoviale des tendons fléchisseurs se prolonger jusqu'aux phalanges où elle se continue avec les synoviales des gaînes digitales ; cette continuité qui offre une grande importance chirurgicale puisqu'elle nous explique les accidents formidables qui résultent quelquefois de l'inflammation phlegmoneuse des doigts, a été très bien constatée, en 1838, par les recherches de M. Maslieurat Lagémard, pour les prolongements qui accompagnent les tendons fléchisseurs du petit doigt et du pouce. Nous sommes parvenu deux fois, en piquant la gaîne des tendons fléchisseurs de l'annulaire avec la pointe d'un tube à injection lymphatique, à remplir de mercure la synoviale générale, qui ainsi remplie et distendue offrait un aspect bilobé, dû à l'étranglement produit par le ligament annulaire ; un anatomiste russe, M. Pirogoff, aurait réussi à insuffler et à injecter toutes les gaînes des fléchisseurs par la synoviale commune du carpe ; conclusion :

La continuité presque constante de cette synoviale avec celles du petit doigt et du pouce est un fait définitivement acquis à la science ;

La synoviale de l'annulaire communique quelquefois mais très rarement avec la synoviale générale.

La communication de cette même synoviale générale avec celles du radius et de l'indicateur ne nous paraît pas avoir été rigoureusement démontrée ; et si elle est réelle, nous ne craignons pas d'affirmer qu'elle n'est pas constante.

APONÉVROSE PALMAIRE.

Cette aponévrose appartient à l'ordre des gaînes tendineuses. Elle a pour usage de fixer au-devant du métacarpe les tendons fléchisseurs des doigts, de même que le ligament annulaire antérieur les fixe au-devant du carpe ;

de même que les gaînes digitales les fixent au-devant des phalanges. Mais elle n'est pas seulement une gaîne contentive; ainsi que les précédentes, elle joue le rôle d'une poulie de réflexion : de là cette grande résistance qui contraste avec la faiblesse et la brièveté des muscles intrinsèques de la main, auxquels elle n'appartient pas par ses fonctions; elle mériterait le nom de *gaîne métacarpienne des tendons fléchisseurs des doigts.*

La forme triangulaire que présente cette gaîne permet de lui distinguer deux faces et trois bords.

Sa face antérieure répond aux téguments de la paume de la main, auxquels elle est unie par des filaments cellulo-fibreux.

Sa face postérieure est en rapport avec l'arcade palmaire superficielle, les nerfs médian et cubital, les tendons des muscles fléchisseurs des doigts et les muscles lombricaux. Elle est unie à tous ces organes par un tissu cellulaire extrêmement lâche.

Son bord interne donne naissance à deux lames fibreuses : l'une superficielle et transversale, extrêmement mince, qui se prolonge sur les muscles de l'éminence hypothénar ; l'autre antéro-postérieure, qui sépare la région palmaire moyenne de la région palmaire interne, et s'unit à un plan aponévrotique plus profond appartenant aux muscles interosseux.

Son bord externe se décompose également en deux feuillets dont la disposition est analogue à celle des précédents, le premier ou le plus superficiel recouvrant les muscles de l'éminence thénar, le second séparant la région palmaire externe de la région palmaire moyenne, et se terminant aussi à l'aponévrose interosseuse.

Son sommet, qui est tronqué, se continue sans ligne de démarcation avec le tendon du petit palmaire et le ligament annulaire antérieur du carpe; sa base correspond aux articulations métacarpo-phalangiennes des quatre derniers doigts.

Sa structure, comme celle du ligament annulaire correspondant, comprend deux plans de fibres : un plan antérieur, composé de fibres longitudinales qui divergent de haut en bas; un plan postérieur, formé de fibres profondes, transversales et d'autant plus espacées qu'on les examine plus inférieurement. Ces deux plans fibreux se terminent d'une manière bien différente :

Le plan transversal se divise de chaque côté en deux feuillets qui constituent d'une part les aponévroses palmaires externe et interne, et de l'autre deux cloisons antéro-postérieures formant avec l'aponévrose palmaire moyenne les trois quarts d'un canal que l'aponévrose interosseuse complète en arrière; ce canal prolonge celui du carpe et transmet les tendons fléchisseurs aux gaînes digitales.

Le plan longitudinal se termine au niveau des articulations métacarpo-phalangiennes des quatre derniers doigts par huit languettes ou piliers, qui se portent obliquement en bas et en arrière pour s'insérer, soit au ligament transverse inférieur des métacarpiens, soit aux fibro-cartilages glénoïdiens des premières phalanges, en circonscrivant quatre anneaux elliptiques tout à fait analogues aux anneaux inguinaux. Ces anneaux livrent passage aux tendons fléchisseurs des doigts; ils ne sont pas contigus ou adossés, mais séparés les uns des autres par des intervalles triangulaires que traversent les lombricaux, les vaisseaux et les nerfs collatéraux des doigts.

GAÎNES TENDINEUSES DES DOIGTS.

Après avoir traversé les anneaux que circonscrivent les piliers de l'aponévrose palmaire, les tendons fléchisseurs des quatre derniers doigts, disposés par paires, pénètrent dans la gouttière que leur présentent les premières et les secondes phalanges ; et de même qu'ils sont maintenus dans la gouttière du carpe et au-devant du métacarpe par le ligament annulaire d'une part, et par l'aponévrose palmaire de l'autre, de même ils sont fixés sur les coulisses digitales par des fibres demi-circulaires qui se juxtaposent et se recouvrent pour former de longues gaînes demi-cylindriques ; ces fibres s'insèrent par leurs extrémités sur les bords des gouttières phalangiennes ; elles sont fortes et multipliées au niveau de la partie moyenne des premières et des secondes phalanges, et plus rares au-devant des extrémités par lesquelles elles s'articulent.

Les tendons fléchisseurs des doigts glissent dans le canal moitié osseux et moitié fibreux qu'ils occupent, à l'aide d'une synoviale remarquable par les replis qu'elle forme en se portant de ces tendons aux parties latérales des gouttières phalangiennes ; ces replis, tout à fait analogues au ligament adipeux, renferment de très petits vaisseaux destinés aux tendons.

Nous avons dit précédemment que les synoviales des gaînes digitales du pouce et du petit doigt communiquent le plus souvent avec celle du carpe, et que les autres paraissent aussi communiquer quelquefois avec cette dernière.

MUSCLES DE LA MAIN.

Ils forment quatre régions : 1° la région palmaire moyenne, qui comprend les muscles lombricaux ; 2° la région palmaire externe, qui se compose des muscles de l'éminence thénar ; 3° la région palmaire interne, composée des muscles de l'éminence hypothénar ; 4° la région interosseuse.

DES LOMBRICAUX.

Situation. Sur la portion métacarpienne des tendons du fléchisseur profond des doigts ; au nombre de quatre, comme ces tendons, et distingués aussi sous les noms de *premier*, *second*, etc., en procédant de dehors en dedans.

Forme. Allongés, très grêles et cylindriques.

Attaches. En haut, aux tendons du fléchisseur profond : le premier et le second au-devant des tendons de l'index et du médius, le troisième dans l'intervalle des tendons du médius et de l'annulaire, le quatrième dans l'intervalle des tendons de l'annulaire et du petit doigt ; — en bas, au bord externe des tendons des extenseurs par une languette tendineuse assez large, et à la face antérieure de ces mêmes tendons par des fibres réfléchies ou transversales moins nombreuses.

Direction. Le premier lombrical se porte obliquement en bas et en dehors ; le quatrième, obliquement en bas et en dedans ; les deux autres sont verticaux.

Rapports. Au niveau du métacarpe, ils offrent les mêmes rapports que les tendons auxquels ils sont accolés; plus bas ils franchissent les limites de l'aponévrose palmaire, en traversant les intervalles qui séparent les anneaux produits par les piliers de cette aponévrose; dans ces intervalles ils sont en contact avec les nerfs et les vaisseaux collatéraux des doigts, et les tendons des muscles interosseux correspondants auxquels ils s'unissent le plus souvent.

Usages. Les effets produits par la contraction des lombricaux n'ont pas été déterminés jusqu'à cette époque d'une manière satisfaisante : Vésale considère ces petits muscles comme des abducteurs, et Spigel comme des fléchisseurs de la première phalange; M. Cruveilhier pense, avec Riolan, qu'ils sont destinés à maintenir appliqués contre les phalanges les tendons extenseurs des doigts. Un jeune chirurgien militaire distingué, M. le docteur Parise, vient de faire sur ce sujet quelques recherches précises qu'il a bien voulu nous communiquer; de ces recherches il suit que les muscles lombricaux ont pour fonctions :

Fig. 94.

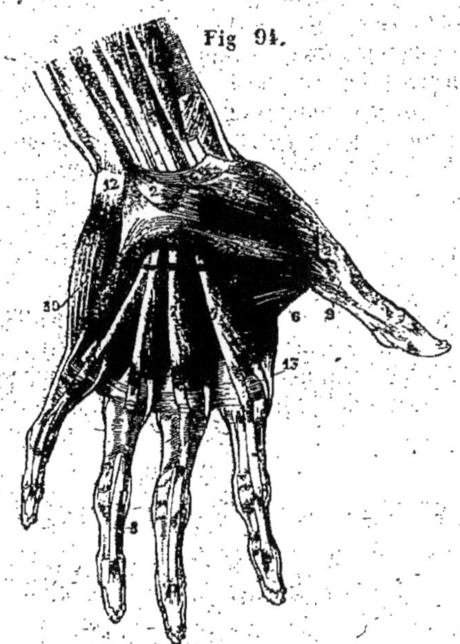

Muscles superficiels de la main.

1. Ligament annulaire antérieur du carpe. — 2,2. Insertions du court abducteur du pouce, dont la partie moyenne a été enlevée. — 3. Opposant du pouce. — 4. Court fléchisseur du pouce.—5. Adducteur du pouce.—6. Bord inférieur du même muscle. — 7, 7. Lombricaux. — 8. Un des tendons du fléchisseur profond, allant s'insérer à la troisième phalange après avoir traversé le tendon correspondant du fléchisseur superficiel.— 9. Tendon du long fléchisseur du pouce, séparant les muscles qui s'attachent au côté externe de la première phalange du pouce de celui qui se fixe au côté interne de la même phalange.— 10. Adducteur du petit doigt. — 11. Court fléchisseur du petit doigt.—12. Pisiforme. — 13. Premier interosseux dorsal.

1° D'étendre les deux dernières phalanges des doigts, sur lesquelles ils agissent à l'aide des tendons de l'extenseur commun, tendons qui sont situés sur le prolongement de leur axe et qu'ils s'approprient en quelque sorte au moment de leurs contractions.

2° De relâcher les tendons du fléchisseur profond, en prenant leur point d'appui sur les tendons de l'extenseur commun, et en imprimant ainsi à ces deux ordres de tendons un mouvement de bascule, qui a pour effet d'abaisser les premiers en élevant les seconds.

3° D'incliner les quatre derniers doigts vers le bord radial de la main, en leur communiquant un léger mouvement de rotation.

Cette rotation des doigts sur la tête des métacarpiens complète les caractères énarthrodiaux des articulations métacarpo-phalangiennes, que nous ne saurions classer avec Boyer parmi les arthrodies, et avec M. Cruveilhier parmi les condylarthroses; car elles présentent tout ce qui constitue l'énarthrose : une tête sphérique, une cavité circulaire dont un fibro-cartilage agrandit la capacité en bordant sa circonférence, des mouvements de flexion, d'extension, d'adduction, d'abduction, de circonduction, et enfin de rotation.

Pour démontrer la triple action des lombricaux, il convient, après les avoir découverts, ainsi que les tendons fléchisseurs et extenseurs des doigts, d'attirer en haut le muscle fléchisseur profond; on voit alors de la manière la plus évidente les lombricaux s'allonger, ce qui démontre qu'ils ne peuvent se contracter en même temps que ce dernier muscle, dont ils sont au contraire les antagonistes, et qu'ils agissent, soit isolément dans certains mouvements des doigts qui exigent plus de souplesse que de force, soit concurremment avec les extenseurs qu'ils seconderaient alors en relâchant les fléchisseurs.

En outre, si on coupe les lombricaux à leur insertion supérieure, et si on attache un fil à cette insertion, on constate, en faisant subir à ces muscles une traction parallèle à leur axe, que les deux dernières phalanges des doigts se redressent sous l'influence de cette traction, et qu'au même moment le doigt tourne très légèrement sur lui-même en se portant de dehors en dedans.

MUSCLES DE L'ÉMINENCE THÉNAR.

Ils appartiennent tous au pouce et se superposent au-devant du premier métacarpien dans l'ordre suivant : le court abducteur, l'opposant, le court fléchisseur et l'adducteur du pouce; les trois premiers s'insèrent en bas au côté externe de la première phalange et du premier métacarpien, le quatrième au côté interne de la phalange.

Préparation. 1° Inciser les téguments du poignet transversalement, et ceux de la paume de la main verticalement à sa partie moyenne; 2° disséquer ces téguments et les enlever ainsi que l'aponévrose palmaire; 3° isoler nettement les différents muscles, en procédant des insertions inférieures vers les supérieures.

COURT ABDUCTEUR DU POUCE.

Situation. A la surface de l'éminence thénar.

Forme. Aplati, allongé, plus étroit inférieurement.

Attaches. En haut, au scaphoïde, à la partie supérieure antérieure et externe du ligament annulaire antérieur du carpe, et très souvent à une expansion aponévrotique du long abducteur du pouce ; — en bas, au côté externe de la première phalange du pouce.

Direction. Oblique de haut en bas et de dedans en dehors.

Rapports. En avant, avec l'aponévrose palmaire et la peau ; en arrière, avec l'opposant dont il se distingue par la direction de ses fibres.

Action. Il porte le premier métacarpien et le pouce en haut et en avant, et les éloigne par conséquent du métacarpien et des doigts suivants; sous ce point de vue il est réellement abducteur, mais il ne saurait porter le pouce en dehors comme l'avancent Bichat et Boyer; il tend plutôt à l'attirer un peu en dedans et à favoriser son mouvement d'opposition.

OPPOSANT.

Situation. Dans l'épaisseur de l'éminence thénar, au-dessous et en dehors du précédent.

Forme. Court, épais et triangulaire.

Attaches. En haut, au ligament annulaire antérieur du carpe et au trapèze ; — en bas, au bord externe du premier métacarpien dans toute sa longueur.

Direction. Les fibres supérieures, très courtes, se portent horizontalement en dehors; les suivantes sont d'autant plus longues et plus obliques en bas et en dehors qu'elles sont plus inférieures.

Rapports. En avant, avec le court abducteur et l'aponévrose palmaire qui le recouvre immédiatement en dehors ; en arrière, avec le premier métacarpien ; en bas, avec le court fléchisseur.

Action. Il porte le premier métacarpien en dedans et en avant, et oppose ainsi la face palmaire du pouce à la face palmaire des autres doigts.

COURT FLÉCHISSEUR DU POUCE.

Préparation. Les descriptions dissidentes que les auteurs ont faites de ce muscle rendent son étude plus difficile que celle des autres faisceaux musculaires du même groupe : on dit généralement qu'il se divise en deux parties à son extrémité inférieure pour aller s'insérer aux deux os sésamoïdes de la première articulation métacarpo-phalangienne; nous pensons, avec M. Cruveilhier, qu'il faut considérer comme muscle court fléchisseur du pouce seulement le faisceau qui se termine à l'os sésamoïde externe; celui qui se porte au sésamoïde interne appartient évidemment à l'adducteur.

Pour mettre à découvert le court fléchisseur, tel que nous venons de le définir, il convient : 1° de diviser transversalement, à sa partie moyenne, le court abducteur, en déjetant ses extrémités en haut et en bas; 2° de soulever le tendon du long fléchisseur du pouce, et de porter l'instrument tranchant dans la gouttière qu'habite ce tendon, en procédant de bas en haut, c'est-à-dire de l'articulation métacarpo-phalangienne vers le ligament annulaire : en remontant ainsi, on isolera facilement ce muscle, soit de l'adducteur, soit de l'opposant.

Situation. Dans l'épaisseur de l'éminence thénar, au-dessous et en dedans de l'opposant.

Forme. Prismatique et triangulaire.

Attaches. En haut, à la partie inférieure et externe du ligament annulaire du carpe, et à la face antérieure du grand os par un faisceau distinct; — en bas, à l'os sésamoïde externe de l'articulation métacarpo-phalangienne, et au côté externe de la première phalange.

Direction. Un peu oblique de haut en bas et de dedans en dehors.

Rapports. En avant, avec l'aponévrose palmaire et l'abducteur du pouce; en bas, avec le tendon du long fléchisseur du pouce; en haut, avec l'opposant; en arrière, avec le premier interosseux dorsal, le tendon du grand palmaire et une petite partie de l'adducteur.

Action. Il porte le premier métacarpien en avant et en dedans; il n'est donc nullement fléchisseur, mais opposant du pouce.

Fig. 95.

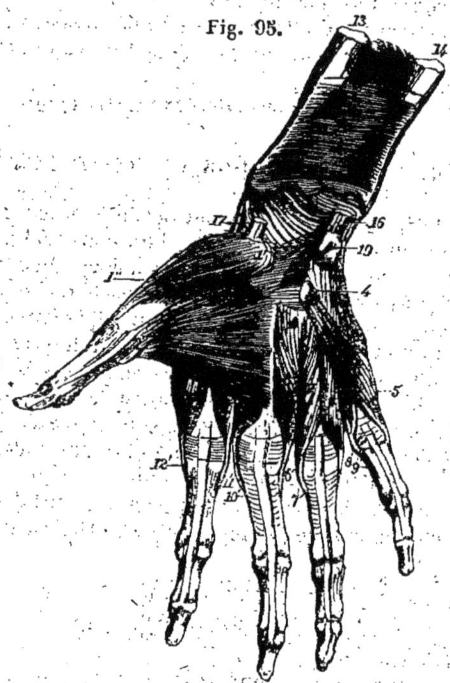

Muscles profonds de la main.

1. Muscle opposant du pouce. — 1'. Son insertion au ligament annulaire. — 1''. Son insertion au premier métacarpien. — 2. Adducteur du pouce. — 2'. Son insertion au troisième métacarpien. — 2''. Son insertion au sésamoïde interne. — 3. Opposant du petit doigt. — 4. Son insertion à l'os unciforme. — 5. Son insertion au cinquième métacarpien. — 6, 6'. Interosseux abducteur du médius. — 7, 7'. Interosseux adducteur de l'annulaire. — 8, 8'. Interosseux abducteur de l'annulaire. — 9, 9'. Interosseux adducteur du petit doigt. — 10, 10'. Interosseux abducteur externe du médius. — 11, 11'. Interosseux adducteur de l'index. — 12, 12'. Interosseux abducteur de l'index. — 13. Radius. — 14. Cubitus. — 16. Insertion du tendon du cubital antérieur. — 17. Tendon du grand palmaire, coupé au-dessus du canal dans lequel il se réfléchit pour aller se fixer au troisième métacarpien. — 19. Pisiforme. — 20. Carré pronateur.

ADDUCTEUR DU POUCE.

Situation. Dans l'intervalle qui sépare le premier métacarpien du troisième, en sorte qu'il pourrait être classé parmi les muscles interosseux, et considéré comme le premier interosseux palmaire.

Figure. Triangulaire.

Attaches. En dedans, au bord antérieur du troisième métacarpien dans toute sa longueur, et à la face antérieure du grand os; — en dehors, à l'os sésamoïde interne, et au côté correspondant de la première phalange du pouce.

Direction. Les fibres supérieures sont un peu obliques en bas et en dehors; les inférieures sont horizontales.

Rapports. En avant, avec les tendons du fléchisseur profond et les lombricaux; en arrière, avec les deux premiers espaces interosseux; en bas et en dehors, avec la peau.

Action. Il rapproche le pouce de l'axe de la main.

MUSCLES DE L'ÉMINENCE HYPOTHÉNAR.

Ils offrent la plus grande analogie avec ceux de l'éminence thénar; de même que ces derniers forment deux groupes, l'un constitué par trois faisceaux qui s'attachent au côté externe du premier métacarpien et de la première phalange du pouce, et l'autre par un seul muscle qui se fixe au sésamoïde interne; de même ceux-ci se composent d'un triple faisceau qui se termine au côté interne du cinquième métacarpien et de la première phalange du petit doigt, et d'un muscle isolé qui s'insère en dehors de la même phalange; mais ce dernier, qui rapproche aussi le doigt auquel il s'attache de l'axe de la main, occupant l'intervalle compris entre le cinquième et le quatrième métacarpiens, a été rangé au nombre des interosseux.

Trois muscles seulement composent donc la région palmaire interne: l'adducteur, le court fléchisseur et l'opposant du petit doigt; à cette même région se rattache un muscle peaucier, le *palmaire cutané*.

PALMAIRE CUTANÉ.

Situation. A la partie supérieure de l'éminence hypothénar.

Figure. Quadrilatère.

Attaches. En dehors, à l'aponévrose palmaire; — en dedans, aux téguments du bord interne de la main.

Direction. Transversal.

Rapports. En avant, avec la peau; en arrière, avec les muscles de l'éminence hypothénar et l'artère cubitale, dont il est séparé par l'aponévrose palmaire interne.

Action. Il attire légèrement en dehors les téguments qui occupent la partie supérieure du bord interne de la main.

ADDUCTEUR DU PETIT DOIGT.

Situation. A la surface de l'éminence hypothénar.

Figure. Allongé, aplati, plus large à sa partie moyenne qu'à ses extrémités.

Attaches. En haut, au pisiforme; — en bas, au côté interne de la première phalange du petit doigt.

Direction. Vertical.

Rapports. En avant, avec l'aponévrose palmaire interne et la peau; en arrière, avec l'opposant du petit doigt.

Action. Il porte le petit doigt en dedans.

COURT FLÉCHISSEUR DU PETIT DOIGT.

Situation. Dans l'épaisseur de l'éminence hypothénar, en dehors du précédent.

Figure. Allongé, étroit et grêle.

Attaches. En haut, à l'apophyse de l'os unciforme; — en bas, au côté interne de l'extrémité supérieure de la première phalange du petit doigt.

Direction. Un peu oblique de haut en bas et de dehors en dedans.

Rapports. En avant, avec l'aponévrose palmaire interne et la peau; en arrière, avec l'opposant; en dedans, avec l'adducteur dont il est séparé supérieurement par les vaisseaux et nerf cubitaux.

Action. Il fléchit le petit doigt, en lui imprimant un très léger mouvement de rotation sur son axe.

OPPOSANT DU PETIT DOIGT.

Situation. Dans l'épaisseur de l'éminence hypothénar, au-dessous des précédents.

Figure. Triangulaire.

Attaches. En haut, à l'apophyse de l'os unciforme, et à la partie correspondante du ligament annulaire antérieur du carpe; — en bas, au bord interne du cinquième métacarpien, dans toute sa longueur.

Direction. Les fibres supérieures se portent presque horizontalement en dedans; les suivantes sont d'autant plus obliques en bas et en dedans qu'elles sont plus inférieures.

Rapports. En avant, avec l'adducteur et le court fléchisseur du petit doigt; en arrière, avec le cinquième métacarpien, l'interosseux correspondant, et le tendon fléchisseur du petit doigt.

Action. Il porte le cinquième métacarpien et le petit doigt en avant et un peu en dehors, et oppose sa face palmaire à celle du pouce.

MUSCLES INTEROSSEUX.

Préparation. 1° Diviser tous les tendons extenseurs et fléchisseurs des doigts, au niveau des articulations métacarpo-phalangiennes, et les enlever ainsi que deux lames fibreuses très minces, qui constituent les aponévroses interosseuses palmaire et dorsale; 2° ouvrir les articulations carpo-métacarpiennes, et séparer entièrement le métacarpe du carpe; 3° diviser le ligament transverse au niveau de chaque espace interosseux, afin de pouvoir écarter les métacarpiens; 4° enfin isoler chaque faisceau musculaire.

Disposés par paires dans les espaces elliptiques qu'interceptent les métacarpiens, ces muscles répondent les uns spécialement à la face dorsale, et les autres exclusivement à la face palmaire de la main; les premiers ou les interosseux dorsaux sont au nombre de quatre, et les seconds ou les interosseux palmaires au nombre de trois.

1° INTEROSSEUX DORSAUX.

Comme les espaces intermétacarpiens qu'ils occupent, on les distingue par les dénominations de premier, second, troisième et quatrième en procédant de dehors en dedans.

Ils offrent la même conformation et possèdent les mêmes usages; le premier interosseux dorsal, qui occupe un espace plus étendu, est seulement un peu plus volumineux que ceux qui occupent les espaces suivants.

Situation. Ils sont disposés dans les espaces interosseux, de telle sorte qu'ils remplissent la moitié postérieure de ces espaces exclusivement, et la moitié antérieure concurremment avec les interosseux palmaires; de cette disposition il suit : 1° qu'ils occupent les trois quarts environ des espaces interosseux; 2° qu'ils proéminent à la fois et sur la face dorsale et sur la face palmaire du métacarpe.

Forme. Prismatiques et triangulaires, bifides à leur extrémité supérieure que traversent les artères perforantes, simples inférieurement.

Attaches. En haut, à toute l'étendue de la face latérale du métacarpien qui est le plus rapproché de l'axe de la main, et au bord correspondant du métacarpien qui est le plus éloigné de cet axe; — en bas, au côté externe des premières phalanges de l'index et du médius et aux tendons extenseurs de ces doigts, pour les deux premiers interosseux dorsaux; et pour les deux derniers, au côté interne des premières phalanges du médius et de l'annulaire, ainsi qu'à leurs tendons extenseurs.

Direction. Verticaux.

Structure. Toutes les fibres charnues se rendent obliquement sur les deux faces d'un tendon qui devient libre au niveau des articulations métacarpo-phalangiennes et s'épanouit alors comme celui des lombricaux, pour s'insérer dans une plus grande étendue à la première phalange et au tendon de l'extenseur, à l'égard duquel il remplit les fonctions d'un ligament actif.

Rapports. En arrière, avec les tendons des extenseurs dont ils sont séparés par une lame aponévrotique très mince; en avant, avec les interosseux palmaires, l'aponévrose interosseuse antérieure et les tendons fléchisseurs des doigts.

Usages. Pour définir clairement le mode d'action de ces muscles, il importe, ainsi que M. le professeur Cruveilhier l'a très bien fait remarquer, de rapporter les mouvements qu'ils déterminent non à l'axe du corps, mais à l'axe de la main; car les doigts sont des appendices des membres, de même que les membres sont des appendices du corps; et s'il y a une grande utilité à définir les mouvements des membres par leurs rapports avec l'axe du corps, il n'est pas moins avantageux de définir ceux des doigts par leurs rapports avec l'axe de la main; or, l'axe de la main passant par le doigt médius, on voit que tous les interosseux dorsaux sont abducteurs : le premier interosseux dorsal, qui s'étend du premier espace intermétacarpien au côté externe de la première phalange de l'index, est abducteur de l'index; le second, qui se porte du deuxième espace intermétacarpien au côté externe de la première phalange du médius, est abducteur du médius ; le troisième, qui se dirige du troisième espace intermétacarpien au côté interne de la première phalange du même doigt, est encore abducteur du médius puisqu'il l'éloigne de l'axe de la main ; le quatrième, étendu du quatrième espace intermétacarpien au côté interne de la première phalange de l'annulaire, est abducteur de l'annulaire, bien qu'il soit, comme le précédent, adducteur relativement à l'axe du corps.

Suivant que les interosseux dorsaux sont plus ou moins développés, ils donnent à la main (si l'on peut ainsi s'exprimer) une *envergure* plus ou moins grande, qui élargit proportionnellement le cercle déjà si étendu de ses aptitudes. Les personnes privilégiées sous ce rapport sont en général douées d'une adresse remarquable ; elles se distinguent par des succès plus faciles et plus complets, soit dans la pratique des arts industriels, soit dans la culture de certains arts d'agrément : ainsi, les doigts qui divergent pour répondre dans la plus grande longueur possible à la colonne d'air d'une flûte ou d'un hautbois, ceux qui dans leurs mouvements aussi rapides que la pensée s'étalent en courant sur les touches d'un piano ou sur les cordes d'une lyre, sont particulièrement redevables des effets qu'ils produisent à la contraction de ces muscles ; de là la nécessité de débuter dès l'enfance dans l'étude de la musique instrumentale, soit afin de donner aux interosseux et aux lombricaux tout le développement qu'ils peuvent atteindre, soit pour procurer et conserver aux articulations métacarpo-phalangiennes les avantages d'une extrême souplesse ; car l'action des interosseux sera d'autant plus prononcée que les leviers qu'ils sont chargés de mouvoir seront plus faciles à mettre en mouvement.

2° INTEROSSEUX PALMAIRES.

La différence numérique qu'on observe entre les interosseux palmaires et les interosseux dorsaux est plus apparente que réelle ; car l'adducteur du pouce, qui a été décrit avec les muscles de l'éminence thénar, n'appartient à ce petit groupe musculaire que par sa situation ; par ses rapports avec les métacarpiens et surtout par ses usages il constitue réellement un muscle interosseux, et pourrait être considéré comme le premier interosseux palmaire.

Situation. Dans les second, troisième et quatrième espaces intermétacarpiens dont ils occupent seulement le quart ou le tiers antérieur.

Forme. Courts, prismatiques et triangulaires, comme les interosseux dorsaux, mais moins volumineux et non divisés à leur extrémité supérieure.

Attaches. Le premier interosseux palmaire se fixe : en haut, à la face interne du second métacarpien ; en bas, au côté interne de l'extrémité supérieure de la première phalange de l'index et au bord correspondant du tendon de l'extenseur. — Le second : en haut, à la face externe du quatrième métacarpien ; en bas, au côté externe de l'extrémité supérieure de la première phalange de l'annulaire et au bord du tendon de l'extenseur. — Le troisième : en haut, à la face externe du cinquième métacarpien ; en bas, au côté externe de l'extrémité supérieure de la première phalange du petit doigt et au tendon extenseur.

En opposant l'insertion unique de ces muscles à la double insertion des interosseux dorsaux on conçoit très bien, et la bifidité que présentent ces derniers à leur extrémité supérieure, et leur volume plus considérable, et la disposition penniforme qui leur est propre.

Direction. Verticaux.

Rapports. En arrière, avec les interosseux dorsaux; en avant, avec l'aponévrose interosseuse antérieure qui les sépare des tendons fléchisseurs des doigts et des muscles adducteurs du pouce et court fléchisseur du petit doigt; par un de leurs côtés, avec l'interosseux dorsal correspondant; par l'autre, avec le métacarpien auquel ils s'insèrent.

Usages. Ils sont tous adducteurs : le premier interosseux palmaire, qui s'étend du second métacarpien au côté interne de la première phalange de l'index, est adducteur de l'index; le second interosseux palmaire, qui se porte du quatrième métacarpien au côté externe de la première phalange de l'annulaire, est adducteur de l'annulaire, puisqu'il rapproche ce doigt de l'axe de la main, bien qu'il l'éloigne de l'axe du corps; par le même motif, le troisième interosseux palmaire, étendu du cinquième métacarpien au côté externe de la première phalange du petit doigt, est adducteur du petit doigt.

Antagonistes des interosseux dorsaux par le mouvement latéral qu'ils communiquent aux doigts, les interosseux palmaires deviennent congénères des mêmes muscles par le faible mouvement d'extension qu'ils impriment aux secondes et aux dernières phalanges.

APONÉVROSES INTEROSSEUSES.

Au nombre de deux, l'une antérieure, l'autre postérieure.

L'*aponévrose interosseuse antérieure* ou *palmaire profonde* sépare les muscles interosseux des muscles lombricaux et des tendons fléchisseurs des doigts. Quadrilatère, extrêmement mince et demi-transparente, elle se confond en haut avec les ligaments qui unissent les métacarpiens, et en bas avec le ligament transverse; sa face antérieure est légèrement concave; sa face postérieure présente des prolongements qui se fixent au bord antérieur des métacarpiens et séparent les interosseux correspondants, de telle sorte que chacun de ces petits muscles habite une loge distincte dont les parois sont en partie osseuses et en partie fibreuses.

L'*aponévrose interosseuse postérieure* ou *dorsale* revêt la face postérieure du métacarpe; au niveau des espaces intermétacarpiens, elle se déprime légèrement et semble se décomposer en trois lamelles elliptiques qui s'insèrent par leur circonférence aux bords latéraux des métacarpiens. Elle complète la gaîne des interosseux dorsaux.

MUSCLES DES MEMBRES INFÉRIEURS.

On les divise en muscles du bassin, de la cuisse, de la jambe et du pied.

MUSCLES DU BASSIN.

Ils forment trois régions bien distinctes, la région fessière, la région ano-coccygienne, et la région génito-urinaire.

MUSCLES DE LA RÉGION FESSIÈRE.

Au nombre de huit : le grand fessier, le moyen fessier, le petit fessier, le pyramidal, l'obturateur interne, les deux jumeaux distingués en supérieur et inférieur, et le carré crural.

GRAND FESSIER.

Préparation. 1° Renverser le sujet sur la face antérieure du tronc, placer un billot sous le bassin, et abandonner les membres inférieurs à leur propre poids; 2° faire une incision obliquement étendue de la partie moyenne du sacrum au grand trochanter; 3° disséquer les téguments, en ayant soin d'enlever simultanément la peau et la lame fibreuse qui recouvre le muscle; cette lame envoie entre les principaux faisceaux musculaires des prolongements qui la rendent très adhérente. Pour réussir à l'enlever complétement, il importe de tendre largement avec les doigts la peau et l'aponévrose sous-cutanée.

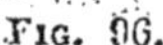
Fig. 96.

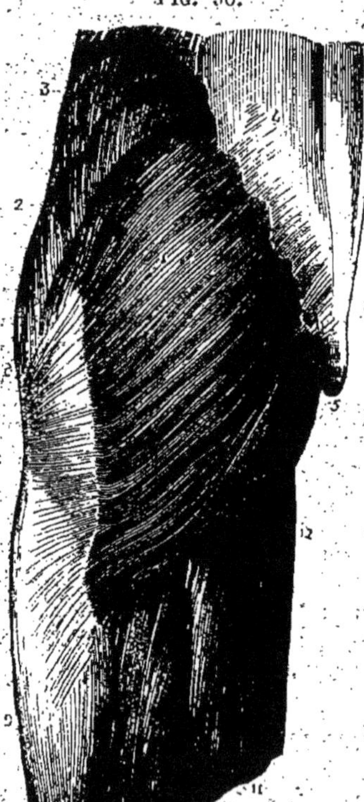

Fig. 96.

Région fessière (première couche).

1. M. grand fessier.
2. Partie libre du moyen fessier.
3. Crête iliaque.
4. Aponévrose commune des muscles spinaux.
5. Coccyx.
6. Insertion inférieure du grand fessier.
7. Expansion fibreuse fournie par ce muscle à l'aponévrose crurale.
8. Biceps crural.
9. Portion externe du triceps.
10. Demi-tendineux.
11. Demi-membraneux.
12. Droit interne.

Situation. A la partie postérieure du bassin et supérieure de la cuisse.

Forme. Très large, très épais et quadrilatère.

Attaches. En haut et en dedans, à la ligne demi-circulaire supérieure de l'os coxal, à toute la partie de la face externe de cet os qui est située au-dessus et en arrière de cette ligne, au ligament sacro-iliaque postérieur et vertical, à la partie correspondante de l'aponévrose commune des muscles spinaux, à la crête sacrée, au bord du coccyx, et à la face postérieure du grand ligament sacro-sciatique; — en bas et en dehors, à la ligne rugueuse qui s'étend obliquement du grand trochanter à la ligne âpre du fémur.

Direction. Oblique de haut en bas, de dedans en dehors et un peu d'arrière en avant.

Structure. Aponévrotique à ses attaches pelviennes; tendineux à son insertion fémorale, qui fournit une expansion fibreuse à l'aponévrose de la cuisse; composé dans la plus grande partie de son étendue de fibres charnues extrêmement multipliées et rassemblées en faisceaux parallèles qu'isolent des cloisons cellulo-fibreuses; nulle part cette fasciculation des fibres charnues n'est aussi prononcée; elle imprime à la surface du grand fessier un aspect sillonné qui en rend la dissection difficile et qui contraste avec la surface assez régulièrement unie des autres muscles.

Rapports. En arrière, avec une couche graisseuse très épaisse dont il est séparé par une lame fibreuse qui se continue avec celle du moyen fessier et l'aponévrose crurale; en avant, avec le moyen fessier, le pyramidal, les jumeaux, l'obturateur interne, le carré crural, et la tubérosité de l'ischion; avec les muscles demi-membraneux, demi-tendineux et biceps; avec le grand trochanter, le grand adducteur, le triceps fémoral, les vaisseaux et nerfs fessiers, ischiatiques, honteux internes et le grand nerf sciatique.

Deux bourses séreuses ou synoviales appartiennent au grand fessier: l'une le sépare de la tubérosité de l'ischion et des muscles qui s'y attachent; l'autre favorise le glissement de son tendon sur l'extrémité supérieure du grand trochanter.

Usages. Il étend la cuisse sur le bassin; et lorsque le membre abdominal a subi un mouvement de rotation en dedans, il lui communique un mouvement de rotation en dehors. Si le fémur occupe une position fixe, ce qui a lieu pendant la station verticale, le grand fessier, agissant sur le bassin, le maintient dans sa rectitude naturelle, et les muscles spinaux, trouvant sur le sacrum et les os iliaques une surface immobile, peuvent agir à leur tour sur la colonne vertébrale et la ramener dans le prolongement de l'axe du corps: le grand fessier joue donc un rôle extrêmement important dans ce mode de station; de là le volume considérable qu'il présente, volume qui a été considéré avec raison comme une des preuves les plus concluantes que l'on puisse citer en faveur de la destination de l'homme à l'attitude bipède.

MOYEN FESSIER.

Préparation. 1o Inciser le grand fessier, transversalement, sur sa partie moyenne; 2o déjeter ses extrémités, l'une en bas et l'autre en haut; 3o enlever le tissu cellulo-graisseux, ainsi que les vaisseaux et les nerfs qui recouvrent le moyen fessier; 4o isoler ce muscle du tenseur de l'aponévrose crurale, qui est appliquée sur son bord antérieur.

Cette préparation permettra de compléter l'étude du grand fessier, et d'étudier les muscles nombreux qu'il recouvre. (Fig. 97.)

Situation. A la partie postérieure et externe du bassin, entre le grand et le petit fessier.

Forme. Large, épais et triangulaire.

Attaches. En haut, aux trois quarts antérieurs de la crête iliaque, à toute la portion de la fosse iliaque externe comprise entre les deux lignes demi-circulaires, à l'épine iliaque antérieure et supérieure, à l'échancrure sous-jacente, et enfin à la face profonde d'une aponévrose épaisse qui s'insère au quart antérieur de la crête iliaque; — en bas, à la partie supérieure de la face externe du grand trochanter.

Direction. Les fibres antérieures sont obliques de haut en bas et d'avant en arrière; les moyennes sont verticales, les postérieures sont obliques de haut en bas et d'arrière en avant.

Structure. Aponévrotique à ses insertions supérieures, tendineux à son insertion fémorale où il est séparé du bord supérieur du grand trochanter par une bourse séreuse, charnu dans le reste de son étendue.

Rapports. En arrière, avec le grand fessier et la peau; en avant, avec le petit fessier et l'os iliaque. — Par son bord externe il répond au muscle tenseur du fascia lata, et par son bord interne au pyramidal qui lui est parallèle.

Fig. 97.

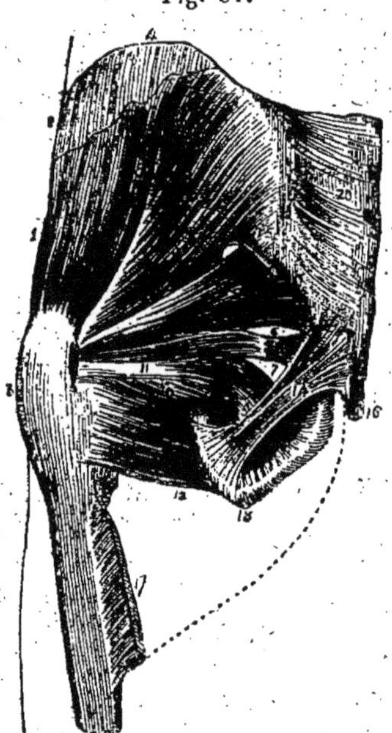

FIG. 97.

Région fessière (seconde couche).

1. M. moyen fessier.
2. Son aponévrose, en partie enlevée.
3. Grand trochanter.
4. Crête iliaque.
5. M. pyramidal.
6. Grande échancrure sciatique.
7. Petite échancrure sciatique.
8. Épine sciatique et petit ligament sacro-sciatique.
9. M. jumeau supérieur.
10. M. jumeau inférieur.
11. M. obturateur-interne.
12. M. carré crural.
13. Tubérosité de l'ischion.
14. Grand ligament sacro-sciatique.
15. Ligament sacro-iliaque postérieur et vertical.
16. Coccyx.
17. Attache fémorale du grand fessier.

Usages. Le moyen fessier préside au mouvement d'abduction du membre inférieur. Il est au membre abdominal ce que le deltoïde est au membre thoracique; et de même que l'abducteur de l'épaule, par ses fibres antérieures qui sont en même temps rotatrices en dedans, porte l'humérus en avant, tandis qu'il le porte en arrière par ses fibres postérieures qui sont rotatrices en dehors; de même l'abducteur de la hanche fléchit la cuisse en la faisant tourner sur elle-même de dehors en dedans lorsqu'il agit par son bord antérieur, et l'étend en lui imprimant une rotation en dehors lorsqu'il agit par son bord postérieur. Pendant la station verticale, où le fémur devient fixe, le moyen fessier communique au bassin un triple mouvement d'inclinaison latérale, de flexion et de rotation qui ramène la face antérieure du tronc de son côté. Si les deux muscles se contractent simultanément, les mouvements d'inclinaison latérale et de rotation en dedans se détruisent par opposition; reste la flexion, qui est alors plus prononcée, l'effort du côté droit s'ajoutant à l'effort du côté gauche.

PETIT FESSIER.

Préparation. Inciser transversalement le moyen fessier sur sa partie moyenne, et déjeter ses extrémités, l'une en haut, l'autre en bas, en préparant avec soin son attache au trochanter, et son bord antérieur, qui est souvent confondu avec celui du petit fessier.

Fig. 98.

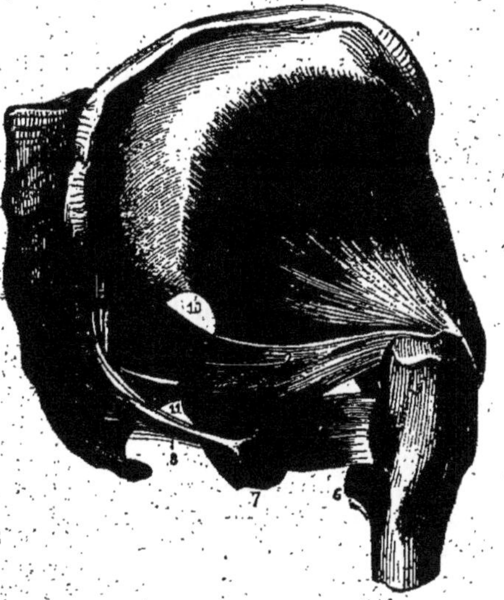

FIG. 98.
Région fessière (troisième couche).

1. M. petit fessier.
2. M. pyramidal.
3. M. obturateur interne.
4. M. carré crural.
5. Grand trochanter.
6. Petit trochanter.
7. Tubérosité de l'ischion.
8. Grand ligament sacro-sciatique.
9. Petit ligament sacro-sciatique.
10. Grande échancrure sciatique.
11. Petite échancrure sciatique.

Situation. A la partie postérieure et externe du bassin.

Figure. Rayonné et triangulaire.

Attaches. En haut, à toute la partie de la face externe de l'os iliaque, comprise entre la ligne courbe inférieure et la cavité cotyloïde; — en bas, au bord antérieur et à la partie correspondante du bord supérieur du grand trochanter.

Direction. Les fibres antérieures, très multipliées, se portent obliquement en bas et en arrière; les postérieures, peu nombreuses, obliquement en bas et en avant; les moyennes, verticalement en bas.

Structure. Aponévrotique à ses attaches pelviennes, tendineux à son insertion fémorale, charnu dans le reste de son étendue.

Rapports. En dehors, avec le moyen fessier; en dedans, avec la fosse iliaque externe, le tendon réfléchi du droit antérieur, et la partie supérieure de l'articulation coxo-fémorale. — Son bord antérieur, beaucoup plus épais que le postérieur, répond au tenseur du fascia lata ; souvent il se confond avec le bord correspondant du moyen fessier.

Usages. L'axe du moyen fessier se dirigeant obliquement en bas, en arrière et en dehors, il en résulte que ce muscle porte le fémur en haut, en avant et en dedans ; en d'autres termes, il est à la fois abducteur, fléchisseur et rotateur de la cuisse, en dedans ; et comme ses fibres antérieures, qui fléchissent le membre abdominal en le ramenant dans la rotation en dedans, sont beaucoup plus nombreuses que les moyennes et les postérieures qui portent ce membre en haut et en dehors, on voit que le mouvement de flexion et la rotation en dedans prédominent manifestement sur le mouvement d'abduction. Le moyen fessier est donc principalement fléchisseur et rotateur en dedans, et accessoirement abducteur du membre abdominal.

PYRAMIDAL.

Préparation. Ce muscle est en grande partie découvert lorsqu'on enlève le grand fessier ; pour achever sa préparation il faut : 1o l'isoler du moyen fessier, au bord postérieur duquel il est contigu ; 2o diviser le bassin en deux moitiés symétriques, par une coupe médiane qui permettra de découvrir son insertion aux gouttières latérales du sacrum.

Si on désire éviter la division du bassin, on pourra enlever simplement les vaisseaux iliaques et le plexus sciatique qui recouvrent l'extrémité interne du muscle ; mais ce mode de préparation exige qu'on tourne et retourne le sujet tantôt sur la face abdominale et tantôt sur la face dorsale, ce qui entraîne quelques inconvénients.

Situation. Au-devant des parties latérales du sacrum, et en arrière de l'articulation de la hanche.

Forme. Aplati d'avant en arrière, triangulaire et bifurqué à la base, grêle et arrondi à son sommet.

Attaches. En dedans, à la face antérieure du sacrum dans les gouttières correspondantes aux deuxième et troisième trous sacrés, à la face supérieure du grand ligament sacro-sciatique, et à la partie la plus élevée de l'échancrure sciatique ; — en dehors, à l'angle postérieur du bord supérieur du grand trochanter.

Direction. Un peu oblique de dedans en dehors et de haut en bas.

Structure. Charnu à sa base, tendineux à son sommet.

Rapports. En avant, avec le rectum, le plexus sciatique, les vaisseaux hypogastriques, l'os iliaque et l'articulation coxo-fémorale ; en arrière, avec le sacrum et le grand fessier.

Son bord supérieur est contigu au bord postérieur du moyen fessier dont il est séparé en dedans par les vaisseaux et les nerfs fessiers ; son bord inférieur répond aux vaisseaux ischiatiques et aux grand et petit nerfs sciatiques qui le séparent du petit ligament sacro-sciatique.

Usage. Rotateur de la cuisse en dehors.

OBTURATEUR INTERNE.

Situation. Sur les parties antérieure et latérale de l'excavation du bassin, et à la partie postérieure de l'articulation de la hanche.

Forme. Aplati et triangulaire.

Attaches. En dedans, à la face postérieure d'une membrane fibreuse qui ferme le trou sous-pubien et qui a reçu le nom de *ligament obturateur*, au pourtour du trou sous-pubien, et à toute l'étendue de la surface quadrilatère qui sépare cet orifice de l'échancrure sciatique; — en dehors, à la face interne du grand trochanter.

Direction. Toutes les fibres qui naissent du côté interne du trou sous-pubien et de la membrane obturatrice se portent obliquement de haut en bas et de dedans en dehors, celles qui sont situées au côté externe de cette membrane se dirigent verticalement en bas, et constituent avec les précédentes un faisceau qui devient graduellement plus étroit et plus arrondi; ce faisceau, parvenu à la petite échancrure sciatique, se réfléchit à angle droit et s'étend horizontalement de dedans en dehors jusqu'au grand trochanter.

Structure. Charnu dans la plus grande partie de son étendue, tendineux à son sommet; ce tendon se prolonge de dehors en dedans jusqu'à l'angle de réflexion, où il se divise en quatre ou cinq languettes qui remontent en divergeant dans les fibres musculaires où elles se perdent; le frottement porte sur ce tendon, conformément à la loi signalée par M. Chassaignac.

Rapports. 1° Dans le bassin : en avant, avec le pourtour du trou sous-pubien et la membrane obturatrice; 2° en arrière, avec une aponévrose qui le revêt et avec le releveur de l'anus.—Au niveau de son angle de réflexion : en haut, avec la petite échancrure sciatique revêtue d'une synoviale et d'une lame cartilagineuse qui facilitent le glissement du muscle; en bas, avec le grand ligament sacro-sciatique; en avant, avec la tubérosité de l'ischion; en arrière, avec l'épine sciatique dont le séparent le nerf et les vaisseaux honteux. — Hors du bassin : en avant, avec l'articulation coxo-fémorale; en arrière, avec le grand nerf sciatique qui le croise à angle droit et le grand fessier; en haut et en bas, avec les jumeaux supérieur et inférieur qui s'insèrent aux faces correspondantes de son tendon et qui constituent pour l'obturateur interne deux faisceaux accessoires.

Usage. Rotateur de la cuisse en dehors.

JUMEAU SUPÉRIEUR.

Situation. A la partie postérieure de l'articulation de la hanche, au-dessus du tendon de l'obturateur interne.

Forme. Celle d'une petite pyramide triangulaire dont la base est en dedans et le sommet en dehors.

Attaches. En dedans, à la face externe de l'épine sciatique, par de courtes fibres aponévrotiques; en dehors, à la face supérieure du tendon de l'obturateur interne.

Direction. Transversal.

Rapports. En arrière, avec le grand nerf sciatique et le grand fessier; en avant, avec l'articulation de la hanche.

Usage. Rotateur de la cuisse en dehors.

JUMEAU INFÉRIEUR.

Situation. A la partie postérieure de l'articulation de la hanche, au-dessous du tendon de l'obturateur interne.

Forme. Semblable à celle du précédent.

Attaches. En dedans, à la partie externe de la tubérosité de l'ischion, par de courtes fibres aponévrotiques; — en dehors, au côté inférieur du tendon de l'obturateur interne, et quelquefois en partie à ce tendon, et en partie à la face interne du grand trochanter.

Direction. Transversal.

Rapports. En arrière, avec le grand nerf sciatique et le grand fessier; en avant, avec la capsule fibreuse de l'articulation de la hanche; en haut, avec l'obturateur interne; en bas, avec le carré crural.

Usage. Rotateur de la cuisse en dehors.

CARRÉ CRURAL.

Situation. A la partie postérieure et inférieure de l'articulation coxo-fémorale, au-dessous du jumeau inférieur.

Forme. Rectangulaire.

Attaches. En dedans, au côté externe de la tubérosité de l'ischion, par de courtes fibres aponévrotiques; — en dehors, à la partie postérieure et inférieure du grand trochanter, par des fibres aponévrotiques semblables.

Direction. Transversal.

Rapports. En arrière, avec le grand nerf sciatique et le grand fessier; en avant, avec l'articulation de la hanche et le tendon de l'obturateur externe; en haut, avec le jumeau inférieur; en bas, avec le grand adducteur de la cuisse dont il paraît une dépendance.

Usage. Rotateur de la cuisse en dehors.

MUSCLES DE LA RÉGION ANO-COCCYGIENNE.

Au nombre de trois : l'ischio-coccygien, le releveur et le sphincter externe de l'anus.

Préparation. 1o Retrancher la moitié supérieure du sacrum, et la partie correspondante des os iliaques, à l'aide de deux traits de scie réciproquement perpendiculaires, l'un transversal, dirigé d'arrière en avant, l'autre vertical, dirigé de haut en bas, et situé au niveau des articulations sacro-iliaques, ou un peu en avant; 2o faire passer un courant d'eau dans le rectum, le distendre modérément avec du crin et l'isoler soit du tissu cellulo-graisseux, soit des branches vasculaires et nerveuses qui l'entourent; 3o achever de découvrir la face supérieure des ischio-coccygiens et releveurs de l'anus, en les séparant du péritoine, des vaisseaux, des nerfs, et de la lame fibreuse qui les recouvre; 4o renverser ensuite le bassin sur sa face antérieure, le fléchir à angle droit sur les membres abdominaux, et enlever successivement la peau, qui doit être disséquée avec attention au niveau du sphincter de l'anus, et une couche adipeuse abondante qui recouvre la face inférieure des releveurs; 5o enfin diviser et faire disparaître, mais d'un côté seulement, l'extrémité interne du grand fessier et les deux ligaments sacro-sciatiques correspondants.

ISCHIO-COCCYGIEN.

Situation. Sur les parties latérales du coccyx, au-dessus du petit ligament sacro-sciatique.

Forme. Aplati et triangulaire.

Attaches. En dehors et par son sommet, à la face interne de l'épine sciatique et à la face supérieure du petit ligament sacro-sciatique; — en dedans et par sa base, à la partie antérieure du bord du coccyx et à la partie antérieure du sommet du sacrum.

Direction. Ses fibres se portent horizontalement d'avant en arrière et de dehors en dedans en divergeant.

Structure. Composé de fibres charnues et aponévrotiques mélangées en égale proportion.

Rapports. Sa face supérieure, légèrement concave, répond au rectum; et sa face inférieure, légèrement convexe, aux deux ligaments sacro-sciatiques et au grand fessier; — son bord antérieur est contigu au bord postérieur du releveur, avec lequel il se confond le plus souvent, de telle sorte que les deux muscles semblent constituer un seul et même plan musculaire; mais malgré cette apparente continuité ils diffèrent essentiellement, soit par leur structure, soit par leur coloration, soit surtout par les usages qu'ils remplissent; — son bord postérieur est parallèle au pyramidal.

Usages. Par leur contraction simultanée, les ischio-coccygiens paraissent avoir pour fonction de soutenir le coccyx et de le ramener en haut lorsqu'il a été déprimé sous l'influence d'un effort. On peut les considérer comme un troisième ligament sacro-sciatique dont la résistance serait active et non passive. En se contractant isolément, ils peuvent imprimer au coccyx un léger mouvement d'inclinaison latérale.

RELEVEUR DE L'ANUS.

Situation. Sur les parties latérale et inférieure de l'excavation du bassin.

Forme. Large, mince et quadrilatère.

Attaches. En haut, à la face postérieure du corps du pubis, à l'épine sciatique, et à une arcade fibreuse qui répond par ses insertions à ces deux points extrêmes; — en bas, 1° sur les côtés du rectum, par des fibres qui s'ajoutent aux fibres longitudinales de l'intestin en les croisant à angle aigu pour se terminer sur la paroi postérieure de l'organe; 2° à un raphé étendu du rectum au sommet du coccyx; 3° aux parties latérales de cet os, par des fibres qui se confondent avec celles du muscle ischio-coccygien.

Direction. Les fibres les plus internes sont antéro-postérieures; les suivantes se dirigent obliquement de dehors en dedans, de haut en bas, et d'avant en arrière; la plupart se terminent au raphé médian qui s'étend du coccyx au rectum.

Structure. Presque entièrement charnu.

Rapports. Sa face supérieure, concave, est recouverte par une lame fibreuse qui fait partie de l'aponévrose pelvienne supérieure, par le péritoine, et par les organes contenus dans l'excavation du bassin; — sa face inférieure, convexe, répond à l'obturateur interne, dont elle est séparée en bas par l'*excavation ischio-rectale*, cavité cunéiforme, à base inférieure, formée en dedans par le releveur du rectum, en dehors par la face interne de l'ischion et l'obturateur. — Son bord supérieur ou externe, étendu de la partie latérale de la symphyse pubienne à l'épine sciatique est le plus long; — son bord inférieur ou interne, étendu de la partie antérieure du rectum au coccyx, répond au bord correspondant du muscle opposé avec lequel il se confond en grande partie, en sorte que les deux releveurs pourraient être considérés comme un seul muscle impair et médian ; — son bord antérieur répond à la vessie et à la prostate, et son bord postérieur à l'ischio-coccygien.

Usages. En se réunissant, soit entre eux, soit aux ischio-coccygiens, les releveurs constituent un plancher musculeux et régulièrement concave qui ferme inférieurement l'excavation du bassin. Tandis que la voûte diaphragmatique s'abaisse sur les viscères abdominaux et les projette vers la cavité pelvienne, le plancher pelvien refoule ces viscères de bas en haut vers l'abdomen, en soutenant la vessie et le rectum, double réservoir qui, ainsi placé entre deux puissances opposées dans une excavation étroite et infundibuliforme, réunit les conditions les plus avantageuses pour se vider facilement sous l'influence de la volonté.

Les releveurs de l'anus sont donc antagonistes du diaphragme et des muscles abdominaux ; par leur contraction ils agissent principalement sur la paroi postérieure du rectum qu'ils portent en haut et en avant, tandis que les viscères de l'abdomen compriment sa paroi antérieure de haut en bas et d'avant en arrière.

SPHINCTER EXTERNE DE L'ANUS.

Situation. Autour de l'extrémité inférieure du rectum.

Forme. Celle d'un cylindre creux dont la hauteur varie de deux à trois centimètres et dont la surface serait comprimée de dehors en dedans.

Attaches. En arrière, à un raphé aponévrotique qui s'étend du sommet du coccyx à l'anus, et qui appartient à la fois au sphincter et aux releveurs ; — en avant, à une intersection fibreuse qui lui est commune avec le muscle bulbo-caverneux et les transverses du périné.

Direction. Les fibres qui composent ce muscle se portent horizontalement d'avant en arrière, en décrivant des courbes à concavité interne, et en se superposant, soit de dehors en dedans pour lui donner plus d'épaisseur, soit de bas en haut pour augmenter sa hauteur.

Structure. Le sphincter externe n'est pas formé de fibres circulaires comme celles qui constituent la couche musculeuse profonde du rectum, mais de fibres arciformes qui s'entre-croisent en arrière et en avant de l'anus, soit avec celles du côté opposé, soit avec celles des muscles voisins.

Rapports. Sa face externe répond à la peau et à la masse graisseuse qui remplit l'excavation ischio-rectale ; — sa face interne entoure l'extrémité inférieure du rectum et s'entre-croise par quelques unes de ses fibres, d'une part avec les fibres longitudinales de cet organe, de l'autre avec les fibres correspondantes du releveur, en sorte que le sphincter externe ne saurait être nettement isolé soit de ce dernier muscle, soit de la couche musculeuse de l'intestin. — Sa circonférence supérieure entoure l'extrémité inférieure des releveurs. — Sa circonférence inférieure, plus petite, dépasse de trois ou quatre millimètres le sphincter interne formé par les fibres circulaires du rectum, et adhère à la peau.

Usage. Le sphincter externe détermine l'occlusion de l'extrémité inférieure du rectum, non par ses contractions, mais par la force tonique dont il est doué, de même que le sphincter palpébral et le sphincter labial, en vertu de leur tonicité prédominante, opèrent le rapprochement des lèvres et des paupières lorsque les muscles dilatateurs sont inactifs.

MUSCLES DE LA RÉGION GÉNITO-URINAIRE.

1° Chez l'homme.

Au nombre de cinq : l'ischio-caverneux, le bulbo-caverneux, le transverse, l'ischio-urétral et le muscle de Wilson.

Préparation. 1° Le sujet étant couché sur le dos, attirer le bassin sur le bord de la table, et, après avoir fléchi les jambes sur les cuisses et les cuisses sur l'abdomen, fixer les membres et le corps dans cette position ; 2° diviser les téguments du périnée sur la ligne médiane, en prolongeant cette incision à travers les enveloppes des testicules de manière à pouvoir rejeter ces organes sur la paroi abdominale ; 3° enlever, à droite et à gauche, la peau du périnée, une couche adipeuse dont l'épaisseur varie suivant les sujets, et une aponévrose mince qui recouvre immédiatement les muscles de cette région.

Fig. 99.

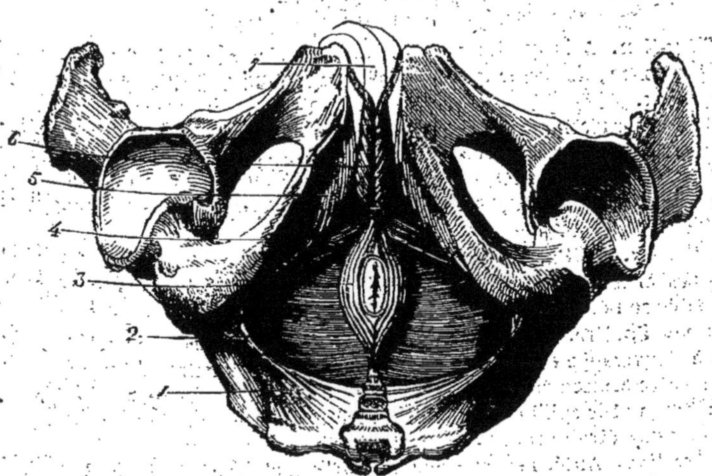

Muscles des régions ano-coccygienne et génito-urinaire.

1. M. ischio-coccygien. — 2. M. releveur de l'anus. — 3. M. sphincter externe de l'anus. — 4. M. transverse du périnée. — 5. M. ischio-caverneux. — 6. M. bulbo-caverneux. — 7. Verge renversée sur le pubis.

ISCHIO-CAVERNEUX.

Situation. Sur la racine des corps caverneux, parallèlement aux branches ascendante de l'ischion et descendante du pubis.

Forme. Allongé, étroit et aplati de haut en bas.

Attaches. En bas et en arrière, au côté interne de la tubérosité de l'ischion, au-dessous de l'insertion du muscle transverse, par de courtes fibres aponévrotiques; — en haut et en avant, aux parties inférieure et latérale de la racine du corps caverneux correspondant, au niveau de la réunion de cette racine avec celle du côté opposé, par une aponévrose large, mince et resplendissante.

Direction. Oblique de bas en haut, d'arrière en avant et de dehors en dedans.

Rapports. Sa face inférieure, convexe, répond à l'aponévrose superficielle du périnée, à la couche graisseuse sous-cutanée et à la peau; sa face supérieure, concave et demi-cylindrique, embrasse la racine du corps caverneux en lui formant une gaîne que complètent en dehors les branches ascendante de l'ischion et descendante du pubis; en dedans, ce muscle est séparé du bulbo-caverneux par un intervalle triangulaire que remplit un tissu cellulo-graisseux.

Usages. Lorsque les ischio-caverneux se contractent isolément, ils attirent la verge en bas, en arrière et de leur côté; par leur contraction simultanée ils la portent directement en bas.

BULBO-CAVERNEUX.

Situation. A la partie médiane du périnée, sur le bulbe de l'urètre qu'il entoure, de même que les précédents entourent l'origine des corps caverneux.

Le bulbo-caverneux n'est pas double ou composé de deux faisceaux indépendants par leurs limites et leurs fonctions; il est unique, c'est-à-dire impair, médian et symétrique.

Forme. Demi-cylindrique, bifurqué en avant, terminé en pointe à sa partie postérieure.

Attaches. 1° Par son extrémité antérieure, aux parties latérales du corps caverneux; 2° par sa partie moyenne, c'est-à-dire dans la plus grande partie de son étendue, à la face supérieure du bulbe et de la portion spongieuse de l'urètre, par des fibres qui s'unissent, soit à celles du côté opposé, soit à l'enveloppe fibreuse de l'organe; 3° par son extrémité postérieure, à un entre-croisement aponévrotique qui lui est commun avec les deux transverses et le sphincter externe de l'anus, et qui établit entre ces divers muscles une étroite connexité de fonctions.

Direction. Antéro-postérieur et horizontal, ou légèrement oblique d'arrière en avant et de bas en haut.

Structure. Aponévrotique dans sa partie supérieure qui se confond avec l'enveloppe propre du bulbe; fibreux dans sa partie inférieure et médiane, qui affecte la forme d'un raphé; composé sur ses parties latérales de fibres charnues qui se détachent du raphé médian comme les barbes d'une plume, en sorte que ce muscle est très régulièrement penniforme.

Rapports. Sa face inférieure ou convexe répond à l'aponévrose inférieure du périnée et aux ischio-caverneux dont elle est séparée en arrière par un espace triangulaire à base postérieure. — Sa face supérieure ou concave entoure la plus grande partie du bulbe.

Usages. Le bulbo-caverneux concourt à l'émission de l'urine et de la semence.

1° A l'émission de l'urine; lorsque ce liquide a été complétement expulsé de la vessie, la tunique musculeuse de ce réservoir cesse de se contracter, et la dernière colonne urinaire qui a pénétré dans l'urètre, n'ayant plus derrière elle une force capable de la mettre en mouvement, tend à séjourner dans ce canal; alors le bulbo-caverneux se contracte et supplée en quelque sorte la vessie dans l'expulsion de cette dernière colonne.

2° A l'émission de la semence; les canaux éjaculateurs, s'insérant dans la portion prostatique de l'urètre de bas en haut et d'arrière en avant, projettent la liqueur séminale à l'entrée de la portion membraneuse, qui la transmet à l'aide de sa tunique musculaire jusqu'à l'origine de la portion spongieuse; en cet instant le bulbo-caverneux, se contractant à son tour, mais avec plus d'énergie, la chasse en dehors; de là les noms d'*accelerator seminis* et *urinæ*, sous lesquels ce muscle a été anciennement désigné.

Mais par quel mécanisme s'accomplit cette double émission? car il ne suffit pas, pour qu'elle ait lieu, que la paroi supérieure de l'urètre s'applique à la paroi inférieure, ainsi que l'affirment vaguement tous les physiologistes; s'il en était ainsi, ce muscle n'expulserait en dehors qu'une partie de la semence, l'autre refluerait vers la vessie.

Pour concevoir le mode d'action du bulbo-caverneux, il importe de remarquer qu'il prend constamment son point fixe en avant, et non en arrière comme on le pense généralement; ce fait étant établi, on voit qu'au moment où il se contracte il porte le bulbe et la paroi correspondante du canal de l'urètre non pas directement en haut, mais en haut et en avant, de telle sorte qu'il agit sur la semence d'arrière en avant, exactement comme l'appareil musculeux de la vessie agit sur l'urine. Le mécanisme par lequel la liqueur séminale est projetée en dehors peut être comparé à celui d'une pompe foulante.

Ce muscle n'est pas seulement un organe d'expulsion, il est aussi pour le liquide urinaire un organe de rétention; car il constitue un véritable sphincter, un sphincter cylindrique qui entoure le canal de l'urètre comme le sphincter externe de l'anus entoure l'extrémité inférieure du rectum; et de même que ce dernier muscle par sa force tonique détermine l'occlusion du réservoir stercoral, de même le bulbo-caverneux par sa seule tonicité ferme le canal excréteur du réservoir urinaire. Les fibres qui constituent le premier forment des ellipses perpendiculaires à l'axe du rectum, parce que le rôle qu'elles avaient à remplir est exclusivement constricteur et que cette direction ajoute à l'énergie de la constriction; celles du second forment des ellipses inclinées sur l'axe de l'urètre, parce qu'elles avaient une double destination, l'expulsion du liquide séminal d'une part, et de l'autre l'occlusion du canal de l'urètre.

TRANSVERSE.

Situation. A la partie postérieure du périnée, sur le trajet d'une ligne transversale tirée de l'une des tubérosités ischiatiques à la tubérosité du côté opposé.

Forme. Aplati d'avant en arrière, très mince et un peu plus large en dehors qu'en dedans, en sorte qu'il représente un triangle isocèle très allongé.

Attaches. En dehors, à la partie antérieure et interne de la tubérosité de l'ischion, au-dessus de l'origine de l'ischio-caverneux; — en dedans, aux parties latérales du raphé fibreux qui s'étend du bulbo-caverneux au sphincter, par des fibres aponévrotiques qui fortifient ce raphé en s'entre-croisant soit avec celles de ces deux muscles, soit avec celles du transverse du côté opposé.

Il n'est pas rare de voir quelques unes de ses fibres se continuer avec le bulbo-caverneux ou avec le sphincter externe de l'anus.

Direction. Un peu oblique de dehors en dedans et d'arrière en avant.

Structure. Aponévrotique à ses extrémités, charnu dans sa partie moyenne.

Rapports. Par sa face antérieure le transverse forme la base d'une excavation triangulaire dont le bulbo-caverneux et l'ischio-caverneux constituent les parois interne et externe; sa face postérieure répond à l'aponévrose inférieure du périnée et à la masse adipeuse qui remplit l'excavation ischio-rectale.

Usages. Nous avons vu précédemment que le bulbo-caverneux est un muscle constricteur qui ferme le canal excréteur du réservoir urinaire, comme le sphincter externe de l'anus ferme le réservoir stercoral; nous avons vu aussi que le plancher infundibuliforme de l'excavation pelvienne, d'une part, et de l'autre le diaphragme réuni aux muscles de l'abdomen, constituaient pour ces réservoirs un appareil d'excrétion, surajouté à celui qu'ils possèdent, appareil qui surmontait facilement, sous l'influence de la volonté, la résistance tonique des constricteurs; mais cet appareil supplémentaire, qui agit si énergiquement sur le rectum et sur la vessie, devient sans influence sur le fluide séminal; or si ce fluide est faiblement chassé vers l'urètre, et si en arrivant dans ce canal il le trouve fermé devant lui, comment arrivera-t-il au dehors? Il y arrivera par un mécanisme opposé à celui qui marque le début de l'excrétion urinaire; ce ne sera pas le diaphragme qui s'abaissera pour triompher de la résistance du sphincter urétral, ce sera ce sphincter qui se relâchera sous l'influence d'un muscle dilatateur, comme le sphincter palpébral sous l'influence de l'élévateur de la paupière supérieure, comme le sphincter buccal sous l'influence des dilatateurs qui rayonnent autour de lui, etc.

Les muscles qui neutralisent l'action du constricteur de l'urètre au moment où le fluide spermatique s'élance dans ce canal, sont les deux transverses du périnée et le sphincter de l'anus; les premiers se portent en effet obliquement en avant et en dedans, tandis que le dernier se continue sur la ligne médiane avec l'extrémité postérieure du bulbo-caverneux; de cette disposition il suit évidemment qu'au moment où ils se contractent ils ont pour effet:

1° D'attirer en bas et en arrière le bulbo-caverneux, de l'allonger par conséquent, ou, en d'autres termes, de paralyser son action;

2° De porter consécutivement en bas et en arrière le bulbe de l'urètre;

3° D'éloigner la paroi inférieure de la paroi supérieure de ce canal et de l'ouvrir au-devant de la liqueur séminale, qui dès lors arrive facilement jusqu'à l'origine de la portion spongieuse, où sa présence détermine aussitôt la contraction spasmodique du sphincter, lequel détermine son expulsion; les deux transverses et le sphincter externe de l'anus sont donc antagonistes du bulbo-caverneux; celui-ci constitue un appareil de constriction, et ceux-là un appareil de dilatation.

ISCHIO-URÉTRAL.

Préparation. Après avoir mis à découvert les muscles de la région génito-urinaire, enlever : 1o le transverse, l'ischio-caverneux et la racine correspondante du corps érectile ; 2o un tissu cellulo-graisseux, et une lame fibreuse qui fait partie de l'aponévrose périnéale moyenne.

Situation. L'ischio-urétral occupe la partie profonde de l'excavation triangulaire circonscrite en dehors par l'ischio-caverneux, en dedans par le bulbo-caverneux, et en arrière par le transverse.

Forme. Triangulaire.

Attaches. En dehors, à la lèvre postérieure ou profonde de la branche ischio-pubienne ; — en dedans, 1° sur les parties latérales du bulbe, 2° sur les côtés de l'origine de la portion spongieuse de l'urètre, 3° sur les côtés de l'extrémité antérieure de la portion membraneuse du même canal.

Direction. Les fibres moyennes sont transversales, les antérieures se dirigent un peu obliquement en haut et en avant, les postérieures obliquement en bas et en arrière.

Structure. Aponévrotique en dehors et en dedans, charnu dans le reste de son étendue, et d'une couleur pâle qui rend sa délimitation souvent difficile.

L'ischio-urétral n'est bien apparent que chez les sujets qui présentent un remarquable développement des muscles du périnée ; chez les individus ainsi constitués, l'espace compris dans le triangle périnéal est occupé par une couche musculaire complète formant un plancher contractile au-dessous du bulbe de l'urètre et de l'origine des corps caverneux.

Rapports. En haut, avec le feuillet supérieur de l'aponévrose moyenne du périnée, qui l'isole du releveur de l'anus et du muscle de Wilson ; en bas, avec le feuillet inférieur de la même aponévrose, qui le sépare des muscles ischio-caverneux, bulbo-caverneux et transverse.

Usages. Ce petit muscle, qui a été très bien décrit par M. Denonvilliers, nous paraît destiné à dilater dans le sens transversal l'origine de la portion spongieuse de l'urètre et l'extrémité antérieure de la portion membraneuse.

L'action du sphincter urétral ou du bulbo-caverneux serait ainsi contrebalancée par cinq muscles-dilatateurs, trois qui agiraient dans le sens antéro-postérieur et abaisseraient la paroi inférieure du canal excréteur, deux qui agiraient transversalement et éloigneraient l'une de l'autre les parois latérales.

MUSCLE DE WILSON.

Préparation. 1o Retranchez la plus grande partie du pubis à l'aide de trois traits de scie, l'un transversal, appliqué à l'union du tiers inférieur avec les deux tiers supérieurs de la symphyse pubienne, les deux autres latéraux et obliquement dirigés de haut en bas et de dehors en dedans, de manière à faire disparaître le corps des deux os ; 2o repoussez la vessie en arrière, et enlevez l'aponévrose pubio-prostatique, lame fibreuse qui s'étend du col vésical à la partie inférieure du pubis ; immédiatement au-dessous de cette lame, et en dedans des extrémités antérieures et internes des releveurs de l'anus, vous trouverez les fibres charnues qui constituent le muscle de Wilson.

Situation. Au-dessus de l'aponévrose moyenne du périnée, sur les parties latérales de la portion membraneuse de l'urètre, entre la symphyse du pubis et la prostate.

Forme. Variable selon les individus, et rarement assez distincte pour qu'on puisse la définir d'une manière exacte.

Attaches. En haut, à l'aponévrose pubio-prostatique; en bas, à l'aponévrose périnéale moyenne; en avant, au ligament inférieur de la symphyse pubienne; à droite et à gauche, à un plan fibreux qui occupe les parties latérales de la prostate et qui sépare le muscle de Wilson des releveurs de l'anus; — nées de ces divers points, toutes les fibres se portent en convergeant vers les portions membraneuses de l'urètre qu'elles entourent.

Lorsque ce muscle est très développé, on rencontre souvent la disposition suivante dont nous empruntons la description à M. le professeur Denonvilliers. « Sur plusieurs sujets, à la fois maigres et bien musclés, j'ai pu » disséquer trois ordres de fibres distinctes : les unes, immédiatement acco- » lées à l'urètre, naissaient soit de l'aponévrose pubio-prostatique, soit de » la partie postérieure du ligament sous-pubien, descendaient de là sur » les côtés de l'urètre, et se réunissaient en un raphé sous la paroi inférieure » de ce canal; les autres, tout à fait antérieures, nées de la symphyse du » pubis, formaient de chaque côté un faisceau assez épais, dirigé oblique- » ment vers le rectum sur lequel il se jetait, accolé dans son trajet à la face » supérieure de l'aponévrose périnéale moyenne, se réunissant avec son » semblable en haut et en bas, s'en écartant au milieu pour laisser passer » l'urètre, de sorte que les deux faisceaux pris ensemble représentaient une » sorte de sphincter jeté autour de la portion membraneuse; enfin des » fibres nées en grand nombre des aponévroses périnéale moyenne et laté- » rale de la prostate, se portaient en partie en bas pour se réunir avec » celles du côté opposé, en partie en arrière pour aller s'épanouir en un » large faisceau aplati sur les côtés de la prostate. Ainsi, chez ces sujets, le » muscle de Wilson avait trois portions, l'une urétrale, l'autre rectale, et » la troisième prostatique. Ce muscle, confondu à tort par Meckel avec le » bulbo-caverneux, et par la plupart des anatomistes français avec le re- » leveur de l'anus, est isolé du premier par l'aponévrose périnéale moyenne, » et du second par l'aponévrose latérale de la prostate. »

Usages. Le mode d'action de ce petit muscle n'a pas encore été bien déterminé; on pense généralement qu'il peut comprimer la portion membraneuse et qu'il constitue pour cette partie du canal de l'urètre un sphincter; sous ce rapport on voit qu'il offrirait une grande analogie avec le bulbo-caverneux, en sorte que l'opinion de Meckel, attaquable au point de vue anatomique, serait vraie au point de vue physiologique. Mais ce muscle est-il bien réellement un sphincter? les fibres qui le composent paraissent souvent converger de tous les côtés vers la portion membraneuse de l'urètre; or, des fibres convergentes seraient des agents de dilatation et non de constriction; toutefois nous sommes très éloigné de garantir cette opinion : de nouvelles recherches pourront seules nous éclairer sur les fonctions de ce petit muscle; dans l'état actuel de la science, ces fonctions ne sauraient être formulées avec précision.

2o Chez la femme.

Au nombre de quatre seulement, l'ischio-caverneux, le constricteur du vagin, le transverse et l'ischio-bulbaire.

ISCHIO-CAVERNEUX.

Il est rudimentaire comme le corps caverneux clitoridien sur les racines duquel il est appliqué, et présente exactement la même disposition que chez l'homme. Le corps érectile qu'il recouvre étant adhérent à l'arcade pubienne et dans l'impossibilité de subir des déplacements, on se rend difficilement compte des fonctions qu'il remplit.

CONSTRICTEUR DU VAGIN.

Situation. Ce muscle, qui remplace chez la femme le bulbo-caverneux de l'homme, occupe les parties latérales de l'orifice du vagin.

Forme. Celle d'un plan elliptique correspondant par sa partie moyenne à l'entrée du vagin, et offrant par conséquent deux faces, l'une antérieure, l'autre postérieure; deux circonférences, l'une externe, l'autre interne; deux extrémités, l'une antérieure, l'autre postérieure.

Attaches. En bas et en arrière, il se continue avec l'extrémité antérieure du sphincter externe de l'anus, de telle sorte que les fibres charnues qui composent la moitié droite du constricteur du vagin paraissent provenir de la moitié gauche du sphincter anal, et réciproquement; — en haut, il se fixe sur le ligament suspenseur du clitoris.

Direction. Toutes ses fibres se dirigent obliquement en avant et en haut, en décrivant des courbes à concavité interne.

Structure. Il se compose de fibres peu nombreuses, entièrement musculaires, et d'un rose pâle, et disparaît en grande partie chez les femmes qui ont eu plusieurs enfants.

Rapports. En avant, avec une lame fibro-celluleuse mince qui le sépare du tissu adipeux des grandes lèvres; en arrière, avec le bulbe du vagin, les racines du clitoris et l'ischio-caverneux. Sa circonférence interne déborde un peu le bulbe du vagin qu'il paraît destiné à protéger.

Action. Pendant ses contractions, le constricteur du vagin, de même que le bulbo-caverneux chez l'homme, prend son point fixe en avant et ferme l'orifice vaginal, en élevant la demi-circonférence inférieure de cet orifice et en la rapprochant de l'arcade clitoridienne.

TRANSVERSE.

Il offre moins de développement que chez l'homme et affecte la même disposition.

ISCHIO-BULBAIRE.

Ce petit muscle, récemment signalé par M. Jarjavay, s'attache à la branche de l'ischion par des fibres tendineuses auxquelles succèdent des fibres charnues qui vont s'insérer sur le bulbe du vagin.

APONÉVROSES DU BASSIN.

On les divise en supérieures ou pelviennes, et inférieures ou périnéales.

APONÉVROSES PELVIENNES.

Elles sont au nombre de huit, quatre de chaque côté de la ligne médiane, comme les muscles qui leur correspondent; et de même que ces muscles se juxtaposent pour former un seul et même plan contractile, de même ces divers feuillets fibreux s'unissent pour constituer une lame unique, qui se fixe en haut au détroit supérieur, et se dédouble en bas pour s'appliquer, d'une part sur le plancher de l'excavation pelvienne, de l'autre sur les obturateurs internes; de là cette division des aponévroses pelviennes en deux lames, l'une supérieure appelée tour à tour *fascia pelvia, aponévrose pelvienne supérieure, aponévrose périnéale supérieure, aponévrose recto-vésicale*, l'autre inférieure et latérale généralement connue aujourd'hui sous le nom d'*aponévrose de l'obturateur*.

Dans la description de ces gaînes fibreuses, la plupart des auteurs ne se sont pas assez souvenus que les aponévroses sont des annexes du système musculaire; que, partout où des muscles apparaissent, des plans aponévrotiques se développent; que chaque muscle, en un mot, suivant la loi posée par M. Gerdy, a son enveloppe propre.

En 1837, époque à laquelle l'étude des aponévroses préoccupait un grand nombre d'anatomistes, M. Denonvilliers rappela ce fait général et l'éleva à la hauteur d'un principe en faisant clairement ressortir ses avantages et en montrant que s'en écarter c'était s'exposer aux fâcheuses dissidences qu'entraîne l'arbitraire. Le passage dans lequel ce jeune et habile professeur expose le danger qui menace la science en marchant ainsi au hasard, et celui dans lequel il la ramène dans sa véritable voie, en appliquant ce principe à la description des aponévroses pelviennes, sera lu avec intérêt; nous le citerons intégralement malgré son étendue : « Il m'a » semblé que dans cette région comme dans quelques autres on a trop » oublié la relation intime qui existe entre les aponévroses et les muscles, » relation telle, qu'en général, partout où il y a des muscles, il y a des apo- » névroses qui les enveloppent et par conséquent se moulent sur eux ; l'ex- » pression de ce fait général constitue la loi ou la formule qui contient toute » l'histoire des aponévroses. Si la loi est négligée, si on ne la prend pas pour » point de départ, si, comme on le fait trop souvent, on décrit chaque ré- » gion individuellement, et sans en rattacher la description à une idée gé- » nérale, qu'arrivera-t-il? C'est que manquant de règle on marchera au » hasard; chacun taillera les aponévroses à sa guise et leur imposera des » limites et des dénominations différentes ; de là naîtra la confusion. Du » moment, au contraire, où la loi sera rigoureusement appliquée à toutes » les régions, les aponévroses seront comprises, leurs limites arrêtées, leurs » noms même déterminés à l'avance; ce sera en un mot la méthode natu- » relle substituée à la méthode artificielle, ou plutôt à l'absence de méthode.

» Appliquons maintenant ces préceptes à la région du périnée (1) :

(1) Autrefois on donnait le nom de *périnée* à une région limitée : sur les côtés, par les branches ischio-pubiennes; en avant, par la symphyse du pubis;

» Ce qui a été décrit sous le nom d'*aponévrose périnéale supérieure* » ou de *fascia pelvia*, n'appartient au périnée que par sa partie inférieure ; » la partie supérieure se rattache au bassin. En décrivant ce plan fibreux » comme une seule et même aponévrose, les auteurs me paraissent avoir » établi une division arbitraire et, si j'ose le dire, peu anatomique. Quelles » sont, en effet, les parties qui forment le bassin? Outre les os eux-mêmes, » nous trouvons quatre muscles, l'obturateur interne, le pyramidal, l'is- » chio-coccygien et le releveur de l'anus. Si nous faisons l'application de la » loi, nous allons construire *à priori* les aponévroses de cette région ; au- » tant de muscles, autant d'aponévroses. Qu'on prenne ensuite le scalpel, » et la dissection va justifier nos prévisions : — le muscle obturateur in- » terne est, en effet, collé contre l'os iliaque et maintenu par une aponévrose » très forte qui s'insère tout autour de lui : 1° sur les côtés de la symphyse » du pubis ; 2° sur la circonférence du détroit supérieur du bassin ; 3° sur » la portion de l'os iliaque qui limite en avant la grande échancrure scia- » tique, et sur l'épine sciatique ; 4° sur le bord inférieur du grand ligament » sacro-sciatique, et sur les branches descendante du pubis et montante de » l'ischion. — Le muscle pyramidal est tapissé par une lame cellulo- » fibreuse insérée en arrière sur le sacrum, le long des trous sacrés anté- » rieurs; en avant, sur l'aponévrose de l'obturateur interne; en bas, sur le » bord supérieur du petit ligament sacro-sciatique. En haut, cette aponé- » vrose présente une échancrure qui laisse passer les vaisseaux et nerfs » fessiers. Elle est en outre perforée vers le milieu pour le passage des vais- » seaux et nerfs sciatiques. — L'ischio-coccygien est lui-même recouvert » d'un feuillet très mince, de forme triangulaire, fixé par sa base sur les » côtés du sacrum et du coccyx, par son sommet sur l'épine sciatique, par » ses deux bords sur les bords correspondants du petit ligament sacro- » sciatique. — Reste le releveur de l'anus ; on sait que son bord supérieur » se dirige obliquement de haut en bas et d'avant en arrière ; de la partie » postérieure du corps du pubis vers l'épine sciatique ; eh bien, son apo- » névrose interne ou supérieure s'insère suivant cette ligne oblique sur » l'aponévrose de l'obturateur interne, puis elle se fixe au bord inférieur » du petit ligament sacro-sciatique. Partie de ces points d'attache, elle va » sur la ligne médiane se confondre avec celle du côté opposé, dans l'in- » tervalle qui s'étend de la pointe du coccyx au sacrum ; elle se jette ensuite » sur les côtés de cet interstice, et sur les parties latérales de la prostate.

» Au lieu d'une seule aponévrose nous en trouvons donc quatre de » chaque côté, en tout huit, dont chacune répond à un muscle ; de sorte » que quiconque sait les muscles connaît déjà les aponévroses, et récipro-

en arrière, par une ligne fictive étendue de l'une des tubérosités de l'ischion à la tubérosité du côté opposé. Aujourd'hui l'acception de ce mot a pris une plus grande extension ; plusieurs anatomistes éminents, parmi lesquels nous devons citer MM. Blandin, Cruveilhier et Denonvilliers, désignent sous cette dénomination l'ensemble des parties molles comprises dans l'aire du détroit inférieur ; cette acception paraissant prévaloir, nous l'adopterons. Le périnée, ainsi défini, se subdivise naturellement en deux régions secondaires, au niveau de la ligne bi-sciatique : une région postérieure ou anale, et une région antérieure ou périnéale proprement dite, que nous appellerons *génito-urinaire*, pour éviter toute confusion.

» quement, en étudiant celles-ci, on acquiert les notions les plus précises sur » les insertions, les limites et les rapports des muscles.

» Le périnée peut être partagé par une ligne tirée entre les tubérosités » sciatiques en deux portions secondaires ; l'une postérieure qui est tra» versée par le rectum ; l'autre antérieure dans laquelle se trouve une » partie des organes génitaux urinaires.

» La portion postérieure est facile à comprendre ; les éléments qui en» trent dans sa composition sont peu nombreux et présentent un arrange» ment très simple : le rectum en occupe le centre ; il descend entouré et » soutenu par le muscle releveur de l'anus ; à sa droite et à sa gauche se » trouvent deux excavations triangulaires et profondes qui sont remplies » par du tissu cellulaire graisseux, traversées par les vaisseaux et nerfs » hémorrhoïdaux inférieurs, et limitées par deux plans fibreux obliques, » écartés en bas, convergents et réunis en haut, et que M. Velpeau a dé» crits sous le nom d'*aponévrose ischio-rectale*, tandis que M. Blandin » les a considérés comme la partie postérieure de son aponévrose péri» néale moyenne. En appliquant ici nos principes de description, qui» conque connaît les muscles du périnée reconnaîtra de suite dans le plus » externe de ces deux plans fibreux une portion de l'aponévrose du muscle » obturateur interne, et dans l'autre l'aponévrose inférieure du muscle » releveur de l'anus. Celle-ci n'est véritablement qu'une lame celluleuse » mince peu résistante, qui se résout bientôt en tissu cellulaire graisseux » et finit par disparaître entièrement. »

Chez la femme la disposition des aponévroses pelviennes est la même ; on observe seulement dans l'épaisseur des ligaments larges deux plans fibreux supplémentaires, qui ont été récemment observés et bien décrits par M. Jarjavay ; de ces deux plans, l'antérieur est vertical et transversal, de forme quadrilatère, confondu en haut avec le plan postérieur, adhérent en bas et en dehors à la partie la plus reculée de l'aponévrose du releveur, fixé en dedans sur les parties latérales du vagin et du col de l'utérus ; — le plan postérieur s'incline en arrière et en dedans, de telle sorte qu'il est séparé du précédent par un espace considérable qui correspond à la grande échancrure sciatique en dehors, et inférieurement à l'ischio-coccygien ; il est triangulaire, et s'attache : en arrière, au sacrum ; en dedans, au rectum, à la cloison recto-vaginale et au vagin ; en haut, au bord correspondant du plan antérieur.

APONÉVROSES PÉRINÉALES.

Ces aponévroses sont, en procédant de bas en haut : l'aponévrose périnéale inférieure, l'aponévrose périnéale moyenne, l'aponévrose pubio-vésicale, et l'aponévrose pubio-rectale ou latérale de la prostate.

1° *Aponévrose périnéale inférieure.* Elle revêt les muscles de la région génito-urinaire en leur fournissant à chacun une gaîne particulière, mais extrêmement mince. On peut lui considérer deux faces et trois bords. — Sa face inférieure ou cutanée répond en avant au dartos, en arrière et sur la ligne médiane aux fibres les plus superficielles du sphincter de l'anus qui s'insèrent sur elle, et dans le reste de son étendue aux vaisseaux et nerfs superficiels du périnée et à une couche cellulo-graisseuse variable dans son épaisseur. — Sa face supérieure ou musculaire est en contact avec le bulbo- et l'ischio-caverneux ; elle se confond sur la ligne médiane, soit avec le raphé que présente le premier de ces muscles, soit avec l'entre-croisement fibreux situé au point de convergence du même muscle, du sphincter anal et des deux transverses.

Ses bords latéraux se fixent à la lèvre externe des branches ischio-pubiennes ; son bord postérieur s'unit au niveau de la ligne bi-sciatique avec l'aponévrose périnéale moyenne, en se réfléchissant de bas en haut et d'arrière en avant sur les muscles transverses autour desquels il s'enroule.

Cette aponévrose se compose de fibres transversales, nettement accusées et d'un reflet nacré auprès des branches ascendante de l'ischion et descendante du pubis, et beaucoup moins distinctes sur la ligne médiane.

2° *Aponévrose périnéale moyenne.* Décrite aussi sous les noms de *ligament triangulaire de l'urètre* par Colles, de *ligament périnéal* par Carcassone, d'*aponévrose profonde du périnée* par M. Cruveilhier, d'*aponévrose ano-pubienne* par M. Velpeau, cette lame fibreuse est placée transversalement entre les deux branches ischio-pubiennes auxquelles elle s'insère ; son bord postérieur se confond avec celui de l'aponévrose précédente en arrière des muscles transverses. Sa face supérieure répond au muscle de Wilson, à la prostate et à l'aponévrose pubio-rectale ; sa face inférieure est en contact avec les muscles ischio-caverneux, bulbo-caverneux et transverses.

M. Denonvilliers a montré que cette aponévrose résulte de la superposition de deux feuillets, très rapprochés en dehors, mais s'éloignant l'un de l'autre au niveau de la ligne médiane, et renfermant, dans l'espace qu'ils interceptent : 1° le muscle ischio-urétral ; 2° le tronc de la honteuse interne ; 3° l'artère transversale du bulbe, souvent double ou triple, ainsi que les veines et les nerfs qui l'accompagnent ; 4° les glandes de Cooper. De ces deux feuillets, l'inférieur se prolonge sur le bulbe de l'urètre qui se trouve ainsi fixé et comme enclavé dans l'aponévrose, et se recourbe en arrière pour se continuer avec l'aponévrose périnéale superficielle ; le supérieur se confond latéralement avec le précédent et se prolonge par sa partie moyenne sur la face antérieure du rectum.

Cette aponévrose, traversée par l'urètre et par les veines dorsales du pénis, n'appartient en aucune manière à l'ordre des gaînes fibreuses musculaires ; elle concourt à former la loge qu'habite la prostate, et par conséquent à fixer dans sa situation ce corps glanduleux, ainsi que le canal excréteur de l'urine et les canaux éjaculateurs qui le traversent.

3° *Aponévrose pubio-prostatique.* Elle s'étend horizontalement de la partie postérieure et inférieure du pubis à l'extrémité antérieure de la prostate et à la face correspondante de la vessie ; ses parties latérales, plus résistantes, ont reçu le nom de *ligaments antérieurs de la vessie* ; sa partie moyenne, très mince, est légèrement déprimée et perforée pour le passage des veines dorsales de la verge.

4° *Aponévrose pubio-rectale* ou *latérale de la prostate.* Cette aponévrose, observée et décrite pour la première fois en 1837 par M. Denonvilliers, s'étend du pubis sur les parties latérales du rectum, où elle sépare les fibres intrinsèques de cet organe de celles du releveur de l'anus; elle se compose de deux portions réunies à angle : l'une horizontale, qui se confond en bas avec le feuillet supérieur de l'aponévrose périnéale moyenne et répond en haut au releveur de l'anus; — l'autre verticale et quadrilatère, unie par son bord supérieur à l'aponévrose du releveur de l'anus et par son bord inférieur à l'aponévrose profonde du périnée; en rapport par sa face interne avec le muscle de Wilson, qui prend des insertions sur elle et avec la prostate; contiguë par sa face externe au bord inférieur du releveur, qui glisse dans l'angle rentrant que forme cette seconde portion avec la première.

L'aponévrose périnéale profonde inférieurement, l'aponévrose pubio-prostatique supérieurement, les aponévroses pubio-rectales et celles des releveurs latéralement, composent à la prostate une loge fibreuse qui la fixe dans la situation qu'elle occupe et prévient les effets funestes qu'auraient pu entraîner pour les canaux éjaculateurs et la partie membraneuse du canal de l'urètre, la mobilité de cet organe.

MUSCLES DE LA CUISSE.

Ils forment quatre régions : une région postérieure, qui comprend le biceps crural, le demi-tendineux et le demi-membraneux; une région externe, formée par le tenseur du fascia lata et une partie du triceps crural; une région antérieure, composée du couturier et du triceps; et une région interne, constituée par le droit interne, le pectiné, les trois adducteurs et l'obturateur externe.

RÉGION CRURALE POSTÉRIEURE.

BICEPS CRURAL.

Situation. A la partie postérieure et externe de la cuisse.

Forme. Allongé, simple à son extrémité inférieure, divisé supérieurement en deux portions, l'une longue et cylindrique, l'autre courte et aplatie de dehors en dedans.

Attaches. En haut : 1° par sa longue portion dont l'origine se confond avec celle du demi-tendineux, à la partie postérieure et externe de la tubérosité de l'ischion; 2° par sa courte portion, à la lèvre externe de la ligne âpre du fémur; — en bas, où ces deux portions se confondent en un seul faisceau, à l'extrémité supérieure du péroné, par un tendon qui embrasse le ligament latéral externe de l'articulation du genou et qui fournit une expansion fibreuse à l'aponévrose de la jambe.

Direction. Un peu oblique de haut en bas et de dedans en dehors.

Rapports. Ils diffèrent pour la longue et la courte portion. La longue portion répond : en arrière et dans son quart supérieur, au grand fessier, dans ses trois quarts inférieurs, à l'aponévrose crurale; en avant, au demi-membraneux, au nerf sciatique et au troisième adducteur. — La courte portion est contiguë : par sa face postérieure, un peu inclinée en dedans, à la longue portion; par sa face antérieure, inclinée en dehors, au triceps crural et au jumeau externe.

Usages. Il fléchit la jambe sur la cuisse; et lorsque le membre est tourné en dedans, il lui imprime un mouvement de rotation en dehors par sa longue portion; pendant la durée de la station verticale, il contribue à maintenir le bassin dans l'extension ou à l'y ramener s'il est fléchi.

DEMI-TENDINEUX.

Situation. A la partie postérieure et interne de la cuisse.

Forme. Long, grêle et conoïde.

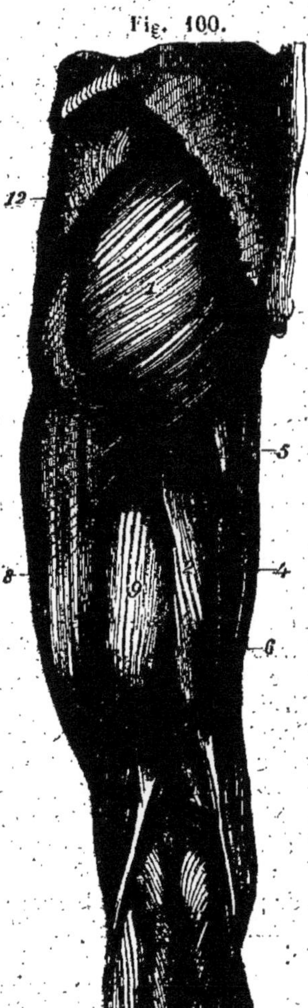

Fig. 100.

Muscles des régions fessière superficielle et crurale postérieure.

1. M. grand fessier.
2. M. demi-tendineux.
3. Partie inférieure du demi-membraneux.
4. Partie supérieure du même muscle.
5. M. grand adducteur.
6. M. droit interne.
7. Artère poplitée.
8. Vaste externe.
9. Longue portion du biceps.
10. Courte portion du même muscle.
11,11. M. jumeaux interne et externe.
12. M. moyen fessier.

Attaches. En haut, où il se confond dans l'étendue de quatre ou cinq centimètres avec la longue portion du biceps, à la partie postérieure de la tubérosité de l'ischion; — en bas, à la tubérosité antérieure du tibia, par un tendon qui est d'abord parallèle au ligament interne de l'articulation du genou, mais qui se réfléchit au niveau de l'extrémité inférieure de ce ligament pour se porter en bas et en avant, en s'élargissant et en s'unissant par son bord supérieur avec le bord inférieur du tendon du droit interne; ce tendon répond en arrière au tibia, et en avant au tendon du couturier, dont il est séparé, ainsi que le tendon du droit interne, par une synoviale très développée. Considérés dans leurs rapports, ces trois tendons affectent une disposition qui a été comparée à une patte d'oie.

Direction. Un peu oblique de haut en bas et de dehors en dedans.

Structure. Aponévrotique à son extrémité supérieure, tendineux dans son tiers inférieur, coupé quelquefois dans sa portion charnue par une intersection fibreuse assez analogue à celle du grand complexus.

Rapports. En arrière, avec le grand fessier et l'aponévrose crurale; en avant, avec le demi-membraneux; en dehors, avec la longue portion du biceps, dont il se sépare à angle aigu au niveau de la partie moyenne de la cuisse, pour aller concourir à la formation du bord supérieur et interne du creux poplité dont le biceps forme le bord supérieur et externe.

Usages. Il fléchit la jambe sur la cuisse et imprime au membre inférieur un mouvement de rotation qui ramène la pointe du pied en dedans; si la jambe est maintenue dans l'extension, il est extenseur de la cuisse; si la jambe et la cuisse sont immobiles comme dans la station verticale, il étend le bassin sur la cuisse et le maintient dans cette attitude.

DEMI-MEMBRANEUX.

Situation. A la partie postérieure et interne de la cuisse.

Forme. Mince et aplati à son origine, épais, prismatique et quadrangulaire dans sa partie moyenne, grêle et arrondi inférieurement.

Attaches. En haut, à la partie postérieure et externe de la tubérosité de l'ischion, au-devant du biceps et du demi-tendineux; — en bas, où son tendon terminal se divise en trois portions, il s'insère: 1° par sa portion externe ou ascendante, qui fait partie du ligament postérieur de l'articulation du genou, au condyle externe du fémur; 2° par sa portion directe, à la partie postérieure de la tubérosité interne du tibia; 3° par sa portion interne ou horizontale, à la partie antérieure de la même tubérosité.

Direction. Oblique de haut en bas et de dehors en dedans.

Structure. Charnu dans sa partie moyenne, constitué dans son tiers supérieur par une aponévrose qui se prolonge très bas sur le côté externe du muscle, formé inférieurement par un tendon qui dégénère plus haut en une lame aponévrotique appliquée sur le côté interne des fibres charnues; il résulte de cette disposition que toutes les fibres contractiles sont placées très obliquement entre deux plans fibreux qui constituent la plus grande partie de l'étendue du muscle, en sorte que la longueur du demi-membraneux, de même que celle du demi-tendineux, est plus apparente que réelle.

Rapports. En arrière, avec le grand fessier, le demi-tendineux, le biceps et l'aponévrose fémorale; en avant, avec le carré crural, le grand adducteur, le jumeau interne de la jambe et l'artère poplitée; en dehors, avec le nerf sciatique, et plus bas, avec les vaisseaux poplités qui le séparent du biceps; en dedans, avec le droit interne.

Usages. Il agit comme le précédent, mais avec plus d'énergie.

RÉGION CRURALE EXTERNE.

TENSEUR DU FASCIA LATA.

Situation. A la partie supérieure et externe de la cuisse, dans un dédoublement de l'aponévrose crurale.

Forme. Allongé, aplati de dehors en dedans, plus large et plus mince à son extrémité inférieure que supérieurement.

Attaches. En haut, à la lèvre externe de l'épine iliaque antérieure et supérieure, par un tendon très court; — en bas, au-devant de la tubérosité externe du tibia, immédiatement au-dessus du muscle jambier antérieur, par des fibres tendineuses, réunies sous la forme d'une bande aponévrotique, longitudinale, très résistante, qui fait partie de l'aponévrose crurale.

Direction. Un peu oblique de haut en bas et d'avant en arrière.

Rapports. En dehors, avec la lame superficielle du fascia lata et la peau; en dedans, avec une lame profonde de la même aponévrose qui le sépare du triceps crural; en avant, avec le couturier qui s'en écarte inférieurement; en arrière, avec le bord antérieur des muscles moyen et petit fessiers.

Usages. Pour concevoir nettement le mode d'action de ce muscle, il faut considérer la bande fibreuse par laquelle il s'insère à la tubérosité externe du tibia comme constituant son extrémité la plus habituellement mobile; cela étant, on voit: 1° que le tenseur du fascia lata porte le membre abdominal en dehors; 2° que lorsque ce membre est dans l'extension, il agit sur le tibia comme les extenseurs de la jambe; 3° que lorsque la jambe est demi-fléchie, il devient fléchisseur de la jambe et rotateur de la cuisse en dehors; 4° que dans la station verticale, il agit sur le bassin et lui imprime un mouvement d'inclinaison latérale; 5° enfin, qu'il coopère à la tension de l'aponévrose crurale.

RÉGION CRURALE ANTÉRIEURE.

Préparation. 1o Ouvrir la veine iliaque primitive, élever fortement le membre abdominal, et exercer sur les téguments de ce membre des pressions dirigées de haut en bas, ou du pied vers le bassin, de manière à faire refluer vers la veine ouverte la plus grande partie du sang contenu dans les vaisseaux; 2o faire à la peau deux incisions, qui comprendront l'aponévrose sous-jacente, et qui s'étendront, la première de l'épine iliaque à l'épine pubienne, la seconde de l'épine iliaque au côté interne du genou; 3o disséquer l'une et l'autre lèvre de cette incision, en enlevant à la fois les deux couches cutanée et aponévrotique; 4o conserver l'artère et la veine crurales, pour l'étude des rapports; 5o enfin terminer la préparation en pénétrant dans tous les interstices musculaires, afin d'isoler les uns des autres soit les muscles de la région antérieure, soit les muscles de la région interne.

Dans cette préparation, il importe de faire varier la position du membre suivant le muscle qu'on prépare: ainsi, pendant la dissection du couturier, la jambe sera fortement étendue, la pointe du pied portée en dedans et le tronc incliné sur le côté correspondant à celui du muscle; la jambe sera au contraire fléchie lorsqu'on disséquera le triceps crural; on facilitera de même la préparation des adducteurs en portant le membre inférieur dans l'abduction.

COUTURIER.

Situation. A la partie antérieure de la cuisse, qu'il croise à la manière d'une diagonale.

Forme. Extrêmement long et aplati.

Fig. 101.

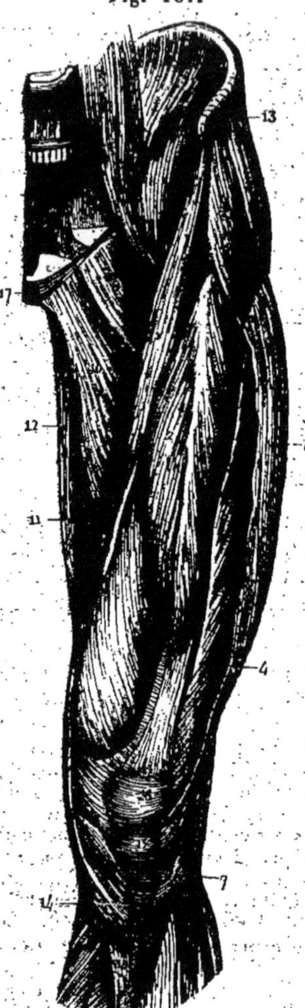

FIG. 101.

Muscles de la cuisse (région antérieure).

1. Couturier.
2. Droit antérieur ou longue portion du triceps.
3. Vaste interne.
4. Vaste externe.
5. Tenseur du fascia lata.
6, 7. Bande aponévrotique par laquelle ce muscle s'insère au tibia.
8. Portion commune des muscles psoas et iliaque.
9. Pectiné.
10. Premier ou moyen adducteur.
11. Portion du troisième adducteur.
12. Droit interne.
13. Insertion du couturier à l'épine iliaque antérieure et supérieure.
14. Insertion du même muscle à la tubérosité antérieure et à la crête du tibia.
15. Tendon rotulien voilé par la partie correspondante de l'aponévrose crurale.
16. Rotule.
17. Pubis.
18. Tibia.

Attaches. En haut; à l'épine iliaque antérieure et supérieure, à la moitié supérieure de l'échancrure située au-dessous de cette épine et à une cloison aponévrotique qui le sépare du tenseur du fascia lata; — en bas, au côté interne de la tubérosité antérieure du tibia et à la partie correspondante du bord antérieur ou de la crête du même os.

Direction. Ce muscle est oblique de haut en bas, de dehors en dedans et d'avant en arrière dans ses deux tiers supérieurs ; au niveau du genou, il devient vertical ; plus bas, il se réfléchit pour se porter en bas, en avant et en dehors.

Structure. Aponévrotique à son insertion supérieure, tendineux à son insertion inférieure, charnu dans les cinq sixièmes de son étendue ; aucun muscle, dans l'économie, ne présente de fibres charnues aussi longues et une puissance de rétraction aussi considérable.

Rapports. En avant, avec l'aponévrose fémorale et la peau ; en arrière, avec les muscles psoas, iliaque, triceps crural, premier adducteur, droit interne et troisième adducteur ;—dans sa partie moyenne, ce muscle croise à angle aigu l'artère et la veine crurales en les recouvrant ; — dans son tiers supérieur, il est situé en dehors de ces vaisseaux et forme le bord externe d'un triangle, dont le premier adducteur constitue le côté interne et l'arcade crurale le côté supérieur ou la base ; une ligne abaissée du sommet de ce triangle sur la partie moyenne de sa base représente le trajet des troncs artériels et veineux ; — dans son tiers inférieur, il répond d'abord au côté interne des troncs vasculaires, puis au vaste interne, au nerf saphène interne et au ligament latéral interne de l'articulation du genou.

Usages. Le couturier fléchit la jambe sur la cuisse, et devient ensuite fléchisseur, abducteur et rotateur de la cuisse en dehors ; pour opérer cette quadruple action, une grande puissance de rétraction, c'est-à-dire des fibres musculaires très longues, lui étaient évidemment nécessaires.

TRICEPS CRURAL.

Les anatomistes de toutes les époques ont cherché à établir un rapprochement entre le muscle extenseur de la jambe et l'extenseur de l'avant-bras. Cette étude comparative les a conduits à constater : 1° que l'un et l'autre de ces extenseurs se compose de trois portions : une portion moyenne ou longue portion, une portion interne ou vaste interne, et une portion externe ou vaste externe ; 2° que ces trois portions, réunies en bas et divergentes en haut, sont semblablement disposées dans chacun d'eux.

Cette analogie établie, il restait à déterminer les parties analogues ; et pour ne pas s'égarer dans cette détermination il importait de prendre, comme point de départ, les rapports des muscles avec les leviers osseux ; or quels sont ces rapports?

Si nous examinons les portions externes des deux triceps, nous voyons que celle du triceps crural répond en haut au fémur, et en bas à la rotule ; de même que celle du triceps brachial répond en haut à l'humérus, et en bas à l'olécrâne. Ces deux portions sont évidemment analogues, il y a un vaste externe crural, de même qu'il existe un vaste externe brachial.

Si nous considérons les portions internes des deux muscles, nous trouvons que celle de la cuisse s'attache en haut au fémur, et en bas à la rotule, de même encore que celle du bras se fixe supérieurement à l'humérus, et inférieurement à l'olécrâne ; donc il existe aussi un vaste interne crural qui est l'analogue du vaste interne brachial.

Reste la portion moyenne des deux muscles ; comment est disposée la longue portion du triceps brachial? En haut, elle s'attache à l'omoplate dans le voisinage de la cavité glénoïde; en bas, elle se fixe à la partie postérieure de l'olécrâne, entre les vastes externe et interne auxquels elle se réunit. Quel est le muscle de la cuisse qui affecte une disposition analogue? Le droit antérieur des auteurs, qui s'insère par son extrémité supérieure à l'os de la hanche, très près de la cavité cotyloïde, et par son extrémité inférieure à la face antérieure de la rotule, entre les vastes externe et interne correspondants, auxquels il s'unit par ses parties latérales; le droit antérieur de la cuisse est donc l'analogue de la longue portion du triceps brachial : cette analogie est manifeste; cependant elle a été méconnue par tous les auteurs anciens, et parmi les modernes M. Cruveilhier est le seul qui l'ait nettement signalée. A quelle cause rattacher une erreur qui paraissait si facile à éviter? A la différence très prononcée qu'on observe dans le développement respectif des deux muscles extenseurs : les leviers qui constituent le membre inférieur sont remarquables par leur plus grande solidité, et les muscles qui les meuvent par une plus grande énergie; or, l'énergie d'un muscle résultant du nombre des fibres qui le composent, on conçoit que le triceps crural devait offrir un volume plus considérable que le triceps brachial; de là il suit que les trois portions qui forment le premier ne sont pas exclusivement limitées au côté qu'elles occupent, et qu'elles débordent en quelque sorte le siége qui leur est assigné : ainsi, le vaste externe de la cuisse est aussi antérieur, le vaste interne devient également antérieur et même un peu externe; de là l'erreur de la plupart des anatomistes qui ont considéré la partie qui revêt la face antérieure du fémur, et qui constitue une simple dépendance du vaste interne, comme l'analogue de la longue portion du triceps brachial; mais cette portion moyenne ne saurait être dans aucun cas séparée du vaste interne.

De ces considérations nous concluons que le triceps crural se compose, comme le triceps brachial, d'une longue portion ou portion moyenne représentée par le crural antérieur, d'une portion externe ou vaste externe, et enfin d'une portion interne ou vaste interne; nous décrirons chacune de ces portions isolément.

1° LONGUE PORTION DU TRICEPS CRURAL OU DROIT ANTÉRIEUR.

Situation. A la partie antérieure de la cuisse.

Forme. Très long, aplati d'avant en arrière, plus volumineux à sa partie moyenne qu'à ses extrémités.

Attaches. En haut, par un tendon *longitudinal* ou *direct* à l'épine iliaque antérieure et inférieure, et par un tendon horizontal ou réfléchi à la partie supérieure et externe du rebord de la cavité cotyloïde; — en bas, par un tendon volumineux qui se confond avec ceux des vastes interne et externe, au bord supérieur et à la face antérieure de la rotule.

Direction. Vertical.

Structure. Charnu dans sa partie moyenne, tendineux à ses extrémités; le tendon supérieur, d'abord double à son origine, est constitué à douze ou quinze millimètres au-dessous de l'épine iliaque par un faisceau unique et arrondi, qui plus bas s'épanouit à la partie antérieure du muscle en une large aponévrose; le tendon inférieur se prolonge sur la face postérieure où il s'étale aussi sous la forme d'une lame aponévrotique resplendissante.

Rapports. En avant, avec le muscle iliaque, le couturier qui le croise à angle aigu, l'aponévrose crurale et la peau; en arrière, avec le vaste externe, le vaste interne et l'articulation coxo-fémorale.

Action. Extenseur de la jambe sur la cuisse lorsqu'il prend son point fixe sur le bassin, fléchisseur du bassin lorsqu'il prend son point fixe sur la jambe.

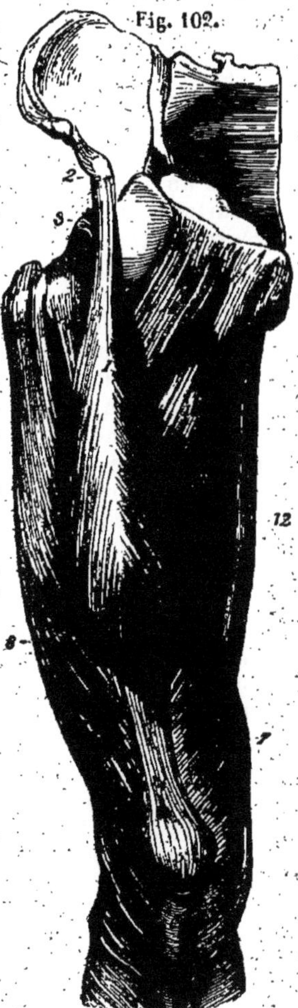

FIG. 102.

Triceps et adducteurs de la cuisse.

1. Longue portion ou portion moyenne du triceps.
2. Son attache à l'épine iliaque antérieure et inférieure par son tendon direct.
3. Son attache à la partie supérieure et externe de la cavité cotyloïde par son tendon réfléchi.
4. Son attache à la rotule.
5. Rotule.
6. Ligament rotulien, voilé par l'aponévrose crurale.
7. Vaste interne.
8. Vaste externe.
9. Pectiné.
10. Premier ou moyen adducteur.
11. Troisième ou grand adducteur.
12. Droit interne.

2° PORTION EXTERNE OU VASTE EXTERNE.

Situation. A la partie externe et antérieure du fémur.

Forme. Allongé, aplati et demi-cylindrique, convexe en dehors et concave en dedans.

Attaches. En haut : 1° à une crête verticale qui occupe la partie antérieure du grand trochanter et qui limite en dedans la fossette à laquelle se fixe le tendon du petit fessier; 2° à une crête horizontale située à la partie inférieure et externe du grand trochanter, au-dessous des fossettes destinées à l'insertion des petit et moyen fessiers; 3° à une ligne rugueuse qui s'étend de la même éminence à la ligne âpre, et qui donne attache en dedans au grand fessier; 4° à toute l'étendue de la lèvre externe de la ligne âpre; 5° aux deux tiers supérieurs de la face externe du fémur; — en bas, où il se confond avec la longue portion et le vaste interne, à la partie externe du bord supérieur et de la face antérieure de la rotule, et par quelques fibres qui forment un faisceau bien distinct à la partie supérieure de la synoviale du genou.

Direction. Les fibres antérieures se portent verticalement en bas, et les suivantes un peu obliquement en bas et en avant, en devenant d'autant plus courtes et plus obliques qu'elles sont plus inférieures.

Structure. Toutes les fibres charnues sont obliquement situées entre deux larges aponévroses, une aponévrose d'origine qui recouvre les trois quarts supérieurs du muscle ; et une aponévrose de terminaison dont les fibres se concentrent au voisinage de la rotule pour donner naissance à un tendon qui se réunit à celui de la portion moyenne.

Rapports. En dehors, avec le tenseur du fascia lata, l'aponévrose crurale et la peau ; en dedans, avec le fémur qu'il embrasse dans sa concavité et le bord antérieur du vaste interne sur lequel il s'applique, de même que la longue portion s'applique sur lui, en sorte qu'en procédant à la recherche de ces trois faisceaux musculaires d'avant en arrière, on trouve d'abord la longue portion, puis la portion externe et enfin la portion interne.

Une couche celluleuse, dans laquelle cheminent des branches vasculaires et nerveuses, sépare le vaste externe du vaste interne dans les deux tiers supérieurs de leur étendue; dans leur tiers inférieur, ces deux portions se réunissent pour se confondre un peu plus bas avec la longue portion.

Action. Extenseur de la jambe sur la cuisse lorsqu'il prend son point fixe sur le fémur, et de la cuisse sur la jambe lorsque cette dernière est immobile, comme dans l'acte du saut.

Le faisceau qui se rend à la partie supérieure de la synoviale articulaire serait destiné, selon Winslow, à prévenir le pincement de cette séreuse, au moment où la rotule s'applique contre la poulie fémorale.

3° PORTION INTERNE OU VASTE INTERNE.

Situation. A la partie interne, postérieure, antérieure, et même un peu externe du fémur dont il entoure la diaphyse dans les deux tiers de sa circonférence.

Forme. Allongé, demi-cylindrique, convexe en dedans et concave en dehors.

Attaches. En haut : 1° à une ligne obliquement étendue de la partie antérieure du col du fémur à la ligne âpre; 2° à la lèvre interne de la ligne âpre, au-devant des adducteurs; 3° aux faces interne, antérieure et à une partie de la face externe ainsi qu'aux bords externe et interne du fémur ; — en bas, au bord interne et à la face antérieure de la rotule, après s'être réuni d'abord au vaste externe et ensuite à la longue portion.

Direction. Les fibres qui naissent du bord et de la face externe du fémur sont obliques de dehors en dedans et de haut en bas ; les moyennes sont verticales ; les internes, plus nombreuses, se portent en bas, en avant et en dehors.

Structure. Essentiellement charnu, le vaste interne présente à son extrémité supérieure une aponévrose d'origine bien inférieure à celle du vaste externe par son étendue et sa résistance, et à son extrémité inférieure une aponévrose de terminaison qui occupe sa partie antérieure et qui semble appartenir à un faisceau distinct intermédiaire aux faisceaux interne et externe du triceps.

C'est ce faisceau, dont l'indépendance est seulement apparente, qui a été généralement appelé portion moyenne du triceps ou faisceau crural.

Rapports. En dedans, avec l'iliaque, le psoas, le pectiné, le premier et le troisième adducteurs, dont le séparent l'artère et la veine crurales, et plus bas avec le couturier, l'aponévrose et la peau ; en dehors, avec le fémur qu'il embrasse par sa concavité ; en avant, avec le vaste externe et le droit antérieur ; en arrière, avec les adducteurs.

Action. Semblable à celle du vaste externe.

Lorsque les trois portions du triceps se contractent à la fois, ce qui a lieu presque constamment, les mouvements qu'elles déterminent diffèrent beaucoup d'énergie, suivant qu'elles prennent leur point fixe sur le fémur ou sur le tibia : le plus souvent l'os de la cuisse sert de point de départ aux contractions du triceps crural ; alors il agit comme extenseur de la jambe, et pour produire ce mouvement d'extension une force très modérée lui suffit, la résistance contre laquelle il lutte étant alors très faible puisqu'elle est représentée par le poids du levier en voie de déplacement. Mais lorsque le muscle extenseur prend son point fixe sur le tibia et opère l'extension de la cuisse sur la jambe, le levier sur lequel il agit se trouvant chargé de tout le point du corps, une plus grande dépense d'énergie devient nécessaire ; on a vu quelquefois, sous l'influence d'une violente contraction du triceps, la rotule se briser transversalement, le ligament rotulien se déchirer, et plus fréquemment le tendon du muscle se rompre au-dessus de son insertion à la rotule ; dans ces diverses circonstances, la solution de continuité parait avoir été constamment déterminée par le saut, qui met subitement en jeu tous les extenseurs, et plus particulièrement l'extenseur de la jambe sur la cuisse.

RÉGION CRURALE INTERNE.

DROIT INTERNE.

Situation. A la partie interne et superficielle de la cuisse.

Forme. Très long, aplati de dedans en dehors dans sa moitié supérieure, grêle et arrondi inférieurement.

Attaches. En haut, sur les côtés de la symphyse pubienne, à la partie antérieure de la branche du pubis et dans une petite étendue à la branche de l'ischion ; — en bas, à la lèvre interne de la tubérosité antérieure du tibia, et à la partie la plus élevée de la crête du même os.

Direction. Vertical.

Structure. Charnu dans sa partie moyenne, aponévrotique à son extrémité supérieure, tendineux inférieurement. Ce tendon long et grêle, devenu libre un peu au-dessus de l'articulation du genou, occupe la partie postérieure du condyle interne du fémur et de la tubérosité correspondante du tibia qu'il contourne d'arrière en avant, en se plaçant en arrière du tendon du couturier dont il est séparé par une synoviale, et au-dessus du tendon du demi-tendineux auquel il s'unit par son bord inférieur.

Rapports. En dedans, avec l'aponévrose crurale, dont il est séparé inférieurement par le tendon du couturier; en dehors, avec les trois adducteurs et le ligament latéral interne de l'articulation du genou, sur lequel il glisse à l'aide d'une synoviale qui lui est commune avec le demi-tendineux.

Usages. Il fléchit la jambe sur la cuisse, et la porte en dedans lorsque son attache pelvienne est fixe; dans la station verticale, où cette dernière insertion devient mobile, il contribue à fléchir le bassin sur la cuisse.

PECTINÉ.

Situation. A la partie supérieure, antérieure et interne de la cuisse.

Forme. Allongé, aplati et quadrilatère.

Attaches. En haut, à la crête pectinéale et à la surface triangulaire qui est au-devant de cette crête; — en bas, à la ligne qui s'étend du petit trochanter à la ligne âpre.

Direction. Oblique de haut en bas, de dedans en dehors et d'avant en arrière.

Structure. Aponévrotique à son insertion fémorale, charnu dans le reste de son étendue.

Rapports. Ce muscle répond, par sa face antérieure et externe, au feuillet profond de l'aponévrose crurale qui le sépare des vaisseaux fémoraux; par sa face interne, à l'articulation de la hanche, au petit adducteur et à l'obturateur externe, ainsi qu'aux vaisseaux et nerfs obturateurs; par son bord externe, aux muscles psoas et iliaque; et par son bord interne, au moyen adducteur qui est situé sur le même plan et avec lequel il paraît quelquefois se confondre.

Usages. Adducteur de la cuisse et rotateur du fémur en dehors, si le bassin est fixe; fléchisseur et légèrement rotateur du bassin, si le fémur est immobile.

PREMIER OU MOYEN ADDUCTEUR.

Situation. A la partie supérieure, interne et antérieure de la cuisse.

Forme. Triangulaire.

Attaches. En haut, à l'épine du pubis; en bas, au tiers moyen de l'interstice de la ligne âpre.

Direction. Oblique de haut en bas, de dedans en dehors et d'avant en arrière.

Structure. Tendineux à son sommet; aponévrotique à sa base, où l'on remarque deux ou trois orifices destinés au passage des artères perforantes; charnu dans le reste de son étendue.

Rapports. En avant, avec les vaisseaux fémoraux qui le séparent du couturier et de l'aponévrose crurale à laquelle il répond immédiatement dans sa moitié interne; en arrière, avec le petit et le grand adducteurs.

Usages. Adducteur de la cuisse et rotateur du fémur en dehors.

Fig. 103.

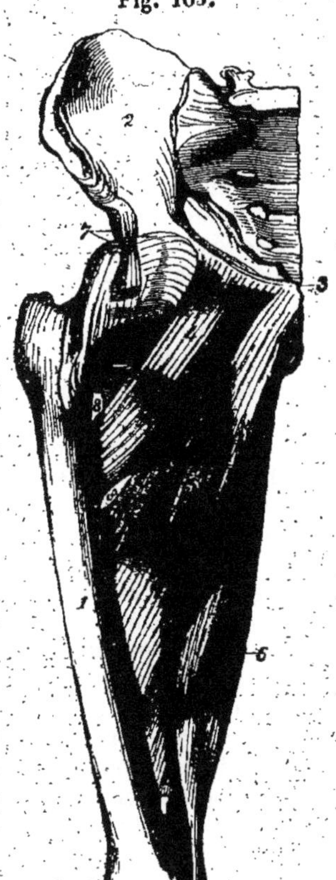

FIG. 103.

Adducteurs de la cuisse.

1. Fémur.
2. Os iliaque.
3. Pubis.
4. M. pectiné.
5. M. premier ou moyen adducteur.
6. Faisceau inférieur du troisième adducteur.
7. Insertion supérieure du droit antérieur.
8, 8. Orifices que traversent les artères perforantes.
9. Portion de l'obturateur externe.
10. Portion du faisceau supérieur du troisième adducteur.

DEUXIÈME OU PETIT ADDUCTEUR.

Situation. A la partie supérieure, interne et profonde de la cuisse.

Forme. Allongé, aplati et triangulaire.

Attaches. En haut, à la face antérieure du corps du pubis, entre le droit interne et l'obturateur externe; — en bas, au tiers supérieur de l'interstice de la ligne âpre.

Direction. Oblique de haut en bas, d'avant en arrière et de dedans en dehors.

Structure. Charnu dans la presque totalité de son étendue, aponévrotique à ses extrémités.

Rapports. En avant, avec le pectiné et le moyen adducteur; en arrière, avec le grand adducteur.

Usages. Adducteur de la cuisse et rotateur du fémur en dehors, comme le précédent.

TROISIÈME OU GRAND ADDUCTEUR.

Situation. A la partie interne et postérieure de la cuisse.

Forme. Triangulaire et volumineux.

Attaches. En haut et en dedans, aux deux tiers postérieurs de la branche ischio-pubienne et à la lèvre externe de la tubérosité de l'ischion; — en bas et en dehors, à l'interstice de la ligne âpre dans toute son étendue, et à la tubérosité du condyle interne du fémur.

Direction. Les fibres qui naissent de la branche ischio-pubienne se portent verticalement en bas; celles qui partent de la tubérosité de l'ischion sont obliques en bas et en dehors, et se rapprochent d'autant plus de la direction horizontale qu'elles sont plus élevées. Les premières forment un faisceau conoïde dont le sommet se fixe à un tubercule qui fait partie de la tubérosité du condyle interne du fémur. Les secondes constituent un faisceau plus volumineux qui s'attache à la ligne âpre. Ces deux faisceaux, ordinairement réunis dans leur moitié supérieure, s'isolent inférieurement pour livrer passage aux vaisseaux fémoraux.

Structure. Essentiellement composé de fibres charnues, qui se réunissent pour former des groupes parallèles semblables à ceux que présente le grand fessier; fixé au bassin par de très courtes fibres tendineuses, au condyle interne du fémur par un tendon distinct qui s'épanouit en cône pour recevoir les fibres charnues, et à la ligne âpre par des fibres aponévrotiques qui se confondent avec celles des autres adducteurs, et qui circonscrivent des anneaux pour le passage des artères perforantes.

De tous les anneaux vasculaires que présente l'insertion commune des adducteurs, le plus remarquable est celui que traversent l'artère et la veine crurales; il est situé dans l'angle de séparation des deux portions du troisième adducteur, et formé : en bas par la longue portion de ce muscle, en haut par sa courte portion, en dehors par le vaste interne, et en dedans par des fibres aponévrotiques qui appartiennent au moyen adducteur.

Rapports. Le grand adducteur répond : par sa face antérieure, au premier et au petit adducteur; par sa face postérieure, au demi-tendineux, au demi-membraneux, au biceps, et au grand fessier; par son bord interne, au droit interne et au couturier; par son bord supérieur ou sa base, à l'obturateur externe et au carré crural; par son sommet, aux vaisseaux fémoraux qui le traversent et au vaste interne.

Usages. Il porte le membre abdominal en dedans; par sa portion supérieure, il est rotateur du fémur en dehors; par sa portion inférieure, il paraît plutôt rotateur de la cuisse en dedans.

OBTURATEUR EXTERNE.

Situation. A la partie la plus élevée de la cuisse, au-devant du trou sous-pubien et au-dessous du col du fémur qu'il contourne à la manière d'une spirale.

Forme. Triangulaire.

Attaches. En dedans, à la face antérieure du corps du pubis, à la branche ischio-pubienne, à la moitié interne de la membrane obturatrice, et à l'arcade fibreuse qui complète le canal sous-pubien ; — en dehors, à la cavité digitale du grand trochanter, immédiatement au-dessous de l'insertion de l'obturateur interne et des jumeaux.

Fig. 104.

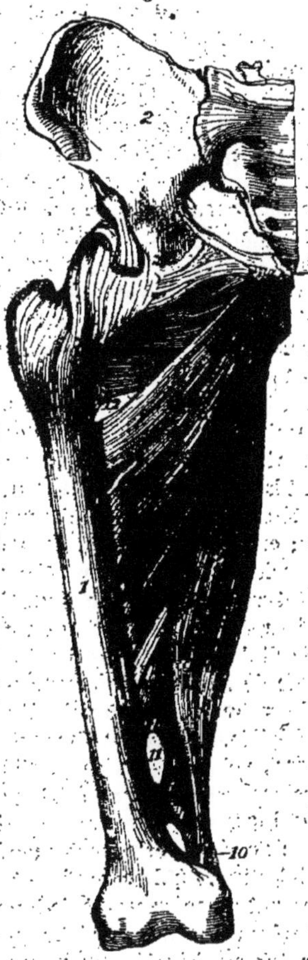

FIG. 104.

Petit et grand adducteurs.

1. Fémur.
2. Os iliaque.
3. Pubis.
4. Obturateur externe.
5. Portion du faisceau supérieur du grand adducteur.
6,7. Second ou petit adducteur, quelquefois divisé en deux faisceaux.
8. Faisceau supérieur du grand adducteur.
9. Faisceau inférieur du même muscle.
10. Attache de ce faisceau inférieur au condyle interne.
11. Anneau du troisième adducteur.
12. Orifice destiné au passage de la première perforante.

Direction. Horizontal et transversal dans sa moitié interne, ce muscle se réfléchit dans sa moitié externe pour se porter obliquement en haut, en arrière et en dehors ; par cette partie réfléchie il embrasse obliquement la demi-circonférence postérieure du col du fémur.

Structure. Charnu dans sa portion interne ou directe, tendineux dans sa portion externe ou réfléchie.

Rapports. Par sa portion interne, il répond : en avant, au pectiné, aux trois adducteurs, au psoas, et à l'iliaque; en arrière, à la circonférence du trou sous-pubien et à la membrane obturatrice; — par sa portion externe il est en contact avec le col du fémur sur lequel il s'applique, et le carré crural qui le recouvre.

Usages. Il imprime à la cuisse un mouvement de rotation en dehors lorsque le bassin est fixe, et au bassin un mouvement de rotation vers le côté qu'il occupe, lorsque le fémur devient immobile.

APONÉVROSE CRURALE.

L'aponévrose de la cuisse présente dans sa disposition générale la plus remarquable analogie avec celle du bras, dont elle ne diffère que par des prolongements plus nombreux et une plus grande résistance, double modification que nécessitaient des muscles plus multipliés, plus puissants, plus étendus, et par conséquent plus exposés à subir des déplacements.

Circonférence supérieure. Elle s'attache : en avant, à l'arcade crurale avec laquelle elle se confond; en dehors et en arrière, à la lèvre externe de la crête iliaque, à l'aponévrose d'origine des muscles spinaux, à la crête sacrée et au bord interne du grand ligament sacro-sciatique; en dedans, au pubis, à l'ischion et à la branche ischio-pubienne.

Circonférence inférieure. Elle répond : en avant, à la rotule et au ligament rotulien au-dessous duquel elle se continue, soit avec le périoste qui revêt la partie antérieure des tubérosités du tibia, soit avec l'aponévrose jambière; en arrière, au creux poplité qu'elle recouvre en se confondant avec la même aponévrose; en dehors, au tendon du biceps fémoral, au ligament latéral externe du genou, à la tubérosité correspondante du tibia et à la tête du péroné, qui lui fournissent l'une et l'autre une surface d'insertion; en dedans, aux tendons du droit interne, du demi-tendineux et du couturier, qu'elle fixe dans leur situation et leurs rapports respectifs en s'unissant au plan aponévrotique de la jambe.

Surface externe. Elle est en contact avec la peau dont la sépare une couche cellulo-graisseuse qui offre plus d'épaisseur sur les faces antérieure et interne de la cuisse, où elle est traversée par des rameaux nerveux, par des veines sous-cutanées volumineuses, par des vaisseaux lymphatiques très multipliés, que sur les faces postérieure et externe, où les ramifications nerveuses, veineuses et lymphatiques deviennent très rares. Pour le passage des nerfs qui se rendent à la peau, et des branches vasculaires superficielles qui convergent vers les vaisseaux profonds, cette aponévrose présente à sa partie antérieure des perforations de divers ordres :

Ainsi les nerfs qui se rendent à la peau traversent le plan fibreux très obliquement en se creusant de longs canaux dans son épaisseur.

Toutes les veines superficielles convergent vers un tronc unique, *le tronc de la veine saphène interne,* qui se jette dans la veine crurale à trois ou quatre centimètres au-dessous de l'arcade fémorale; l'orifice destiné à l'embouchure de ce tronc veineux est le plus considérable de ceux que présente l'aponévrose de la cuisse; il est nettement déterminé en bas et très irrégulièrement en haut; sa forme est demi-circulaire. C'est à tort qu'il a été considéré comme l'orifice inférieur du canal crural; car l'espace prismatique et triangulaire compris entre cet orifice et l'anneau crural, espace que limite en avant le fascia cribriformis, en dedans le pectiné, et en dehors le psoas, ne constitue pas un canal particulier, comparable au canal inguinal, mais une dépendance de la gaîne des vaisseaux fémoraux.

Les orifices traversés par les vaisseaux lymphatiques sont rassemblés sur une surface très limitée, triangulaire, circonscrite en haut par la partie moyenne de l'arcade crurale, et sur les côtés par deux lignes obliquement étendues de l'ouverture de la veine saphène aux angles interne et externe de l'anneau crural; ces orifices sont nombreux, très rapprochés les uns des autres et d'inégal diamètre; ils transforment la partie antérieure et supérieure de la gaîne des vaisseaux en un véritable crible, en l'affaiblissant considérablement, disposition qui a mérité à cette partie de l'aponévrose abdominale le nom de *fascia cribriformis*.

Surface interne. De cette surface émanent des prolongements qui se portent vers l'axe du membre, pour former aux divers muscles de la cuisse des enveloppes secondaires. Parmi ces cloisons, il en est deux plus fortes et plus complètes qui vont s'insérer l'une et l'autre à la ligne âpre; elles ont été distinguées en interne et externe.

La cloison intermusculaire interne s'étend du petit trochanter au condyle interne du fémur et sépare les muscles de la région antérieure de ceux de la région interne. Sa direction est oblique de dedans en dehors et d'avant en arrière. Elle correspond, par sa face antérieure, au vaste interne qui prend sur elle quelques insertions; par sa face postérieure, aux adducteurs, à l'aponévrose desquels elle s'unit; par son bord externe ou postérieur, à la ligne âpre; par son bord interne ou antérieur, à l'aponévrose crurale dont elle tire son origine. Des fibres légèrement obliques de haut en bas et de dehors en dedans forment cette cloison, perforée comme les adducteurs pour le passage des artères qui vont se ramifier dans les muscles postérieurs de la cuisse.

La cloison intermusculaire externe, obliquement dirigée d'avant en arrière et de dehors en dedans, limitée en haut par le grand trochanter, et en bas par le condyle externe, est contiguë par sa face antérieure et interne au vaste externe, et par sa face postérieure au biceps, dont la portion fémorale lui adhère par quelques fibres; son bord antérieur ou externe se confond avec le plan fibreux générateur. Les fibres qui la composent se dirigent en bas et en dehors. Elle est perforée à sa partie supérieure pour le passage des vaisseaux circonflexes externes, et inférieurement pour celui des vaisseaux articulaires.

Les cloisons intermusculaires interne et externe divisent la gaîne que forme l'aponévrose crurale en deux gaînes secondaires dont l'antérieure, plus petite, contient les muscles couturier et triceps crural, tandis que la postérieure, très considérable, renferme les muscles de la région interne et ceux de la région postérieure. Cette seconde gaîne serait subdivisée, selon quelques anatomistes, en deux loges plus petites qui contiendraient, l'une les muscles de la région interne, et l'autre ceux de la région postérieure; mais la cloison intermusculaire qui sépare le grand adducteur des demi-membraneux et demi-tendineux est incomplète, extrêmement faible, et ne saurait être considérée comme établissant une véritable ligne de démarcation entre les muscles internes et postérieurs; l'aponévrose crurale, comme l'aponévrose brachiale, ne présente réellement que deux grandes cloisons, et par conséquent deux gaînes principales, qui chacune émettent par leur surface interne des cloisons secondaires ; d'où résultent des gaînes particulières pour la plupart des muscles de la cuisse.

Grande gaîne antérieure. Elle fournit des gaînes particulières au couturier, à la longue portion du triceps, au tenseur du fascia lata, aux psoas et iliaque, ainsi qu'au pectiné et aux vaisseaux cruraux.

La gaîne du couturier est complète, prismatique et triangulaire;

L'enveloppe propre du droit antérieur est formée : en avant, soit par la lame profonde du couturier, soit par l'enveloppe générale, et en arrière par un plan qui s'étend de la cloison intermusculaire interne à l'externe, en recouvrant les parties latérales du triceps qu'il sépare de la portion moyenne;

Le tenseur du fascia semble contenu dans l'épaisseur même de l'aponévrose crurale;

Les muscles psoas et iliaque sont bridés dans leur partie commune par un feuillet qui se porte obliquement en bas et en dedans, en se continuant en haut avec le fascia iliaca et se prolongeant en bas jusqu'au petit trochanter;

Le pectiné est recouvert par un feuillet semblable qui se détache de la face interne de la gaîne générale et se dirige en bas, en dehors et en arrière pour se réunir au feuillet précédent, en arrière des vaisseaux de la cuisse; ce feuillet se fixe en haut à la crête pectinée.

La gaîne des vaisseaux fémoraux résulte de l'entre-croisement des cloisons précédentes; ainsi elle est formée : en avant, par le fascia cribriformis, par l'aponévrose crurale, par la lame profonde du couturier; en arrière et en dedans, par la lame qui recouvre le pectiné et par la cloison intermusculaire interne; en arrière et en dehors, par le feuillet appliqué sur le psoas, et plus bas, par celui du vaste interne. Cette gaîne, de forme prismatique et triangulaire, commence en haut à l'anneau crural et se termine inférieurement à l'anneau du troisième adducteur; elle contient l'artère crurale, la veine crurale, et le nerf saphène interne.

Grande gaîne postérieure. De cette gaîne se détachent : 1° une cloison qui sépare le pectiné du second adducteur et de l'obturateur externe; 2° une lame qui isole le premier adducteur du second et du troisième; 3° enfin un prolongement fibro-cellulaire intermédiaire au grand adducteur et au demi-membraneux.

Les trois muscles de la région postérieure habitent une loge commune; et cependant ils offrent une grande longueur; mais remarquons que la courte portion du biceps devient pour la portion ischiatique de ce muscle une sorte de lien actif, et que les demi-tendineux et demi-membraneux trouvent dans les contractions du grand adducteur un moyen de contention bien autrement résistant qu'une toile fibreuse. Ces muscles malgré leur longueur ne présentent donc aucune tendance au déplacement; de là, sans doute, l'absence d'une gaîne fibreuse à leur surface.

Structure. Comme la plupart des gaînes musculaires, l'aponévrose fémorale est formée de fibres transversales prédominantes et de fibres longitudinales, qui s'entremêlent à la manière des fils réciproquement perpendiculaires de la toile; les fibres longitudinales sont beaucoup plus multipliées en dehors, où elles sont renforcées d'une part par les fibres tendineuses qui proviennent du tendon du fascia lata, et de l'autre par celles qui constituent l'expansion aponévrotique émanée du tendon du grand fessier.

MUSCLES DE LA JAMBE.

Ils forment quatre régions : une région antérieure, une région externe, une région postérieure et superficielle, une région postérieure et profonde.

MUSCLES DE LA RÉGION JAMBIÈRE ANTÉRIEURE.

Au nombre de quatre : le jambier ou tibial antérieur, l'extenseur propre du gros orteil, le long extenseur commun des orteils, et le péronier antérieur.

Fig. 105.

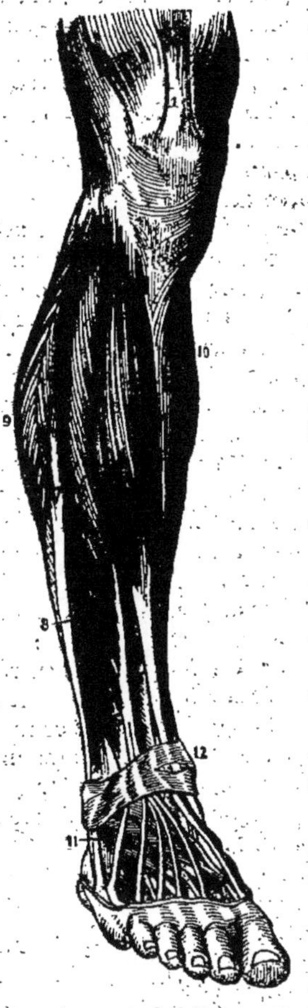

FIG. 105.

Muscles de la jambe (région antérieure).

1. Tendon du M. droit antérieur de la cuisse.
2. Tibia.
3. M. jambier antérieur.
4. M. extenseur commun des orteils.
5. M. extenseur propre du gros orteil.
6. M. péronier antérieur.
7. M. long péronier latéral.
8. M. court péronier latéral.
9. M. jumeau externe.
10. M. jumeau interne.
11. M. pédieux.
12. Ligament annulaire supérieur ou dorsal du tarse.

Préparation. 1° Inciser les téguments de la partie antérieure de la jambe et de la face dorsale du pied, et les disséquer en les déjetant en dedans et en dehors; 2° diviser l'aponévrose jambière dans ses deux tiers inférieurs, ainsi que l'aponévrose de la face supérieure du pied, et les dévier vers les téguments correspondants, en conservant le ligament annulaire qui sépare les deux plans aponévrotiques, et qui sert aux tendons de poulie de renvoi; 3° isoler les divers muscles, et surtout découvrir nettement leurs insertions aux phalanges digitales.

JAMBIER OU TIBIAL ANTÉRIEUR.

Situation. Sur la face externe du tibia et le bord interne du pied.

Forme. Allongé, prismatique et triangulaire.

Attaches. En haut, au bord externe de la tubérosité antérieure du tibia, à un tubercule qui occupe la partie antérieure et inférieure de la tubérosité externe, aux deux tiers supérieurs de la face externe du même os, à la partie supérieure et interne du ligament interosseux, à la face profonde de l'aponévrose jambière, et à une cloison fibreuse qui le sépare de l'extenseur commun des orteils; — en bas, au tubercule du premier cunéiforme, par un tendon qui envoie une expansion aponévrotique au premier métatarsien.

Direction. Presque vertical dans sa portion jambière; oblique de haut en bas, d'arrière en avant et de dehors en dedans dans sa portion pédieuse.

Structure. Charnu dans ses deux tiers supérieurs, tendineux dans son tiers inférieur.

Rapports. En avant, avec l'aponévrose de la jambe, le ligament annulaire supérieur du tarse qui lui constitue une poulie de renvoi, et l'aponévrose dorsale du pied; en dedans, avec le tibia et le même plan aponévrotique; en dehors, avec l'extenseur commun des orteils dans son tiers supérieur, plus bas avec l'extenseur propre du gros orteil; l'articulation tibio-tarsienne et le bord interne du pied.

Usages. Le jambier antérieur imprime au pied un triple mouvement de rotation :

1° Un mouvement de rotation autour d'une ligne qui traverserait l'astragale et les deux malléoles, mouvement qui s'accomplit de bas en haut, et qui a pour résultat la flexion du pied sur la jambe;

2° Un mouvement de rotation autour du diamètre antéro-postérieur du pied, en vertu duquel son bord interne s'élève, tandis que l'externe s'abaisse et que ses faces dorsale et plantaire s'inclinent, la première en dehors et la seconde en dedans;

3° Un mouvement de rotation qui s'opère autour d'une ligne verticale située sur le prolongement de l'axe de la jambe, et qui porte la pointe du pied en dedans; dans ce mouvement, la face supérieure de l'astragale pivote sur elle-même de dehors en dedans, de telle sorte que la face interne du même os vient arcbouter contre le bord antérieur de la malléole interne, tandis que sa face externe s'appuie sur le bord postérieur de la malléole externe.

EXTENSEUR PROPRE DU GROS ORTEIL.

Situation. A la partie antérieure de la jambe et supérieure du pied.

Forme. Allongé et aplati transversalement.

Attaches. En haut, à la partie antérieure du tiers moyen de la face interne du péroné et à la partie voisine du ligament interosseux; — en bas, à la partie supérieure de l'extrémité postérieure de la seconde phalange du gros orteil.

Direction. Vertical dans sa portion jambière, horizontal dans sa partie pédieuse.

Structure. Charnu dans sa moitié supérieure, tendineux dans sa moitié inférieure.

Rapports. 1° A la jambe : en dedans, avec le jambier antérieur dont il est séparé, au niveau du ligament interosseux, par le nerf et les vaisseaux tibiaux antérieurs ; en dehors, avec l'extenseur commun des orteils. — 2° Au pied : en haut, avec l'aponévrose dorsale ; en bas, avec les os du tarse et le premier métatarsien ; en dehors, avec l'artère pédieuse qui le sépare du bord interne du muscle pédieux.

Action. Il étend la seconde phalange du gros orteil sur la première, la première sur le métatarsien correspondant, et fléchit ensuite le pied sur la jambe.

LONG EXTENSEUR COMMUN DES ORTEILS.

Situation. A la partie antérieure de la jambe et supérieure du pied.

Forme. Allongé, aplati de dehors en dedans, simple dans sa moitié supérieure, divisé inférieurement en quatre parties.

Attaches. En haut, à la tubérosité externe du tibia, à la partie antérieure de la face interne du péroné, au ligament interosseux dans une très petite partie de son étendue, à l'aponévrose jambière, et aux cloisons aponévrotiques qui le séparent en dedans du jambier antérieur, et en dehors des péroniers latéraux ; — en bas, à la partie supérieure de l'extrémité postérieure des secondes et troisièmes phalanges des quatre derniers orteils, par des tendons qui, parvenus au niveau de l'articulation des premières avec les secondes phalanges, se divisent en trois portions, une moyenne destinée aux secondes phalanges, et deux latérales destinées aux troisièmes.

Direction. Vertical dans sa portion jambière, horizontal et divergent dans ses portions pédieuses.

Structure. Charnu dans sa moitié supérieure, tendineux dans sa moitié inférieure.

Rapports. 1° A la jambe : en dedans, avec le jambier antérieur dont il est bientôt séparé par l'extenseur propre du gros orteil ; en dehors, avec les péroniers latéraux, et plus bas avec le péronier antérieur ; en arrière, avec le péroné, le ligament interosseux et l'articulation tibio-tarsienne ; en avant, avec l'aponévrose jambière et le ligament annulaire supérieur du tarse, sous lequel il passe dans une gaîne qui lui est commune avec l'extenseur propre du gros orteil. 2° Au pied : supérieurement, avec l'aponévrose dorsale et les téguments ; inférieurement, soit avec le muscle pédieux, dont il croise à angle aigu les quatre faisceaux, soit avec la face supérieure des orteils qu'il recouvre à la manière de gaînes fibreuses, et sur lesquels ses tendons sont fixés par les expansions aponévrotiques des interosseux et des lombricaux.

Action. Il étend les troisièmes phalanges sur les secondes, les secondes sur les premières, les premières sur le métatarse, et fléchit ensuite le pied sur la jambe.

PÉRONIER ANTÉRIEUR.

Situation. A la partie inférieure de la jambe et supérieure du pied.

Forme. Allongé et aplati de dehors en dedans.

Attaches. En haut, au tiers inférieur du bord antérieur du péroné et à la partie correspondante de sa face interne ; — en bas, à l'extrémité postérieure du cinquième métatarsien.

Direction. Vertical jusqu'au ligament annulaire du tarse sous lequel il se réfléchit pour se porter ensuite en bas, en avant et en dehors.

Structure. Charnu dans sa moitié supérieure, formé dans le reste de son étendue par un tendon sur lequel toutes les fibres musculaires se rendent obliquement à la manière des barbes d'une plume sur leur tige commune.

Rapports. En dedans, avec le long extenseur commun des orteils dont il semble faire partie; en dehors, avec les péroniers latéraux et l'aponévrose jambière ; plus bas, ce muscle répond supérieurement à l'aponévrose dorsale du pied, et inférieurement au muscle pédieux qu'il croise à angle aigu.

Usages. Il fléchit le pied en élevant son bord externe et en portant les orteils en dehors; par ces deux derniers mouvements il est antagoniste du jambier antérieur.

MUSCLES DE LA RÉGION JAMBIÈRE EXTERNE.

Au nombre de deux : les long et court péroniers latéraux.

Préparation. 1o Diviser longitudinalement la peau et l'aponévrose en dehors du péroné, et découvrir les deux péroniers latéraux, ainsi que les muscles voisins ; 2o inciser les gaînes fibreuses qui fixent les tendons de ces muscles sur la malléole péronéale et le côté externe du pied; 3o enlever tous les muscles qui occupent la région plantaire.

LONG PÉRONIER LATÉRAL.

Situation. A la partie externe de la jambe et inférieure du pied.

Forme. Très long, épais, prismatique et quadrangulaire dans sa moitié supérieure, grêle et arrondi inférieurement.

Attaches. En haut, au côté externe de la tête du péroné, au tiers supérieur de la face externe du même os, et à l'aponévrose de la jambe ; — en bas, à la partie inférieure et externe de l'extrémité postérieure du premier os du métatarse.

Direction. Un peu oblique de haut en bas et d'avant en arrière jusqu'à la malléole externe, sur le bord postérieur de laquelle il se réfléchit ; oblique de haut en bas et d'arrière en avant depuis la malléole jusqu'à la gouttière du cuboïde, qui constitue pour son tendon une nouvelle poulie de réflexion; oblique d'arrière en avant et de dehors en dedans depuis le cuboïde jusqu'au premier métatarsien.

Le long péronier latéral est fixé sur le bord postérieur de la malléole péronéale, sur la face externe du calcanéum, et sur le cuboïde par trois gaînes fibreuses qui se continuent le plus souvent entre elles, en formant un canal flexueux dont les parois sont lubrifiées tantôt par une synoviale unique, tantôt par deux ou trois synoviales indépendantes.

Structure. Charnu dans sa moitié supérieure, tendineux dans le reste de son étendue.

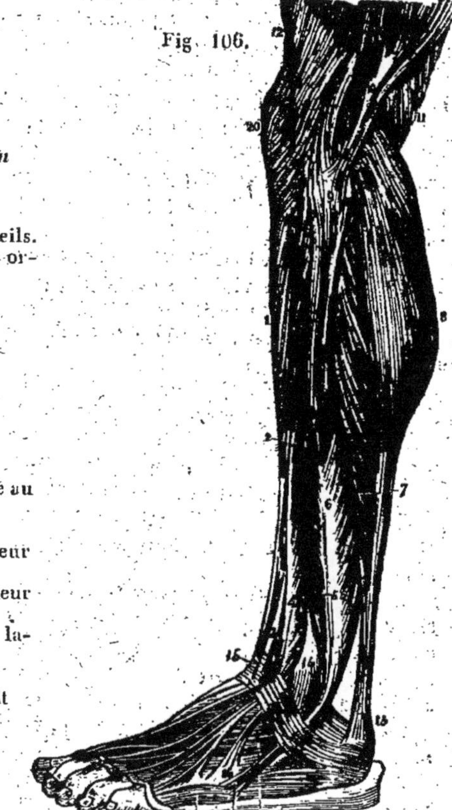

Fig. 106.

FIG. 106.

Muscles de la jambe (région latérale externe).

1. M. jambier antérieur.
2. M. extenseur commun des orteils.
3. M. extenseur propre du gros orteil.
4. M. péronier antérieur.
5. M. court péronier latéral.
6. M. long péronier latéral.
7. M. soléaire.
8. M. jumeau externe.
9. Tête du péroné.
10. Tendon du biceps crural.
11. M. demi-membraneux.
12. Tendon du triceps crural.
13. Insertion du tendon d'Achille au calcanéum.
14. Malléole externe.
15. Ligament annulaire supérieur du tarse.
16. Insertion du péronier antérieur au cinquième métatarsien.
17. Insertion du court péronier latéral au même os.
18. M. pédieux.
19. M. court fléchisseur du petit orteil.
20. Rotule.

Rapports. 1° A la jambe : en dehors, avec l'aponévrose et la peau ; en dedans, avec le péroné et le court péronier latéral ; en avant, avec le long extenseur commun des orteils, et plus bas avec le péronier antérieur ; en arrière, avec le muscle soléaire en haut, et le long fléchisseur propre du gros orteil inférieurement. — 2° Sur le côté externe du pied : en dehors, avec la peau dont le sépare sa gaîne fibreuse ; en dedans, avec le calcanéum creusé sur son trajet d'une gouttière superficielle. — 3° A la plante du pied : en haut, avec le cuboïde et l'articulation tarso-métatarsienne ; en bas, avec le ligament calcanéo-cuboïdien inférieur qui le sépare des muscles de la région plantaire.

Usages. Le long péronier latéral élève le bord externe du pied en abaissant sa pointe et en la portant un peu en dehors.

L'élévation du bord externe du pied est le résultat d'un mouvement de rotation qui a lieu de dehors en dedans autour d'un axe antéro-postérieur.

L'abaissement de l'extrémité antérieure du pied est consécutive à un mouvement de rotation qui s'opère de haut en bas autour d'une ligne qui traverserait les deux malléoles.

La déviation de la pointe du pied en dehors succède à un mouvement de rotation qui s'accomplit autour d'un axe vertical situé sur le prolongement de l'axe de la jambe; dans ce dernier mouvement, l'astragale vient arc-bouter par sa face externe contre le bord antérieur de la malléole péronéale, et par sa face interne contre le bord postérieur de la malléole tibiale; il tend par conséquent à repousser ces deux saillies en sens contraire, et si la force dont il est animé est considérable, il peut triompher de la résistance qu'elles lui opposent en brisant l'une d'elles; la malléole externe se fracture fréquemment par ce mécanisme, ainsi que l'a très bien démontré M. Maisonneuve; mais cet accident est constamment le résultat d'une violence extérieure; l'action musculaire, quelque énergique qu'elle soit, paraît insuffisante pour le produire.

Les trois mouvements de rotation que le long péronier latéral communique au pied, sont diamétralement opposés à ceux qui s'accomplissent sous l'influence du jambier antérieur. Ces deux muscles sont donc essentiellement antagonistes.

COURT PÉRONIER LATÉRAL.

Situation. A la partie externe de la jambe et du pied.

Forme. Moins long, moins volumineux que le précédent, aplati de dehors en dedans.

Attaches. En haut, à la face externe du péroné depuis son tiers supérieur jusqu'à son quart inférieur, et aux bords antérieur et postérieur de cet os, ainsi qu'aux cloisons aponévrotiques qui séparent les muscles de la région externe de ceux des régions antérieure et postérieure; — en bas, à l'extrémité postérieure du cinquième métatarsien.

Direction. Presque vertical jusqu'à la malléole externe sur laquelle il se réfléchit pour se porter ensuite en bas, en avant et en dehors.

Structure. Charnu dans ses deux tiers supérieurs, tendineux inférieurement.

Rapports. En dehors, avec le long péronier latéral : en dedans, avec le péroné et la face externe du calcanéum ; au niveau de la malléole externe, les deux péroniers latéraux sont contenus dans la même gaîne ; mais sur la face externe du pied, le tendon du court péronier devient supérieur et pénètre dans une gaîne propre, tapissée par une synoviale indépendante.

Usages. Entièrement semblables à ceux du long péronier latéral.

MUSCLES DE LA RÉGION JAMBIÈRE POSTÉRIEURE ET SUPERFICIELLE.

Au nombre de trois, les jumeaux ou gastro-cnémiens (de γαστηρ, *ventre*, et de κνημη, *jambe*), qui constituent essentiellement le mollet, le plantaire grêle et le soléaire.

JUMEAUX OU GASTRO-CNÉMIENS.

Situation. A la partie postérieure et superficielle de la jambe.

Forme. Allongés, aplatis, très épais, séparés l'un de l'autre à leur extrémité supérieure, confondus inférieurement.

Fig. 107.

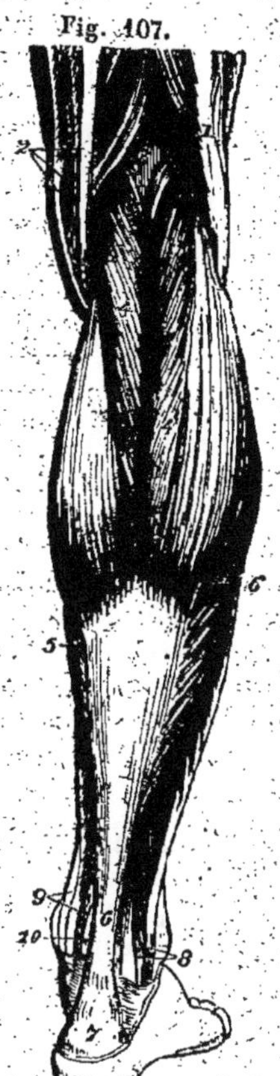

FIG. 107.

Muscles de la jambe (région postérieure et superficielle).

1. Tendon du biceps, formant le bord supérieur et externe du creux poplité.
2. Tendons des muscles demi-tendineux, demi-membraneux et droit interne, formant le bord supérieur et interne du creux poplité.
3. Creux poplité.
4, 4. Muscles jumeaux.
5. Muscle soléaire.
6. Tendon d'Achille.
7. Insertion de ce tendon au calcanéum.
8. Tendons des M. péroniers latéraux, se réfléchissant sur la malléole externe.
9. Tendons des M. jambier postérieur et long fléchisseur des orteils, se réfléchissant sur la malléole interne.
10. Tendon du long fléchisseur propre du gros orteil, allant se réfléchir sur la face postérieure de l'astragale.

Attaches. En haut : le jumeau interne, plus volumineux, se fixe à la partie supérieure et postérieure du condyle interne du fémur par un tendon qui dégénère bientôt en une vaste aponévrose épanouie sur sa face postérieure ; le jumeau externe prend naissance non pas au-dessus et en arrière du condyle correspondant, mais sur la partie la plus reculée de la face externe de ce condyle ; — en bas, à la partie inférieure de la face postérieure du calcanéum.

Direction. Verticaux.

Structure. Charnus dans leur partie moyenne, et tendineux à leur extrémité.

Les tendons d'origine s'épanouissent sur leur face postérieure.

Le tendon de terminaison, connu sous le nom de *tendon d'Achille*, est commun aux jumeaux et au soléaire; étroit et arrondi à son insertion, il devient graduellement plus mince, plus large, et se partage en deux larges aponévroses qui s'étalent de bas en haut, la plus superficielle sur la face antérieure des jumeaux, et l'autre sur la face postérieure du soléaire.

Rapports. En arrière, avec l'aponévrose et la peau; en avant, avec le plantaire grêle, le soléaire, le poplité et les fibro-cartilages qui recouvrent la partie postérieure des condyles, fibro-cartilages sur lesquels ils prennent des insertions.

Par leur bord contigu les deux jumeaux complètent inférieurement le losange poplité et embrassent le nerf sciatique poplité interne ainsi que les vaisseaux qui l'accompagnent.

PLANTAIRE GRÊLE.

Situation. A la partie postérieure de la jambe, entre les jumeaux et le soléaire.

Forme. Allongé, arrondi, extrêmement grêle.

Attaches. En haut, au fibro-cartilage qui revêt la partie postérieure du condyle externe; en bas, au calcanéum, en avant du bord interne du tendon d'Achille.

Direction. Oblique de haut en bas et de dehors en dedans.

Structure. Charnu dans son cinquième supérieur, tendineux dans ses quatre cinquièmes inférieurs.

Rapports. En avant, avec le poplité et le soléaire; en arrière, avec le jumeau externe, le jumeau interne et le tendon d'Achille dont il longe le bord interne.

SOLÉAIRE.

Situation. A la partie postérieure de la jambe, en avant des jumeaux.

Forme. Aplati, épais et ovalaire.

Attaches. En haut, à la partie postérieure et interne de la tête du péroné, au tiers supérieur de la face postérieure du même os, à la ligne oblique du tibia, au tiers moyen de son bord interne, et à la convexité d'une arcade fibreuse sous laquelle passe l'artère poplitée; — en bas, à la partie inférieure de la face postérieure du calcanéum, par le tendon d'Achille qu'il contribue à former en se confondant avec les jumeaux dans sa moitié inférieure, en sorte que ces trois faisceaux, par la fusion de leurs attaches mobiles, constituent réellement un seul et même muscle qui mériterait le nom de *triceps de la jambe*.

Direction. Vertical.

Structure. Les fibres charnues du soléaire comme celles des jumeaux sont obliquement placées entre deux lames aponévrotiques, dont l'antérieure est formée par l'épanouissement des tendons d'origine, et la postérieure par l'épanouissement du tendon de terminaison.

Une cloison médiane ou antéro-postérieure sépare les fibres internes des fibres externes, en sorte que ce muscle, malgré son unité apparente, peut être considéré avec Douglas comme étant composé de deux faisceaux qui ne diffèrent des jumeaux que par une fusion plus complète ; pour apercevoir la cloison médiane du soléaire, il convient, soit de diviser ce muscle transversalement, soit d'énucléer l'un des faisceaux charnus qu'il présente ; on voit alors que ce faisceau est reçu dans un demi-cône ouvert en avant.

Rapports. En arrière, avec le plantaire grêle et les jumeaux qui le débordent de chaque côté ; en avant, avec les muscles de la couche profonde, avec les vaisseaux et nerf tibiaux postérieurs et l'origine des vaisseaux péroniers.

Action des jumeaux et soléaire, ou du triceps de la jambe. Ce triceps, ayant presque constamment son point fixe sur les os de la jambe et de la cuisse et son point mobile sur le calcanéum, élève la partie postérieure de cet os et étend le pied sur la jambe en le faisant tourner autour d'une ligne qui traverserait les deux malléoles ; ce mouvement d'extension, d'autant plus énergique que les fibres charnues du triceps sont extrêmement multipliées et que ce muscle agit perpendiculairement sur le levier qu'il met en mouvement, peut s'accomplir dans deux conditions différentes : ou bien le pied est libre, ou bien il est chargé au niveau de l'astragale de tout le poids du corps ; dans le premier cas, cet organe remplit les fonctions d'un levier du premier genre ; dans le second il s'appuie sur le sol par son extrémité antérieure, tandis que sa partie postérieure se détache de ce même sol sous l'influence des contractions de l'extenseur ; il représente alors un levier du second genre : cette condition se réalise pour nous pendant la marche ou pendant la station verticale lorsque nous nous élevons sur la pointe des pieds.

Si le pied est libre, les jumeaux, après l'avoir étendu sur la jambe, l'entraînent en arrière en fléchissant la jambe sur la cuisse.

MUSCLES DE LA RÉGION JAMBIÈRE POSTÉRIEURE ET PROFONDE.

Au nombre de quatre : le poplité, le jambier ou tibial postérieur, le long fléchisseur commun des orteils, et le long fléchisseur propre du gros orteil.

Préparation. 1o Enlever le triceps de la jambe ; 2o isoler les uns des autres les divers muscles de la couche profonde ; 3o inciser dans sa partie médiane et d'arrière en avant les téguments de la plante du pied, et déjeter ces téguments en dedans et en dehors ; 4o inciser de la même manière l'aponévrose plantaire, et l'enlever, ainsi que les diverses cloisons qu'elle présente ; 5o isoler le muscle le plus superficiel de la plante du pied, c'est-à-dire le court fléchisseur commun des orteils, et suivre au-dessus de ce muscle les tendons du long fléchisseur commun et du long fléchisseur propre du gros orteil ; 6o suivre ces tendons sur la face inférieure des phalanges en ouvrant leurs gaînes respectives.

POPLITÉ.

Situation. A la partie postérieure, supérieure et profonde de la jambe.

Forme. Aplati et triangulaire.

Attaches. En haut, dans la fossette située en arrière de la tubérosité du condyle externe du fémur, immédiatement au-dessous de la fossette beaucoup plus superficielle qui reçoit l'insertion du jumeau externe ; — en bas, à la ligne oblique du tibia, et à toute la surface triangulaire qui est au-dessus de cette ligne.

Direction. Oblique de haut en bas et de dehors en dedans.

Structure. Tendineux à son insertion fémorale, charnu dans le reste de son étendue.

Rapports. En arrière, avec le ligament latéral externe qui recouvre son tendon, avec une aponévrose mince provenant d'une expansion fibreuse du demi-membraneux, avec le plantaire grêle et les jumeaux dont le séparent les vaisseaux poplités et le nerf sciatique poplité interne ; en avant, avec l'articulation péronéo-tibiale et le tibia.

Usages. Il fléchit la jambe sur la cuisse, en lui imprimant un léger mouvement de rotation de dehors en dedans.

Fig. 108.

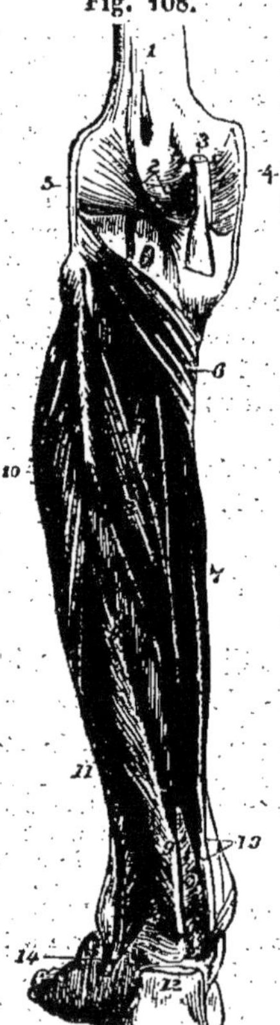

FIG. 108.

Muscles de la jambe (région postérieure et profonde).

1. Extrémité inférieure du fémur.
2. Partie postérieure de l'articulation du genou.
3. Tendon du demi-membraneux et ses trois divisions.
4. Ligament latéral interne.
5. Ligament latéral externe.
6. M. poplité.
7. M. long fléchisseur commun des orteils.
8. M. jambier ou tibial postérieur.
9, 9. M. long fléchisseur propre du gros orteil.
10. M. long péronier latéral.
11. M. court péronier latéral.
12. Section du tendon d'Achille.
13. Tendons des muscles jambier postérieur et long fléchisseur commun des orteils.
14. Gaîne des tendons des long et court péroniers latéraux.

JAMBIER OU TIBIAL POSTÉRIEUR.

Situation. Sur la face postérieure du ligament interosseux, *entre le tibia* et le péroné.

Forme. Allongé, plus épais dans sa partie supérieure qui est prismatique et triangulaire, que dans sa moitie inférieure qui est arrondie.

Attaches. En haut, à la face postérieure du tibia, immédiatement au-dessous de la ligne oblique de cet os, à la partie postérieure de la face interne du péroné, à la face postérieure du ligament interosseux, et à des cloisons aponévrotiques qui séparent ce muscle du long fléchisseur commun qui est en dedans, et du long fléchisseur propre du gros orteil qui est en dehors; — en bas, à la tubérosité du scaphoïde, et par une expansion fibreuse très forte à la base du premier cunéiforme.

Direction. Vertical jusqu'au niveau de la malléole interne, sur laquelle il se réfléchit en pénétrant dans une gaîne particulière; oblique de haut en bas, et d'arrière en avant, depuis cette malléole jusqu'au tubercule du scaphoïde.

Structure. Toutes les fibres charnues de ce muscle convergent obliquement autour d'un tendon qui devient libre au niveau de la malléole interne, et qui présente dans son épaisseur un os sésamoïde, très près de son insertion; cet os sésamoïde correspond, en général, à la partie inférieure du ligament calcanéo-sphénoïdien inférieur.

Rapports. En arrière, avec le long fléchisseur commun des orteils, dont il croise le tendon à angle aigu, au-dessous de la malléole interne; en avant, avec le ligament interosseux, la partie voisine du tibia et du péroné, le ligament latéral interne de l'articulation tibio-tarsienne, contre lequel il est maintenu par une gaîne propre, et plus bas avec le ligament calcanéo-scaphoïdien inférieur.

Usages. Comme le jambier antérieur, il imprime au pied trois mouvements de rotation, qui s'opèrent, le premier, autour d'un axe horizontal et transversal correspondant aux malléoles, le second autour d'un axe antéro-postérieur, et le troisième autour d'un axe vertical situé sur le prolongement de celui de la jambe.

Le mouvement qui s'accomplit autour de l'axe transversal a lieu de haut en bas; l'extension du pied en est la conséquence. Sous ce point de vue; le jambier postérieur est antagoniste du jambier antérieur et congénère du triceps de la jambe et des péroniers latéraux. Après la section du tendon d'Achille, les puissances extensives du pied ne sont donc pas complétement abolies; mais elles sont très affaiblies, non seulement parce que le jambier postérieur et les péroniers latéraux sont fort grêles, comparativement au triceps de la jambe, mais aussi parce que le bras de levier par lequel ils agissent est moins long, ce bras de levier s'étendant du point d'appui aux malléoles, tandis que celui du triceps s'étend du même point à l'extrémité postérieure du calcanéum. Dans ce mouvement d'extension déterminé par le jambier postérieur et les péroniers, le pied représente un levier du second genre et non un levier interpuissant; car ces muscles se réfléchissant derrière les malléoles, doivent être considérés pour la production de ce mouvement, comme ayant leur point d'attache aux malléoles elles-mêmes.

Le mouvement qui a lieu autour de l'axe antéro-postérieur, s'accomplit de dedans en dehors; par conséquent il élève le bord interne du pied et incline ses faces supérieure et inférieure, la première en dehors et l'autre en dedans; par ce mode d'action le jambier postérieur devient congénère de l'antérieur et antagoniste des péroniers antérieur et latéraux.

Le mouvement qui s'opère autour de l'axe vertical se produit de dehors en dedans ; ici encore le jambier postérieur réunit son action à celle de l'antérieur et contrebalance celle des péroniers.

LONG FLÉCHISSEUR COMMUN DES ORTEILS.

Situation. A la partie postérieure de la jambe et inférieure du pied.

Forme. Allongé, aplati d'avant en arrière ; simple dans ses deux tiers supérieurs, divisé en quatre parties inférieurement.

Attaches. En haut, aux trois cinquièmes moyens de la face postérieure du tibia, et à la cloison qui le sépare du jambier postérieur ; — en bas, à la partie postérieure de la face inférieure des troisièmes phalanges des quatre derniers orteils.

Direction. Vertical jusqu'à la malléole interne ; oblique de haut en bas, d'arrière en avant et de dedans en dehors, depuis la malléole jusqu'à la partie inférieure et antérieure du calcanéum ; horizontal dans sa partie terminale.

Structure. Toutes les fibres charnues s'insèrent obliquement sur les parties antérieure et latérales d'un tendon qui devient libre au niveau de la malléole interne, sur laquelle il se réfléchit pour atteindre la plante du pied où il se divise en quatre tendons secondaires et divergents.

Rapports. Le long fléchisseur commun des orteils répond : 1° dans sa portion verticale : en arrière, au soléaire, aux vaisseaux tibiaux postérieurs et au nerf correspondant ; en avant, au tibia et au jambier postérieur. — 2° Dans sa portion oblique : à la malléole interne, ainsi qu'à la voûte du calcanéum sur laquelle il est fixé par une gaîne fibreuse, au tendon du long fléchisseur du gros orteil dont il reçoit un faisceau de communication, et à celui du jambier postérieur qu'il croise l'un et l'autre, sous un angle très aigu, à la manière d'une sécante. 3° Dans sa portion horizontale : en bas, au court fléchisseur commun des orteils ; en haut, à son accessoire et à l'abducteur oblique du premier orteil. 4° Au niveau des orteils : en haut, à la face inférieure des premières et des secondes phalanges ; en bas, à une gaîne fibreuse semblable à celles qui occupent la face palmaire des doigts ; et dans l'intérieur du canal formé par cette gaîne et les phalanges, au tendon correspondant du court fléchisseur commun des orteils qu'il traverse comme les tendons du fléchisseur profond des doigts traversent les tendons du fléchisseur superficiel.

Usages. Il fléchit la troisième phalange des orteils sur la seconde, la seconde sur la première et celle-ci sur le métatarsien correspondant, lorsque le pied est libre ; mais si le pied appuie sur le sol et s'il est chargé du poids du corps, comme dans la marche, les orteils ne pouvant se fléchir, ce muscle agit d'une part sur le tibia dont il ramène l'extrémité fémorale en arrière et de l'autre sur la voûte du calcanéum qu'il soulève, en sorte qu'il est alors doublement extenseur, 1° extenseur de la jambe sur la cuisse, 2° extenseur du pied sur la jambe.

LONG FLÉCHISSEUR DU GROS ORTEIL.

Situation. A la partie postérieure externe de la jambe et inférieure interne du pied.

Forme. Allongé, prismatique et quadrangulaire dans sa portion jambière, étroit et arrondi dans sa portion pédieuse.

Attaches. En haut, aux deux tiers inférieurs de la face postérieure du péroné, et, dans une très petite étendue, au ligament interosseux; — en bas, à l'extrémité postérieure de la dernière phalange du gros orteil.

Direction. Vertical à la jambe, horizontal et antéro-postérieur au pied.

Structure. Charnu dans sa moitié supérieure, tendineux dans sa moitié inférieure.

Rapports. 1° Dans sa portion jambière : en arrière, avec le soléaire et le tendon d'Achille; en avant, avec le péroné, le jambier postérieur, l'artère péronière, le ligament interosseux, l'articulation tibio-tarsienne, et la face postérieure de l'astragale sur laquelle il se réfléchit en traversant une gouttière oblique; en dehors, avec les péroniers latéraux; en dedans, avec le long fléchisseur commun des orteils; — 2° Dans sa portion pédieuse : en haut, avec la voûte du calcanéum sur laquelle il est fixé par une gaîne continue avec celle qui le maintient dans la gouttière de l'astragale, avec le court fléchisseur et l'abducteur oblique du gros orteil, les os sésamoïdes de la première articulation métatarso-phalangienne, et la première phalange correspondante; en bas, avec le tendon du long fléchisseur commun des orteils au-dessus duquel il passe en le croisant à angle aigu et en lui envoyant un prolongement fibreux, plus loin, avec l'adducteur du gros orteil, l'aponévrose plantaire et sa gaîne phalangienne.

Usages. Il fléchit la seconde phalange du gros orteil sur la première, celle-ci sur le premier métatarsien et porte ensuite le pied dans l'extension en élevant son bord interne et en dirigeant légèrement sa pointe en dedans.

APONÉVROSE JAMBIÈRE.

Elle constitue pour les muscles de la jambe une enveloppe générale et très résistante.

Sa circonférence supérieure répond à la terminaison de l'aponévrose crurale, avec laquelle elle se continue en embrassant la surface du genou; la continuité des deux plans aponévrotiques est complète et directe en arrière où ils sont perforés pour le passage de la veine saphène externe. En avant, le plan fibreux de la jambe adhère à la tubérosité antérieure et aux tubérosités interne et externe du tibia en s'unissant à cette partie du plan fémoral qui descend sur le ligament rotulien. En dehors, l'aponévrose jambière répond à la tête du péroné et au tendon du biceps qui lui fournit une expansion fibreuse. En dedans, elle reçoit deux expansions semblables mais moins fortes des muscles droit interne et demi-tendineux.

Sa circonférence inférieure s'attache d'une part, aux deux malléoles, de l'autre, à la face postérieure du calcanéum, et se continue dans l'intervalle de ces saillies osseuses : en avant, avec le ligament annulaire supérieur ou dorsal du tarse; en dedans, avec le ligament annulaire interne; et en dehors, avec le ligament annulaire externe.

Sa surface externe est recouverte par une couche cellulo-graisseuse que traversent les radicules des veines saphènes, les vaisseaux lymphatiques qui les accompagnent et des ramifications nerveuses.

Sa surface interne recouvre les muscles de la jambe sans leur adhérer, si ce n'est en haut et en avant où elle fournit des insertions au jambier antérieur et au long fléchisseur commun des orteils. De cette surface naît en dehors : 1° une cloison principale, qui isole les muscles de la région jambière antérieure des péroniers latéraux ; 2° une autre cloison principale qui sépare les muscles péroniers des muscles de la région postérieure de la jambe ; de la présence de ces deux prolongements il suit que la gaîne générale se divise en trois gaînes secondaires, une antérieure, une interne et une postérieure ; celle-ci est subdivisée par une lame aponévrotique transversale très forte, en deux gaînes plus petites dont la postérieure loge le triceps de la jambe, et l'antérieur les muscles de la région postérieure et profonde, ainsi que les vaisseaux et nerfs tibiaux postérieurs, et les vaisseaux péroniers. Enfin des feuillets fibro-celluleux séparent les uns des autres les divers muscles qui composent chacune de ces régions.

L'aponévrose de la jambe, comme celle de l'avant-bras, est formée dans sa partie supérieure de fibres qui se croisent, les unes à angle droit, les autres à angle aigu ; et dans sa partie inférieure par des fibres exclusivement circulaires dont la résistance augmente à mesure qu'on se rapproche des ligaments annulaires supérieur et latéraux du tarse qu'on peut considérer comme ses dépendances.

LIGAMENTS ANNULAIRES DU TARSE.

Au nombre de trois : le ligament annulaire supérieur ou dorsal ; le ligament annulaire interne, et le ligament annulaire externe.

1° *Ligament annulaire supérieur ou dorsal.* Il s'insère en dehors, à la partie supérieure et antérieure du calcanéum, dans l'excavation calcanéo-astragalienne, par une extrémité étroite ; de là il se porte obliquement en haut et en dedans, vers la malléole interne à laquelle il se fixe.

Son bord supérieur se continue avec la circonférence inférieure de l'aponévrose de la jambe et son bord inferieur avec l'aponévrose dorsale du pied.

Sa face supérieure, lisse et unie, répond aux téguments.

Sa face inférieure recouvre la synoviale articulaire.

Dans son épaisseur sont creusées trois gaînes, l'une interne qui appartient au tendon du jambier antérieur ; l'autre moyenne, destinée au tendon de l'extenseur propre du gros orteil, ainsi qu'aux vaisseaux et nerfs tibiaux antérieurs ; la troisième externe, occupée par l'extenseur commun des orteils et le péronier antérieur.

2° *Ligament annulaire interne.* Il adhère par son extrémité supérieure à la malléole interne, et par son extrémité inférieure à la face interne du calcanéum, et à l'aponévrose plantaire ; sa face externe ou profonde transforme la voûte du calcanéum en un conduit que deux prolongements divisent en trois canaux secondaires. Ces conduits sont traversés, le plus élevé par le tendon du jambier postérieur, le moyen par le tendon du long fléchisseur commun des orteils, le plus inférieur par le long fléchisseur propre du gros orteil.

3° *Ligament annulaire externe.* Il forme une arcade étendue de la malléole externe au calcanéum ; sous cette arcade passent les péroniers latéraux qui sont d'abord contenus dans une gaîne commune, qu'un prolongement fibreux divise bientôt en deux gaînes secondaires dont l'une reçoit le tendon du court péronier latéral, et l'autre celui du long péronier latéral.

MUSCLES DU PIED.

Ils forment cinq régions : la région dorsale qui se compose d'un seul muscle, le pédieux, la région plantaire moyenne, la région plantaire interne, la région plantaire externe, et la région interosseuse.

RÉGION DORSALE.

PÉDIEUX.

Situation. Sur la face dorsale du pied.

Forme. Large, mince, quadrilatère, simple en arrière, divisé en avant en quatre portions.

Fig. 109.

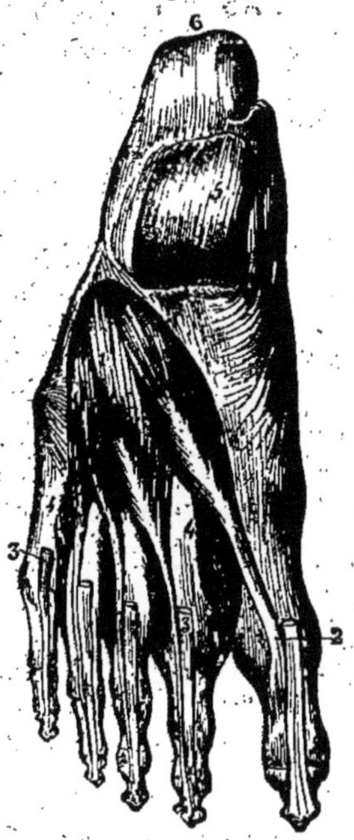

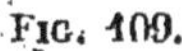

FIG. 109.

Muscles du pied (région dorsale).

1. M. pédieux.
2. Tendon de l'extenseur propre du gros orteil, divisé au niveau de sa jonction avec le tendon correspondant du pédieux.

3,3. Tendons de l'extenseur commun des orteils, divisés au niveau des articulations métacarpo-phalangiennes.

4,4. M. interosseux dorsaux.

5. Astragale.
6. Calcanéum.

Attaches. En arrière, à la partie antérieure de la face supérieure du calcanéum, dans l'excavation calcanéo-astragalienne ; — en avant, 1° par son faisceau interne plus volumineux à la partie supérieure de l'extrémité postérieure de la dernière phalange du gros orteil ; 2° par ses faisceaux externes confondus avec les faisceaux correspondants de l'extenseur commun, aux secondes et aux troisièmes phalanges des trois orteils suivants.

Direction. Oblique d'arrière en avant et de dehors en dedans.

Structure. Charnu dans sa moitié postérieure, tendineux dans le reste de son étendue.

Rapports. En haut, avec les tendons de l'extenseur commun des doigts que ses faisceaux croisent à angle aigu pour se placer à leur côté interne, avec l'aponévrose et la peau ; en bas, avec la rangée antérieure des os du tarse, le métatarse et les phalanges ; en dedans, avec l'artère pédieuse qui longe son bord interne.

Usages. Le pédieux est un accessoire de l'extenseur commun des orteils ; s'il se contracte isolément, il étend les orteils en les portant en dehors, et par ce mouvement oblique opposé à celui que détermine l'extenseur commun il ramène l'extension des orteils dans une ligne parallèle à l'axe du pied, lorsque cette extension est le résultat de l'action simultanée des deux muscles.

MUSCLES DE LA RÉGION PLANTAIRE MOYENNE.

Au nombre de trois : le court fléchisseur commun des orteils, l'accessoire du long fléchisseur, et les lombricaux.

Fig. 110.

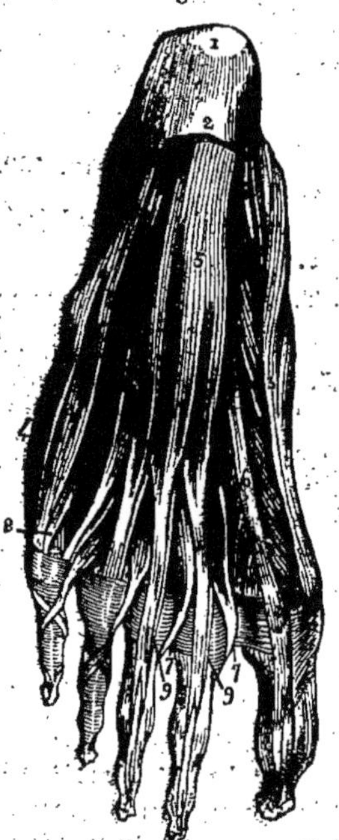

Fig. 110.

Muscles de la plante du pied (couche superficielle).

1. Calcanéum.
2. Section de l'aponévrose plantaire.
3. M. adducteur du gros orteil.
4. M. abducteur du petit orteil.
5. M. court fléchisseur des orteils.
6. Tendon du long fléchisseur propre du gros orteil.
7,7. Tendons des muscles lombricaux.
8. M. court fléchisseur du petit orteil.
9,9. Tendons du long fléchisseur commun des orteils.

Préparation. 1o Inciser les téguments de la plante du pied d'arrière en avant et dans leur partie moyenne, ainsi que la couche graisseuse sous-cutanée et déjeter les lambeaux vers les bords interne et externe ; 2o l'aponévrose étant mise à nu, l'inciser et l'enlever en usant de ménagement dans la dissection de son tiers postérieur où elle fournit des insertions au court fléchisseur commun ; 3o préparer sur un orteil la gaine des tendons fléchisseurs et l'inciser d'arrière en avant pour découvrir ces tendons. (Fig. 110.)

COURT FLÉCHISSEUR COMMUN DES ORTEILS.

Situation. A la partie moyenne et superficielle de la plante du pied.

Forme. Court, aplati, plus épais et plus étroit en arrière où il est simple, qu'en avant où il se divise en quatre portions.

Attaches. En arrière, aux tubérosités de la face inférieure du calcanéum et à la face supérieure de l'aponévrose plantaire ; — en avant, à la partie moyenne de la face inférieure des secondes phalanges des quatre derniers orteils, par autant de tendons qui sont traversés par les tendons correspondants du long fléchisseur, et qui offrent dans leur disposition la plus grande analogie avec ceux du fléchisseur superficiel des doigts ; de là le nom de *perforé* donné anciennement à ce muscle, par Spigel et Winslow.

Direction. Horizontal.

Structure. Charnu dans sa moitié postérieure, tendineux en avant.

Rapports. En bas, avec l'aponévrose plantaire et la peau ; en haut, avec les vaisseaux et nerfs plantaires, les tendons du long fléchisseur commun, son accessoire, et les lombricaux.

Usages. Il fléchit les secondes phalanges des quatre derniers orteils sur la première et celle-ci sur le métatarsien correspondant.

ACCESSOIRE DU LONG FLÉCHISSEUR COMMUN DES ORTEILS.

Préparation. 1o Détacher par deux traits de scie obliques la partie du calcanéum qui donne attache au court fléchisseur commun ; 2o diviser deux cloisons fibreuses qui brident le court fléchisseur commun sur ses parties latérales et renverser ce muscle en arrière, ainsi que le fragment osseux qui lui adhère.

Situation. A la partie postérieure de la plante du pied, immédiatement au-dessous du calcanéum.

Forme. Court, aplati et quadrilatère.

Attaches. En arrière, à la partie postérieure, inférieure et interne du calcanéum ; — en avant, à la face supérieure et au bord externe du tendon du long fléchisseur commun.

Direction. Un peu oblique d'arrière en avant et de dehors en dedans.

Structure. Essentiellement charnu.

Rapports. En bas, avec le court fléchisseur commun, dont le séparent les vaisseaux et les nerfs plantaires ; en haut, avec le calcanéum et le ligament calcanéo-cuboïdien inférieur.

Usages. Il concourt à la flexion des orteils et redresse l'action oblique du long fléchisseur commun des orteils par son obliquité en sens opposé.

LOMBRICAUX DU PIED.

Ils représentent fidèlement les lombricaux de la main. Au nombre de quatre, comme ces derniers, ils ont été distingués aussi sous les noms numériques de *premier, second, troisième* et *quatrième,* en procédant du gros orteil vers le petit.

Situation. A la partie antérieure et moyenne de la plante du pied sur les tendons du long fléchisseur profond.

Forme. Allongés, arrondis et très grêles.

Attaches. En arrière, aux angles de séparation des tendons du long fléchisseur commun; — en avant, au côté interne des premières phalanges des quatre derniers orteils, et aux tendons correspondants de l'extenseur commun.

Direction. Horizontaux et divergents.

Structure. Charnus en arrière, aponévrotiques en avant.

Rapports. En haut, avec l'abducteur oblique et l'abducteur transverse du gros orteil; — en bas, avec le court fléchisseur commun des orteils.

Usages. Semblables à ceux des lombricaux de la main; seulement les leviers qu'ils mettent en mouvement offrant moins de longueur, les effets qu'ils déterminent sont moins prononcés.

Fig. 111.

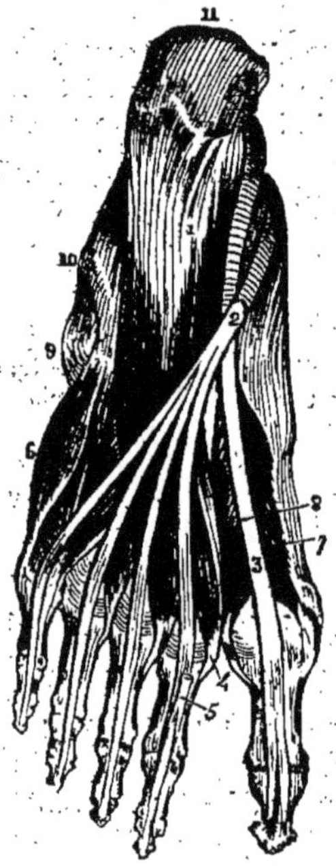

FIG. 111.

Muscles de la plante du pied
(*couche moyenne*).

1. M. accessoire du long fléchisseur.
2. Tendon du long fléchisseur sortant de sa gaîne.
3. Tendon du long fléchisseur propre du gros orteil.
4. Premier lombrical.
5. Tendon du fléchisseur superficiel, divisé en arrière de sa perforation.
6. M. court fléchisseur du petit orteil.
7. M. court fléchisseur du gros orteil.
8. Portion du M. abducteur oblique, considéré autrefois comme le faisceau externe du court fléchisseur.
9. Extrémité postérieure du cinquième métatarsien.
10. Gaîne du long péronier latéral.
11. Calcanéum.

MUSCLES DE LA RÉGION PLANTAIRE INTERNE.

Au nombre de quatre : deux s'attachent au sésamoïde interne de la première articulation métatarso-phalangienne, l'adducteur et le court fléchisseur du gros orteil, et deux au sésamoïde externe, l'abducteur oblique et l'abducteur transverse.

ADDUCTEUR DU GROS ORTEIL.

Situation. A la partie interne de la plante du pied.

Forme. Allongé, aplati de dedans en dehors, plus volumineux à son extrémité postérieure.

Attaches. En arrière, à la tubérosité inférieure et interne du calcanéum, au ligament annulaire interne et à l'aponévrose plantaire; — en avant, au sésamoïde interne et au côté correspondant de la première phalange du gros orteil.

Direction. Un peu oblique d'arrière en avant et de dehors en dedans.

Structure. Charnu dans la plus grande partie de son étendue, aponévrotique en arrière, tendineux en avant.

Rapports. En dedans et en bas, avec l'aponévrose plantaire et la peau; en dehors, avec les muscles de la région moyenne dont il est séparé par une cloison fibreuse; en haut, avec le court fléchisseur propre du gros orteil, les tendons du long fléchisseur commun des orteils et du long fléchisseur propre du premier orteil, l'insertion tarsienne des jambiers antérieur et postérieur, les vaisseaux et nerfs plantaires et les articulations correspondantes des os du tarse.

Action. Il porte le gros orteil en dedans et en bas, mais principalement en bas; par conséquent il est essentiellement fléchisseur et accessoirement adducteur.

COURT FLÉCHISSEUR DU GROS ORTEIL.

Préparation. Pour découvrir le court fléchisseur du gros orteil, ainsi que son abducteur oblique et son abducteur transverse, il faut séparer l'une de l'autre la couche musculaire superficielle et la couche musculaire profonde de la plante du pied, à l'aide d'une section osseuse, connue dans les amphithéâtres d'anatomie sous le nom de *coupe du calcanéum.*

Cette coupe consiste à détacher par un trait de scie toute la partie du calcanéum qui donne attache, en dedans, à l'adducteur du gros orteil, en dehors, à l'abducteur du petit orteil, et, au milieu, au court fléchisseur commun des orteils; pour l'exécuter convenablement, il importe : 1° d'isoler à leur extrémité postérieure les trois muscles précédents; 2° de passer une *scie en lame de couteau* au-dessus de leur face supérieure et au-dessous de l'accessoire du long fléchisseur commun; 3° de faire agir cette scie d'avant en arrière et un peu de bas en haut, de manière à enlever toute la partie de l'os qui donne insertion aux trois muscles superficiels. (Fig. 111.)

A cette première coupe, on peut en ajouter une seconde qui retranchera du calcanéum le segment auquel s'attache l'accessoire du long fléchisseur; en soulevant ce nouveau plan, on achève de découvrir les muscles profonds. (Fig. 112.)

Ces deux coupes permettent d'étudier les rapports de la couche musculaire superficielle avec la couche musculaire profonde, et ceux de ces deux couches, avec les vaisseaux et les nerfs plantaires.

Situation. A la partie antérieure et interne de la plante du pied.

Forme. Court, arrondi, plus volumineux à sa partie moyenne qu'à ses extrémités.

Attaches. En arrière, au calcanéum et aux deux derniers cunéiformes par des fibres aponévrotiques qui lui sont communes avec un faisceau dont l'insertion a lieu au sésamoïde externe, faisceau qui a été longtemps considéré comme une dépendance du court fléchisseur, mais qui appartient manifestement à l'abducteur oblique; — en avant, au sésamoïde interne, et quelquefois, soit en partie, soit en totalité, au tendon de l'adducteur avec lequel il se confond.

Direction. Un peu oblique d'arrière en avant et de dehors en dedans.

Structure. Aponévrotique à son extrémité postérieure, tendineux en avant, charnu dans le reste de son étendue.

Rapports. En bas et en dedans, avec l'adducteur du gros orteil et l'aponévrose plantaire; en haut, avec le premier cunéiforme et le premier métatarsien; en dehors, avec le faisceau interne de l'abducteur oblique auquel il est uni en arrière, et dont il est séparé dans le reste de son étendue par le tendon du long fléchisseur propre.

Usages. Adducteur et fléchisseur du gros orteil.

Fig. 112.

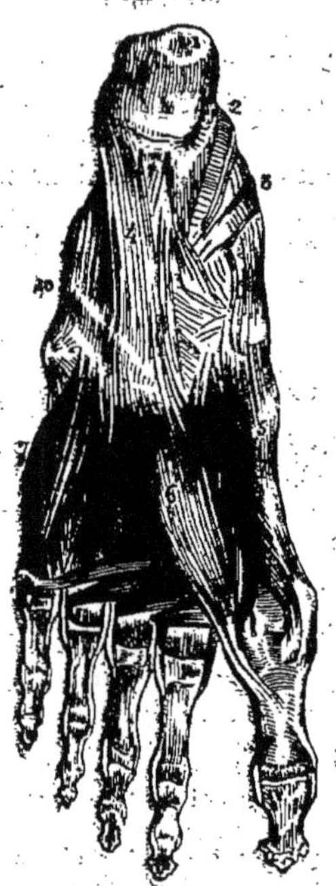

FIG. 112.

Muscles de la plante du pied (couche profonde.)

1. Calcanéum.
2. Gaîne du long fléchisseur propre du gros orteil.
3. Gaîne du long fléchisseur commun des orteils.
4. Ligament calcanéo-cuboïdien inférieur.
5. M. court fléchisseur du gros orteil.
6. M. abducteur oblique.
7. M. court fléchisseur du petit orteil.
8. M. abducteur transverse du gros orteil.
9. M. interosseux.
10. Gaîne du tendon du long péronier latéral.

ADDUCTEUR OBLIQUE DU GROS ORTEIL.

Situation. A la partie postérieure et moyenne de la plante du pied, dans l'excavation que présente inférieurement le métatarse.

Forme. Prismatique et triangulaire.

Attaches. En arrière : 1° au troisième cunéiforme, par un faisceau très grêle, qui se confond à son origine avec le court fléchisseur du gros orteil, dont il a été généralement considéré comme une dépendance; 2° à la gaîne du tendon du long péronier latéral, et à l'extrémité postérieure des trois derniers métatarsiens, par un faisceau qui constitue la presque totalité du muscle. — En avant, au sésamoïde externe de la première articulation métatarso-phalangienne, et au côté correspondant de la première phalange du gros orteil.

Direction. Oblique d'arrière en avant, et de dehors en dedans.

Structure. Charnu dans la plus grande partie de son étendue, aponévrotique à ses insertions postérieures, tendineux à son sommet.

Rapports. En bas, avec le long et le court fléchisseurs communs des orteils, l'accessoire du long fléchisseur, et les lombricaux; en haut, avec les muscles interosseux; en dedans, avec le premier métatarsien, et le tendon du long fléchisseur propre du gros orteil.

Usages. Il porte le gros orteil en dehors et en bas; mais le mouvement d'abaissement ou de flexion qu'il imprime à cet orteil est beaucoup plus prononcé que le mouvement latéral; de même que l'adducteur, il est donc essentiellement fléchisseur.

ABDUCTEUR TRANSVERSE DU GROS ORTEIL.

Situation. A la partie antérieure de la voûte du métatarse.

Forme. Aplati et très grêle.

Attaches. En dehors, au ligament transverse des métatarsiens, et aux fibro-cartilages des quatre dernières articulations métatarso-phalangiennes par autant de languettes distinctes; — en dedans, au côté externe de la première phalange du gros orteil.

Direction. Transversal.

Structure. Essentiellement charnu.

Rapports. En bas, avec les tendons des muscles court et long fléchisseurs communs des orteils, et les lombricaux; en haut, avec les interosseux, les métatarsiens, et le ligament transverse qui les unit.

Usage. Abducteur du gros orteil.

MUSCLES DE LA RÉGION PLANTAIRE EXTERNE.

Au nombre de deux : l'abducteur et le court fléchisseur du petit orteil.

ABDUCTEUR DU PETIT ORTEIL.

Situation. A la partie externe de la plante du pied.

Forme. Allongé, aplati de dehors en dedans, plus volumineux en arrière qu'en avant.

Attaches. En arrière, à la partie postérieure et externe de la face inférieure du calcanéum; — en avant, à la partie externe de la première phalange du petit orteil, et au côté inférieur de la tubérosité du cinquième métatarsien.

Direction. Un peu oblique d'arrière en avant et de dedans en dehors.

Structure. Aponévrotique à son attache postérieure, tendineux à son extrémité antérieure, charnu dans le reste de son étendue.

Rapports. En bas et en dehors, avec l'aponévrose plantaire et la peau; en haut, avec le calcanéum, le cuboïde et le cinquième métatarsien; en dedans, avec le court fléchisseur des orteils et les tendons du long fléchisseur commun dont le sépare une cloison fibreuse.

Action. Abducteur et fléchisseur du petit orteil.

COURT FLÉCHISSEUR DU PETIT ORTEIL.

Situation. A la partie antérieure et externe du pied, au-dessous du cinquième métatarsien.

Forme. Allongé, arrondi, plus épais à sa partie moyenne qu'à ses extrémités.

Attaches. En arrière, à la gaîne fibreuse du tendon du long péronier latéral, et à la partie inférieure de l'extrémité postérieure du cinquième métatarsien ; — en avant, à la partie inférieure et externe de l'extrémité postérieure de la première phalange du petit orteil.

Direction. Horizontal et antéro-postérieur.

Structure. Tendineux à ses extrémités, charnu dans sa partie moyenne.

Rapports. En bas, avec l'abducteur du petit orteil et l'aponévrose plantaire ; en haut, avec le cinquième métatarsien.

Usages. Fléchisseur et abducteur du petit orteil, comme le précédent.

MUSCLES DE LA RÉGION INTEROSSEUSE.

Ils offrent la plus grande analogie avec ceux de la main.

Au nombre de sept également : quatre interosseux dorsaux et trois interosseux plantaires.

Fig. 113.

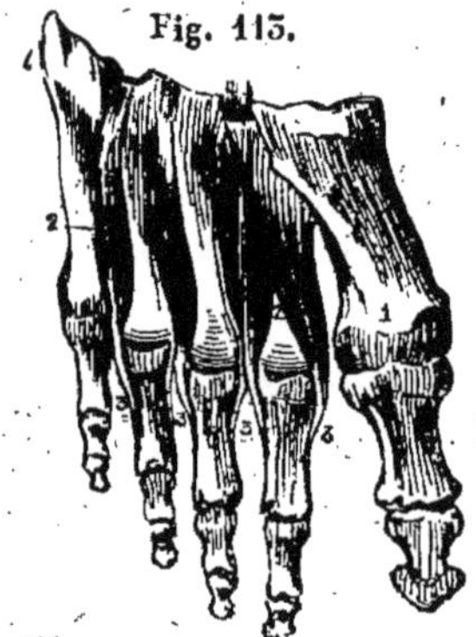

FIG. 113.

Muscles du pied (interosseux dorsaux).

1. Premier métatarsien.
2, 2. M. interosseux dorsaux.
3, 3, 3, 3. Leurs tendons.
4. Extrémité postérieure du cinquième métatarsien.

1° INTEROSSEUX DORSAUX.

Situation. Dans les espaces intermétatarsiens, qu'ils remplissent presque entièrement, et auxquels ils empruntent leurs noms numériques de *premier*, *second*, *troisième* et *quatrième*, qui leur sont applicables, en procédant de dedans en dehors.

Forme. Prismatiques et triangulaires, simples en avant, bifurqués en arrière pour donner passage aux artères perforantes et à l'artère pédieuse.

Attaches. En arrière, à toute l'étendue latérale du métatarsien qui est le plus rapproché de l'axe du pied (cet axe passant par le second os du métatarse), et à l'extrémité postérieure de la face latérale du métatarsien opposé ; — en avant, au côté externe des premières phalanges du second, du troisième et du quatrième orteil, pour les trois derniers interosseux dorsaux, et au côté interne de la première phalange du second orteil pour le premier interosseux dorsal.

Direction. Horizontaux et antéro-postérieurs.

Structure. Charnus en arrière, tendineux en avant, penniformes.

Rapports. En haut, avec les tendons extenseurs des orteils dont les sépare une lamelle fibreuse; en bas, avec une lame aponévrotique plus résistante, et les muscles abducteur oblique et abducteur transverse du gros orteil.

Usages. Abducteurs des orteils, relativement à un axe qui passerait par le second métatarsien et le second orteil. Ainsi, le premier interosseux dorsal, situé entre le premier et le second métatarsien, est abducteur du second orteil, puisqu'il l'éloigne de l'axe du pied en le portant en dedans; le second interosseux, situé dans l'espace intermétatarsien suivant, est également abducteur du second orteil, car il le porte en dehors, et l'éloigne encore de cet axe; le troisième et le quatrième, logés dans les deux derniers espaces sont abducteurs du troisième et du quatrième orteils.

2° INTEROSSEUX PLANTAIRES.

Au nombre de trois, comme les interosseux palmaires, qu'ils représentent exactement; et de même que l'adducteur du pouce constitue un quatrième interosseux palmaire, de même l'abducteur oblique du gros orteil pourrait être considéré comme un quatrième interosseux plantaire.

Fig. 114.

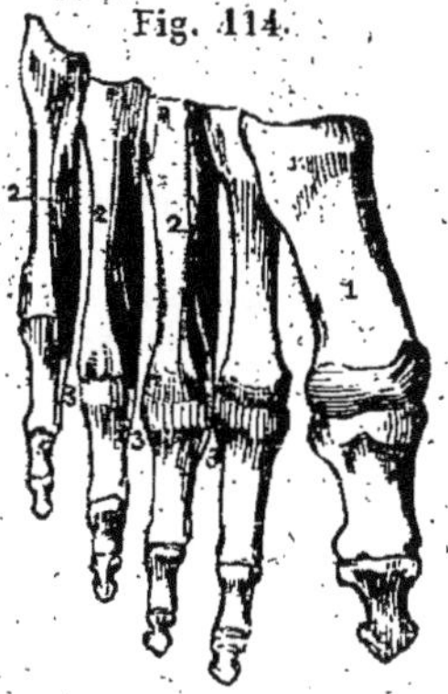

FIG. 114.

Muscles du pied (interosseux plantaires).

1. Premier métatarsien.
2,2,2. M. interosseux plantaires.
3,3,3. Leurs tendons.

Situation. Dans les trois derniers espaces interosseux, dons ils occupent seulement le quart inférieur, en sorte qu'ils proéminent plus sur la face inférieure du métatarse que les interosseux palmaires sur la face antérieure du métacarpe.

Forme. Allongés, arrondis, plus épais à leur partie moyenne qu'à leurs extrémités.

Attaches. En arrière, à la face interne des troisième, quatrième et cinquième métatarsiens; — en avant, au côté interne des premières phalanges des trois derniers orteils.

Direction. Antéro-postérieurs et horizontaux.

Structure. Charnus dans leurs deux tiers postérieurs, tendineux dans leur tiers antérieur.

Rapports. En haut, avec les interosseux dorsaux; en bas, avec l'abducteur oblique du gros orteil, l'abducteur transverse, et le court fléchisseur du petit orteil; en dedans, avec l'interosseux dorsal correspondant; en dehors, avec le métatarsien qui leur donne attache.

Usages. Adducteurs des trois derniers orteils, relativement à un axe qui passerait par le second.

APONÉVROSES DU PIED.

Au nombre de quatre : l'aponévrose dorsale, l'aponévrose plantaire, et les aponévroses interosseuses supérieure et inférieure.

1° Aponévrose dorsale.

Elle est beaucoup plus résistante que l'aponévrose correspondante du métacarpe. Confondue en arrière avec le ligament annulaire supérieur du pied, continue en dedans avec l'aponévrose plantaire, insérée en dehors au cuboïde et au cinquième métatarsien, elle se termine en avant sur les parties latérales des articulations métatarso-phalangiennes.

Sur toute l'étendue du bord interne du pied, elle est formée d'une seule lame; mais, au niveau du tendon du long fléchisseur propre du gros orteil, elle se décompose en deux feuillets, dont le superficiel passe au-dessus de ce tendon et des tendons du long extenseur des orteils, tandis que le profond s'introduit au-dessous des mêmes tendons pour recouvrir immédiatement les vaisseaux et le muscle pédieux, en dehors duquel il se réunit au précédent. De cette disposition il suit qu'il existe au-dessus de la face dorsale du pied deux gaînes aponévrotiques : 1° une gaîne superficielle qui contient les tendons des longs extenseurs des orteils pour lesquels elle constitue une poulie de réflexion; 2° une gaîne profonde moitié fibreuse, moitié osseuse, destinée au court extenseur des orteils et aux vaisseaux pédieux. Pour parvenir jusqu'à ces vaisseaux, il faut donc diviser trois couches successives, la couche tégumentaire, et deux couches aponévrotiques.

2° Aponévrose plantaire.

Elle est plus étendue et paraît moins fortement constituée que l'aponévrose palmaire dont elle rappelle exactement le mode de conformation.

Sa forme triangulaire permet de lui considérer aussi deux faces, deux bords, un sommet et une base.

La face inférieure ou cutanée adhère à la peau par des prolongements cellulo-fibreux.

La face supérieure donne attache en arrière au court fléchisseur commun des orteils; elle répond dans sa moitié antérieure aux tendons du même muscle, à ceux du long fléchisseur commun des orteils et aux lombricaux.

Le bord interne donne naissance à deux lames; une lame inférieure qui s'applique sur les muscles adducteur et court fléchisseur du gros orteil, et qui constitue l'aponévrose plantaire interne; une lame supérieure qui se dirige verticalement en haut, en séparant les muscles de la région plantaire interne de ceux de la région plantaire moyenne, et qui mérite le nom de *cloison intermusculaire interne*.

Le bord externe se divise comme le précédent en deux feuillets qui forment : l'inférieur ou horizontal, l'aponévrose plantaire externe, et le supérieur ou ascendant la cloison intermusculaire externe ; ce dernier feuillet est intermédiaire aux muscles des régions plantaires externe et moyenne.

Les deux prolongements verticaux qui partent de chaque côté des bords de l'aponévrose plantaire, donnent donc naissance à trois gaînes musculaires :

Une gaîne moyenne qui loge le court fléchisseur commun des orteils, les tendons du long fléchisseur commun et les lombricaux ;

Une gaîne interne qu'occupent l'adducteur et le court fléchisseur du gros orteil ;

Et enfin une gaîne externe destinée au court fléchisseur et à l'abducteur du petit orteil.

A leur partie postérieure ces trois gaînes communiquent largement entre elles.

Le sommet de l'aponévrose plantaire s'attache à la partie postérieure et inférieure du calcanéum.

Sa base se divise comme celle de l'aponévrose palmaire en huit languettes ou piliers qui s'insèrent aux fibro-cartilages des articulations métatarso-phalangiennes en circonscrivant quatre anneaux, que traversent par paires les tendons fléchisseurs, et que séparent trois intervalles triangulaires destinés au passage des lombricaux, des interosseux et des vaisseaux qui se portent aux orteils.

Les deux plans de fibres qui composent l'aponévrose palmaire, se retrouvent aussi dans l'aponévrose plantaire ; mais le plan transversal est beaucoup plus faible dans cette dernière qui n'avait pas à subir, comme poulie de renvoi, les efforts beaucoup plus considérables dont la première est le siége.

3o Aponévroses interosseuses.

L'aponévrose interosseuse dorsale se compose de quatre languettes appliquées sur les interosseux dorsaux et insérées par leur circonférence aux métatarsiens correspondants.

L'aponévrose interosseuse plantaire, beaucoup plus résistante, sépare les interosseux de l'abducteur oblique du gros orteil. De sa face supérieure partent de petites cloisons qui s'insèrent au bord inférieur des métatarsiens et isolent les interosseux dorsaux des interosseux plantaires en complétant la gaîne moitié osseuse moitié fibreuse qu'occupe chacun de ces petits muscles.

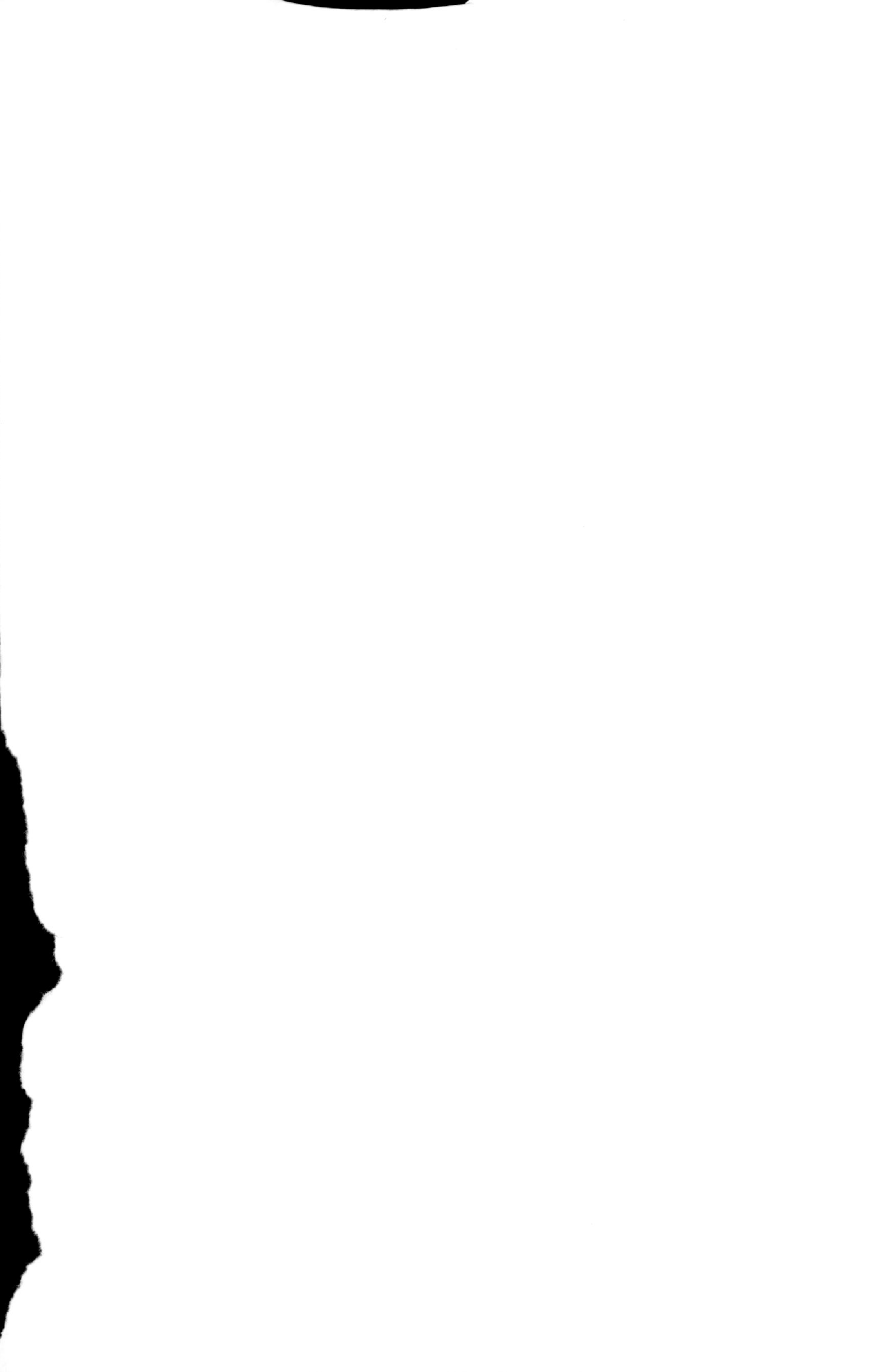

www.ingramcontent.com/pod-product-compliance
Ingram Content Group UK Ltd.
Pitfield, Milton Keynes, MK11 3LW, UK
UKHW020305230726
13925UKWH00001B/229